바프일기

바프일기

1판 1쇄 발행 2022년 5월 30일

지은이 권헬린

임프린트 헬린일기
인스타그램 @healindiary
블로그 https://blog.naver.com/healindiary
문의 healindiary@naver.com

발행처 우주린
등록 2021년 12월 3일 제 2021-000157 호
주소 경기도 성남시 분당구 대왕판교로645번길 12 9층 61호
홈페이지 https://ujulin.com
출판 문의 info@ujulin.com

ISBN 979-11-978103-0-5 (03510)
값 22,000원

※ 헬린일기는 출판사 우주린의 임프린트입니다.
※ 이 책은 저작권법에 따라 보호받는 저작물이므로 무단 전재와 복제를 금합니다.
※ 잘못 만들어진 책은 구입하신 서점에서 교환해 드립니다.

ⓒ 2022. 헬린일기 All rights reserved.

만화로 보는 바디프로필의 모든 것

바프일기

권헬린 지음

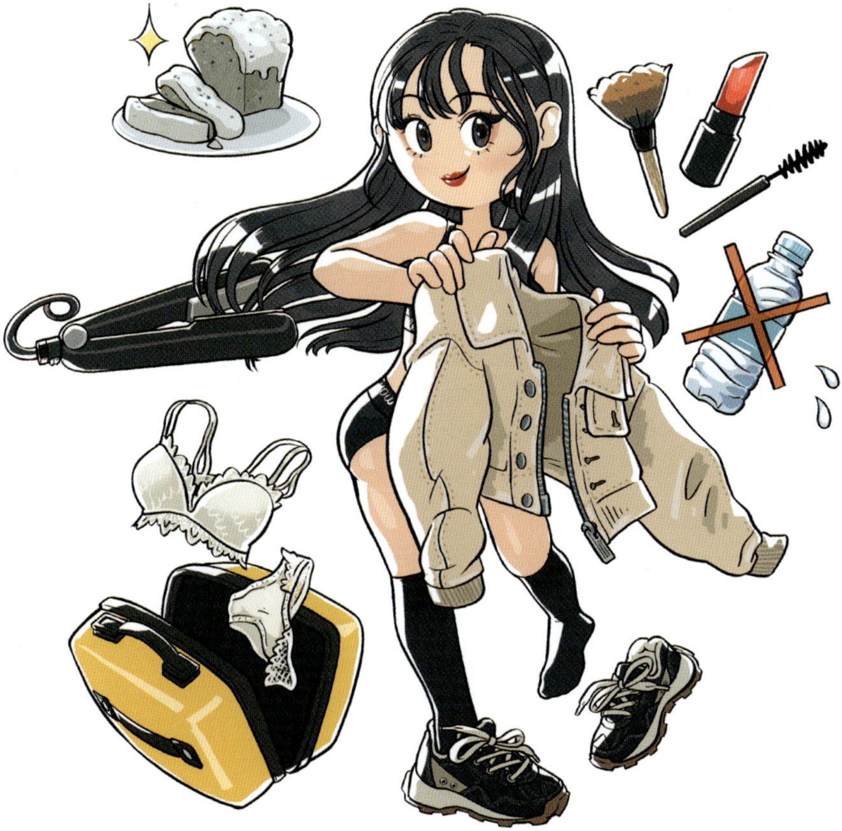

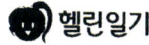
헬린일기

독자 감상평

"진짜 너무 유익한데여? 여성분만 아니라
운동하고 싶은 사람들은 다 이거 봤으면 좋겠네요"
네이버 웹툰 베스트 도전 독자 (kkam**) 님**

"노력하는 모습이 너무 멋있다.. 이거 보면서 집에서
깔짝깔짝 푸시업 하기 시작했는데, 이번엔 꼭 오래 할 수 있기를!"
네이버 웹툰 베스트 도전 독자 (jhye**) 님**

"만화 내용도 너무 재밌고 작화도 끝내주네요..! 해부학을 배우셨나요?"
인스타그램 독자 (tort**) 님**

"이웹툰보고 저도 바프에 대한 꿈이 생겼어요😊😊
쉽고 재밌게 그 과정을 알려주셔서 작가님께 너무 감사드려요!"
네이버 웹툰 베스트 도전 독자 (jjwa**) 님**

"그림 귀여워서 보러 들어왔는데 왜 유익함? ㅋㅋㅋㅋㅋㅋ"
네이버 웹툰 베스트 도전 독자 (sasu**) 님**

"운동 정보가 상당히 수준높고 정확해서 놀랐습니다"
인스타그램 독자 (sp13**) 님**

"작가님 진짜 완전 운잘알이시네요 그림체도 너무 좋고..
만화 올라올때마다 재밌게 봐요!!😮😮 앞으로도 좋은 작품 많이 그려주세요"
인스타그램 독자 (2mth**) 님**

"진짜 이런 회원 어디 없나...😢"
인스타그램 독자 (jjam**) 님**

"항상 잘 보고 있어요 저 개발자 꿈꾸는 대학생인데 그냥 왠지 힐링이에요"
네이버 웹툰 베스트 도전 독자 (yhs0********) 님

"헬스기구를 엄청 잘 그리시네요ㅋㅋㅋ너무 리얼리티"
인스타그램 독자 (taak****) 님

"이야 내가다 뿌듯하네잉 몸만들기 성공한 모습에 저의 미래를 투영하게되네요"
네이버 웹툰 베스트 도전 독자 (zoo3****) 님

"이거보면 나약해지던의지가 채워짐"
네이버 웹툰 베스트 도전 독자 (ttnu****) 님

"캬ㅏㅏㅏㅏㅏㅏ 브라보 👏 만화에 이어 실사를 보니
그 여정이 새삼 더 감동적이네요!!!"
인스타그램 독자 (bae_****) 님

"개그 센스도 은은하고 너무 좋아...."
네이버 웹툰 베스트 도전 독자 (tart****) 님

"정식연재 빨리 됐으면 좋겠어요 정주행하며 너무 재밌어서 쭉 그냥 보다 웹툰 보며 처음으로 댓글 달기는 처음인데 정말 유익함과 웃음 포인트들이 적절하게 섞여서 술술 웃으면서 보고있어요 그림체도 뭔가 따뜻 아기자기 하면서도 개성있고 특징을 잘 잡아낸다고 하나.. 너무 좋아하는 그림체에요 꼭꼭 정식 연재 되길 바랍니다"
네이버 웹툰 베스트 도전 독자 (flow****) 님

"와 이렇게 보니까 막연하다고 생각했던 동작들이 머릿속에 잡히네요😍😍"
인스타그램 독자 (mang****) 님

"헬린님 만화를 보며 항상 힘을 얻어요오"
네이버 웹툰 베스트 도전 독자 (chkx****) 님

목차

독자 감상평	4
바프일기	9

0주 차 — 10
- 프롤로그 　　　　　　　　　　　　　　　　#피티등록 　11
- 1화. 바디프로필의 시작은 예약부터 　　　　#바디프로필예약 　19

1주 차 — 26
- 2화. 그렇게 많이 먹으라구요? 　　　　　　#식단짜기 　27
- 3화. 회원님에게 부족한 건 OO 　　　#코어운동 #어시스트풀업 #스쿼트 　37

2주 차 — 50
- 4화. 볼륨과 분할 　　　　　　　　　#운동루틴짜기 #7대운동 　51
- 5화. 너무나 다양한 데드리프트 　　　　　　#데드리프트 　63

3주 차 — 74
- 6화. 다이어트를 위협하는 최대의 적 　　　　#직장스트레스 　75
- 7화. 살이 너무 안빠지는 것 같아요 　　#정체기 #생리 #눈바디 　89

4주 차 — 100
- 8화. 식단 외에 입으로 들어가는 것 　　#단백질보충제 #영양제 　101
- 9화. 벤치프레스를 잘 하려면? 　　　　　　#벤치프레스 　109

5주 차 — 124
- 10화. 내 운동량은 충분한 걸까? 　　　　　　#최소볼륨 　125

6주 차 — 132
- 11화. 치팅데이? 노노, 리피드 예스! 　　#리피드 #탄수화물사이클링 　133
- 12화. 상체 프리웨이트! 덤벨과 턱걸이 　#풀업 #친업 #덤벨운동 　143
- (단편) 상체만 　　　　　　　　　　　　　　#상체운동 　157

7주 차 — 160
- 13화. 피곤해서 죽을 것 같아 　　　　　　#피로 #마그네슘 　161
- 14화. 어깨는 이 운동 하나만 제대로 하자! 　　#오버헤드프레스 　173

8주 차 — 182
- 15화. 마음의 감기 　　　　　　　　　　　　#우울증 　183
- 16화. 스쿼트를 낱낱이 파헤쳐 보자 　　　　#스쿼트 　201

9주 차 — 212
- 17화. 두 달 남았는데 체지방률 28프로!?   #요요 #우울증약   213

10주 차 — 222
- 18화. 식단 앱의 배신   #탄단지계산 #슈퍼세트   223
- 19화. 바벨로우와 수 많은 로우들   #바벨로우 #펜들레이로우   237

11주 차 — 246
- 20화. 행복한 백수   #휴직 #피티휴식   247

12주 차 — 258
- 21화. 태닝을 해보자   #태닝 #고구마   259
- 22화. 막판 스퍼트를 위한 운동 루틴   #최종운동루틴 #유산소   271

13주 차 — 282
- 23화. 하루에 천 칼로리만 먹기   #정체기식단 #제로칼로리   283

14주 차 — 292
- 24화. 촬영 컨셉을 잡자   #바프컨셉 #바프의상   293

15주 차 — 304
- 25화. 엄청난 식단, 슈퍼한 운동   #초저칼로리식단 #슈퍼세트   305

16주 차 — 318
- 26화. 바디프로필 D-1   #태닝부스터 #전날식단 #수분조절   319
- 27화. 바디프로필 D-Day   #당일식단 #탄수화물로딩 #촬영 #생리밀림   335
- (단편) 바프 촬영 후의 디저트   #바프후만찬   363

바프 이후 — 366
- 에필로그   #바프후식사와운동 #원본셀렉 #3주후인바디 #보정본   367

부록 — 379
- 부록A. 바디프로필 촬영 현장   380
- 부록B. 체지방률에 따른 눈바디 변화   386
- 부록C. 바디프로필 총 소요 비용   394
- 부록D. 다이어트와 운동에 유용한 앱   395

마치며 — 396

후원자 — 398

바프일기

0주 차

1주 차

2주 차

3주 차

4주 차

5주 차

6주 차

7주 차

8주 차

9주 차

10주 차

11주 차

12주 차

13주 차

14주 차

15주 차

16주 차

바프 이후

프롤로그

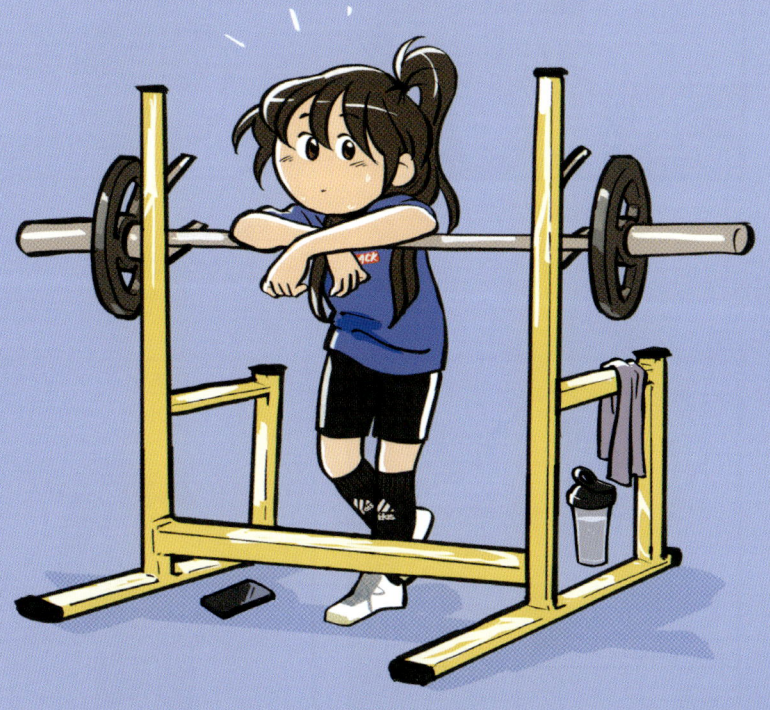

~운동하는 직장인~

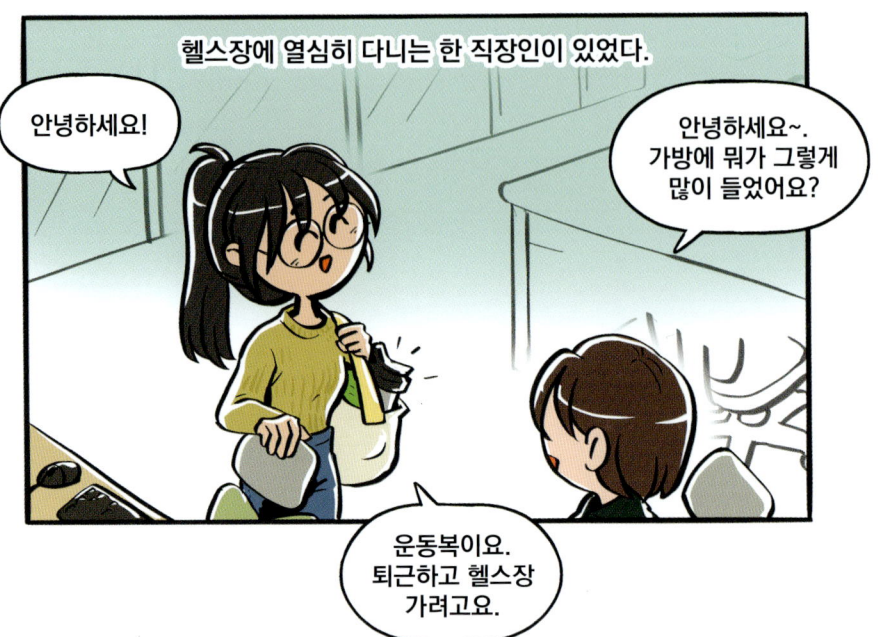

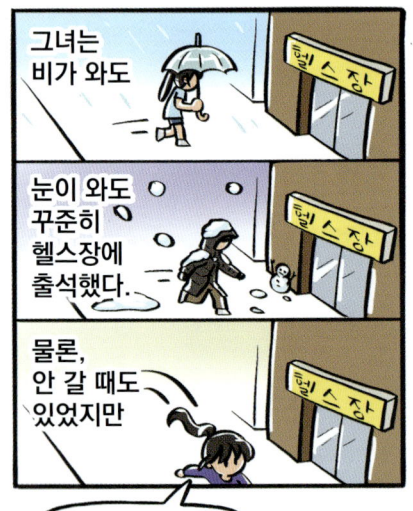

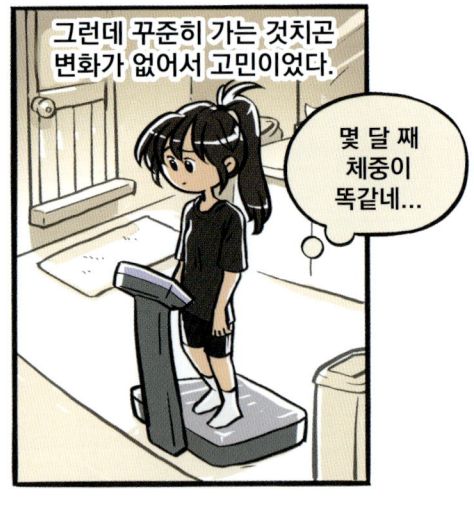

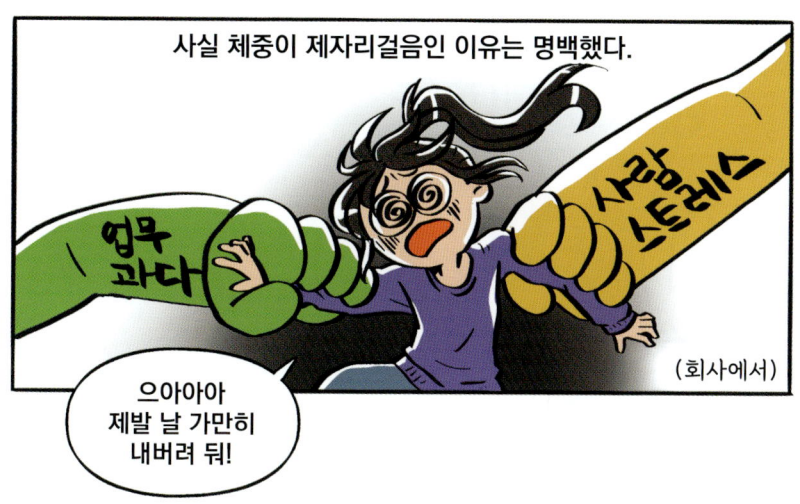
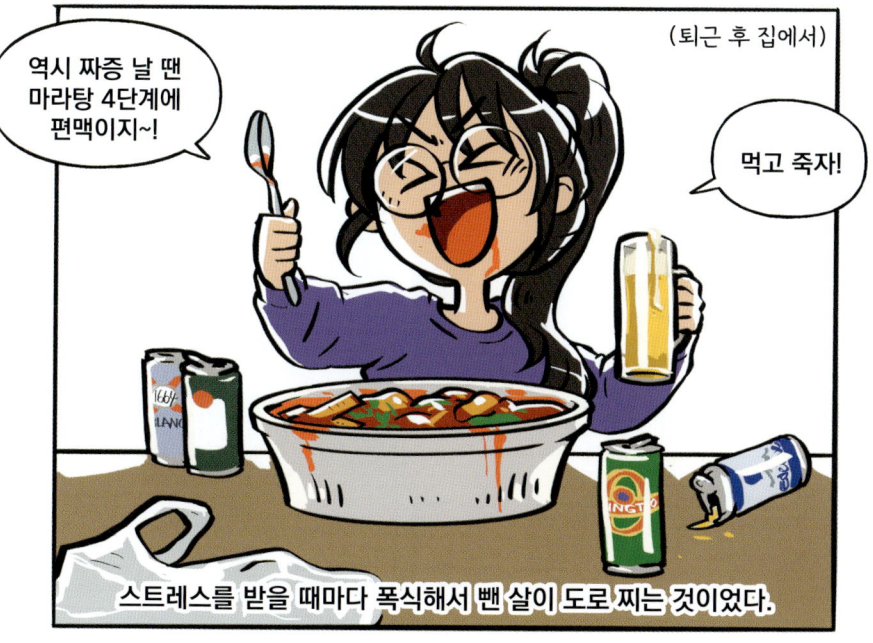

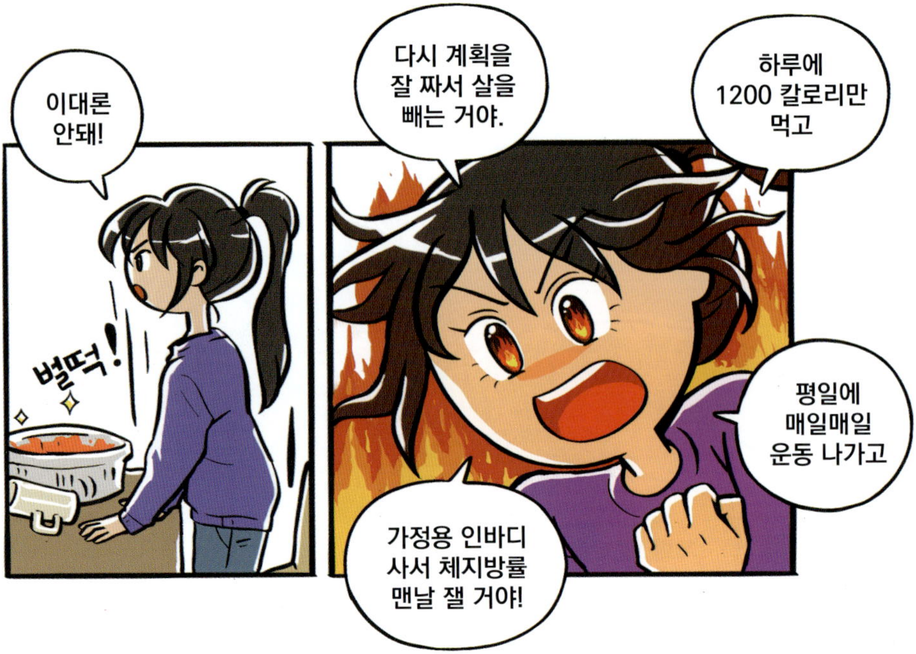

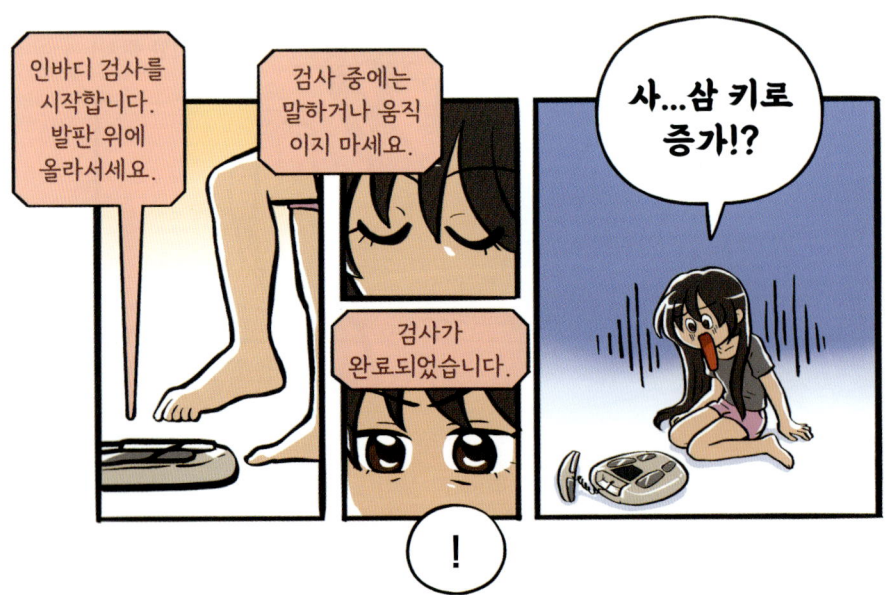

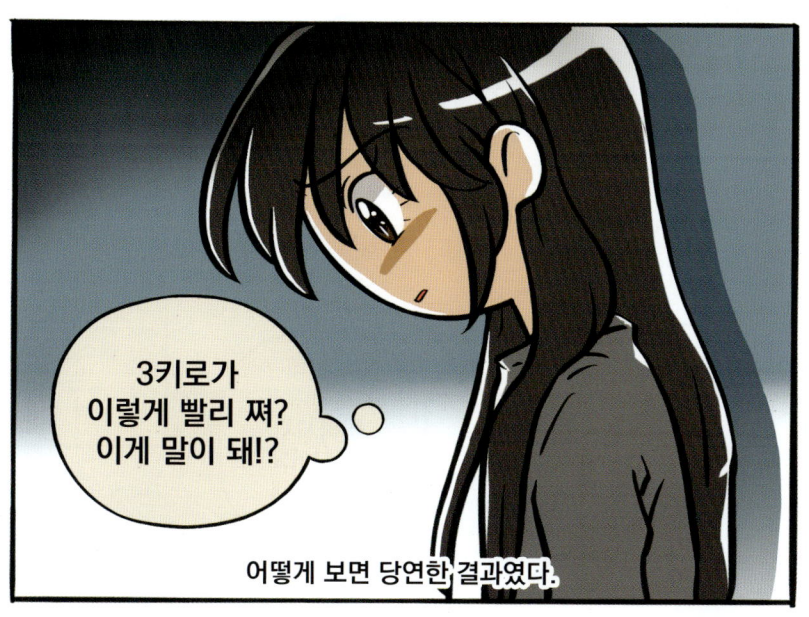

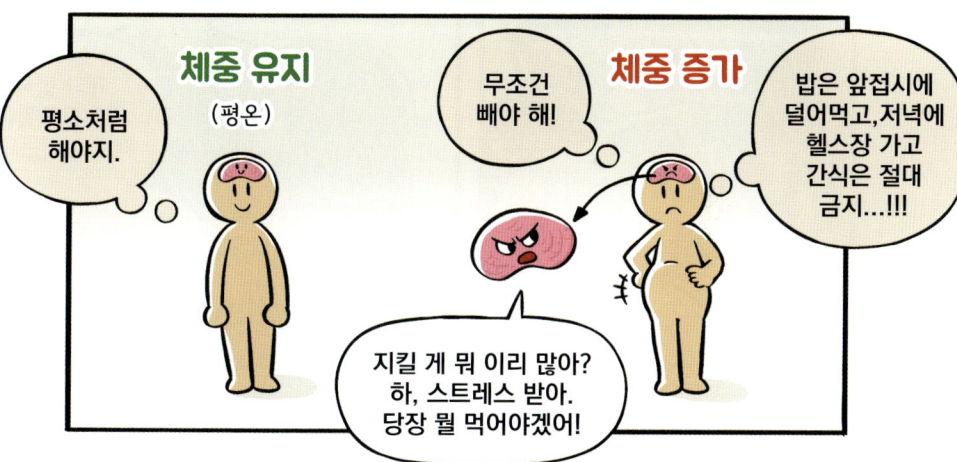

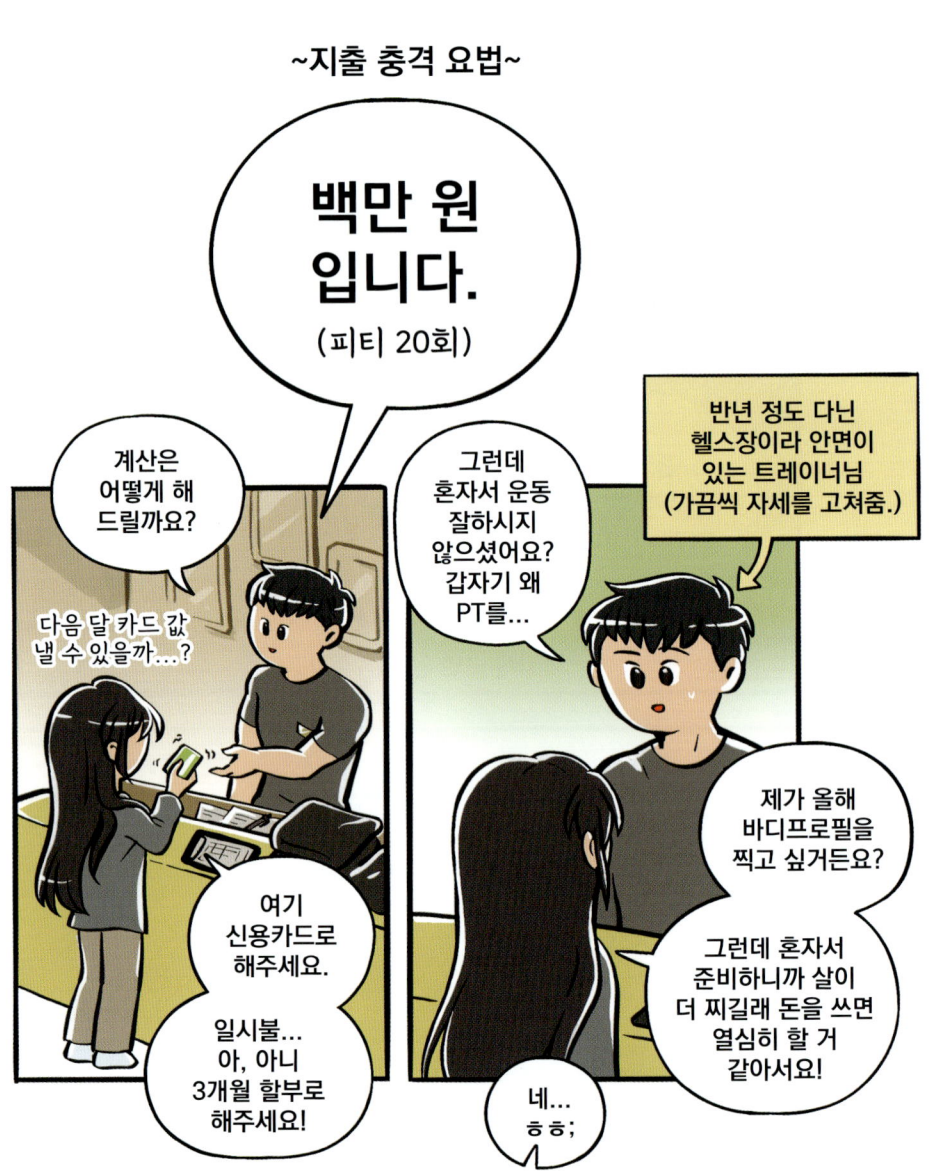

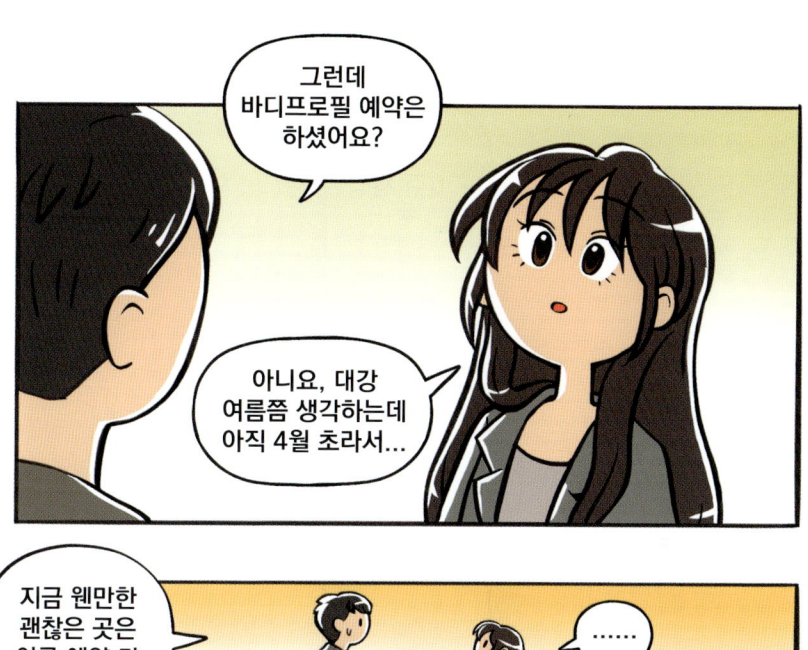
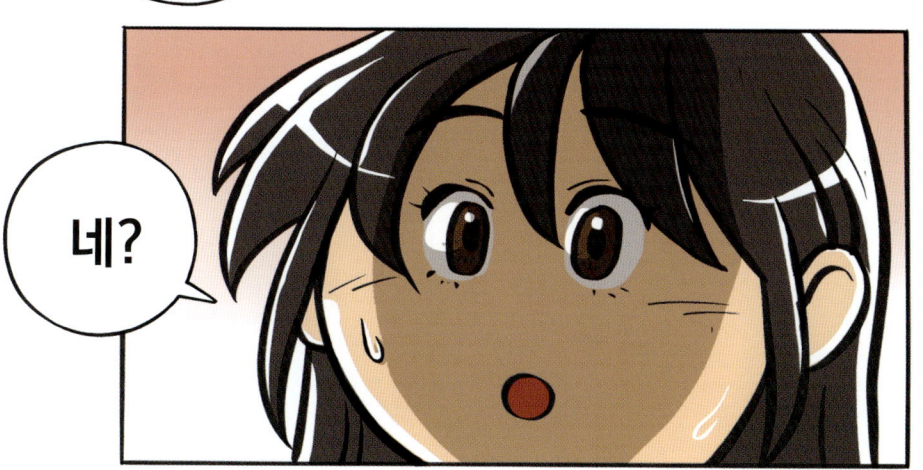

과연 올여름 무사히 바디프로필을 찍을 수 있을까?

0주 차
▼
1주 차

2주 차

3주 차

4주 차

5주 차

6주 차

7주 차

8주 차

9주 차

10주 차

11주 차

12주 차

13주 차

14주 차

15주 차

16주 차

바프 이후

1화. 바디프로필의 시작은 예약부터

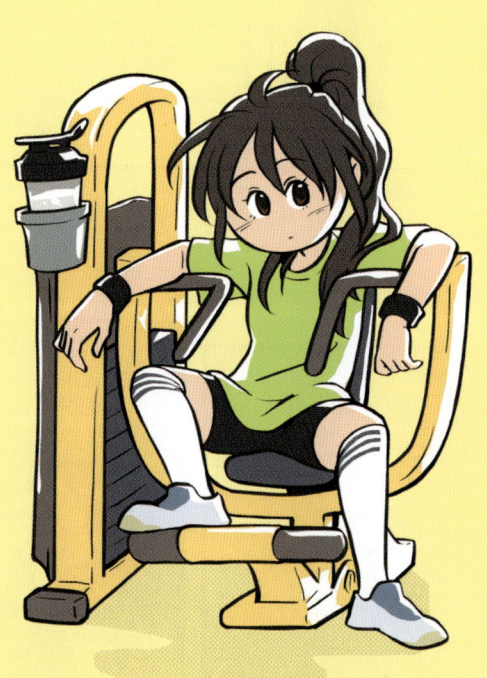

~바디프로필의 시작은 예약부터~

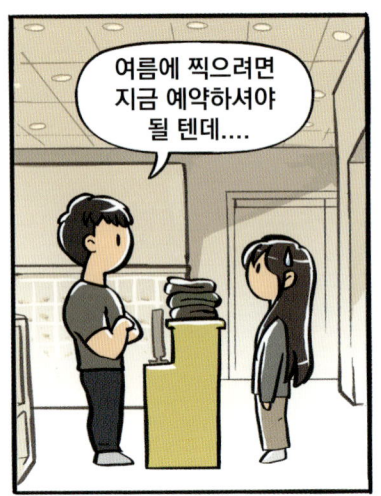
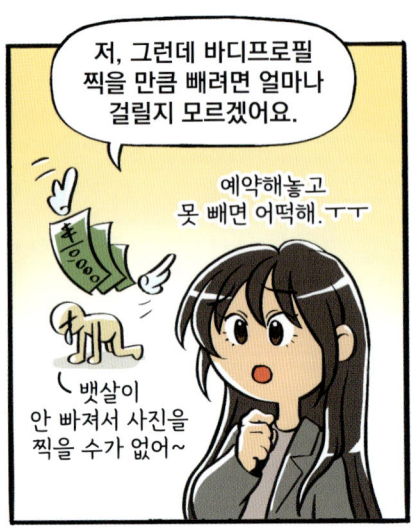
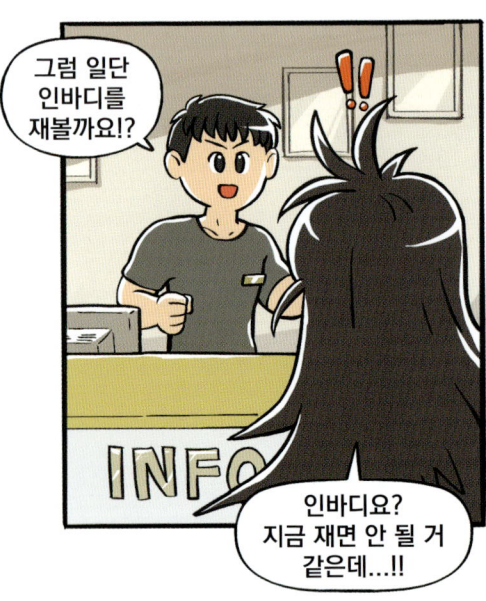
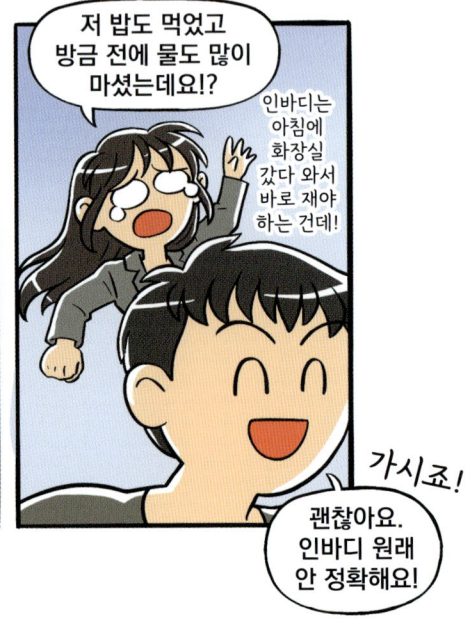

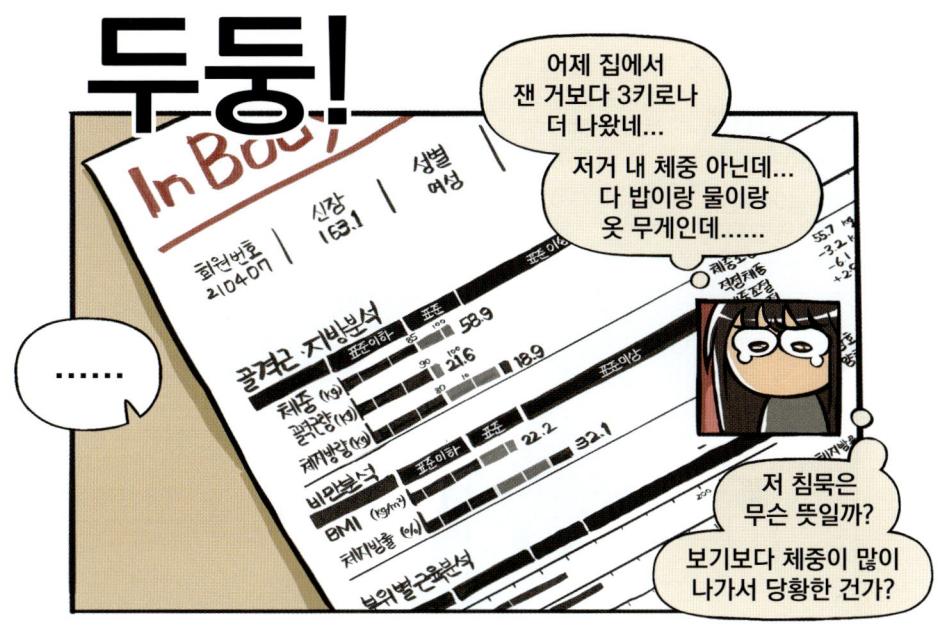
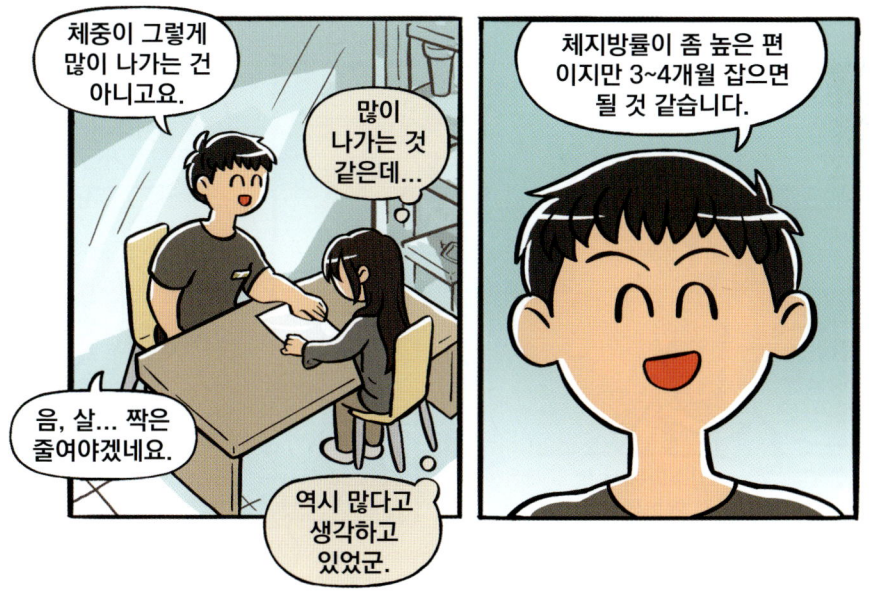

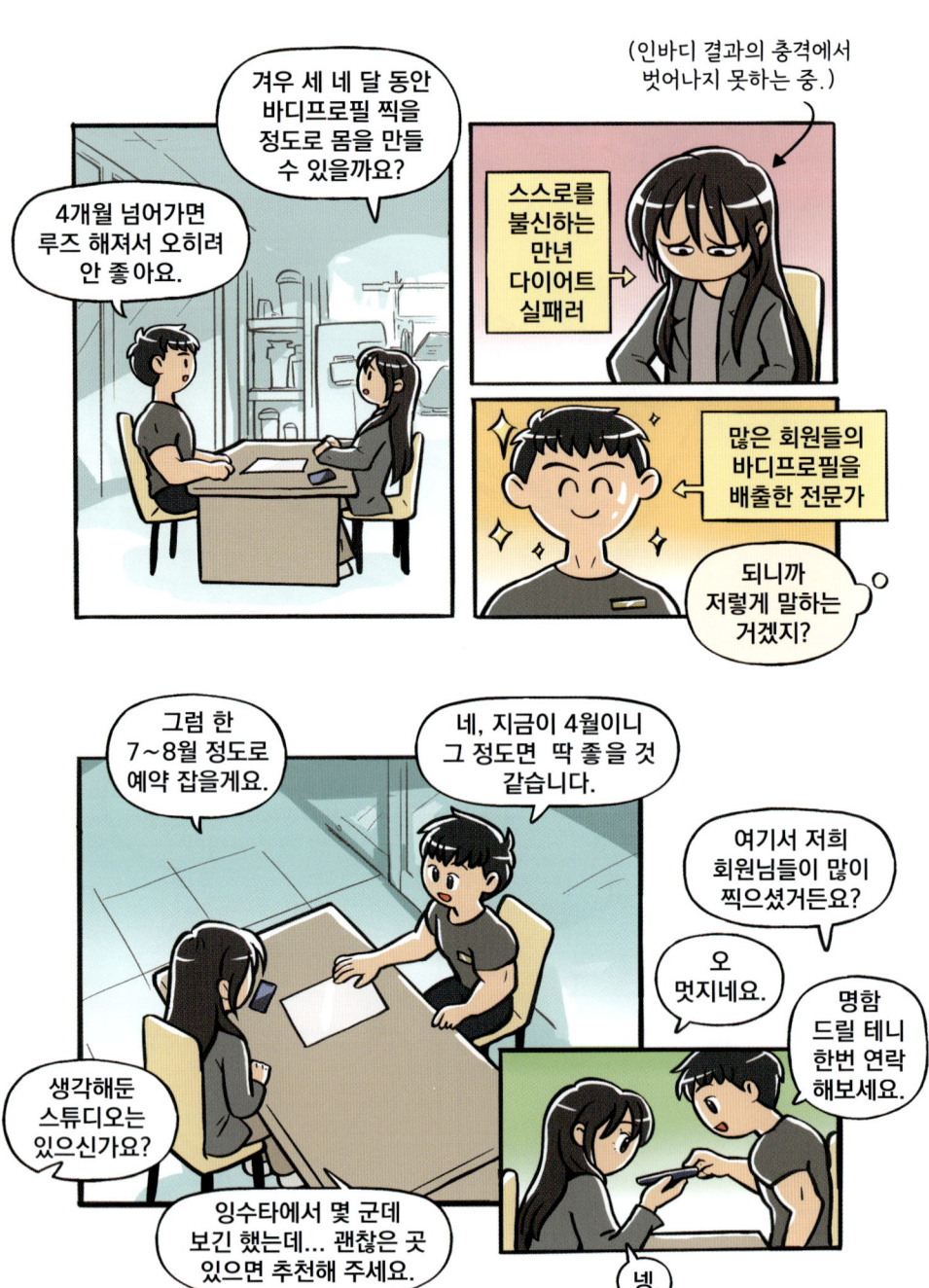

바디프로필에는 다양한 컨셉들이 존재한다.

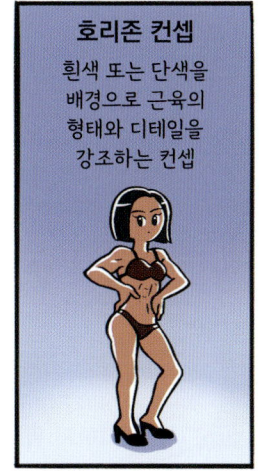

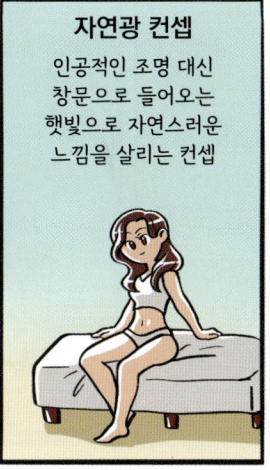

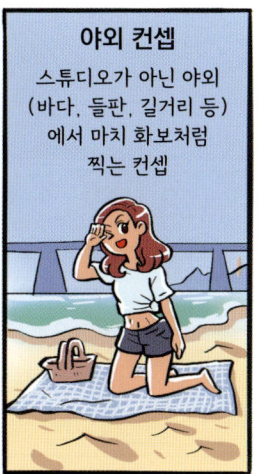

장소뿐만 아니라 의상도 어떻게 입는지에 따라 느낌이 천차만별이다.

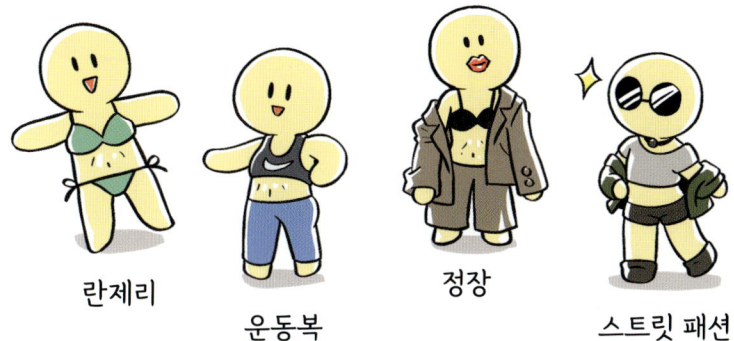

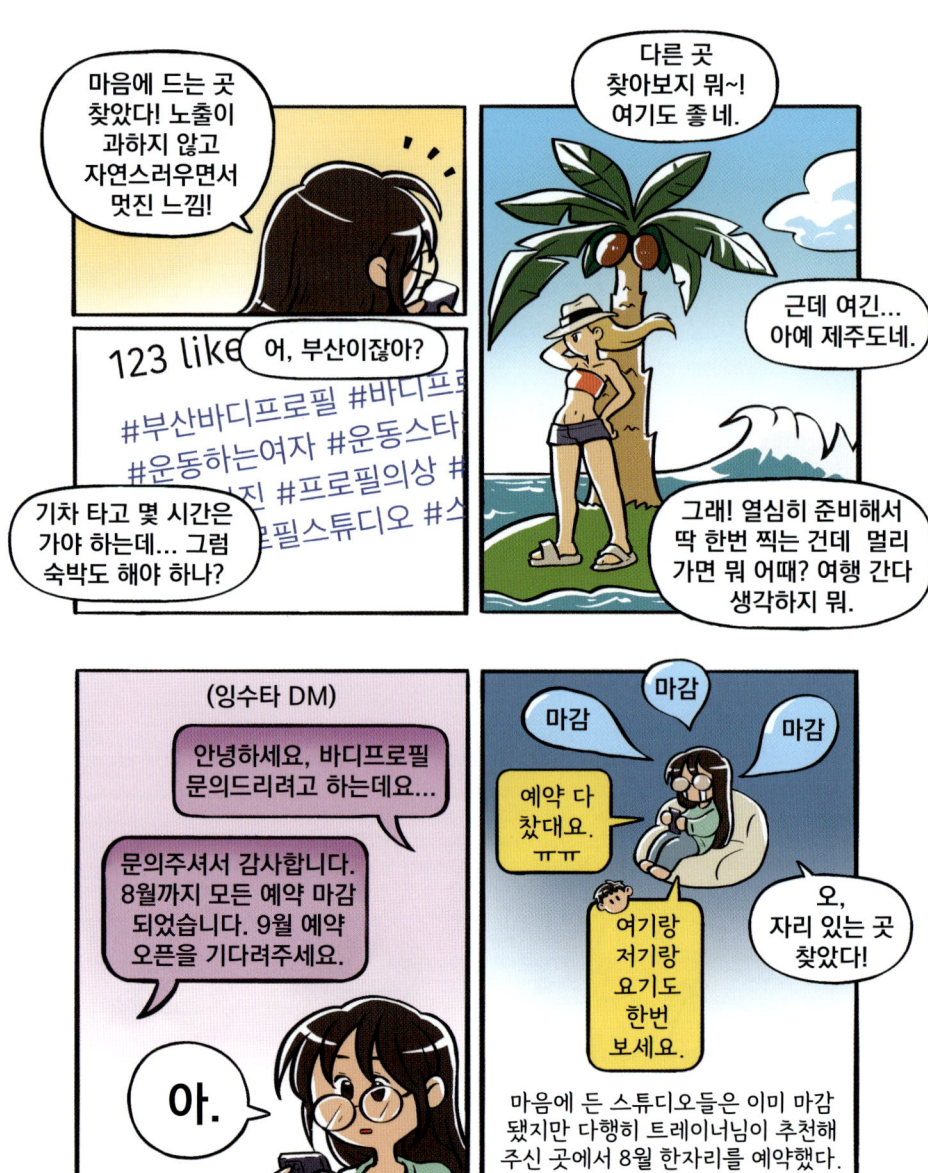

바디프로필까지 남은 시간

D-112

목표 체지방률: 15%
현재 체지방률: 32%

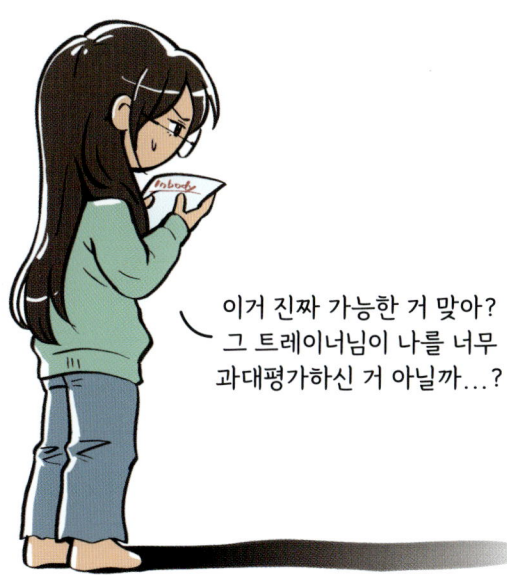

이거 진짜 가능한 거 맞아?
그 트레이너님이 나를 너무
과대평가하신 거 아닐까…?

0주 차
1주 차
2주 차
3주 차
4주 차
5주 차
6주 차
7주 차
8주 차
9주 차
10주 차
11주 차
12주 차
13주 차
14주 차
15주 차
16주 차
바프 이후

2화. 그렇게 많이 먹으라구요?

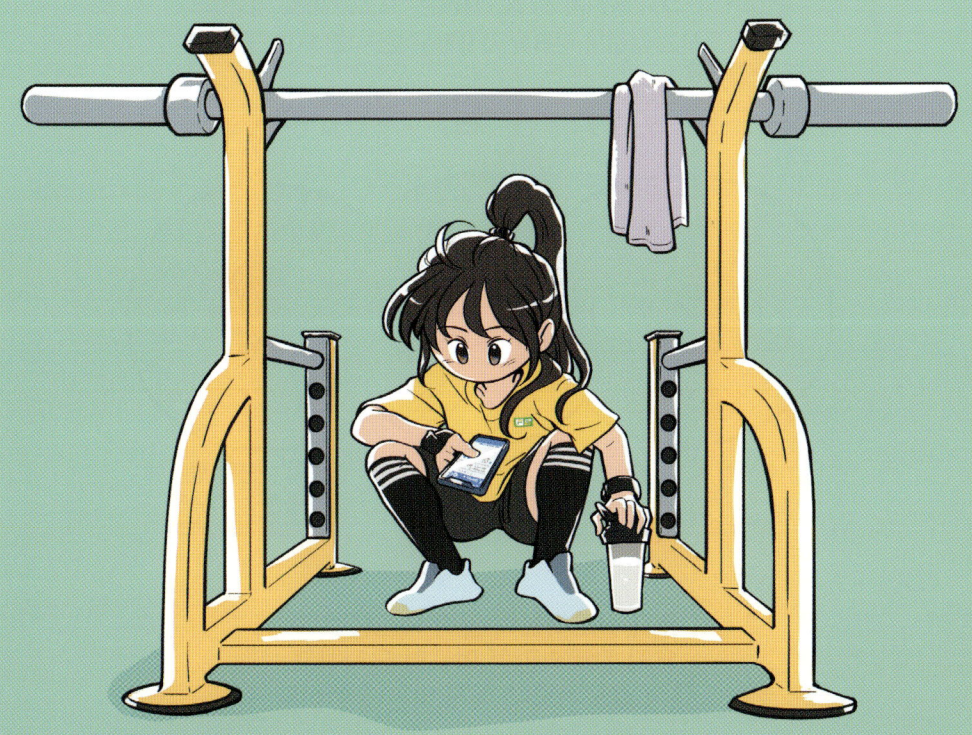

~그렇게 많이 먹으라고요?~

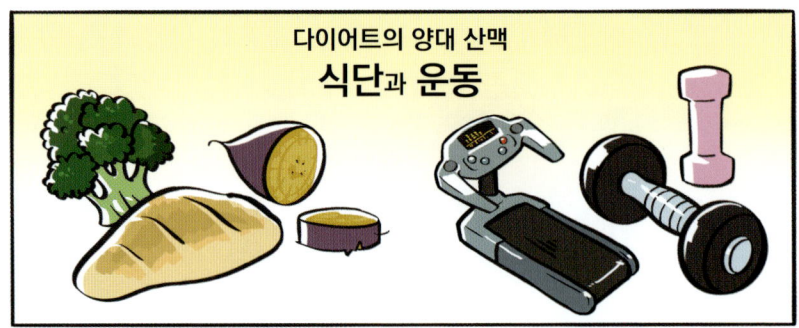

둘 중에서 '살이 빠지는 것'을 결정하는 요소는 바로 **식단**이다.
그리고 사람이 하루에 사용하는 모든 에너지의 합☆

유지 칼로리

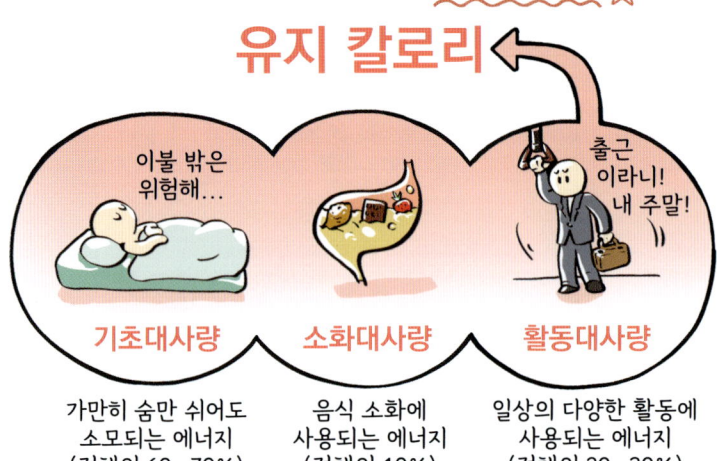

기초대사량
가만히 숨만 쉬어도
소모되는 에너지
(전체의 60~70%)

소화대사량
음식 소화에
사용되는 에너지
(전체의 10%)

활동대사량
일상의 다양한 활동에
사용되는 에너지
(전체의 20~30%)

유지 칼로리보다 많이 먹으면 찌고,
유지 칼로리만큼 먹으면 유지하고,
유지 칼로리보다 적게 먹으면 빠진다.

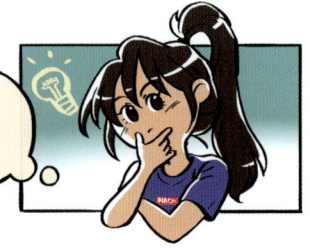

다이어트를 할 때는 기초대사량에서
200~300 칼로리 정도 더 먹으라고 하니까
난 1200 + 200 하면 1400 칼로리!

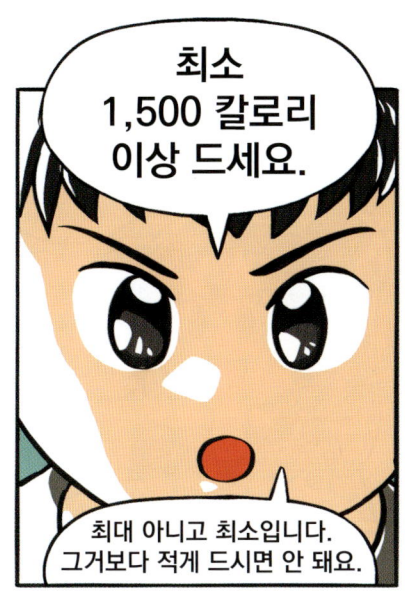
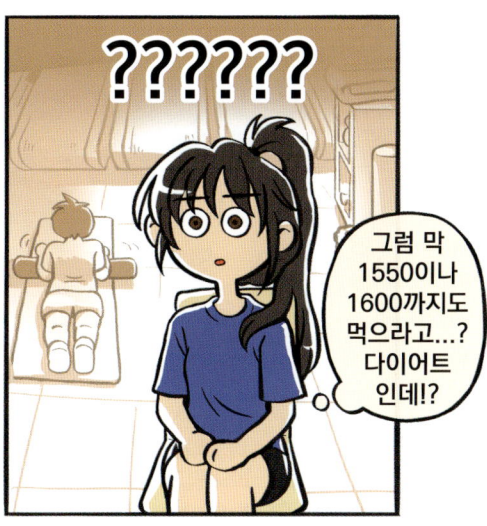
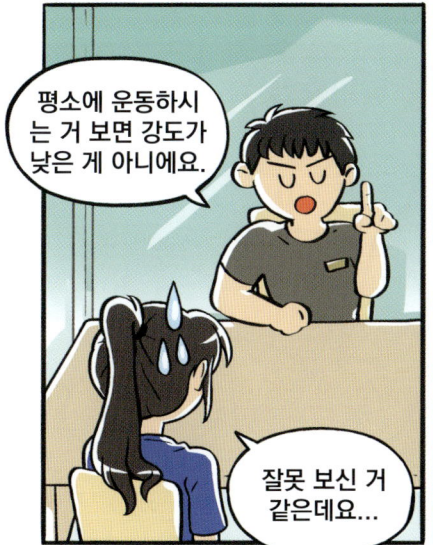
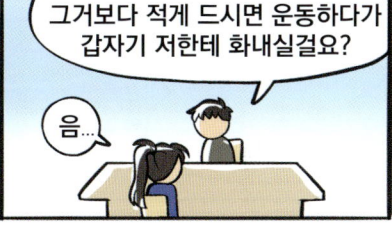
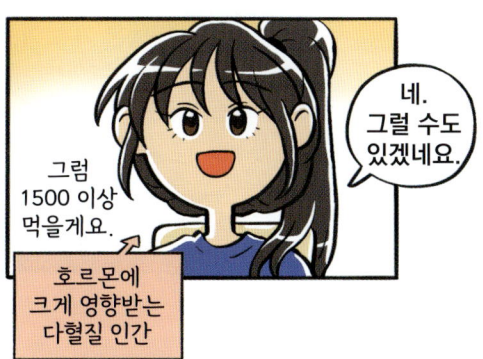

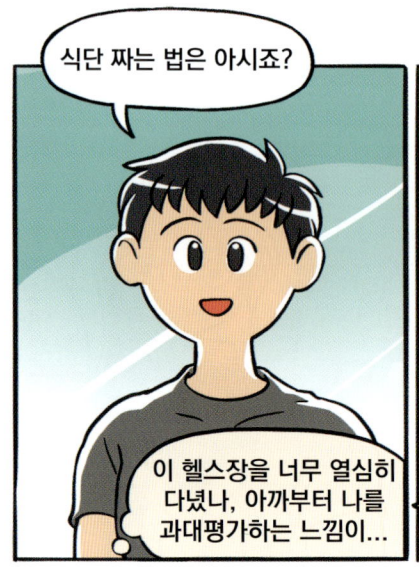
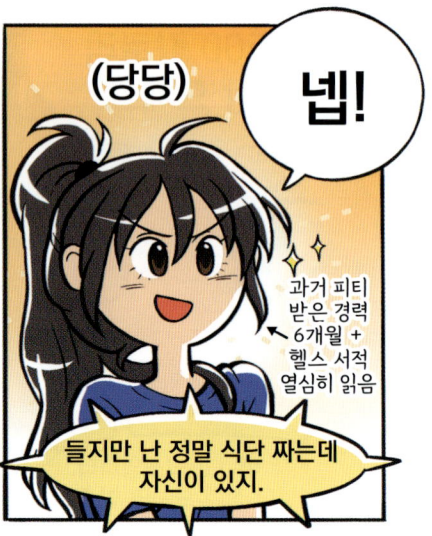
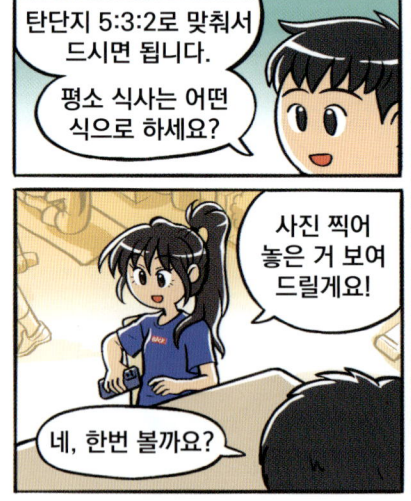
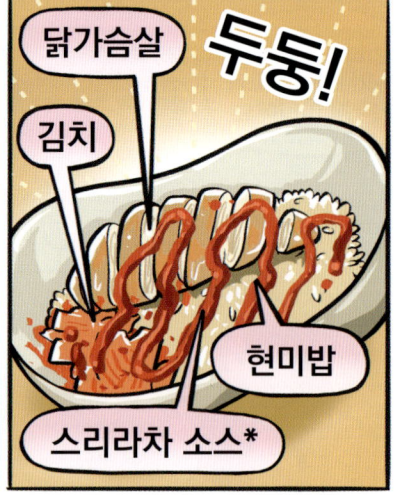
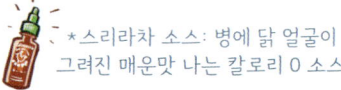

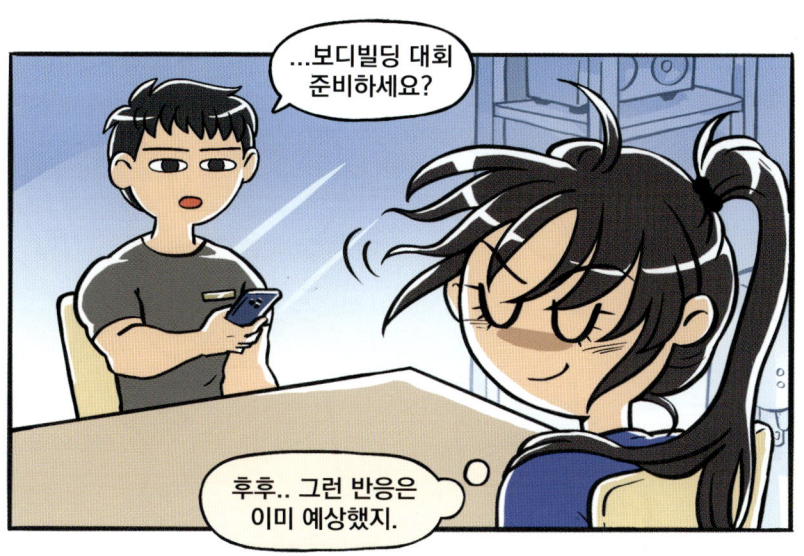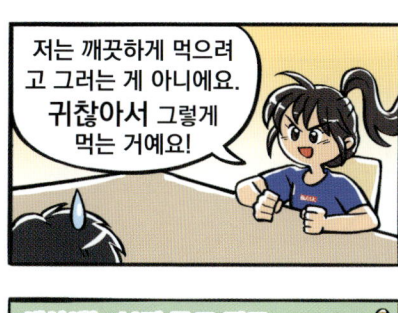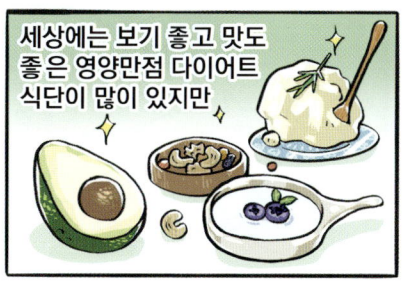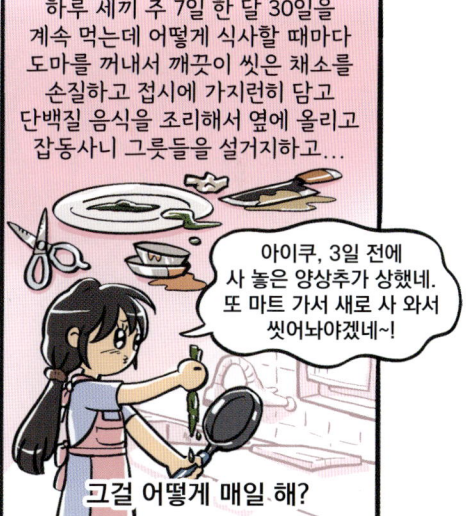

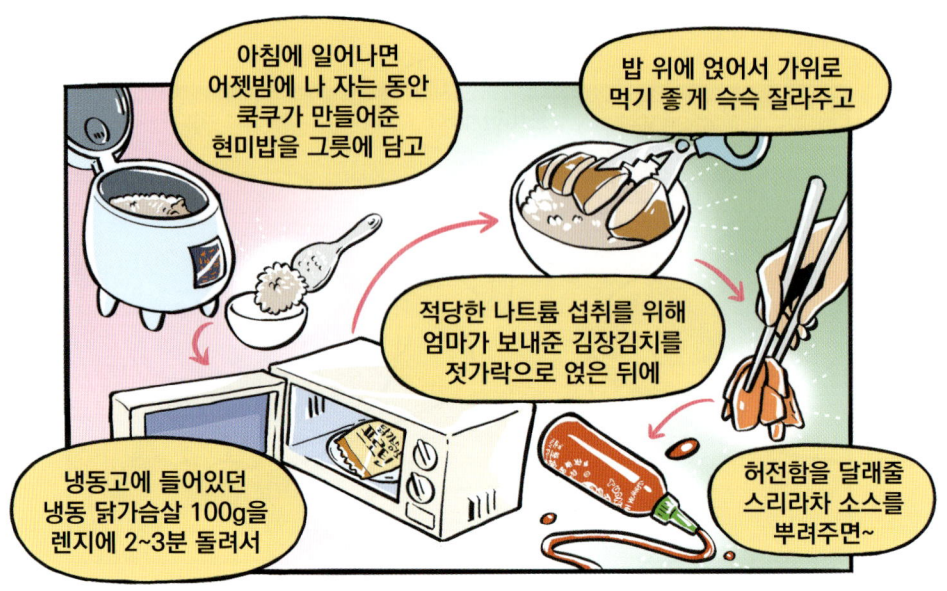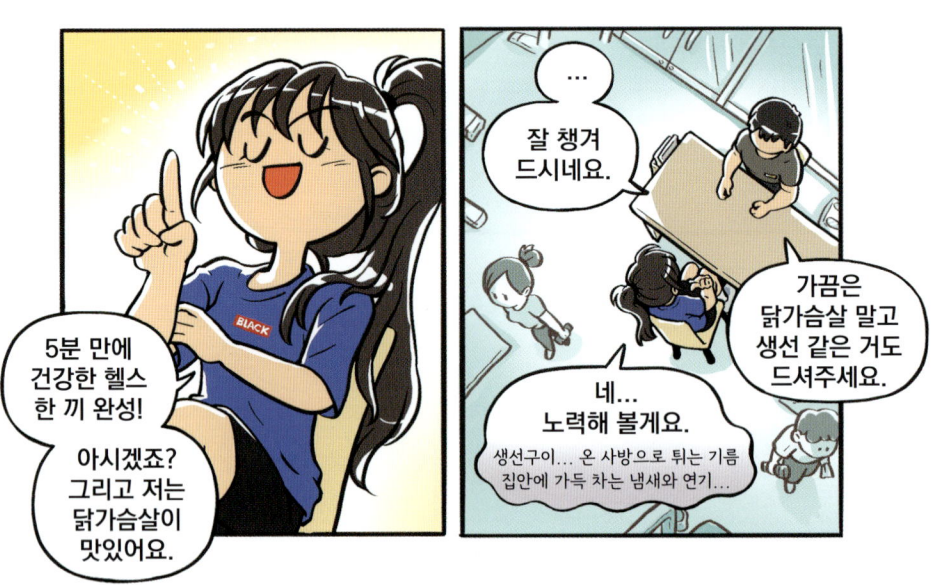

식단 조절을 잘하기 위해 중요한 것은
〈하루 동안 뭘 먹었는 지 기록하는 것〉

그리고 제대로 기록하기 위한 필수품 두 가지가 바로,

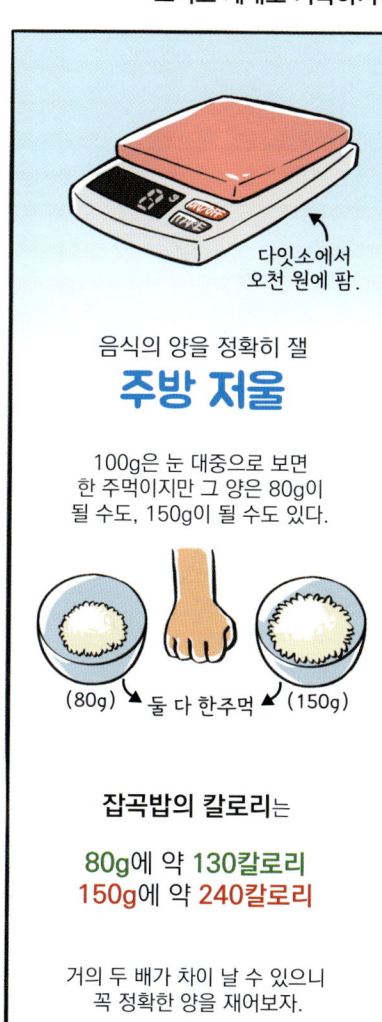

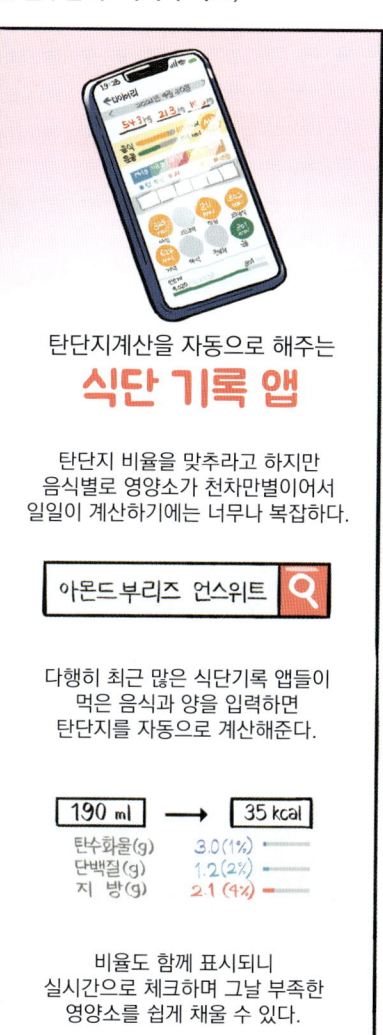

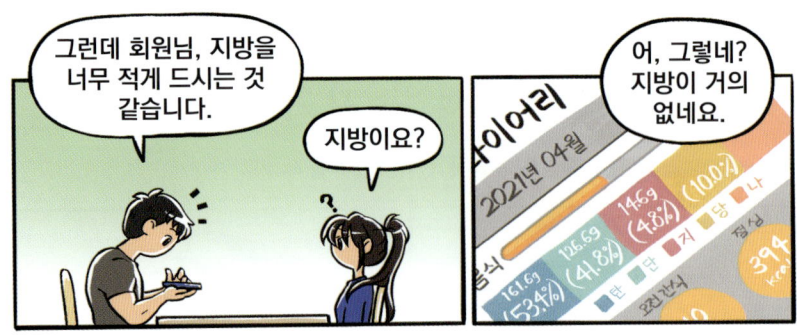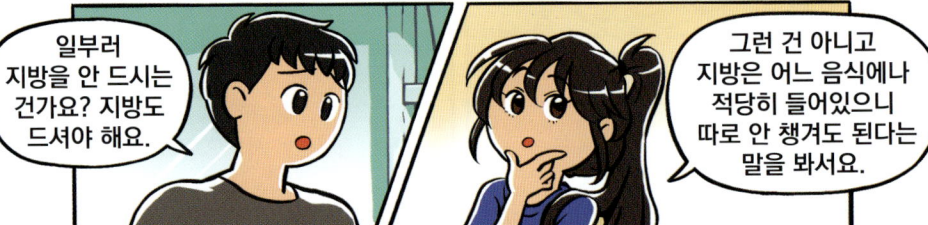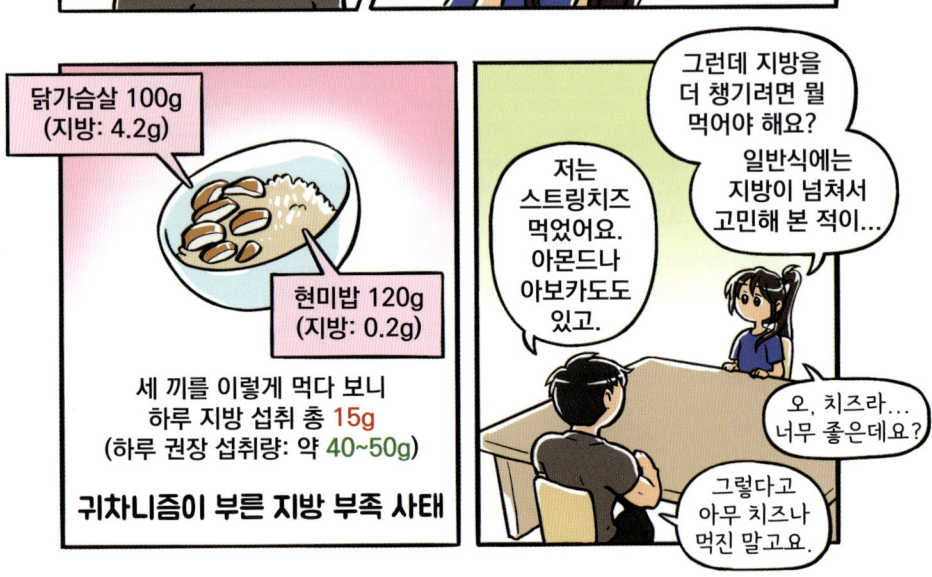

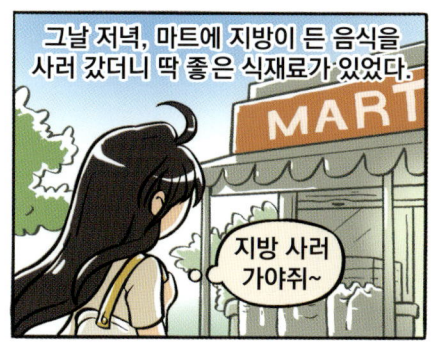
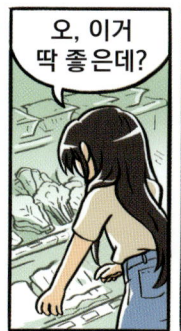
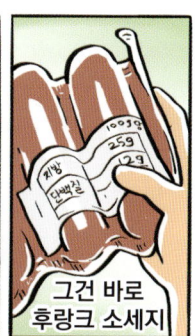

그리하여 완성된 살짝 덜 깨끗하지만
더 균형 잡힌 하루 식단

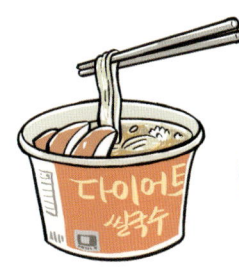
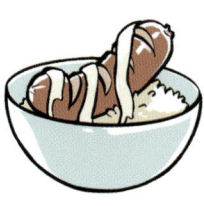
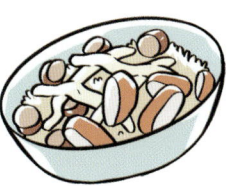

아침
(420 kcal / 5:4:1)

다이어트 쌀국수 50g
현미찹쌀밥 50g
훈제 닭가슴살 100g

점심
(590kcal / 3:2:3)

현미밥 120g
후랑크 소세지 120g
스트링치즈 20g

저녁
(560kcal / 3:5:2)

현미밥 100g
훈제 닭가슴살 100g
후랑크 소세지 60g
스트링치즈 20g

하루 전체 1,570 칼로리 (4:4:2)

*5:3:2 일반적인 다이어트 탄단지 비율
*4:4:2 근육량 증가에 중점을 둔 탄단지 비율

0주 차

1주 차
▼
2주 차

3주 차

4주 차

5주 차

6주 차

7주 차

8주 차

9주 차

10주 차

11주 차

12주 차

13주 차

14주 차

15주 차

16주 차

바프 이후

3화. 회원님에게 부족한 건 OO

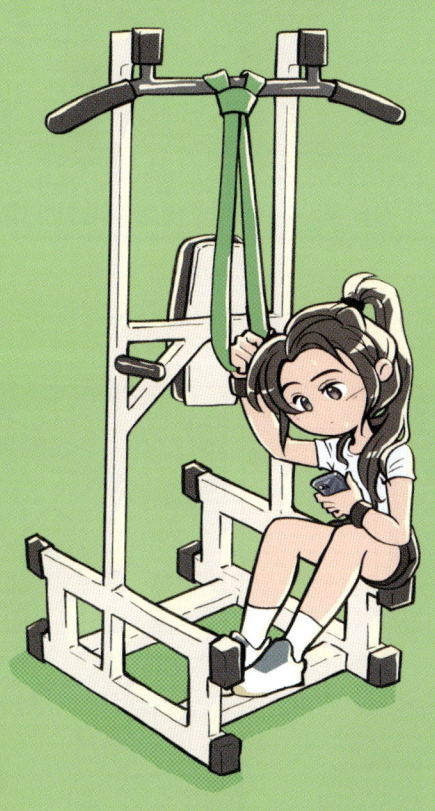

~호흡, 그리고 등 운동~

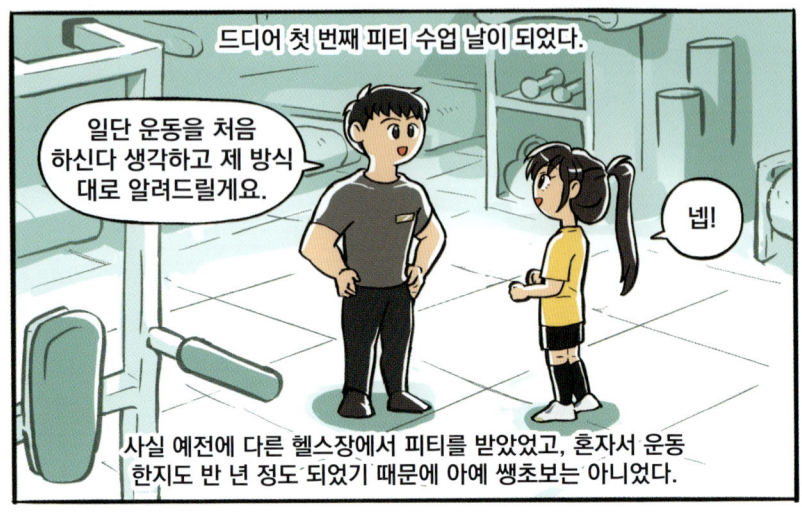

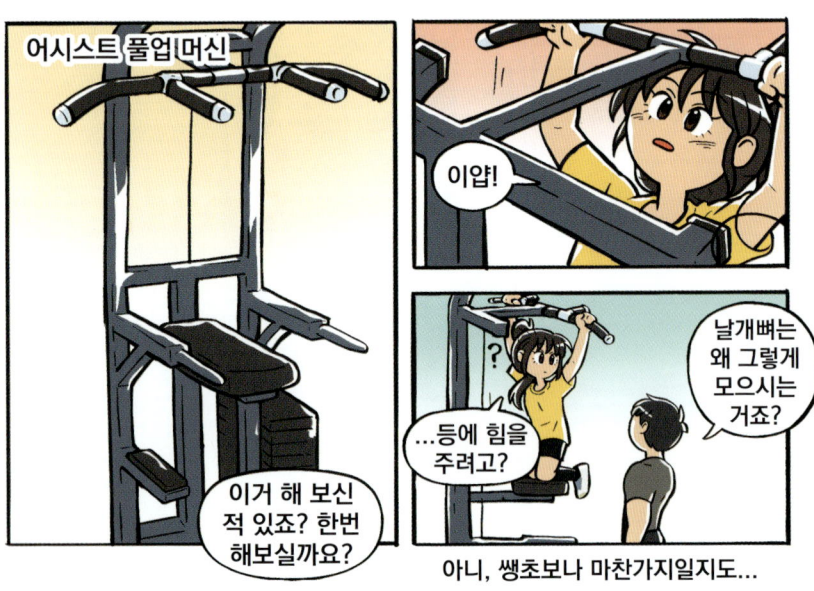

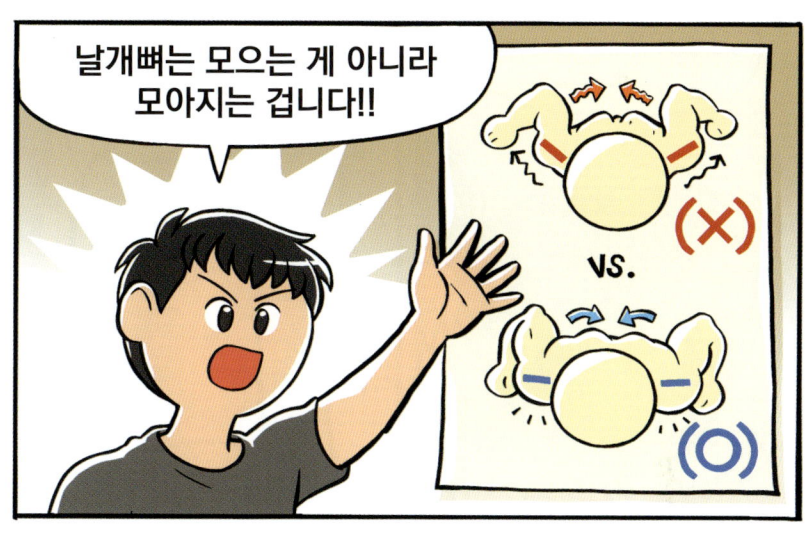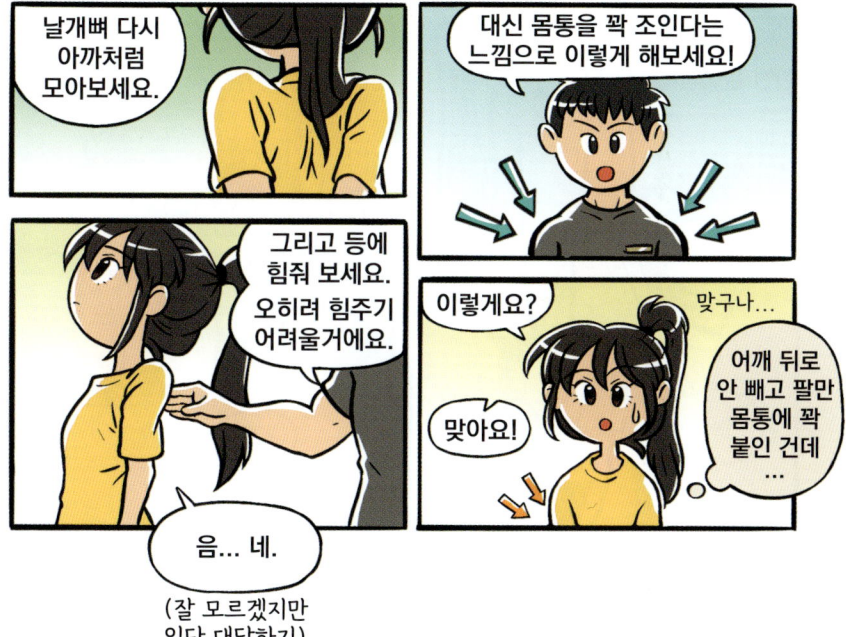

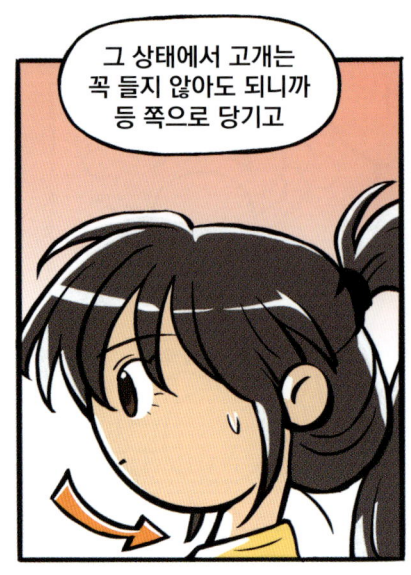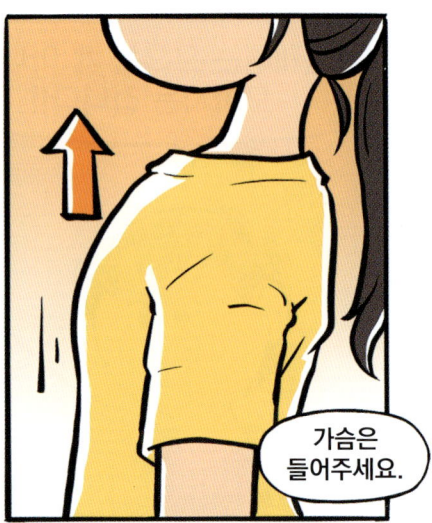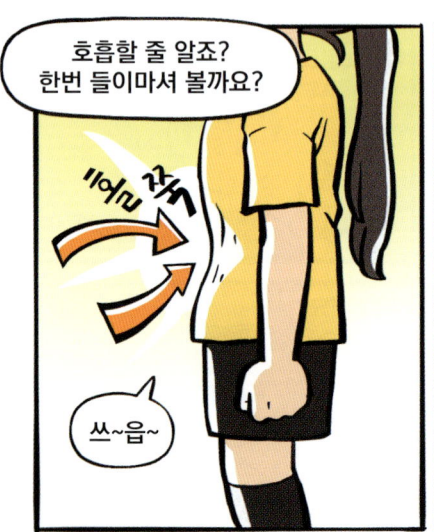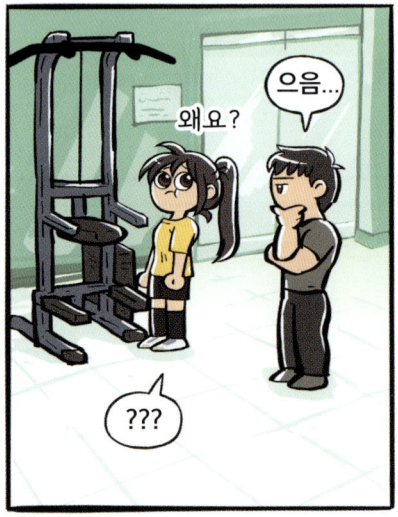

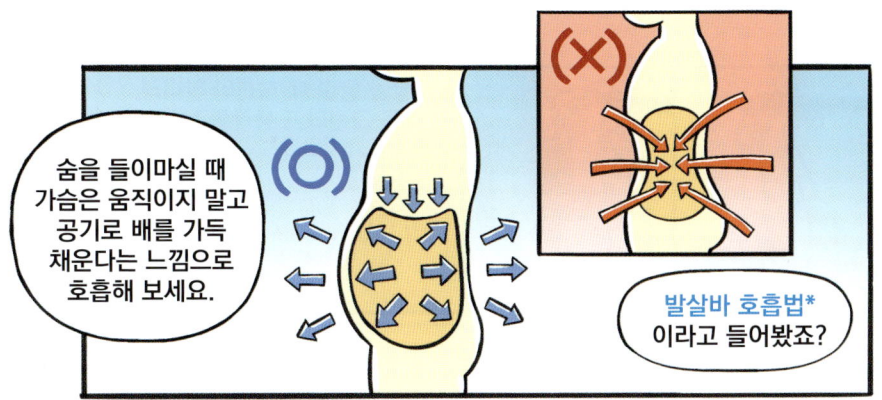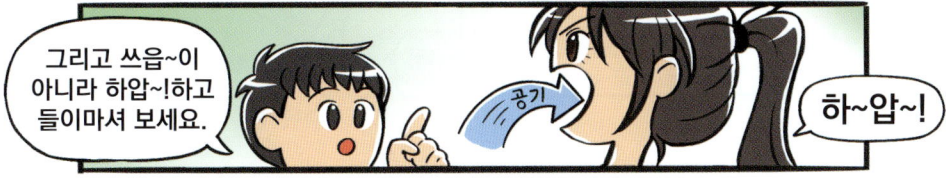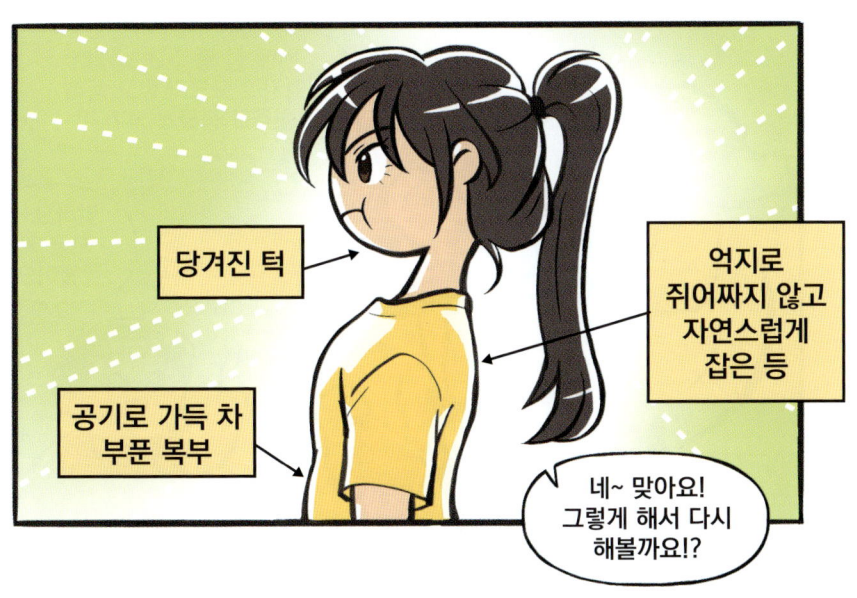

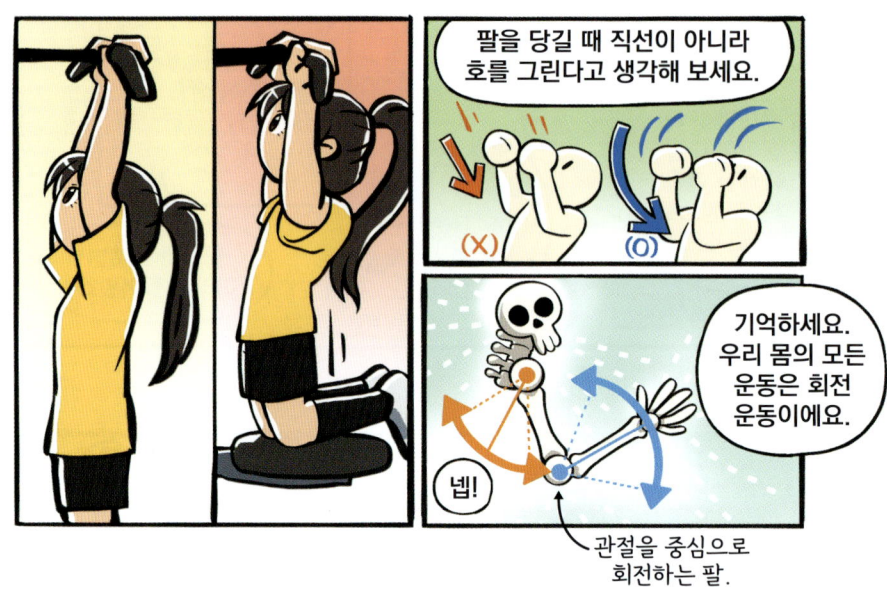

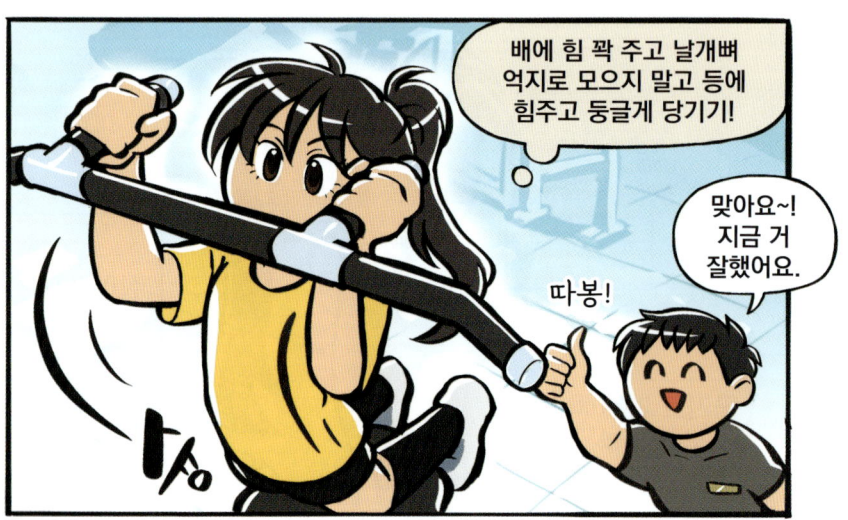

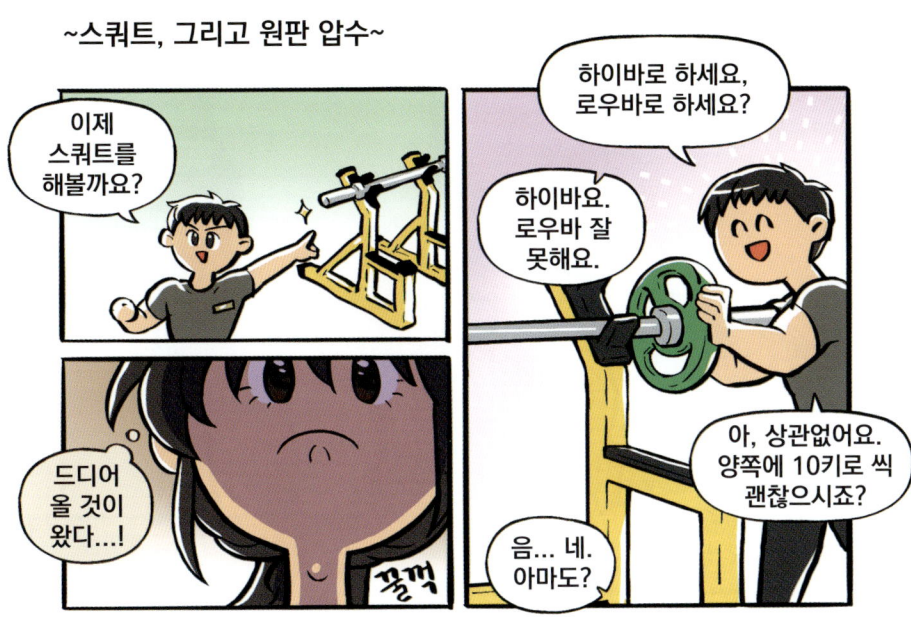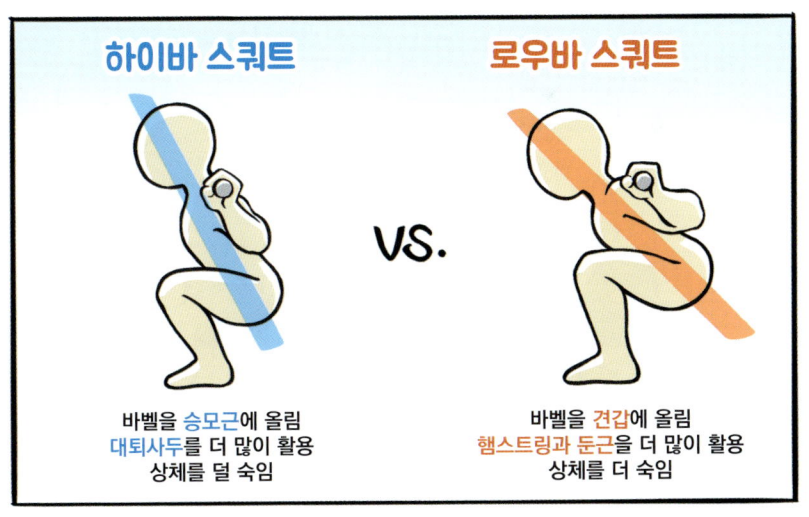

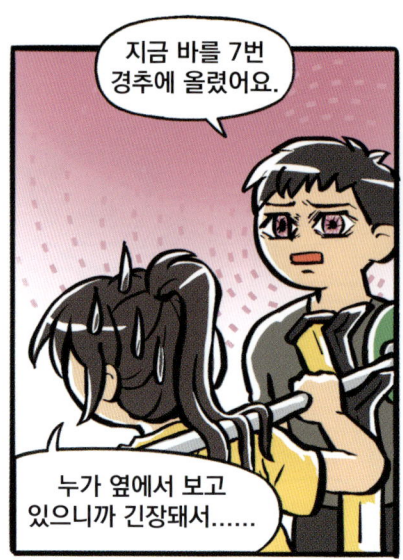
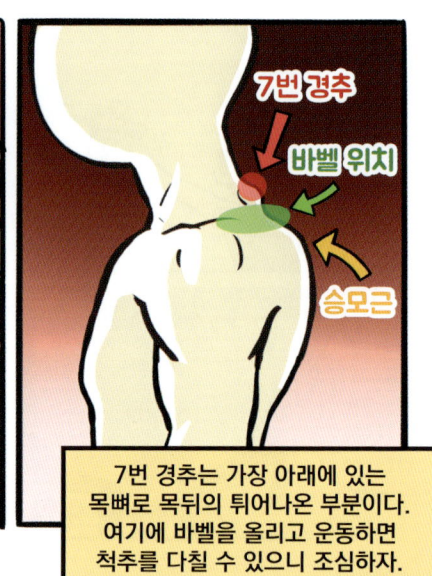
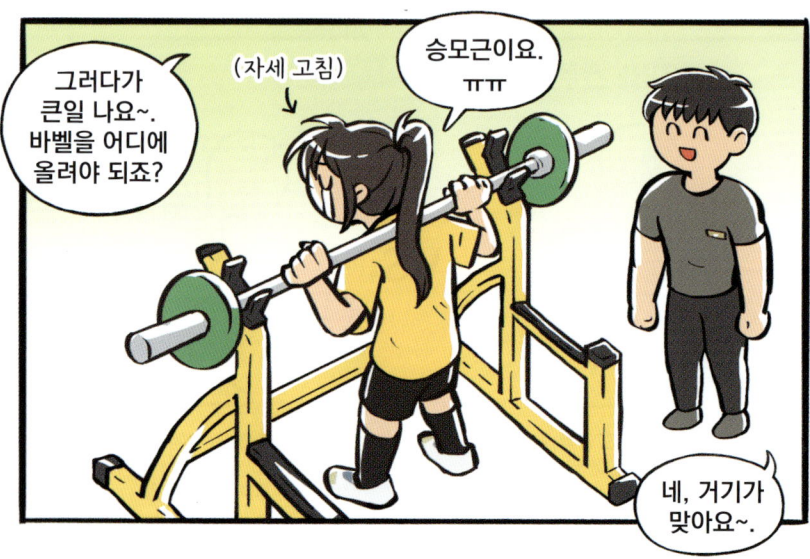

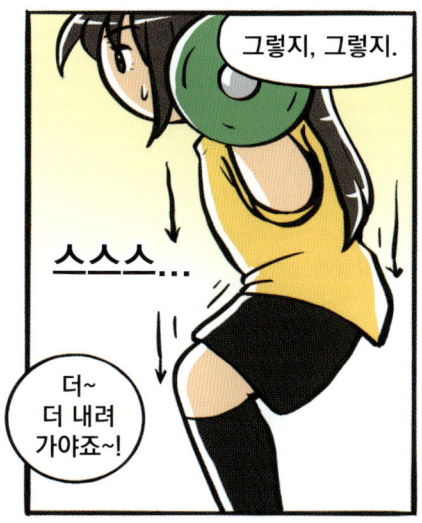
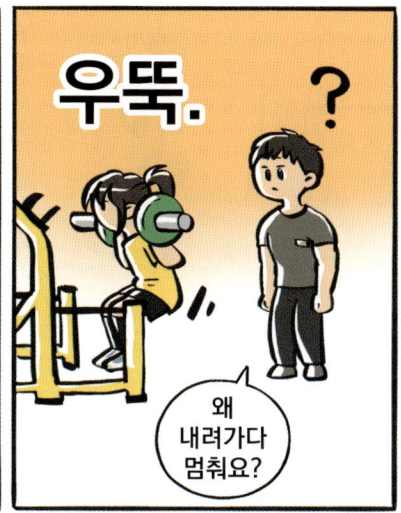
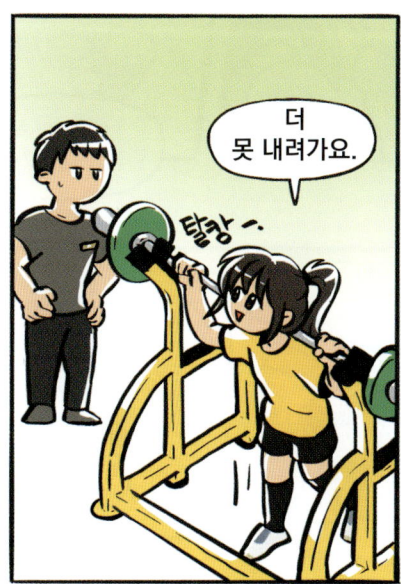
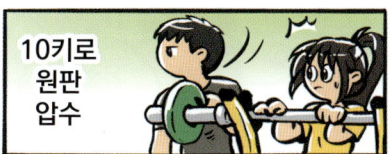
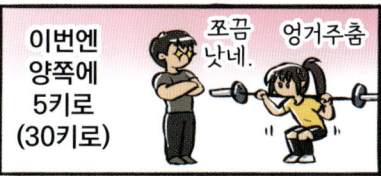
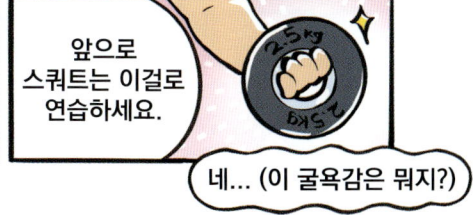

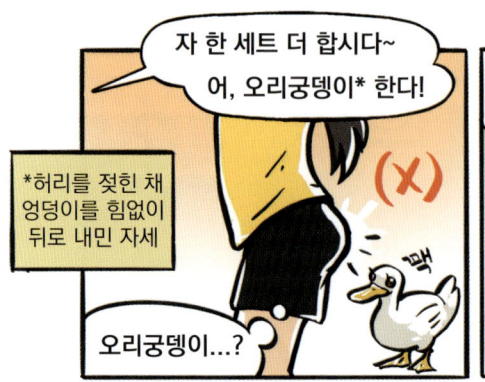
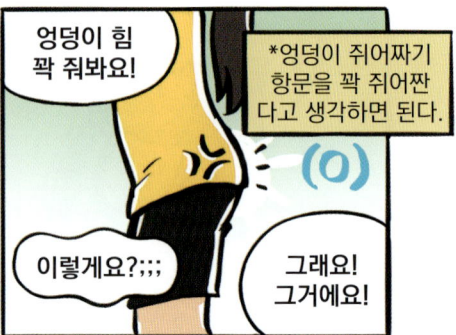
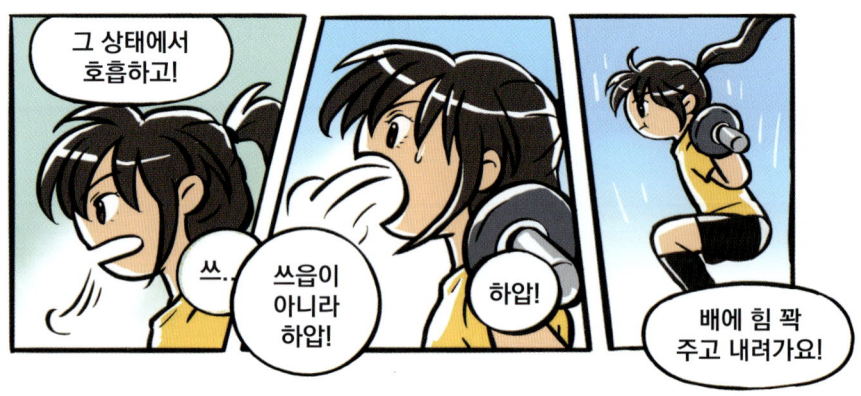
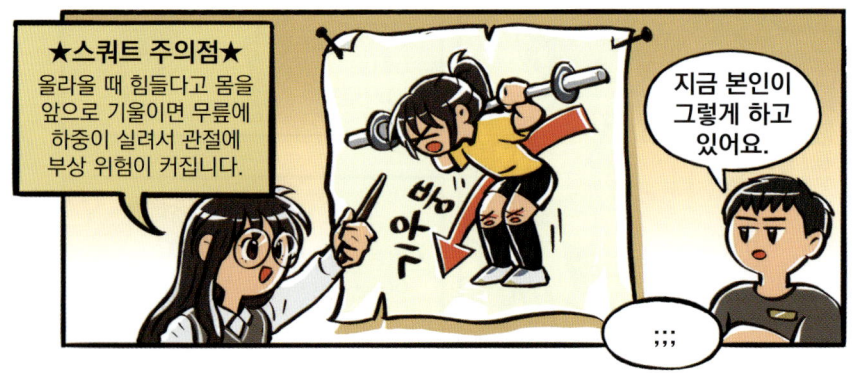

~ 회원님에게 부족한 건 코어~

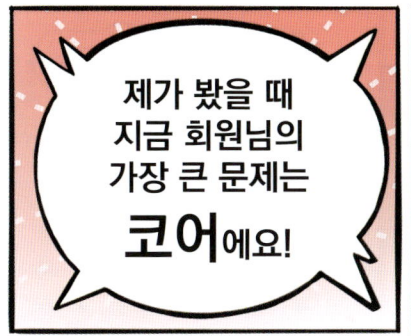
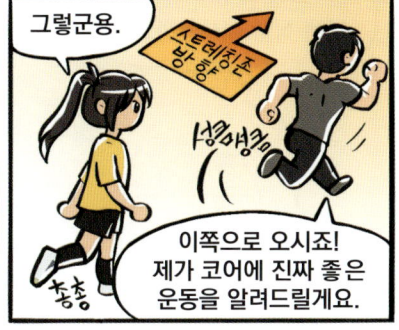

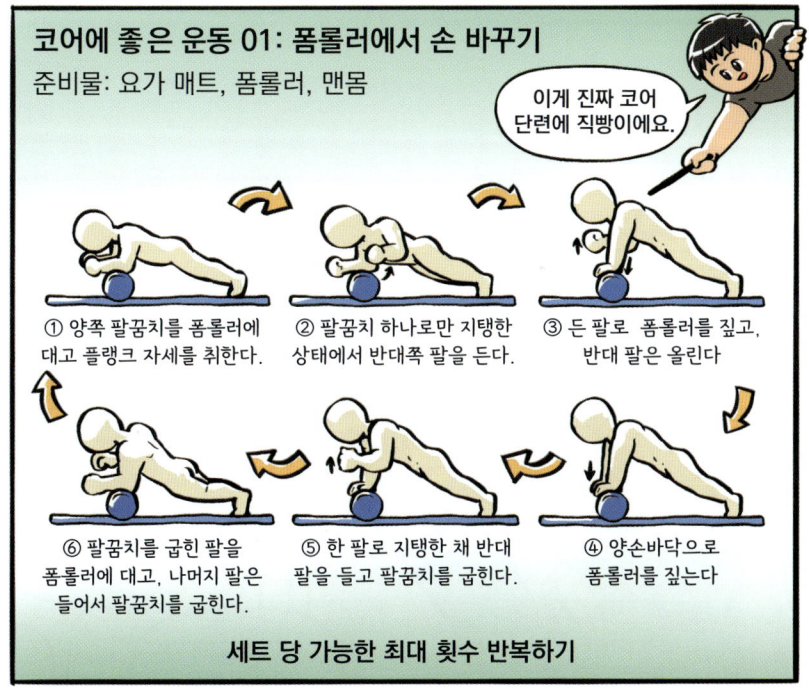

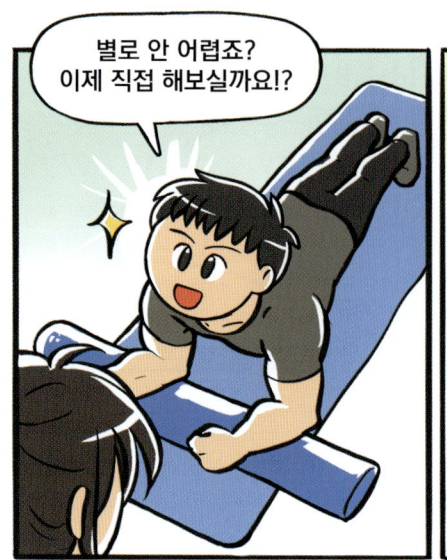
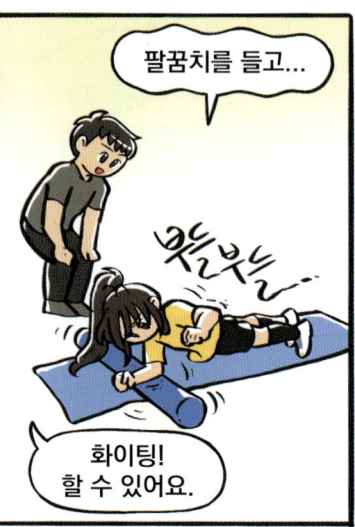
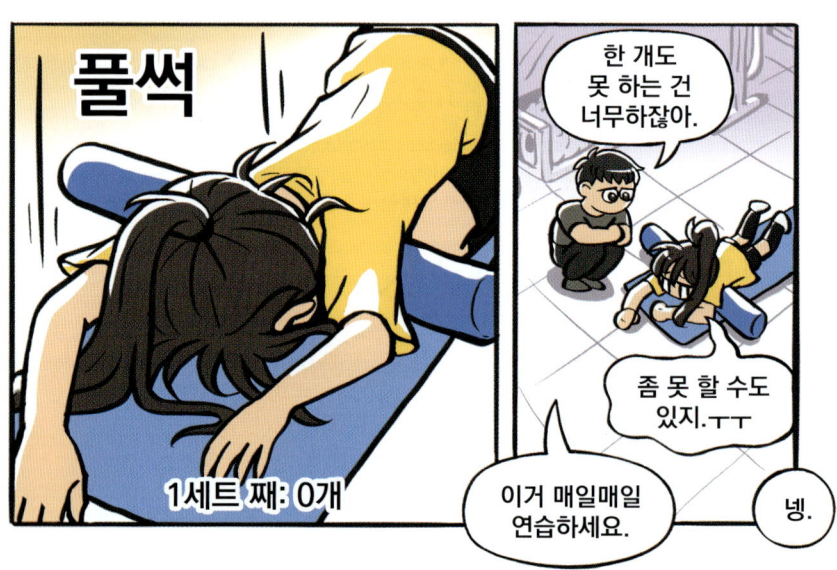

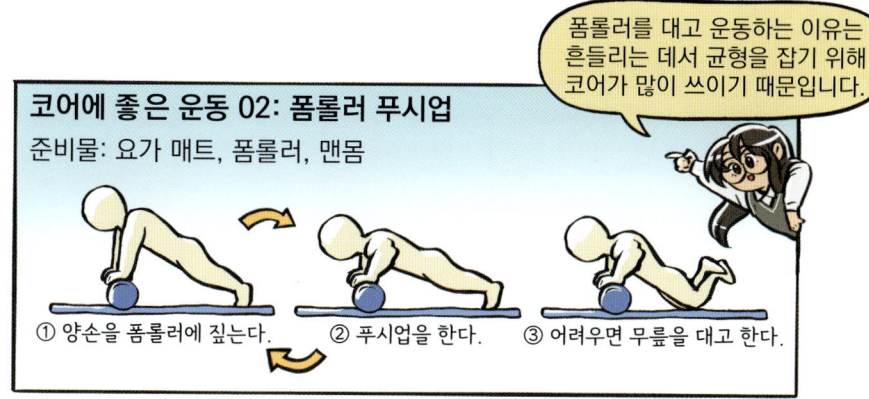
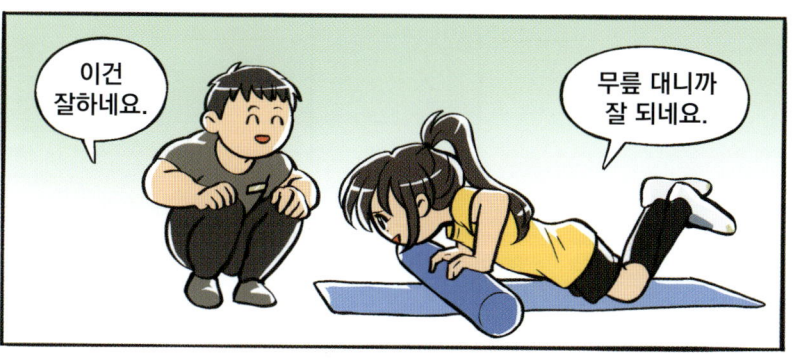
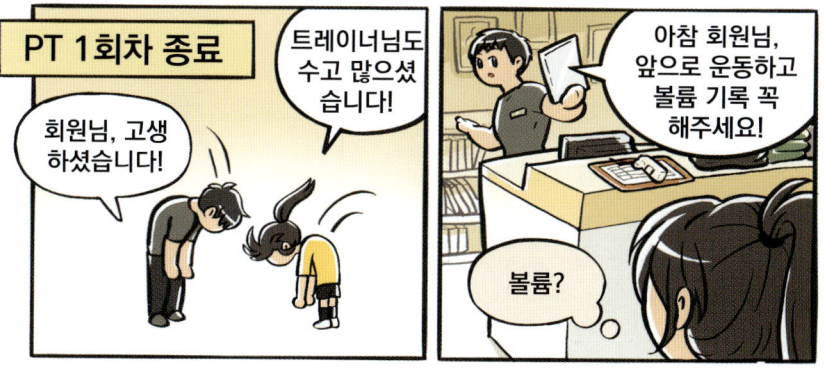

0주 차
1주 차
2주 차
3주 차
4주 차
5주 차
6주 차
7주 차
8주 차
9주 차
10주 차
11주 차
12주 차
13주 차
14주 차
15주 차
16주 차
바프 이후

4화. 볼륨과 분할

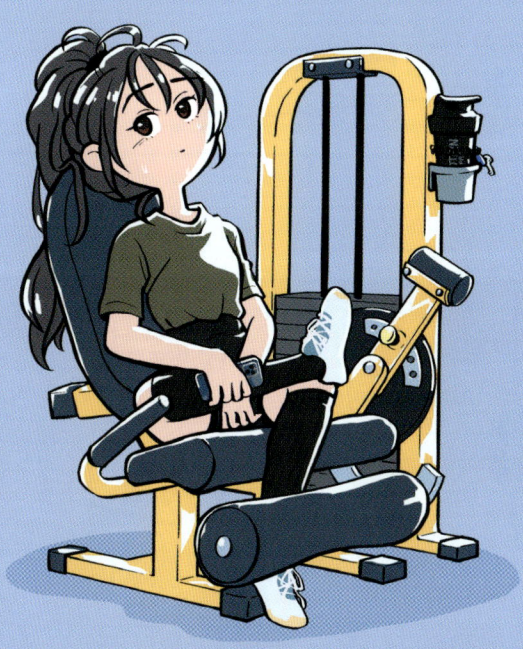

~적당한 무게~

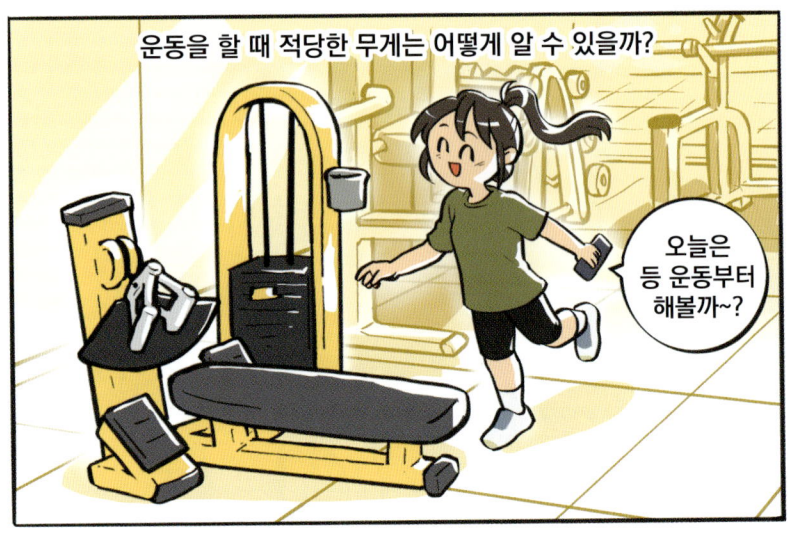

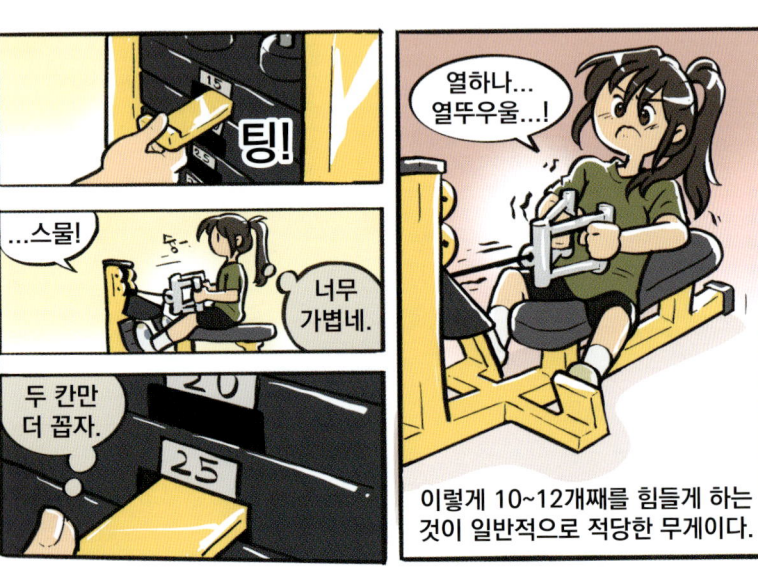

~ 내 운동실력은 발전하고 있을까?~

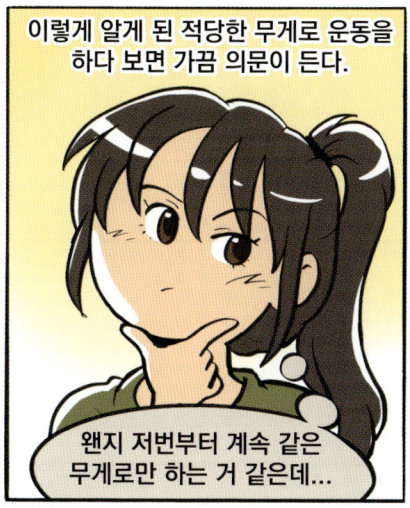
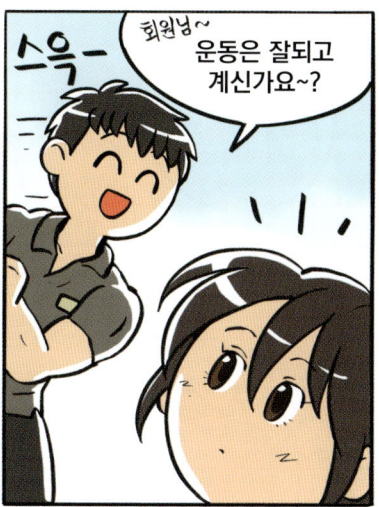
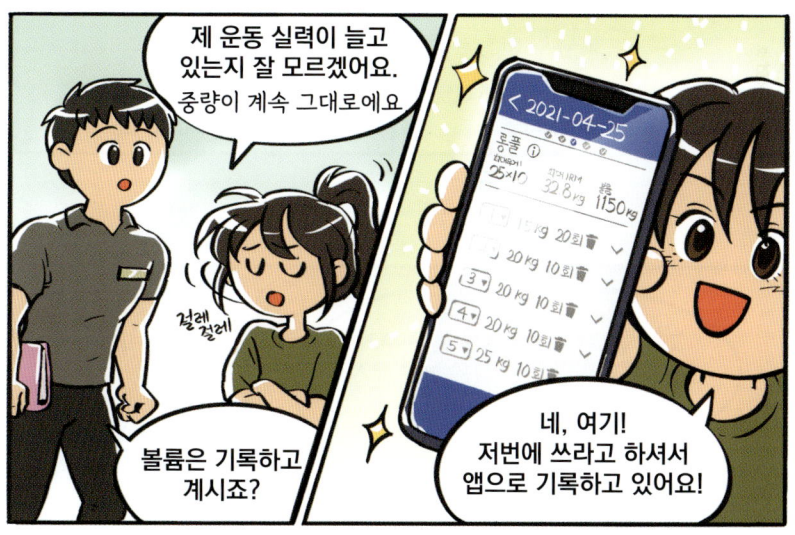

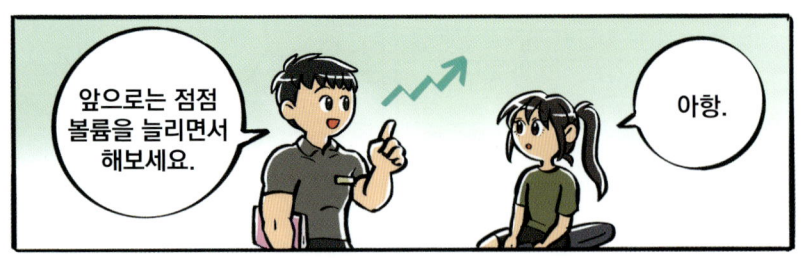

볼륨이란?
운동한 무게를 다 더한 것.

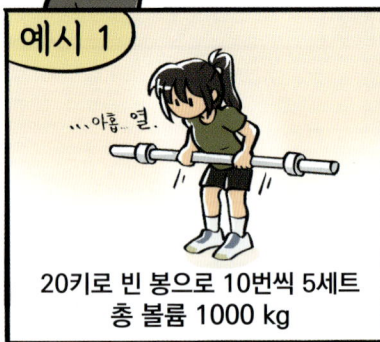

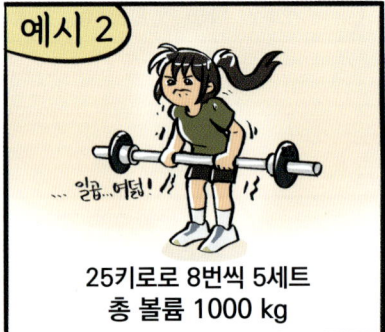

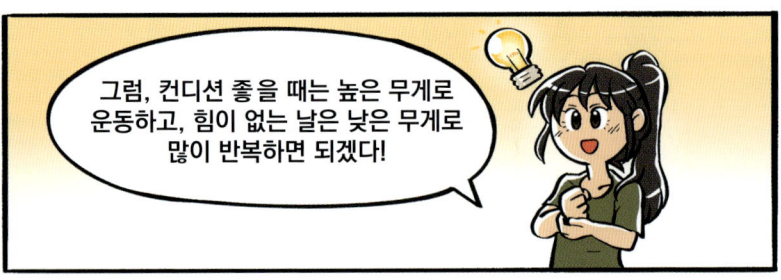

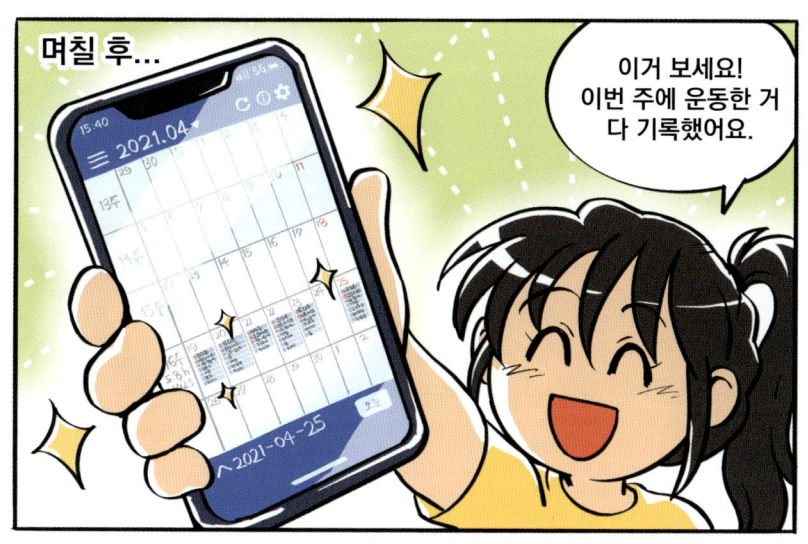
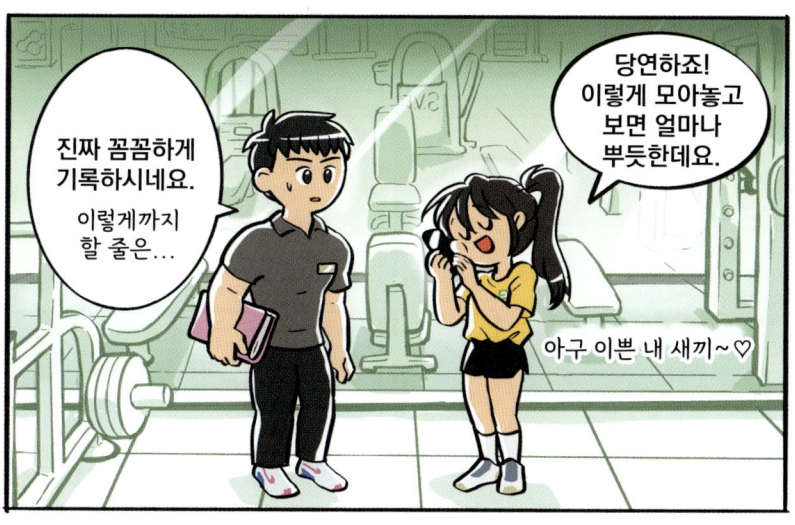

~저중량 고반복 vs. 고중량 저반복~

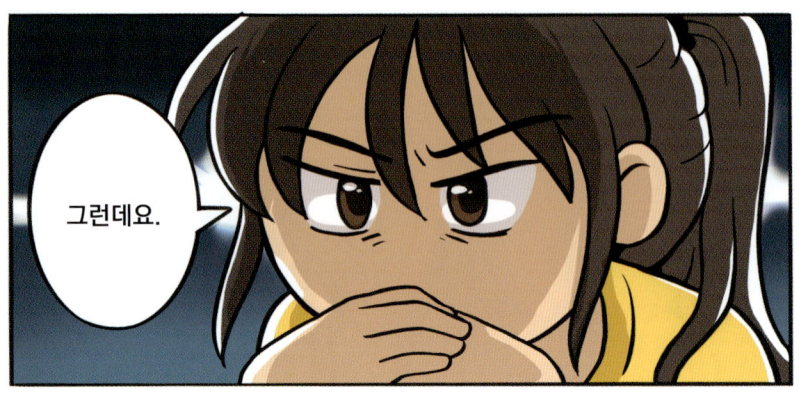

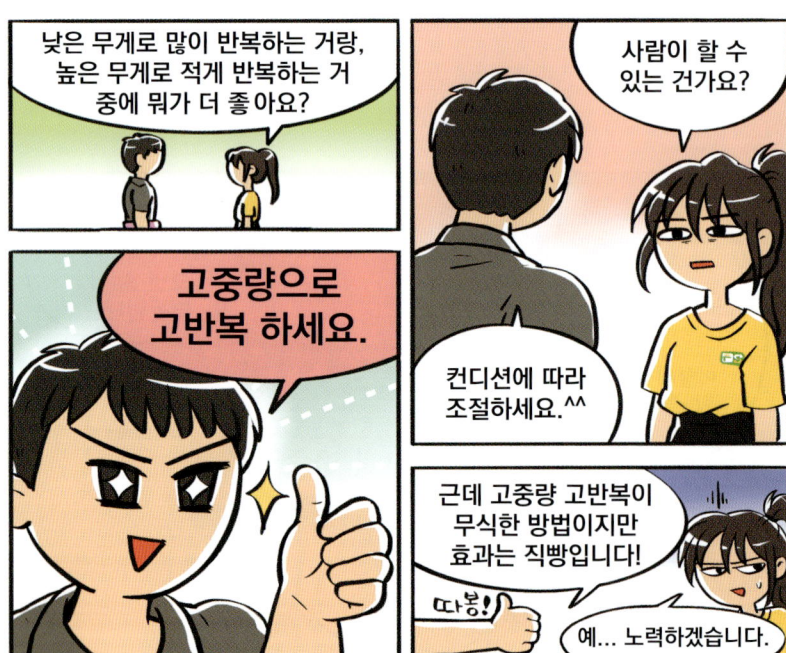

※주의※
말은 저렇게 했지만 고반복이 되는 무게는 고중량이 아니다.

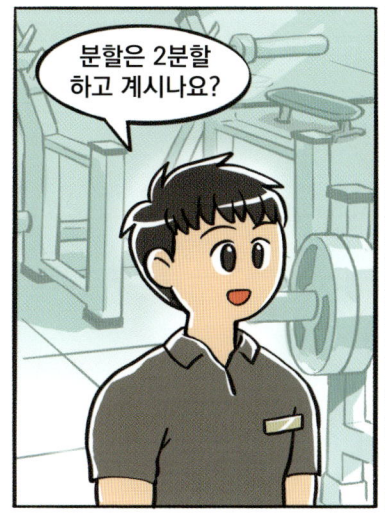
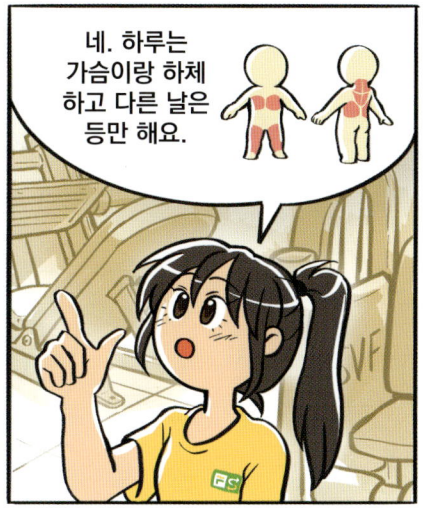
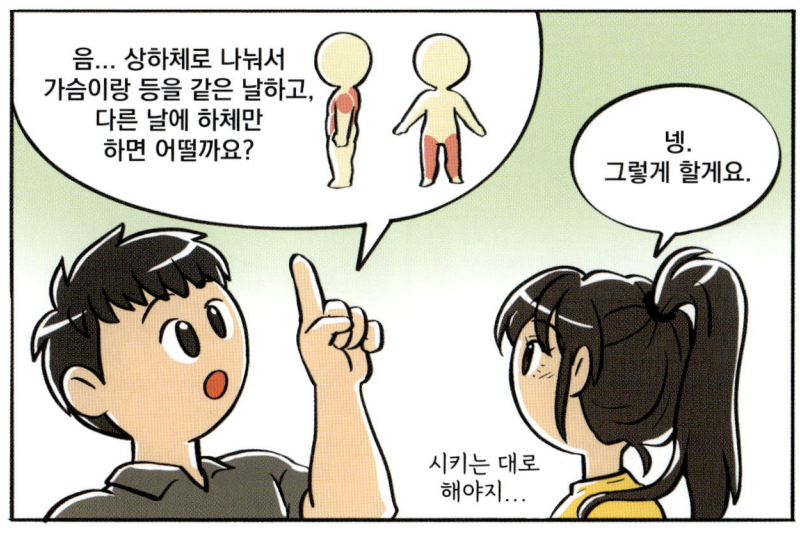

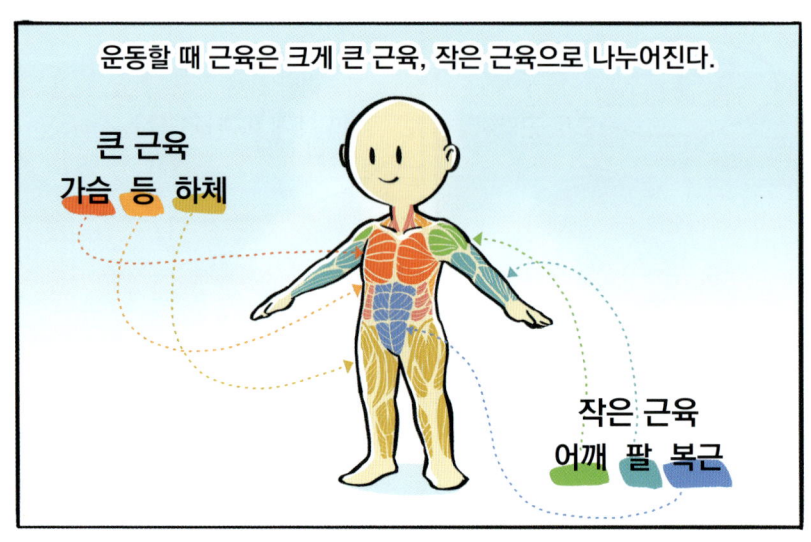

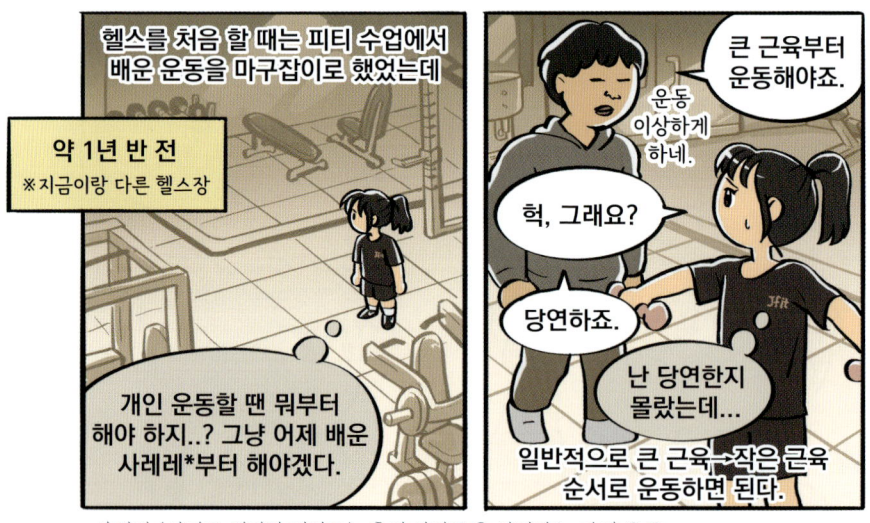

*사레레 (사이드 레터럴 레이즈): 측면 삼각근을 단련하는 어깨 운동

큰 근육 운동은 복합관절운동(관절이 두 개 이상 쓰이는 운동)이 많고, 이런 운동들은 전신의 근육을 고르게 발달시키기 때문에 전체적으로 근력이 부족한 초보자에게 아주 좋다.

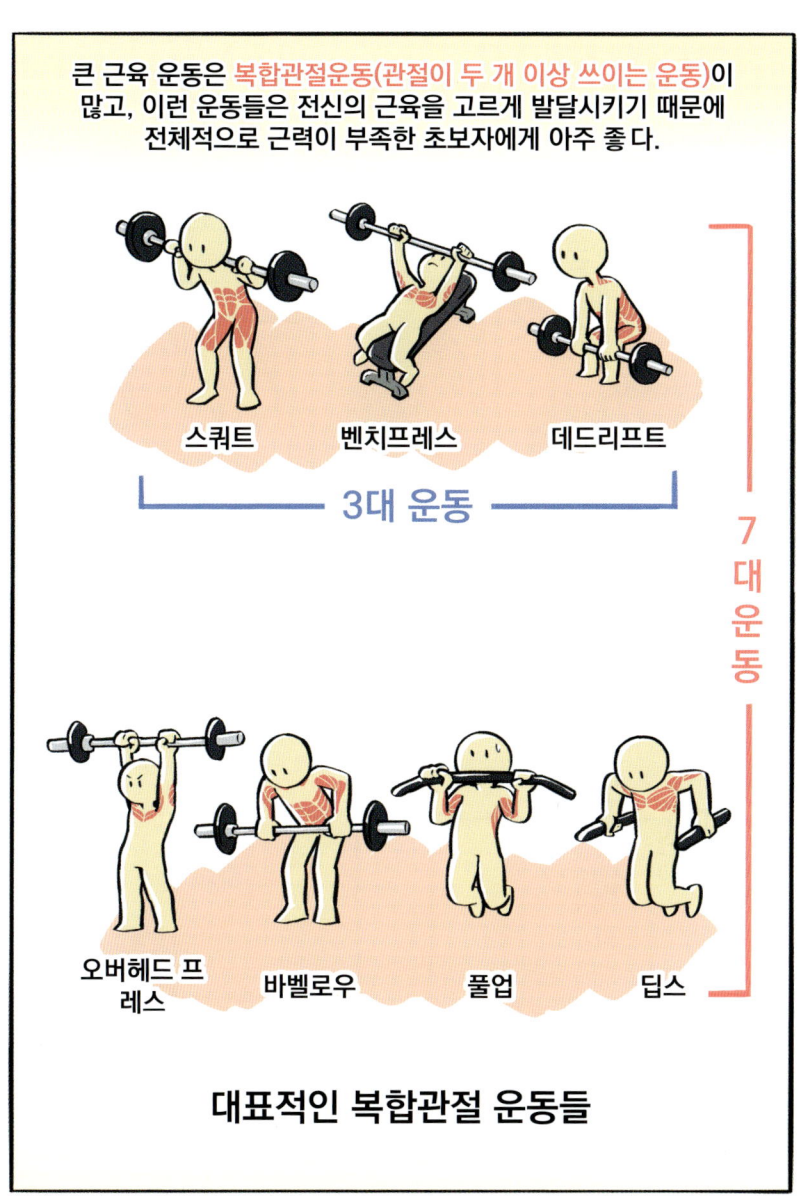

대표적인 복합관절 운동들

~데드리프트는 어느 부위 운동?~

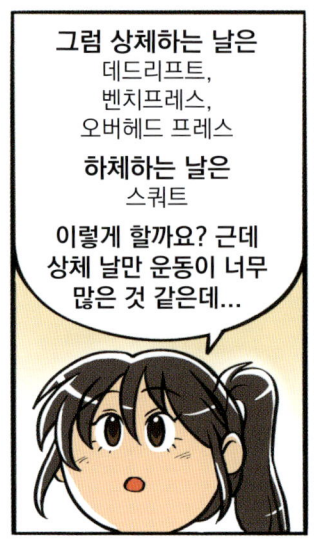
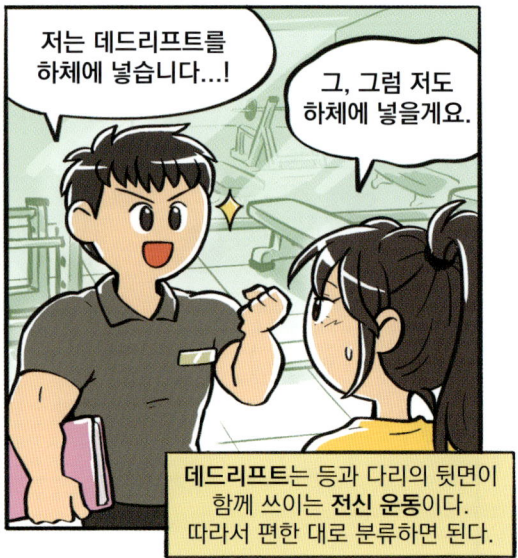

그렇게 탄생한 2분할 프로그램

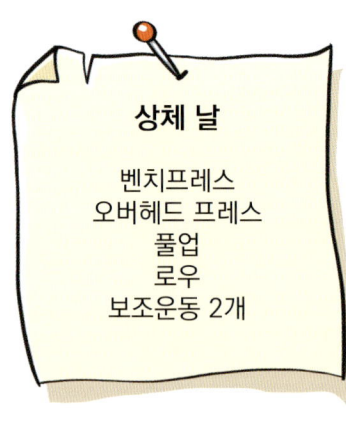
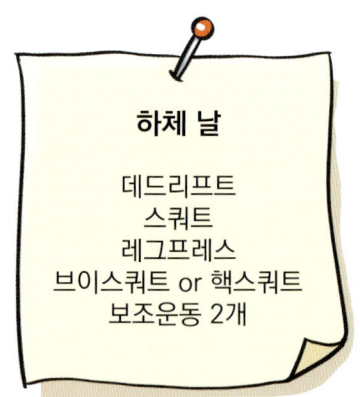

바프일기

0주 차

1주 차

2주 차
▼

3주 차

4주 차

5주 차

6주 차

7주 차

8주 차

9주 차

10주 차

11주 차

12주 차

13주 차

14주 차

15주 차

16주 차

바프 이후

5화. 너무나 다양한 데드리프트

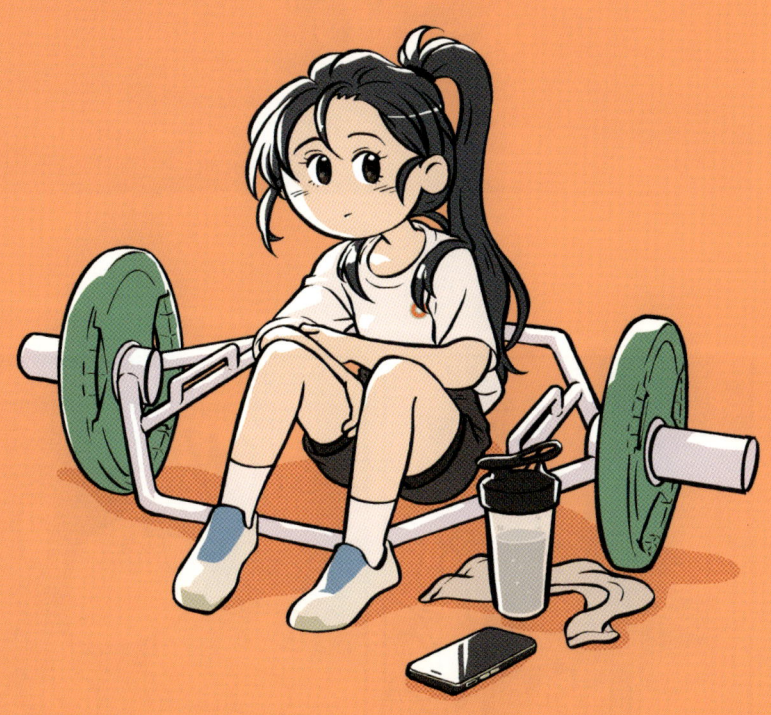

~두근두근 헬스장 입장~

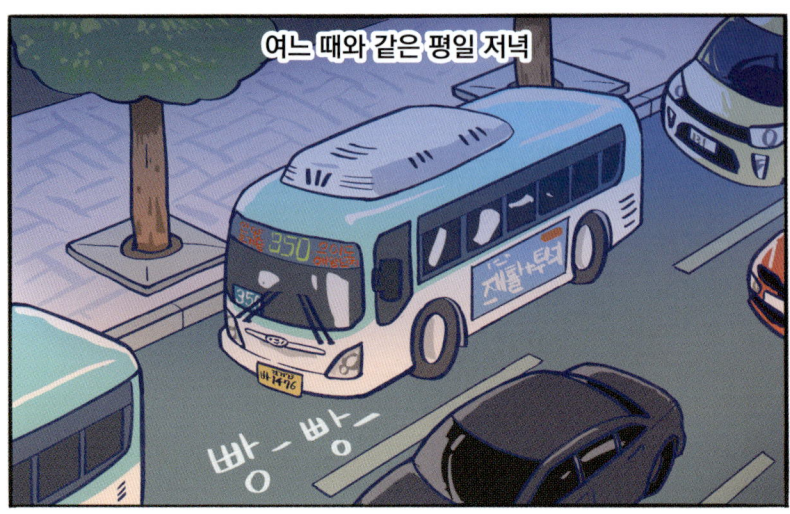

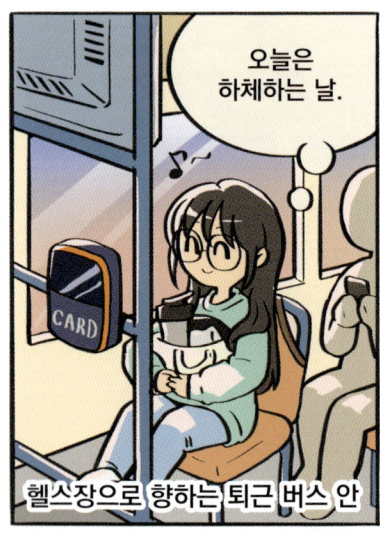

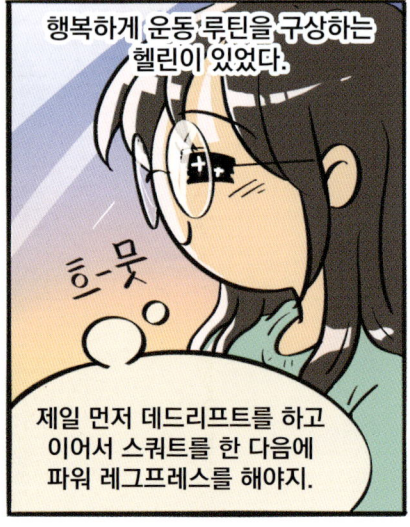

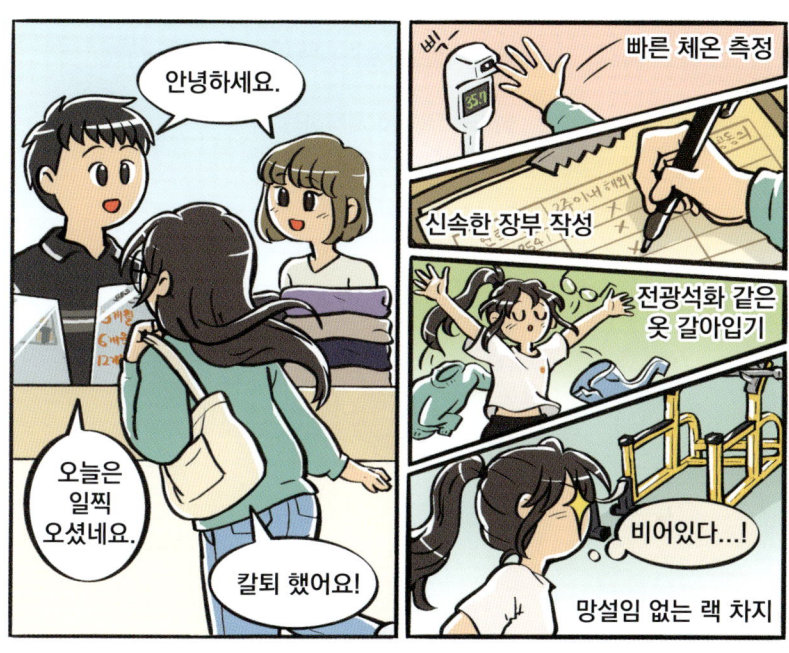
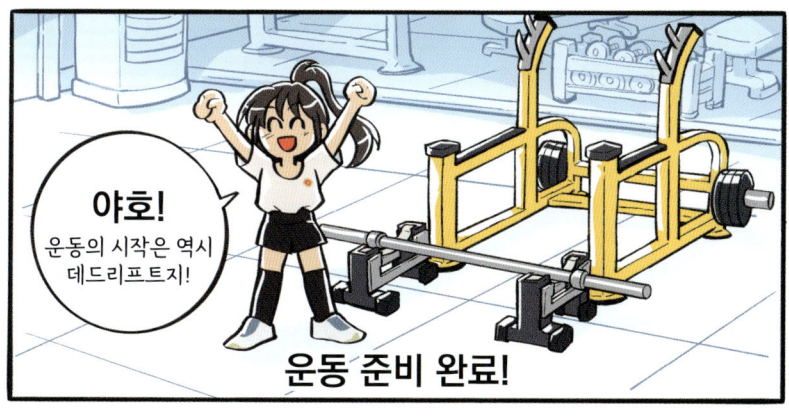

2주 차 | 5화. 너무나 다양한 데드리프트

~데드리프트의 종류~

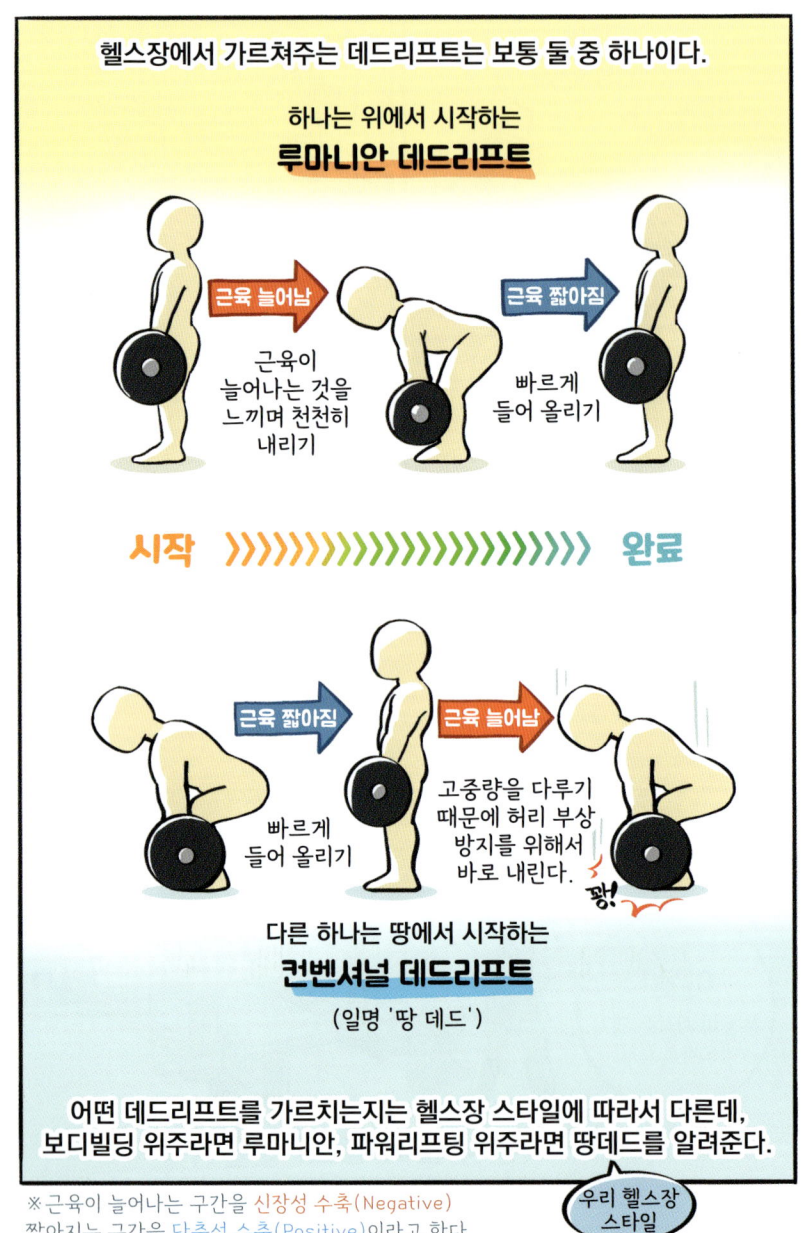

~회원님은 컨벤하지 마세요~

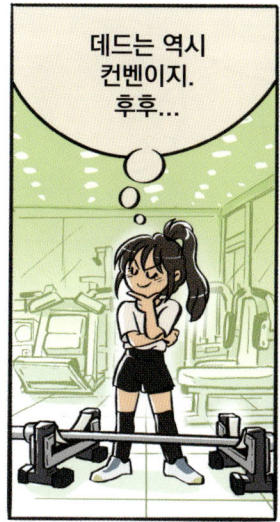
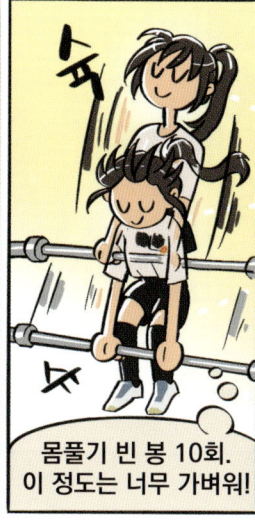
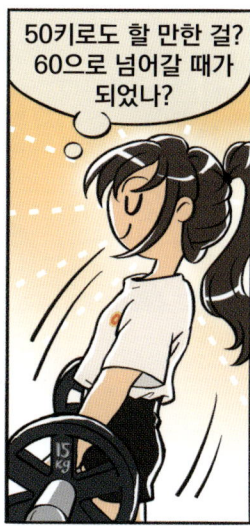
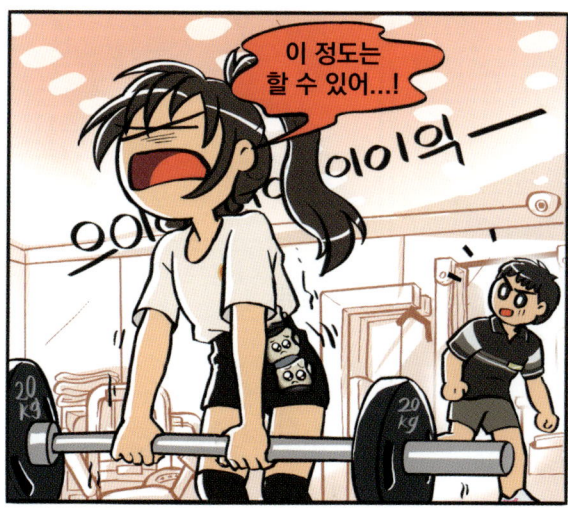
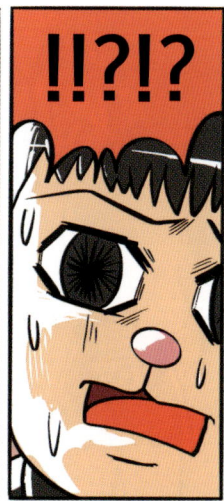

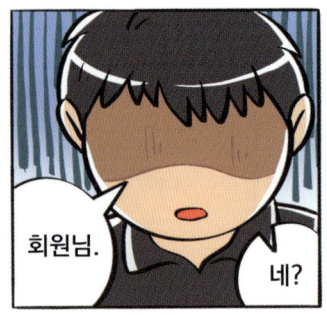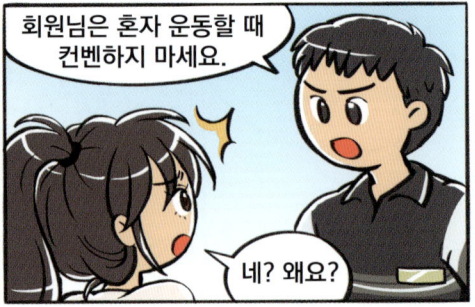

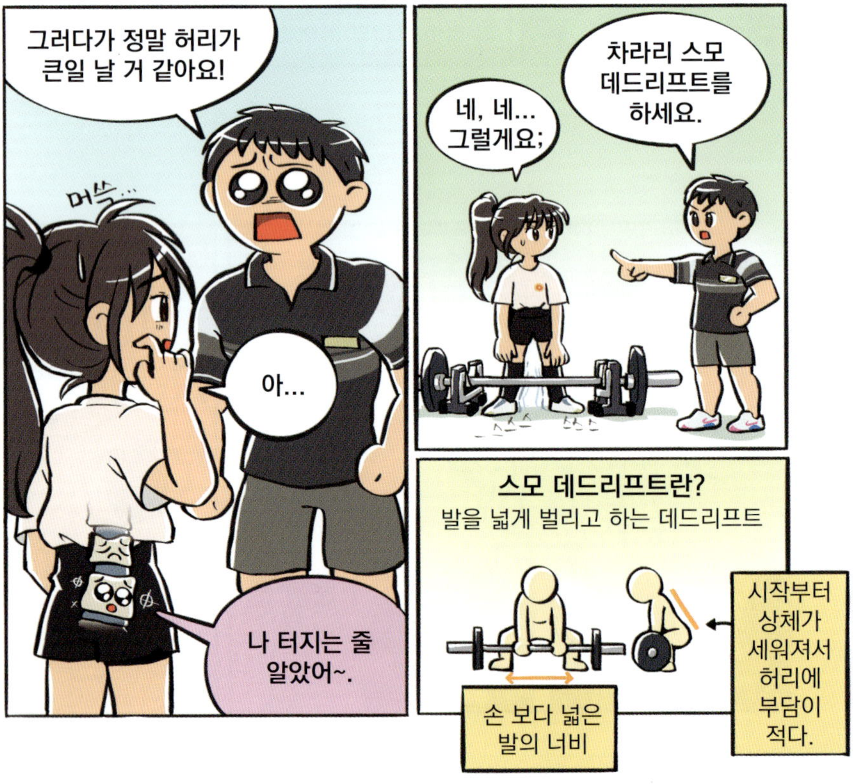

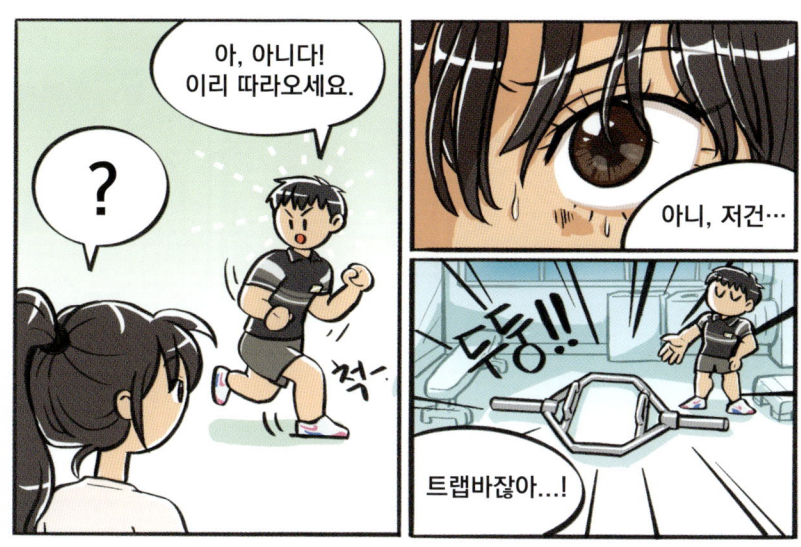
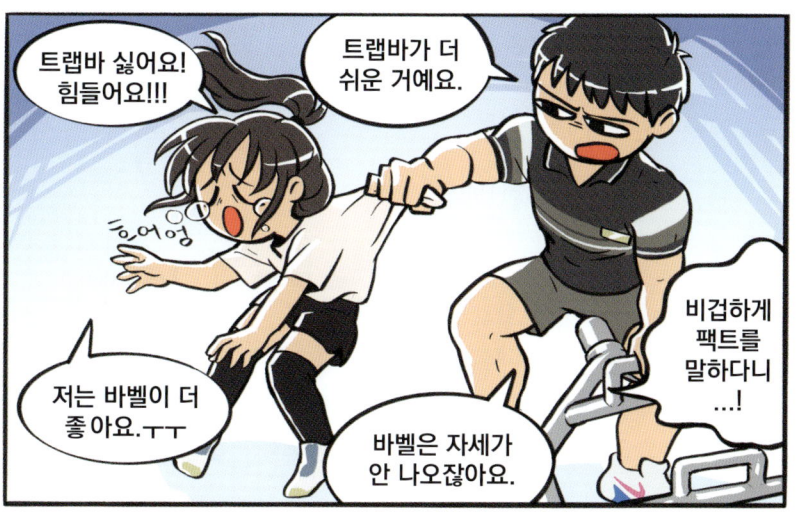

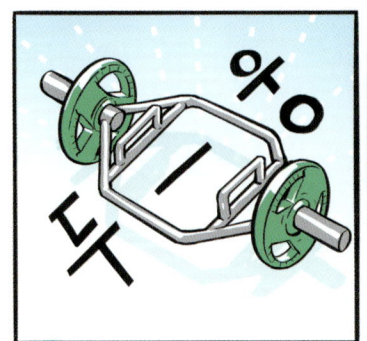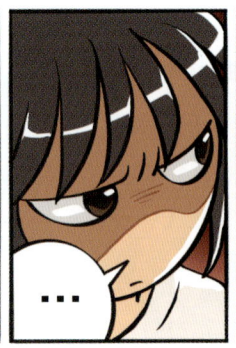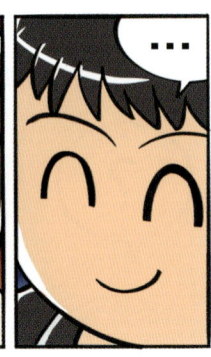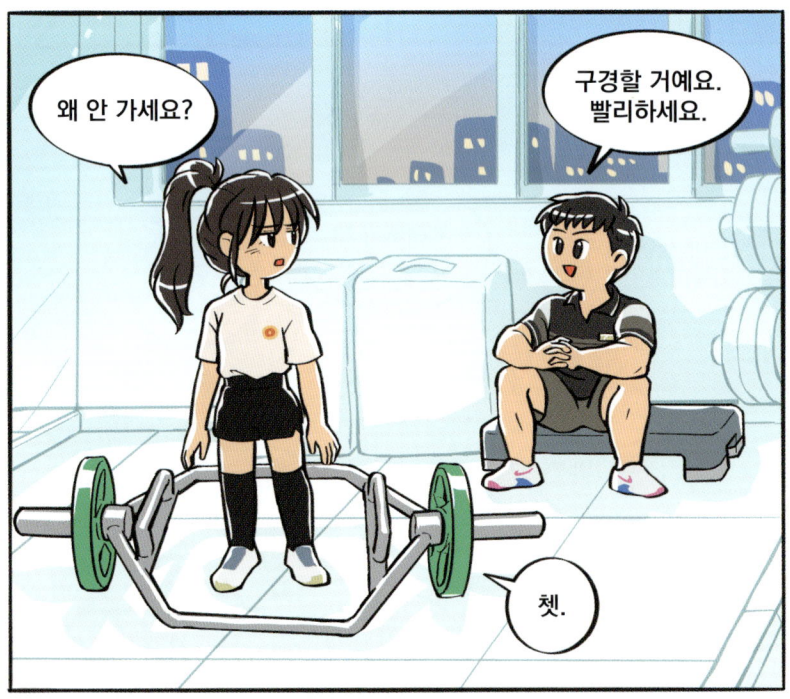

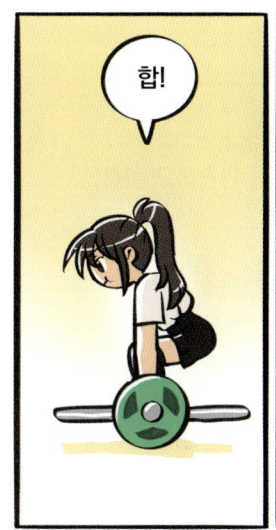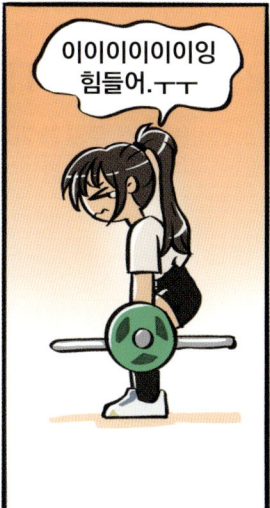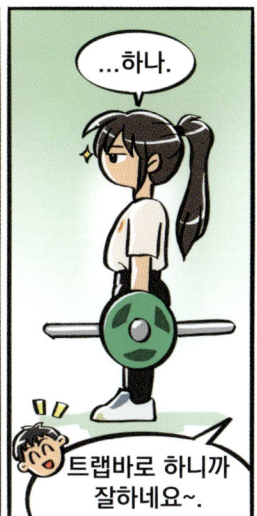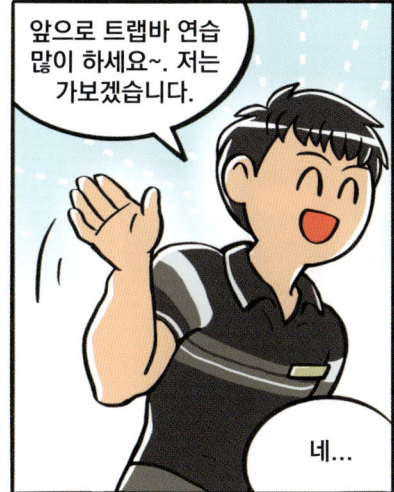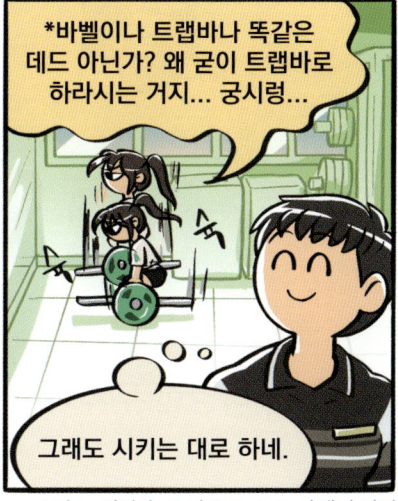

~땅데드는 하고 싶은데 빈 봉도 무겁다면? ~

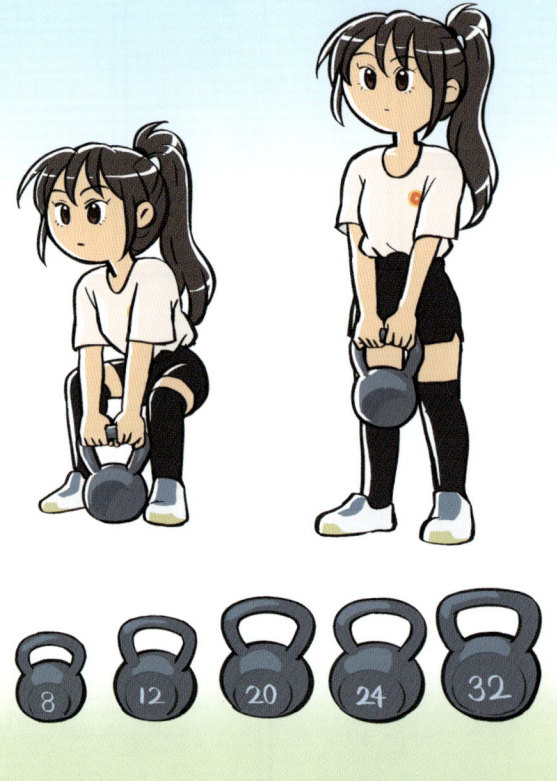

바프일기

0주 차
1주 차
2주 차
3주 차
4주 차
5주 차
6주 차
7주 차
8주 차
9주 차
10주 차
11주 차
12주 차
13주 차
14주 차
15주 차
16주 차
바프 이후

6화. 다이어트를 위협하는 최대의 적

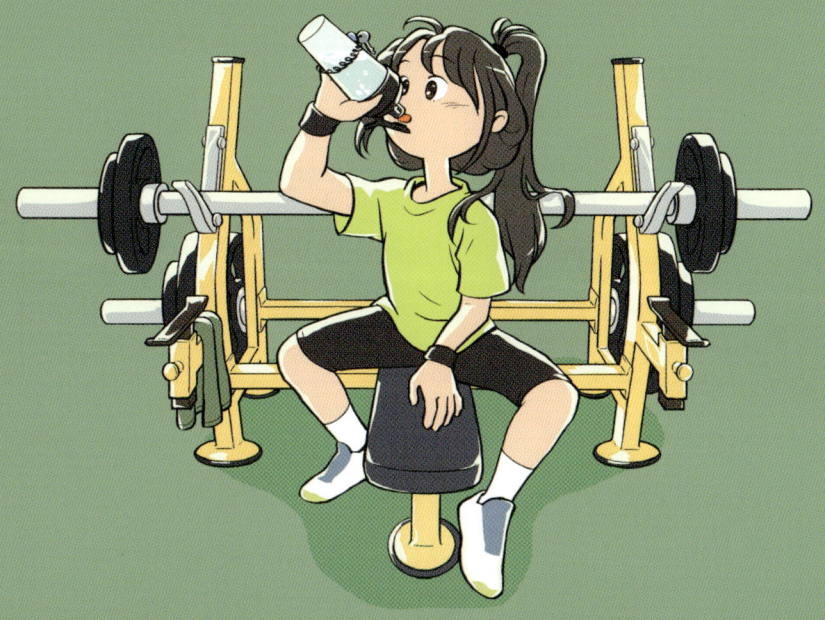

~2주간의 변화~

	Start	1주차	2주차
체중	56.1 kg	55.6 (-0.5) kg	55.5 (-0.1) kg
골격근량	20.4 kg	20.9 (+0.5) kg	21.1 (+0.1) kg
체지방량	18.5 kg	17.2 (-1.3) kg	16.8 (-0.4) kg
체지방률	33.0 %	30.9 (-2.1) %	30.3 (-0.6) %

바디프로필 도전을 시작한 지 2주가 지났다.

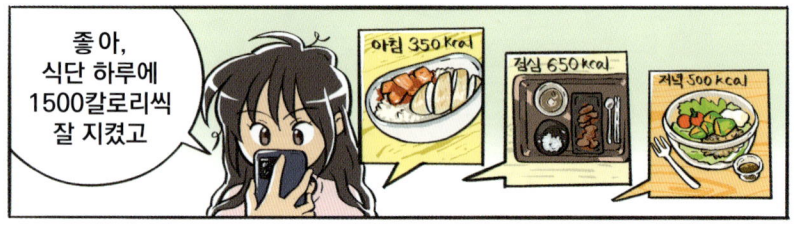

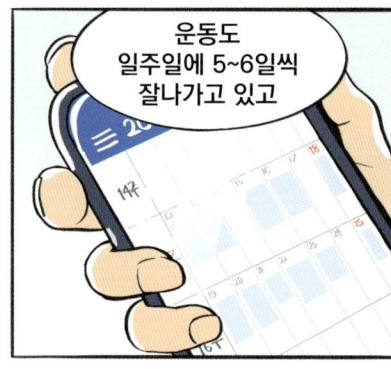

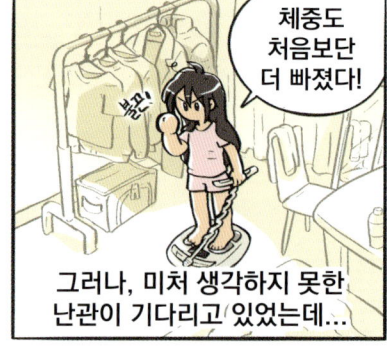

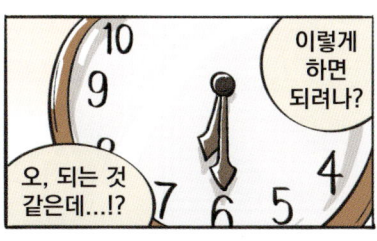
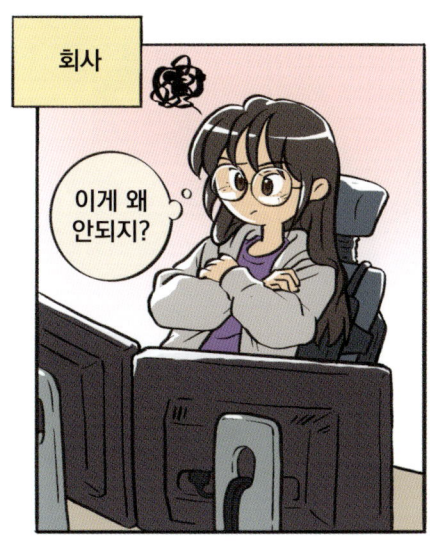
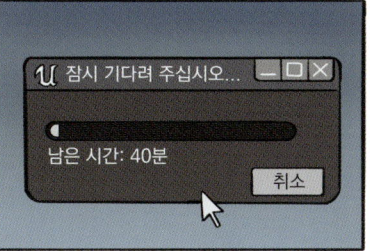
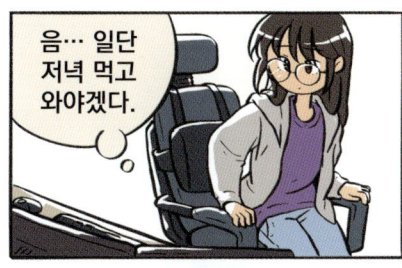
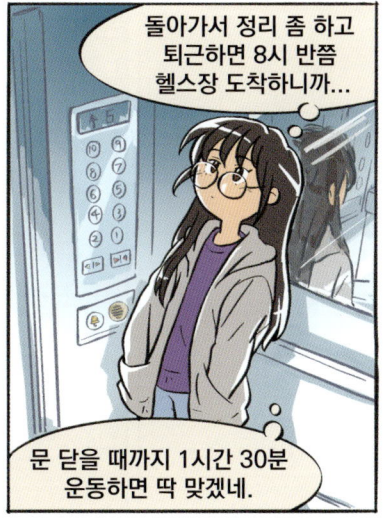
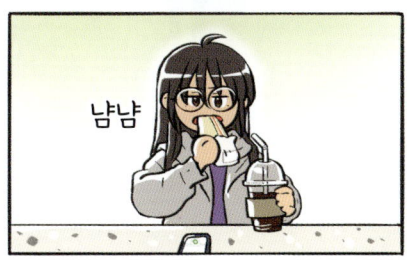

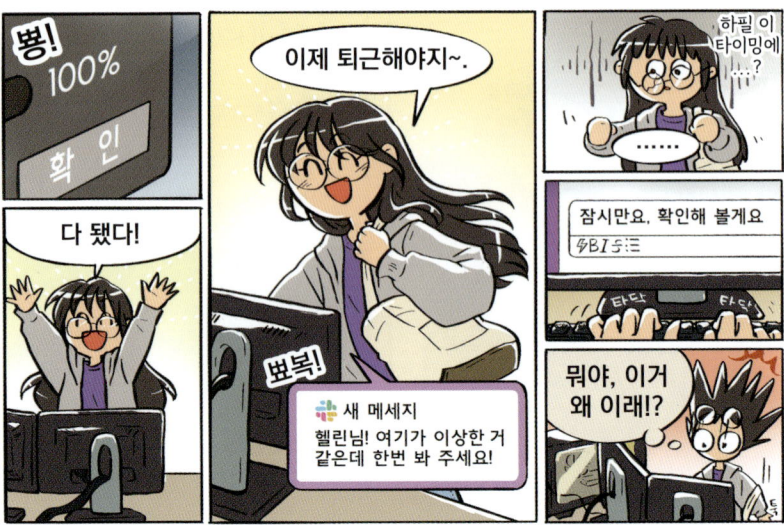
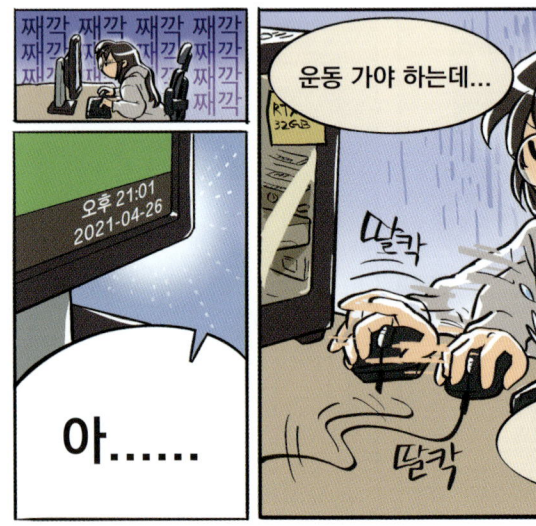

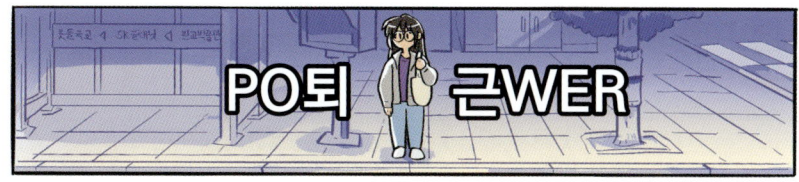

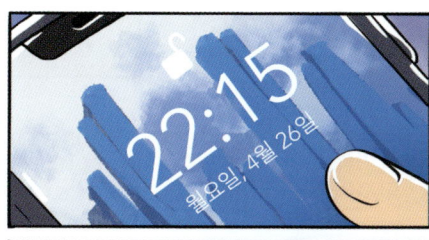

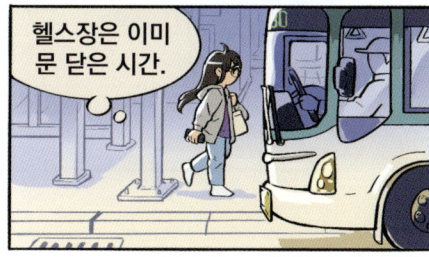

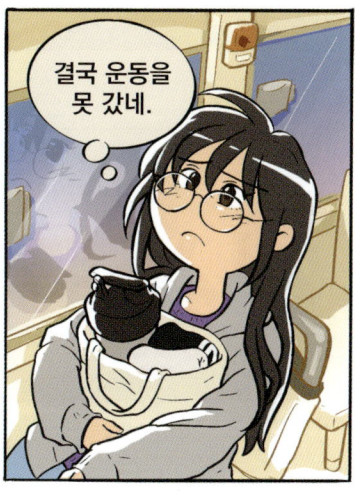

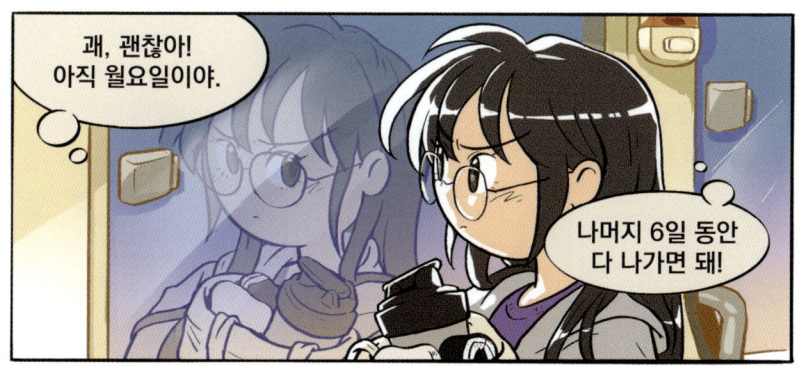

과연, 나머지 날에는 운동을 다 나갈 수 있을까?

~야근 정도는 애교였어~

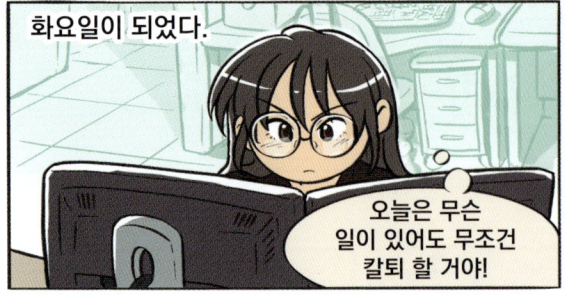
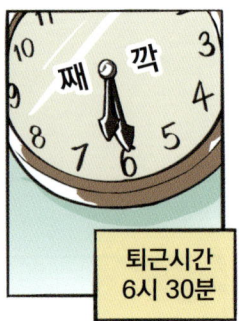

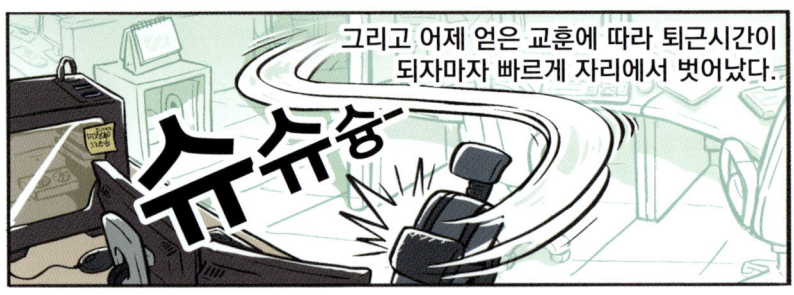

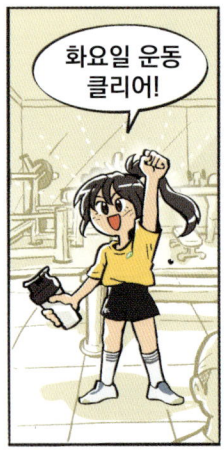
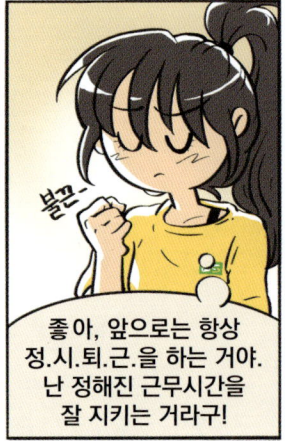
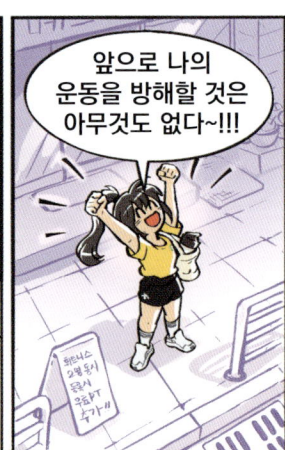

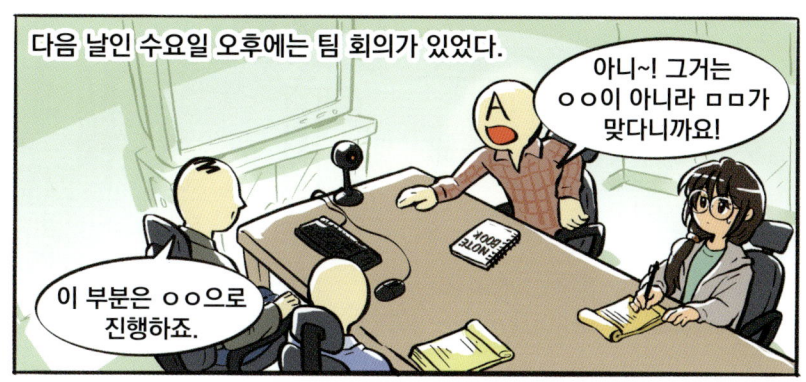
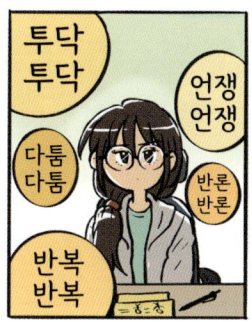
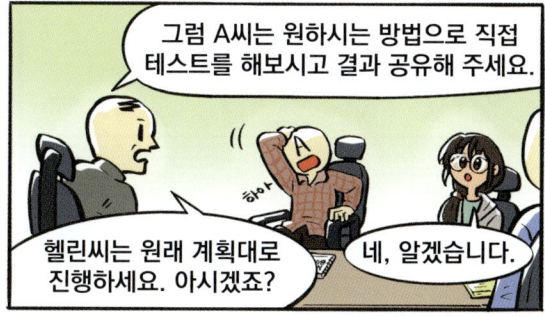
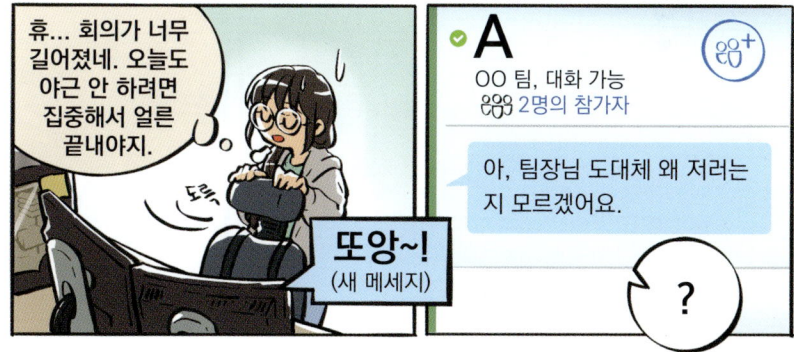

3주 차 | 6화. 다이어트를 위협하는 최대의 적

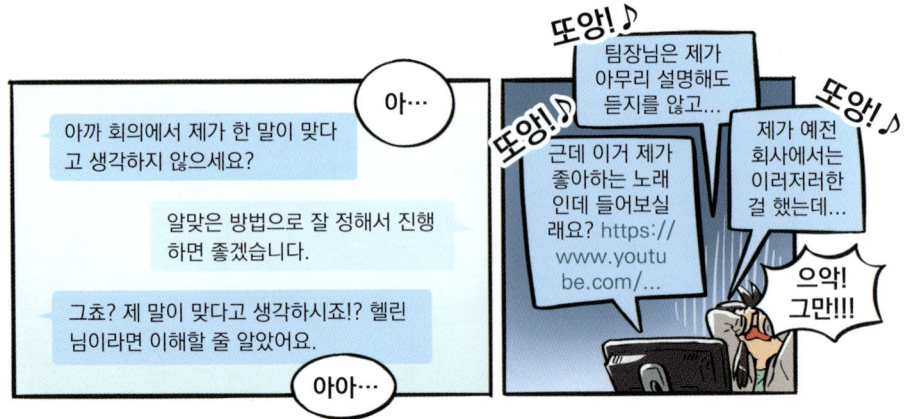
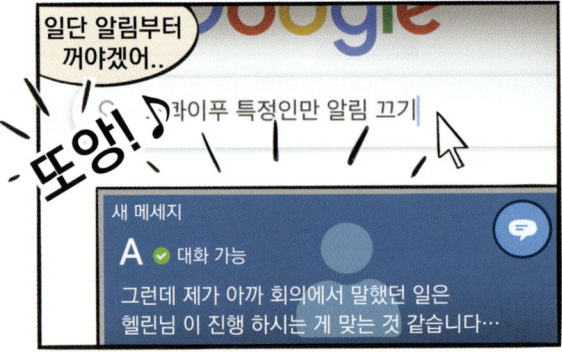
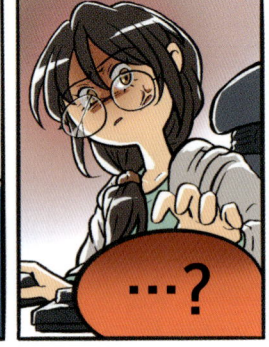
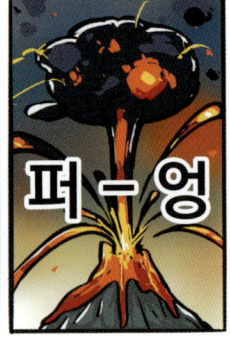

~직장 스트레스, 그 해결책은~

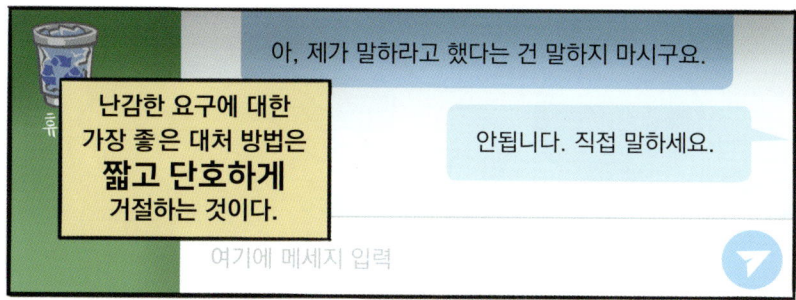

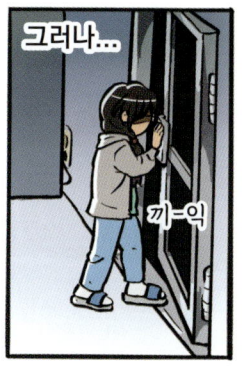

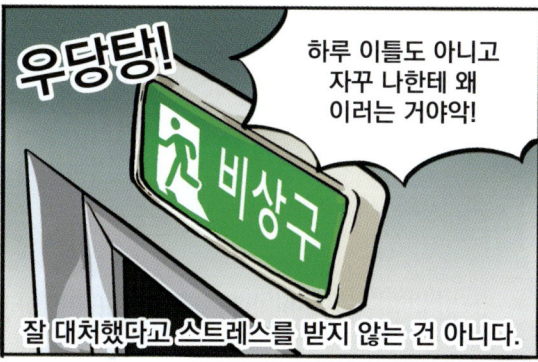

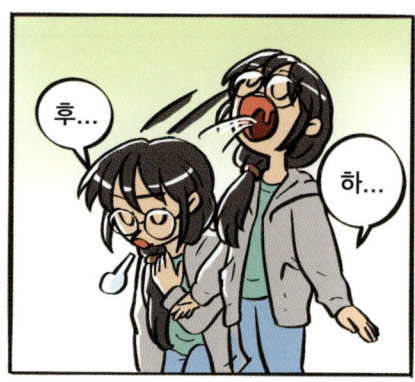

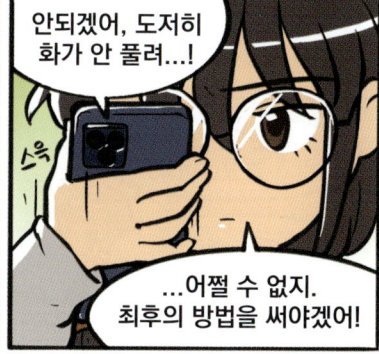

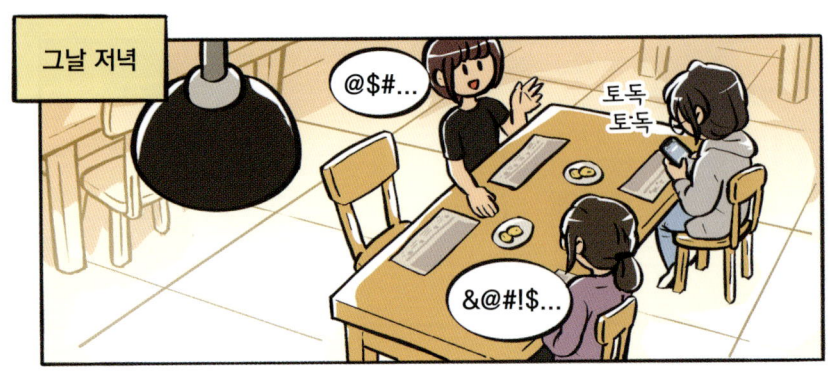
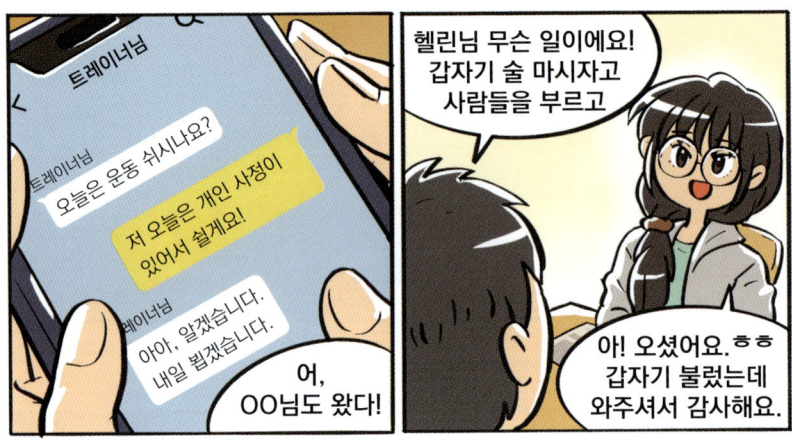
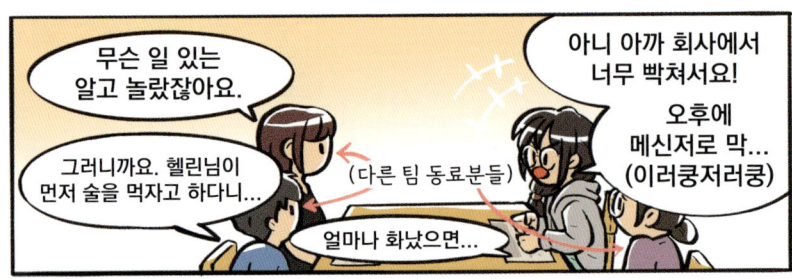

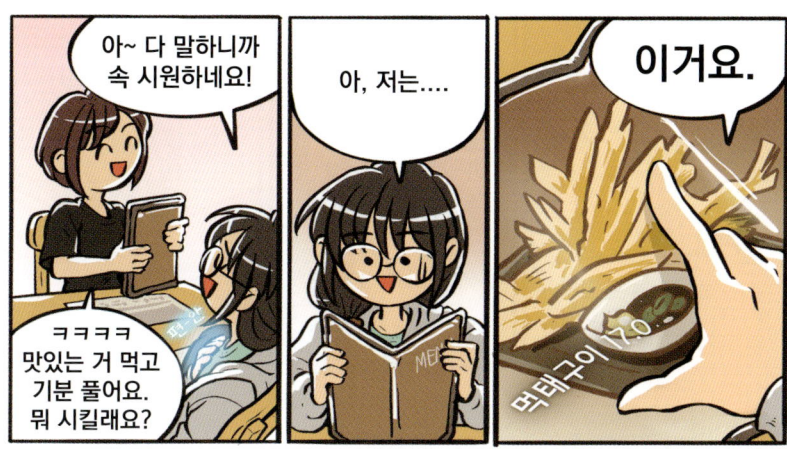
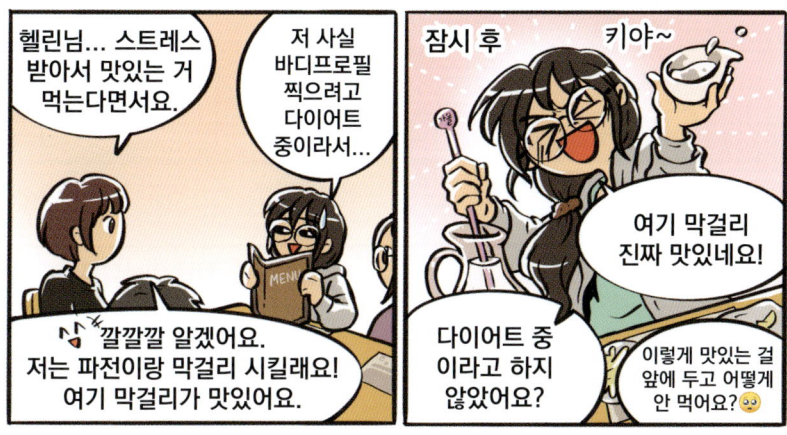
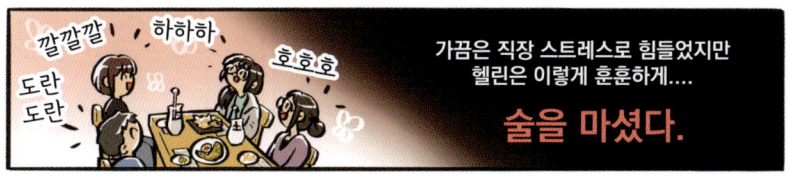

~갈 길이 험난하네~

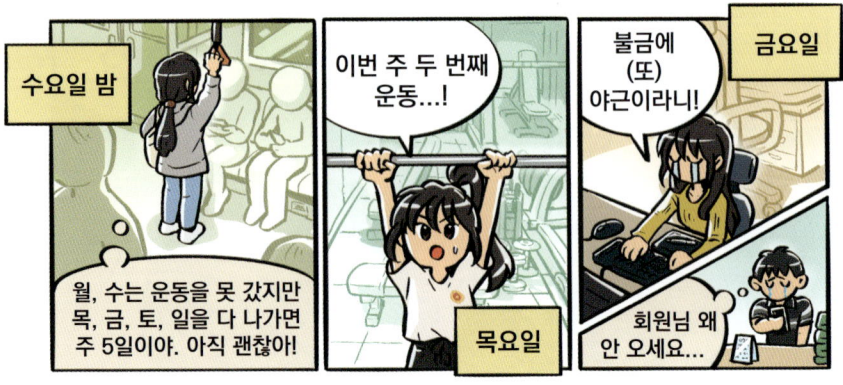

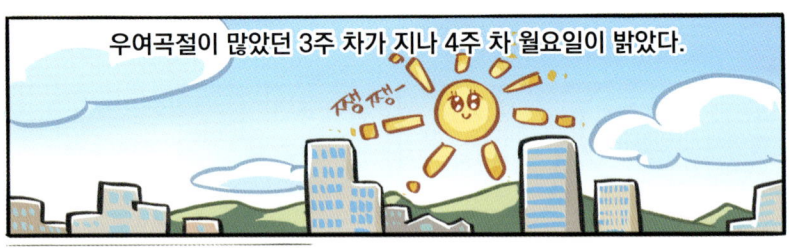

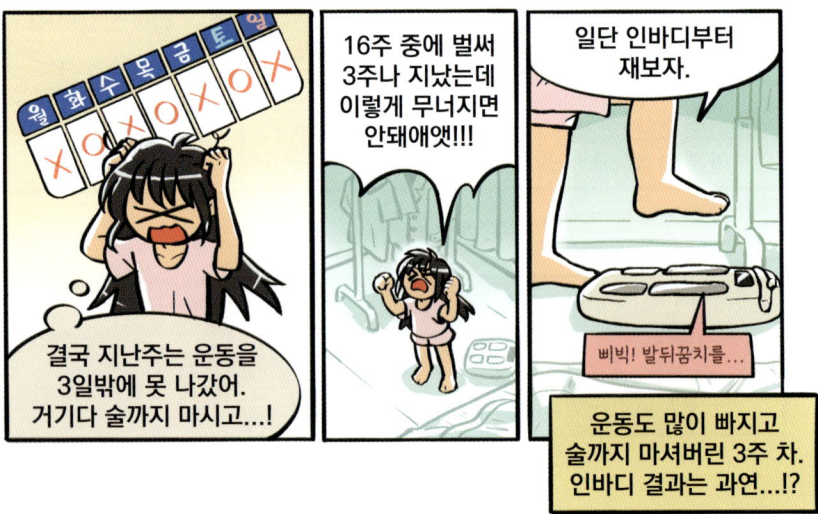

바프일기

0주 차

1주 차

2주 차

3주 차
▼

4주 차

5주 차

6주 차

7주 차

8주 차

9주 차

10주 차

11주 차

12주 차

13주 차

14주 차

15주 차

16주 차

바프 이후

7화. 살이 너무 안빠지는 것 같아요

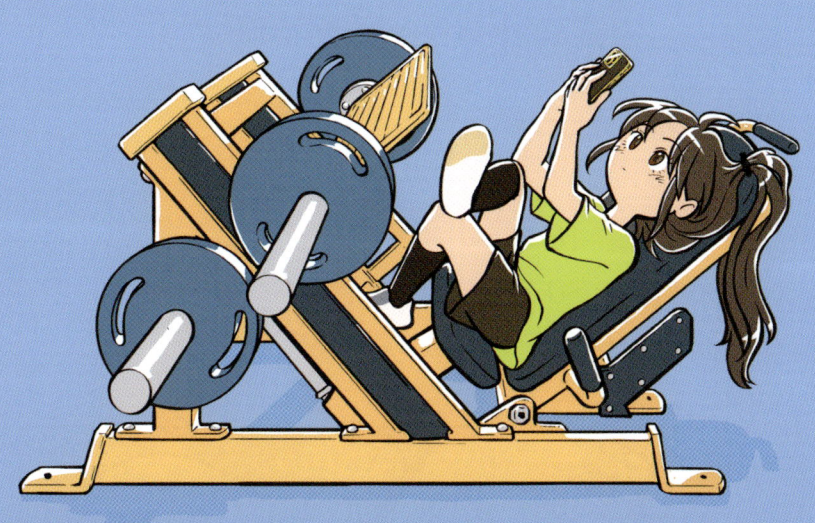

~3주 차 결과~

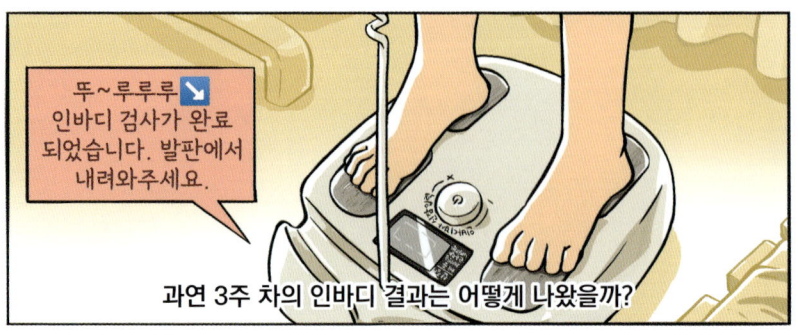

	2주차	3주차
체중	55.5 kg	55.3 (-0.2) kg
골격근량	21.1 kg	20.6 (-0.5) kg
체지방량	16.8 kg	17.5 (+0.7) kg
체지방률	30.3 %	31.6 (+1.3) %

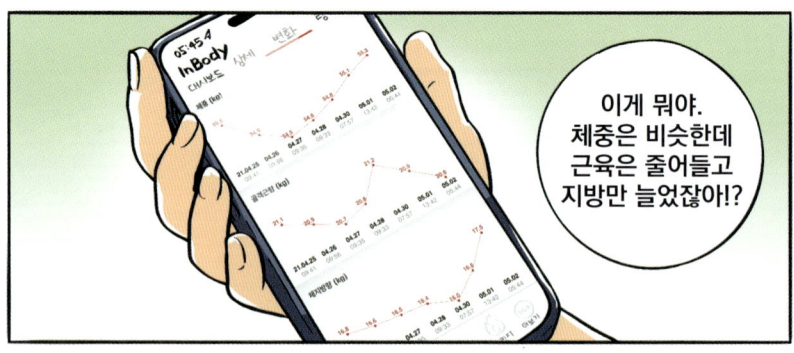

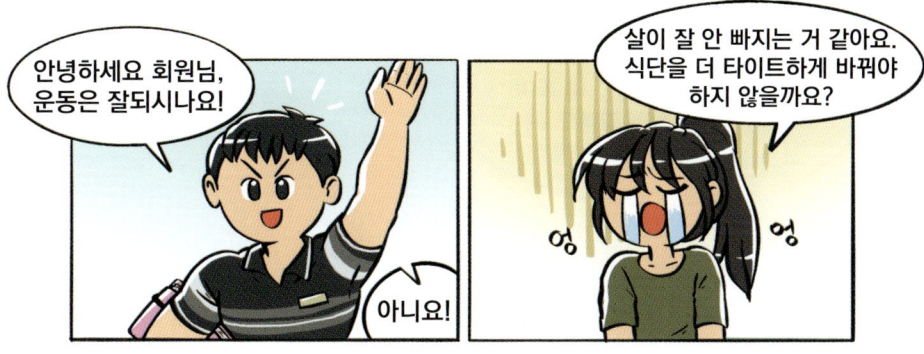
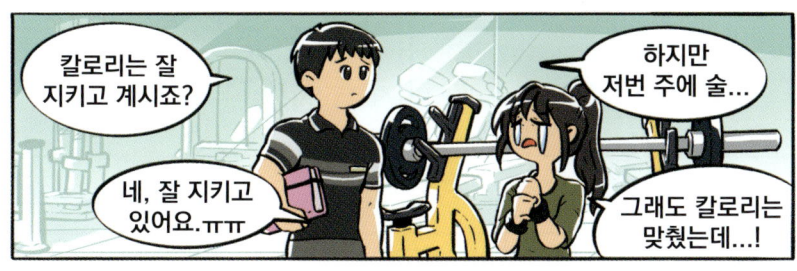
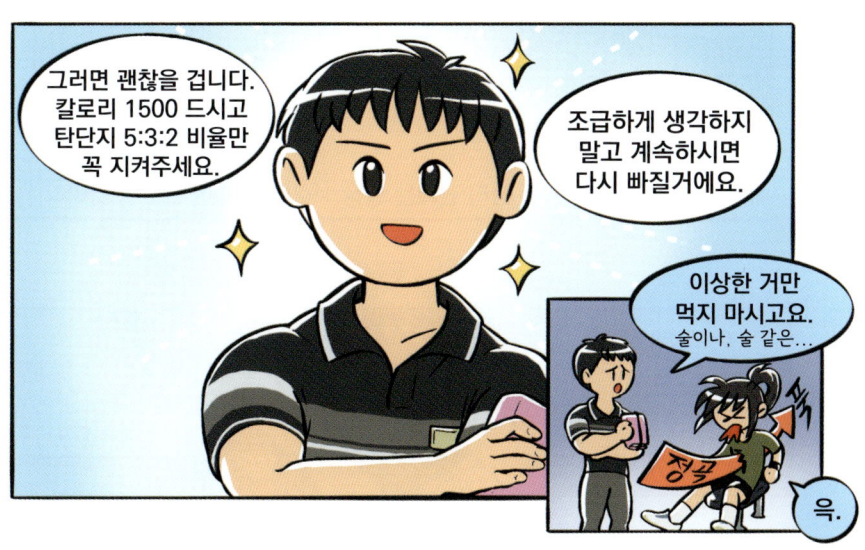

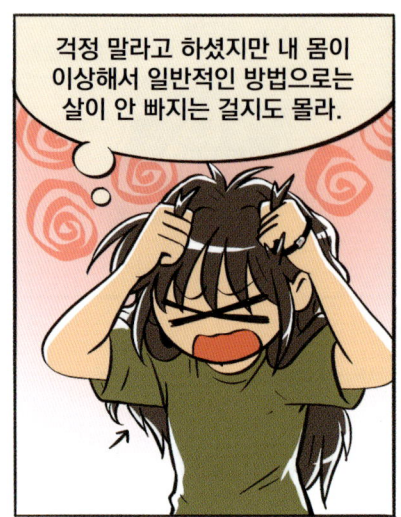
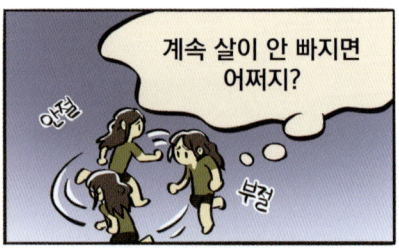
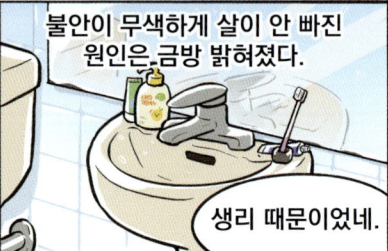
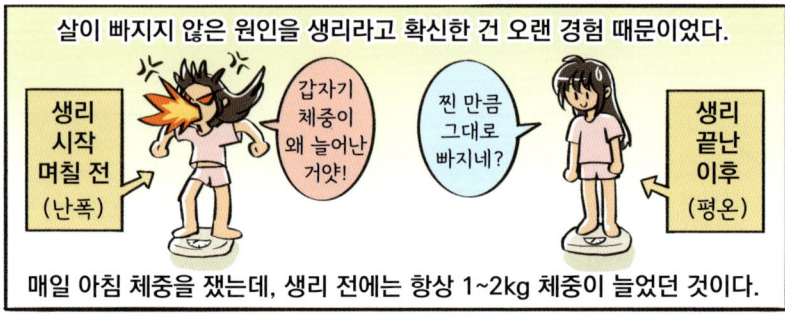
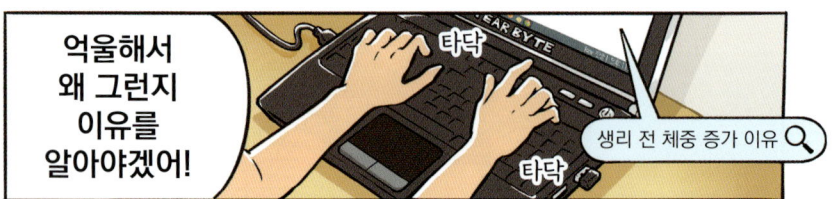

~다이어트와 생리의 상관관계~

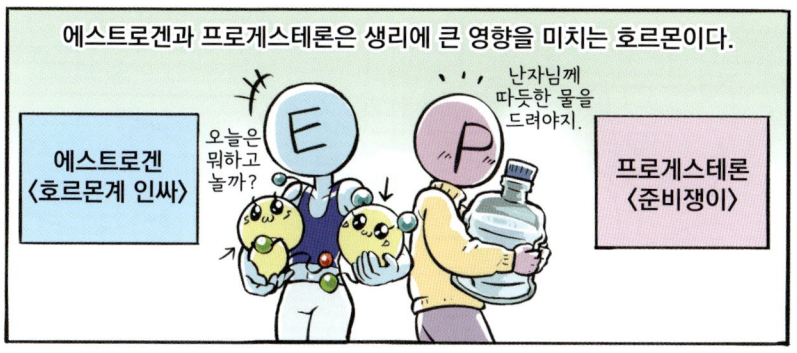

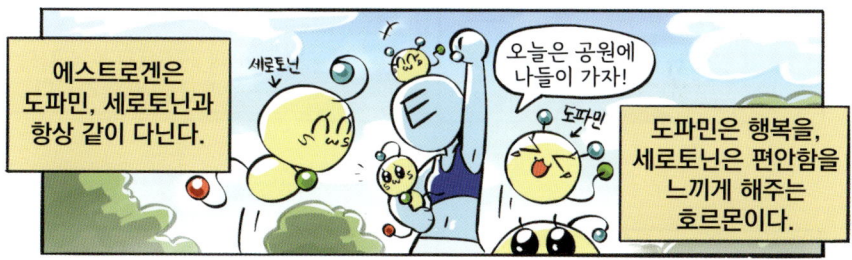

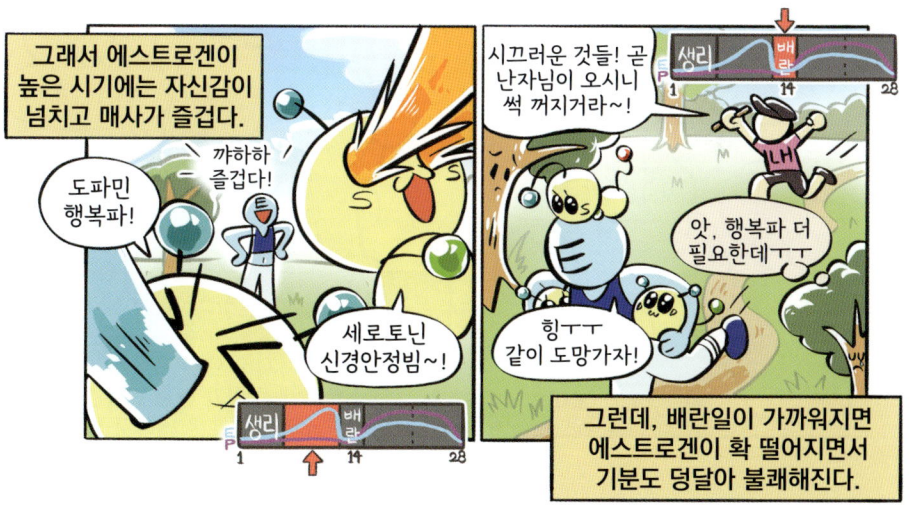

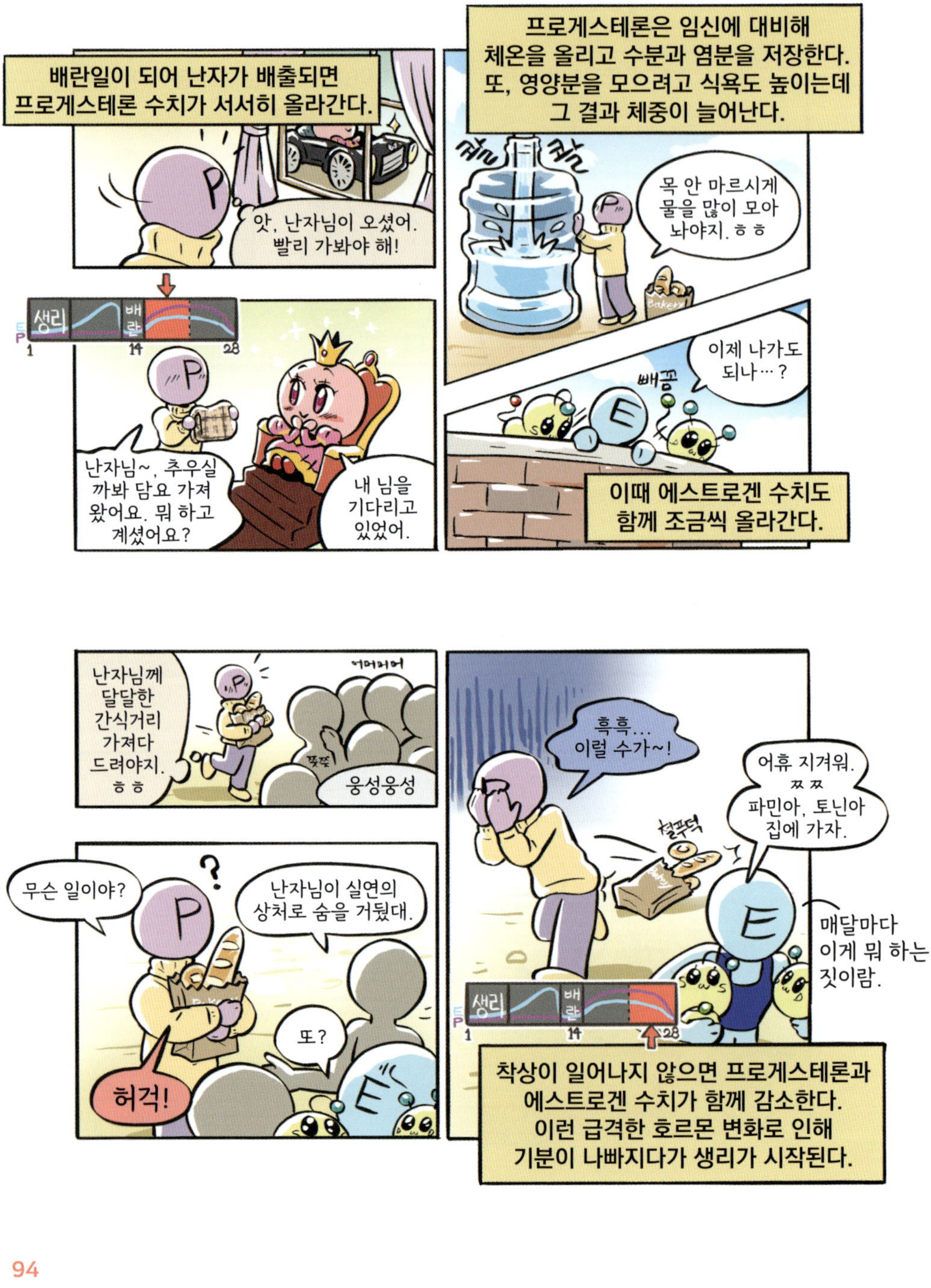

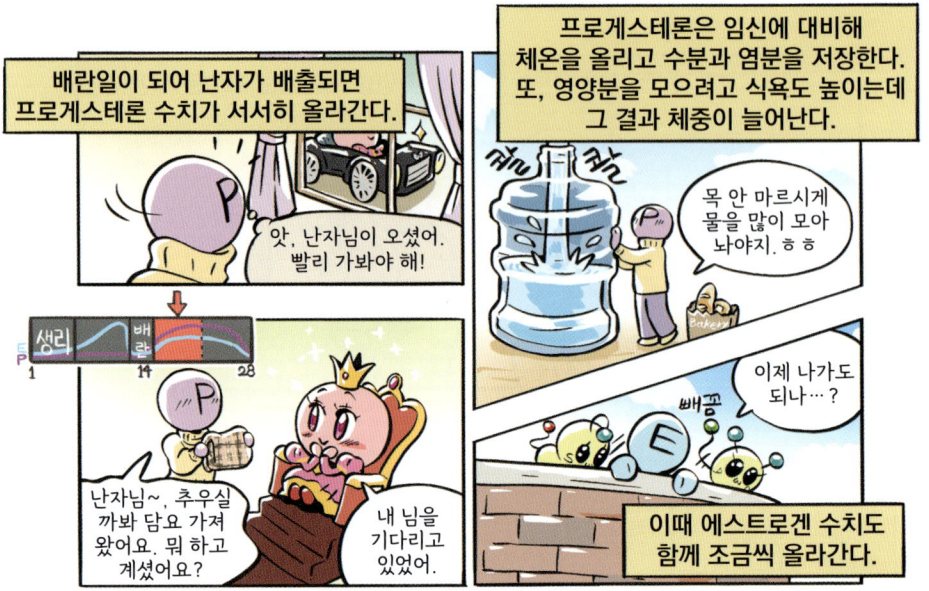

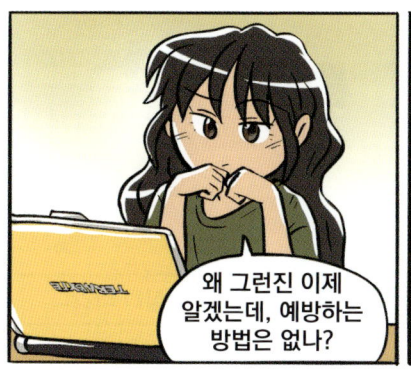
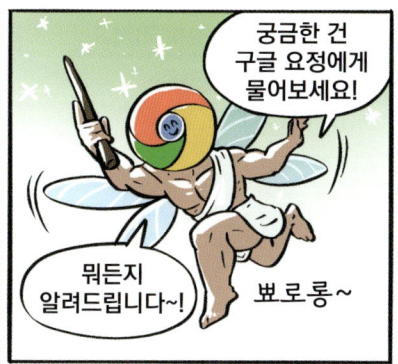
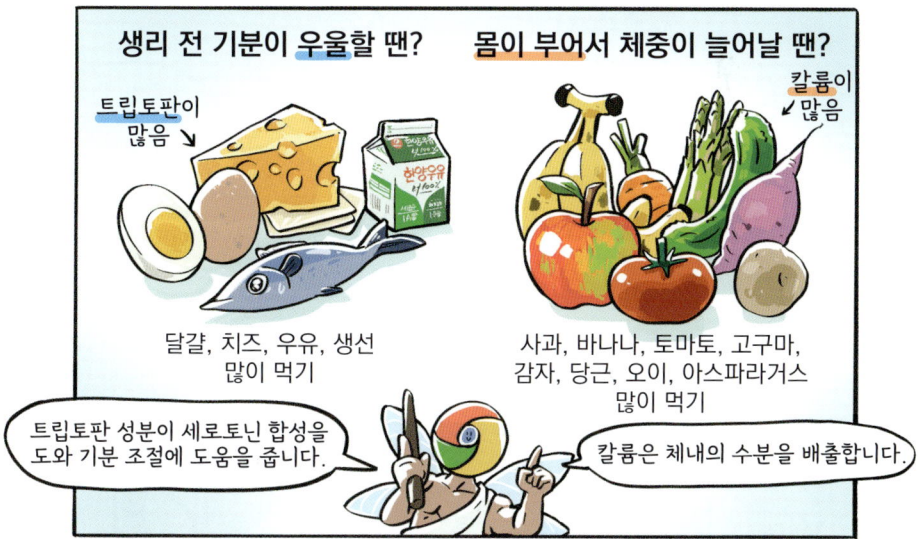
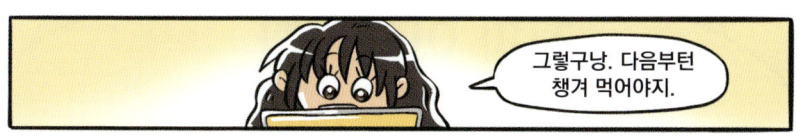

(+Tip) 식품섭취 외에 약국에서 살 수 있는
PMS 치료제나 달맞이꽃 종자유 같은 영양제도 도움이 될 수 있습니다.

~인바디보다 눈바디~

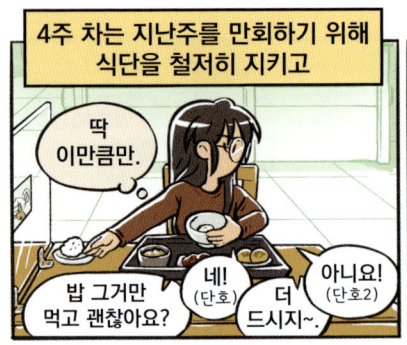

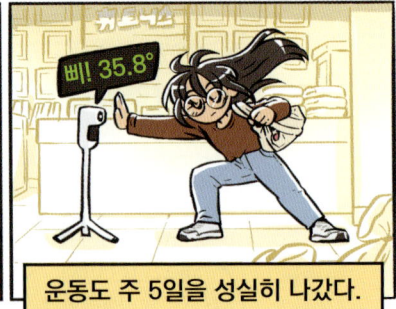

	3주차		4주차	
체중	55.3	kg	54.5 (-0.8)	kg
골격근량	20.6	kg	21.7 (+1.1)	kg
체지방량	17.5	kg	14.8 (-2.7)	kg
체지방률	31.6	%	27.2 (-4.4)	%

빠밤!

일주일 만에 지방 2.7키로 감소!?

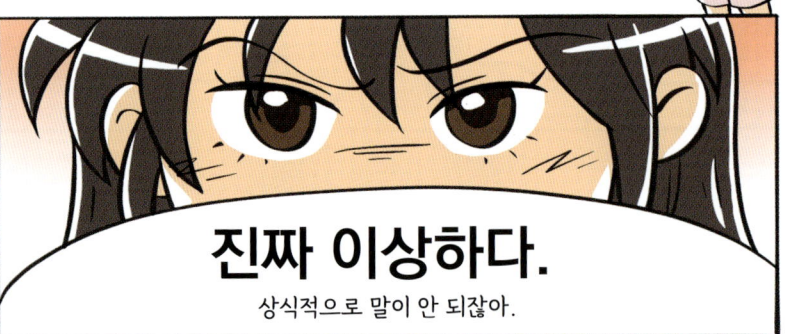

진짜 이상하다.

상식적으로 말이 안 되잖아.

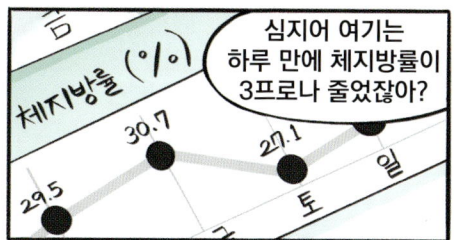
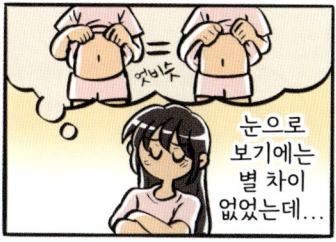
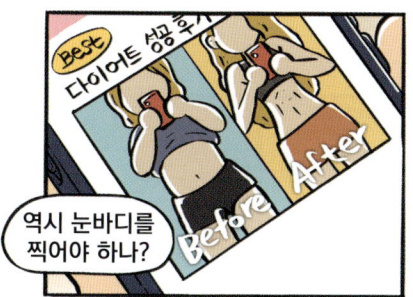
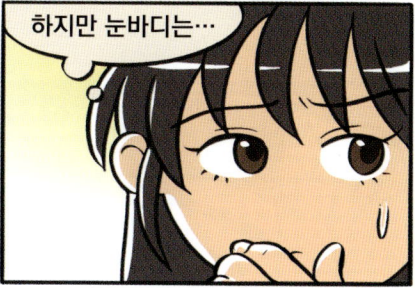
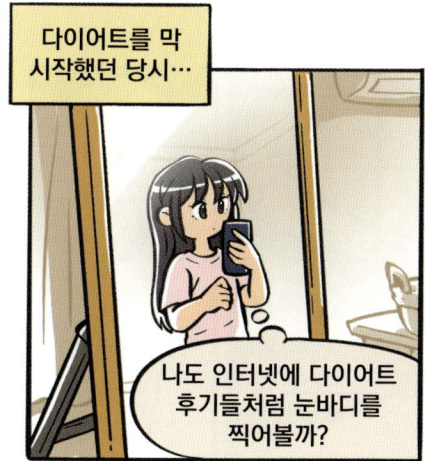
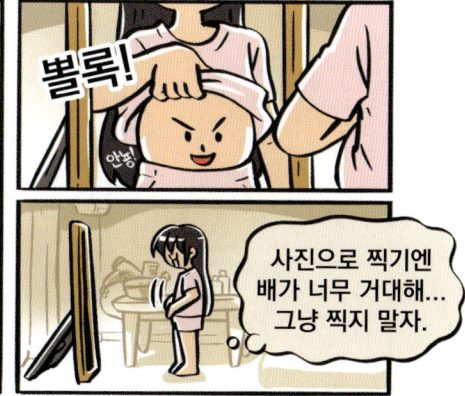

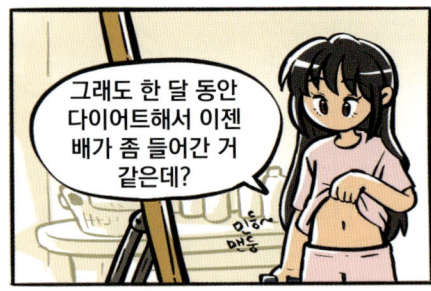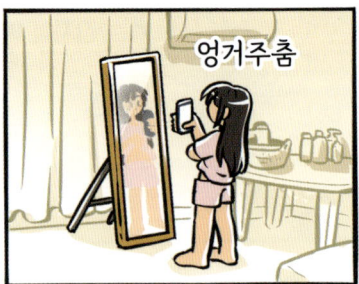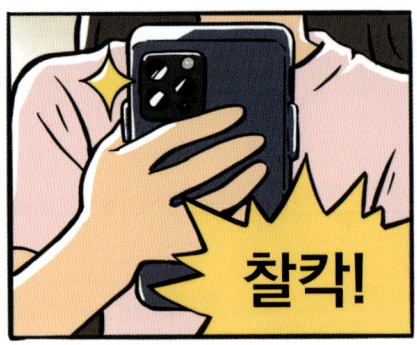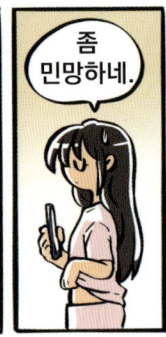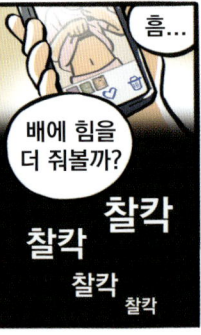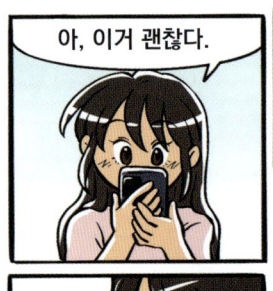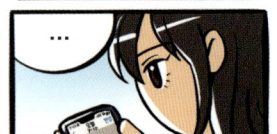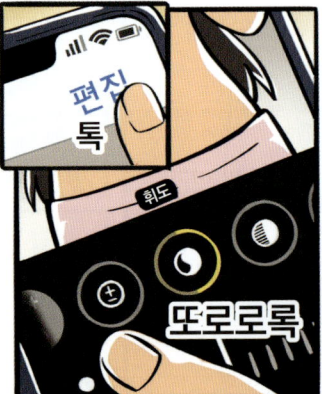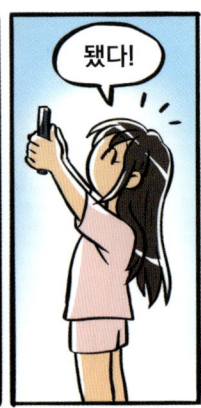

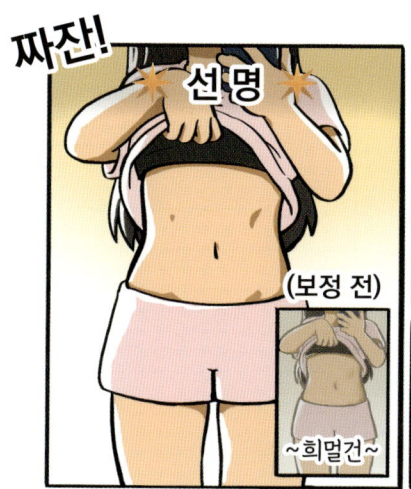
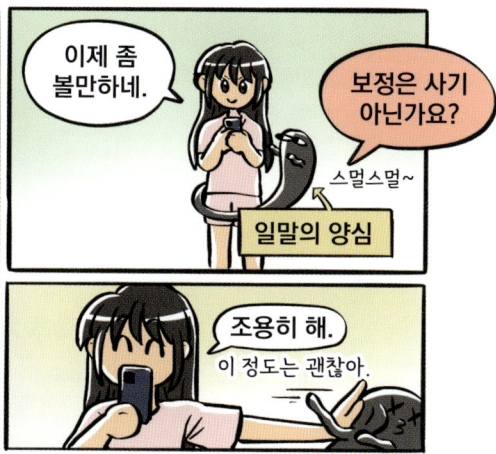
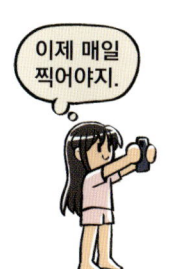
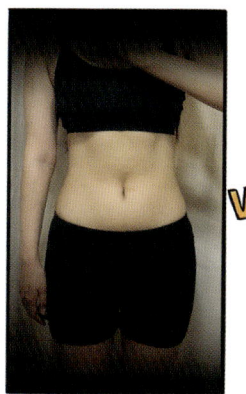
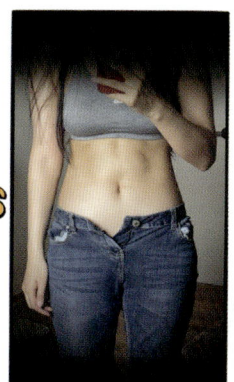

이렇게 바디프로필 도전 한 달 만에 드디어
제대로 된 바디체크를 시작하게 되었다.

0주 차
1주 차
2주 차
3주 차
4주 차
5주 차
6주 차
7주 차
8주 차
9주 차
10주 차
11주 차
12주 차
13주 차
14주 차
15주 차
16주 차
바프 이후

8화. 식단 외에 입으로 들어가는 것

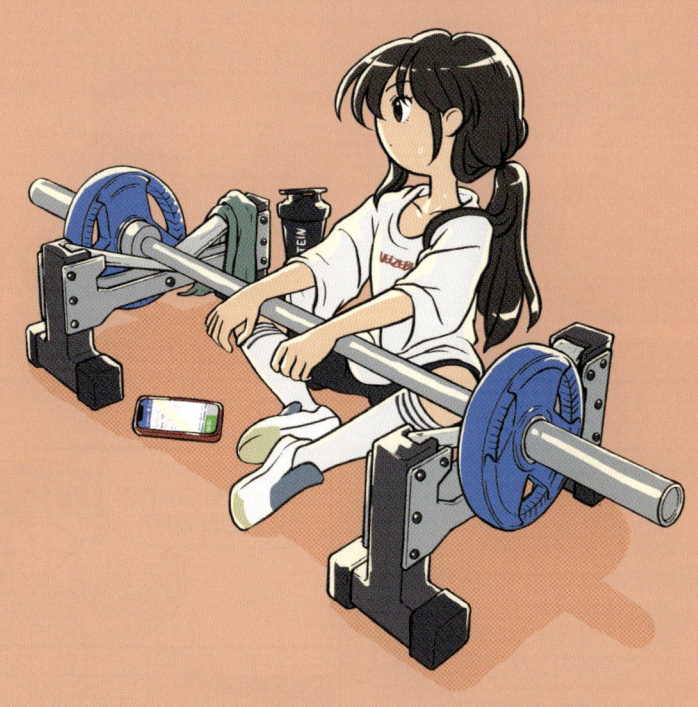

~직장인의 단백질 섭취~

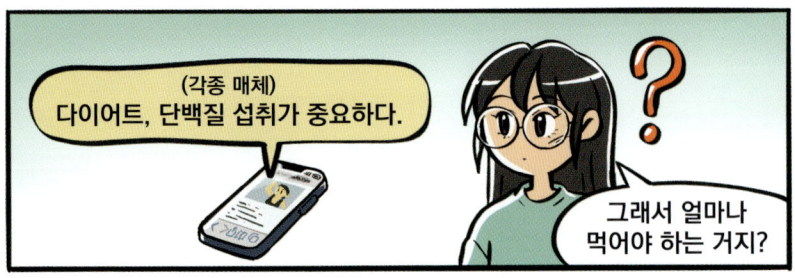

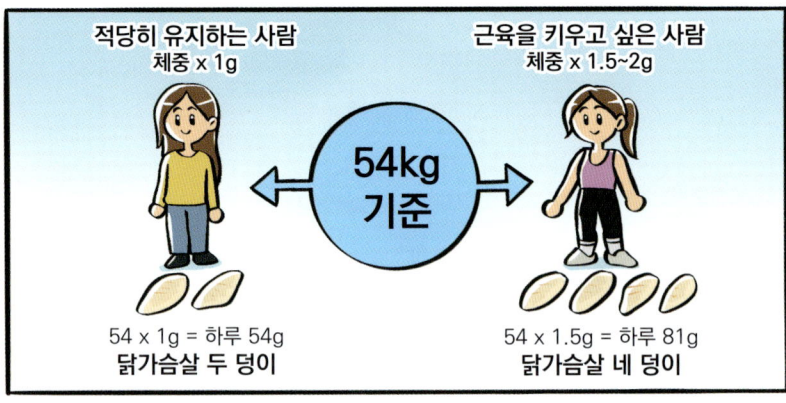

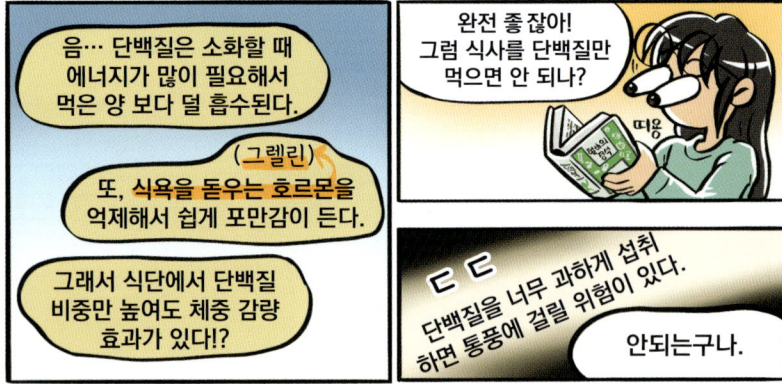

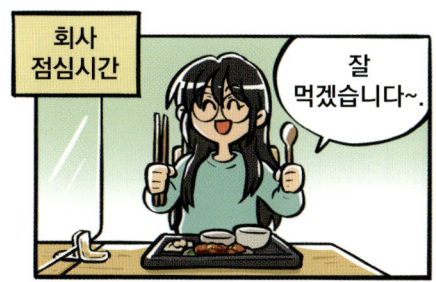
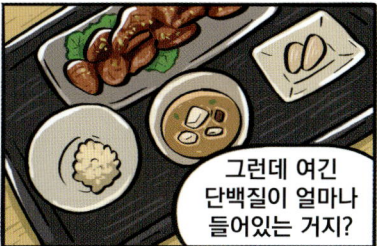
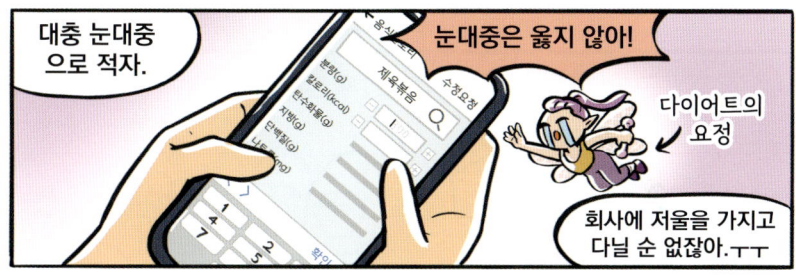
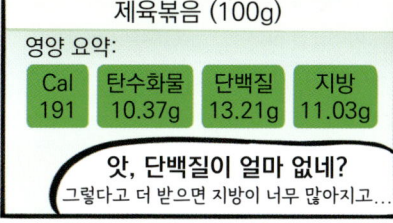
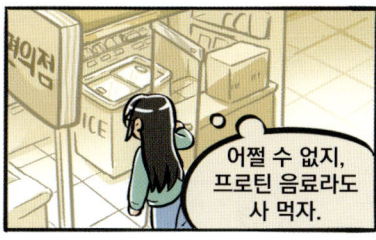
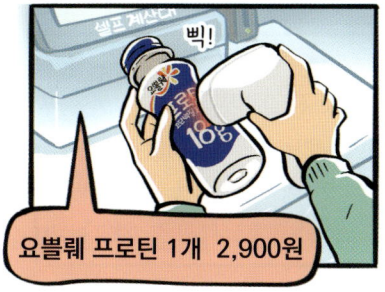
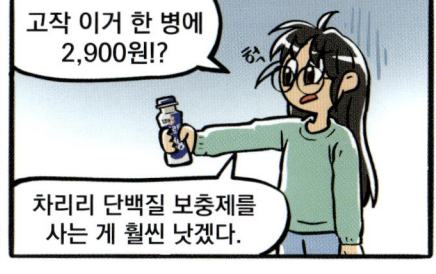

~단백질 보충제의 종류~

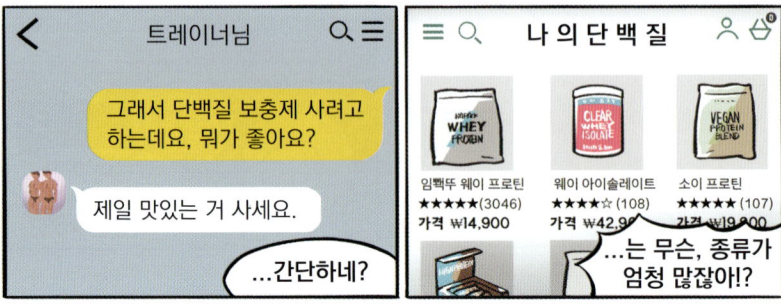

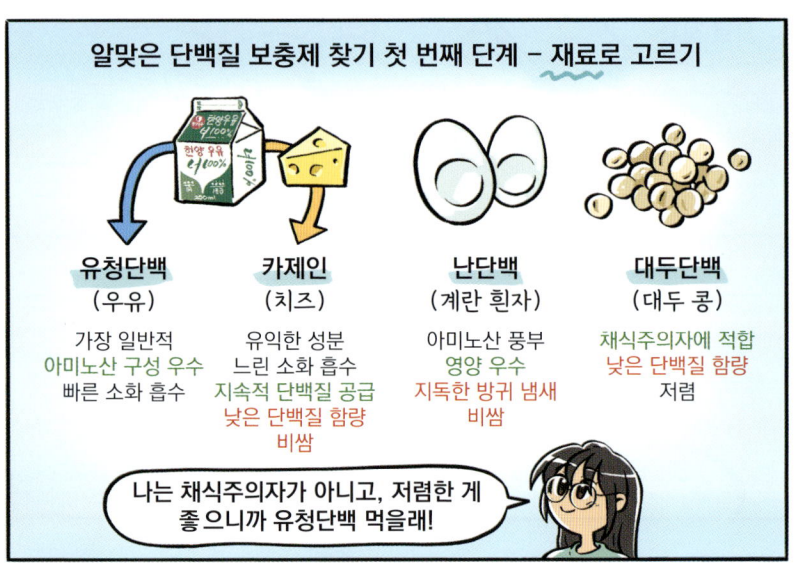

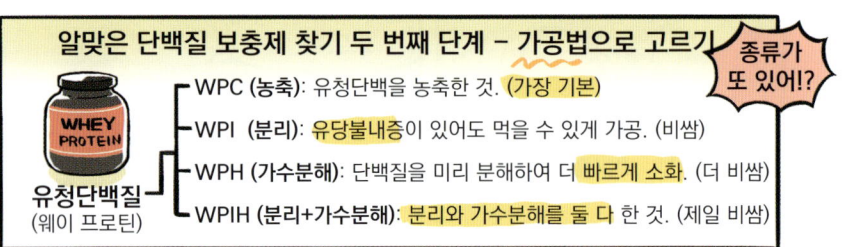

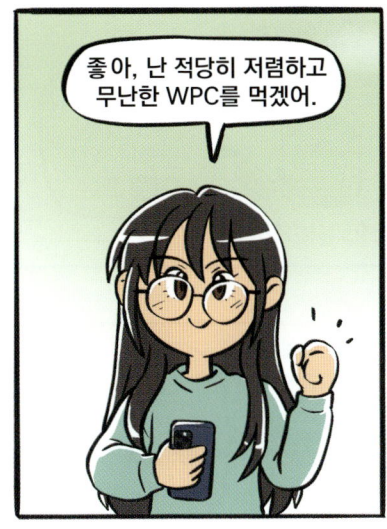
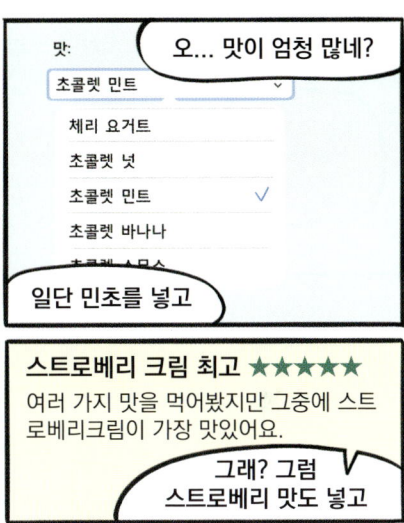
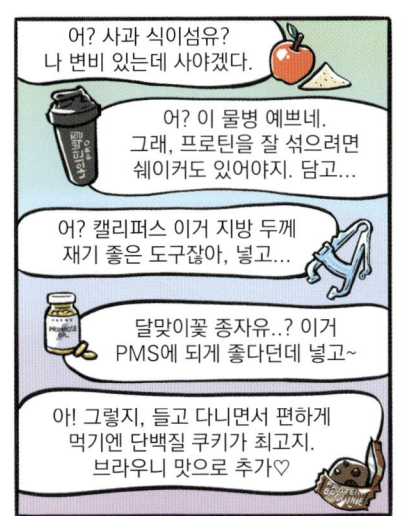
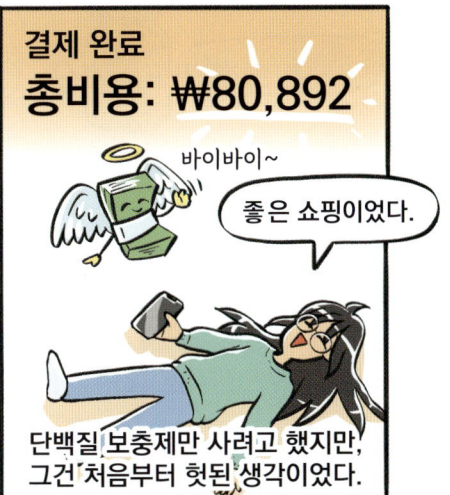

~운동할 땐 어떤 영양제를 먹어야 할까?~

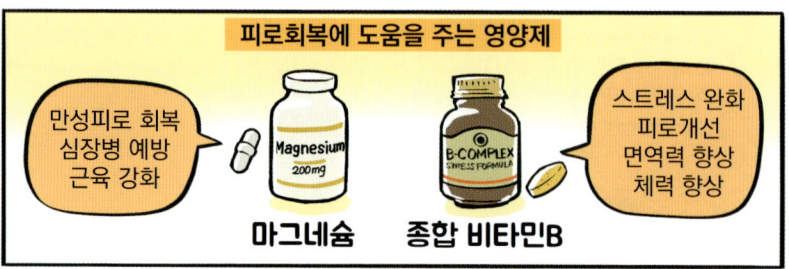

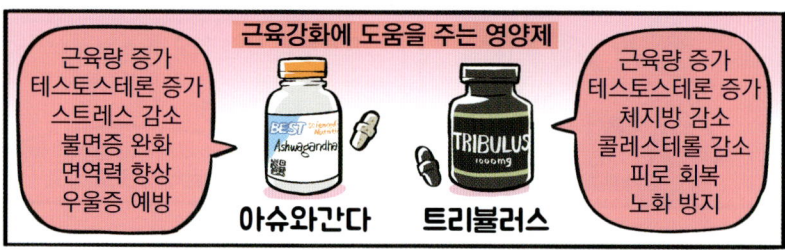

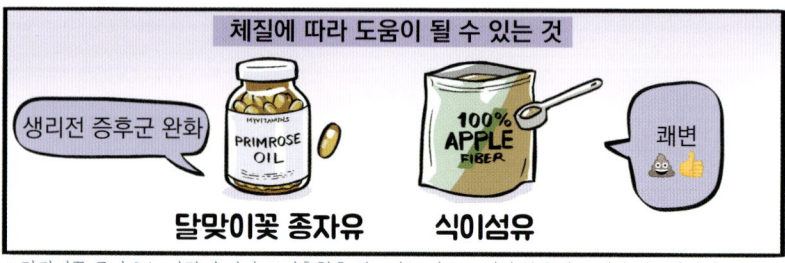

※달맞이꽃 종자유는 사람에 따라 부정출혈을 일으키는 경우도 있어 복용에 주의가 필요합니다.

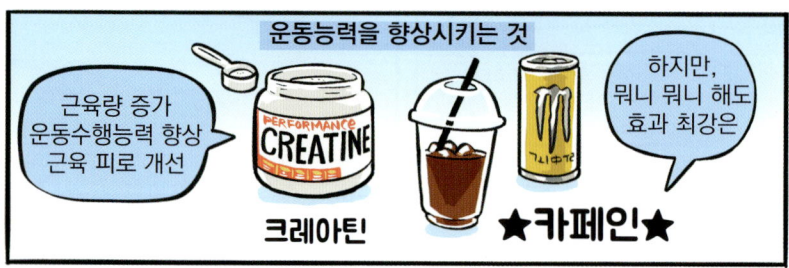

※주의※ 영양제 효과는 사람에 따라 다를 수 있습니다.

바프일기

0주 차

1주 차

2주 차

3주 차

4주 차
▼

5주 차

6주 차

7주 차

8주 차

9주 차

10주 차

11주 차

12주 차

13주 차

14주 차

15주 차

16주 차

바프 이후

9화. 벤치프레스를 잘 하려면?

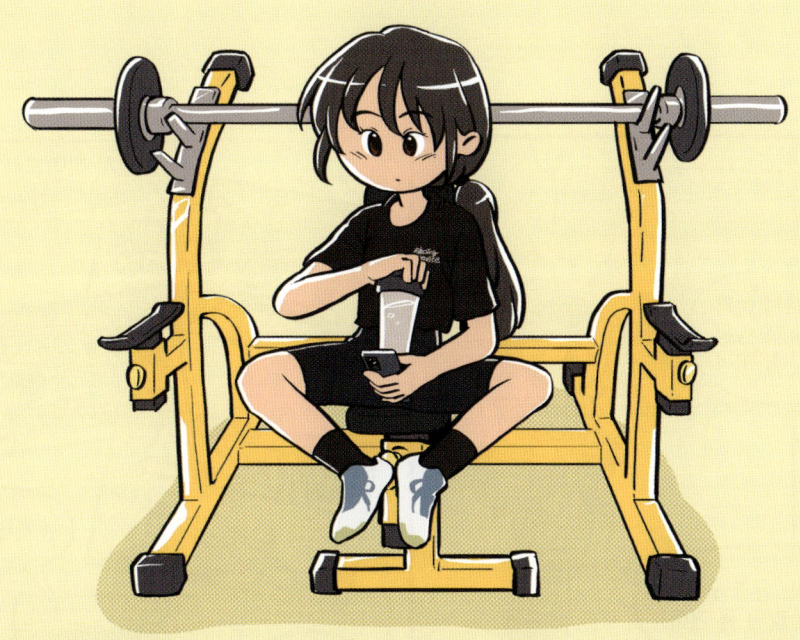

~그 멋진 운동~

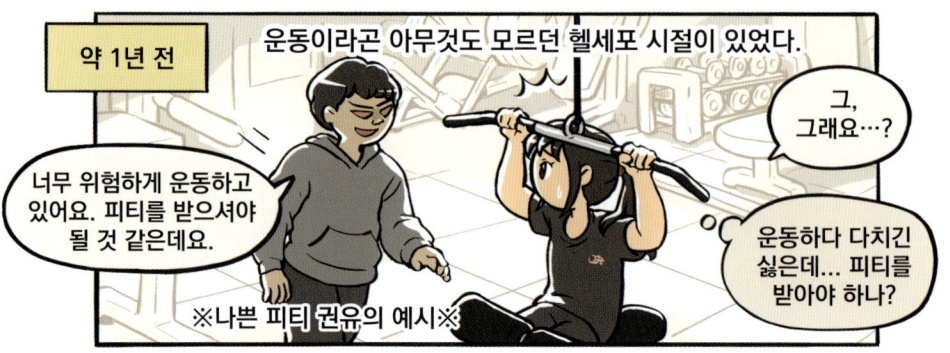

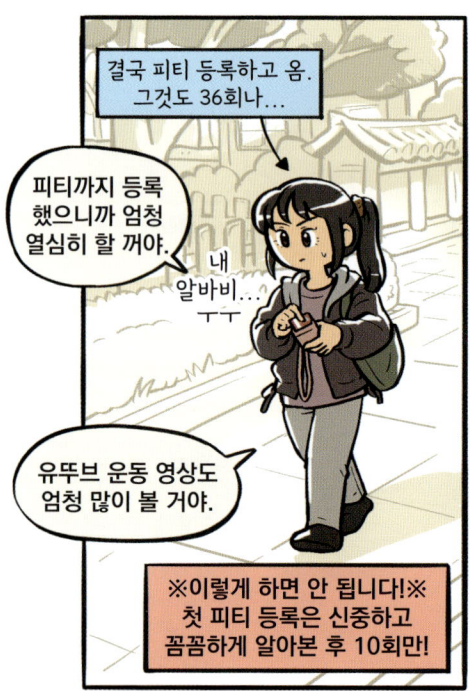

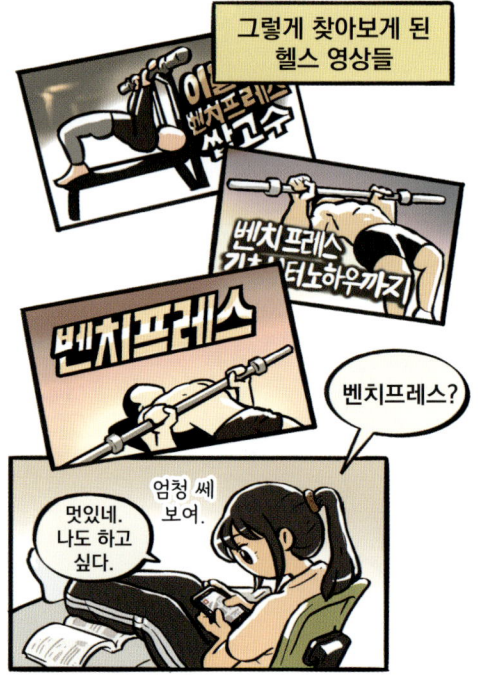

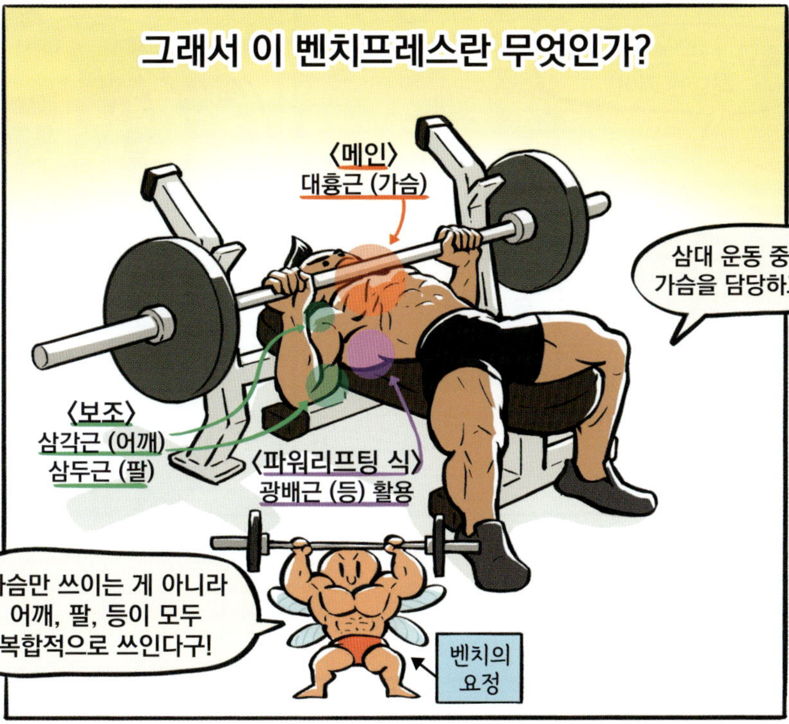

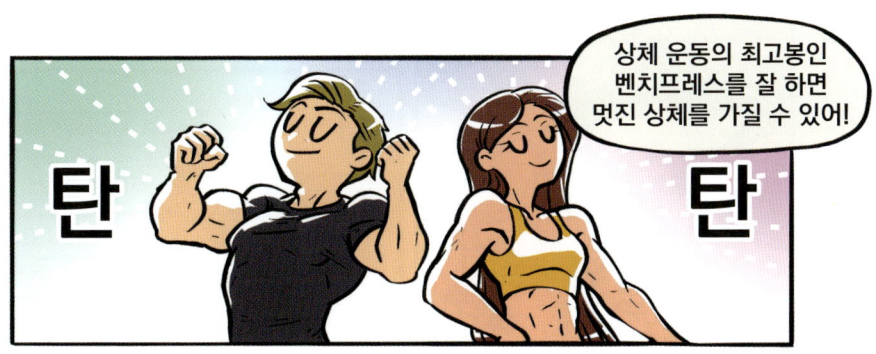

~벤치프레스를 위하여~

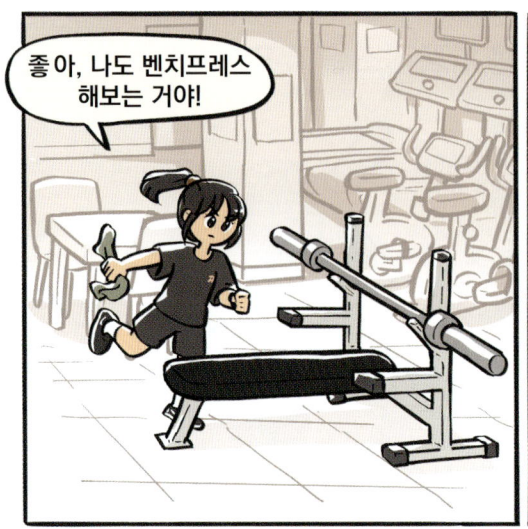
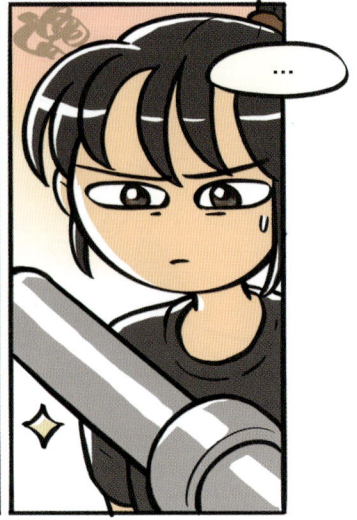
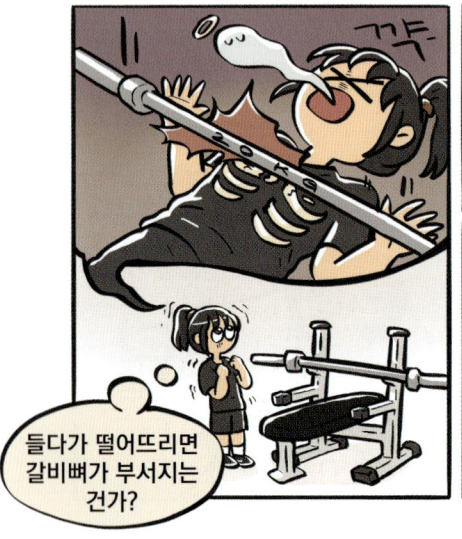
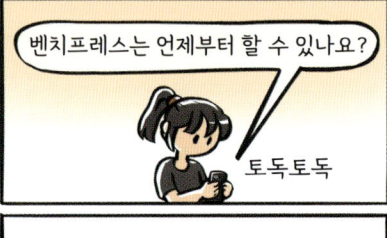

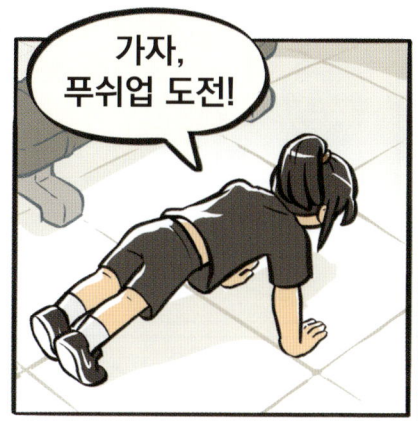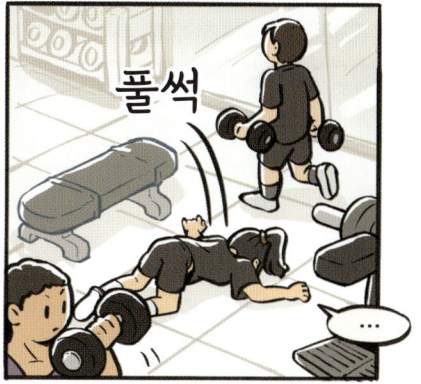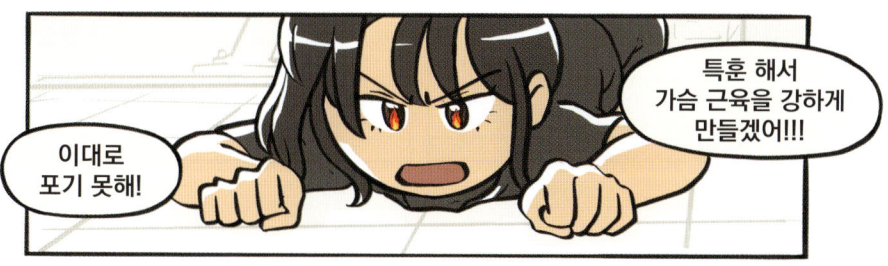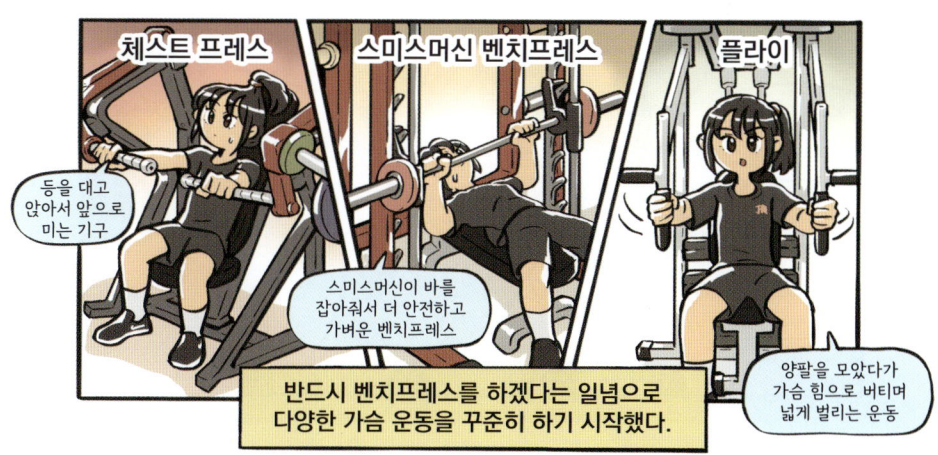

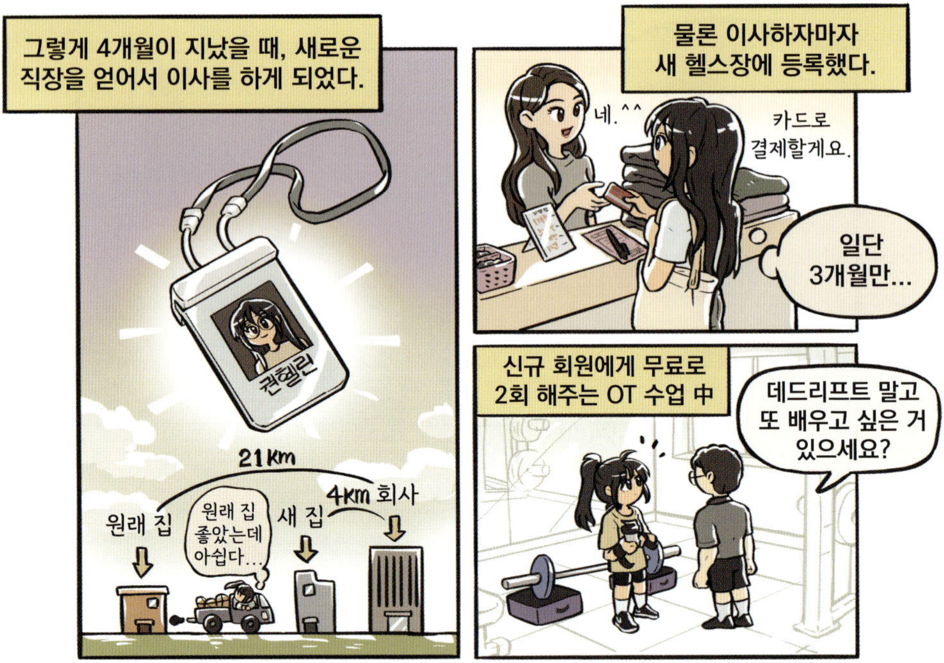

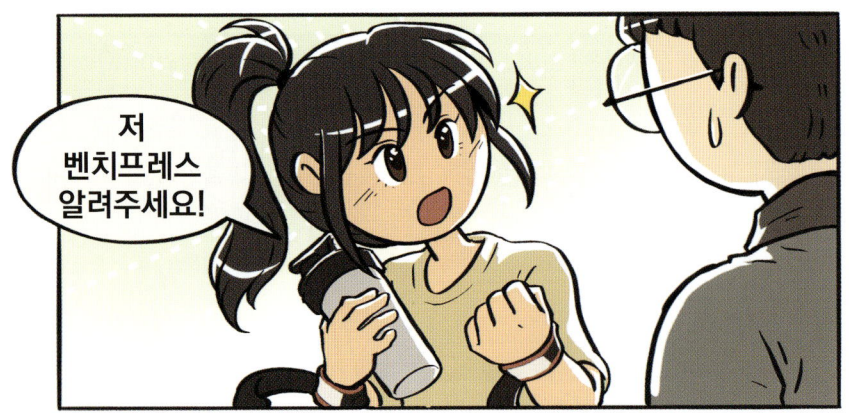

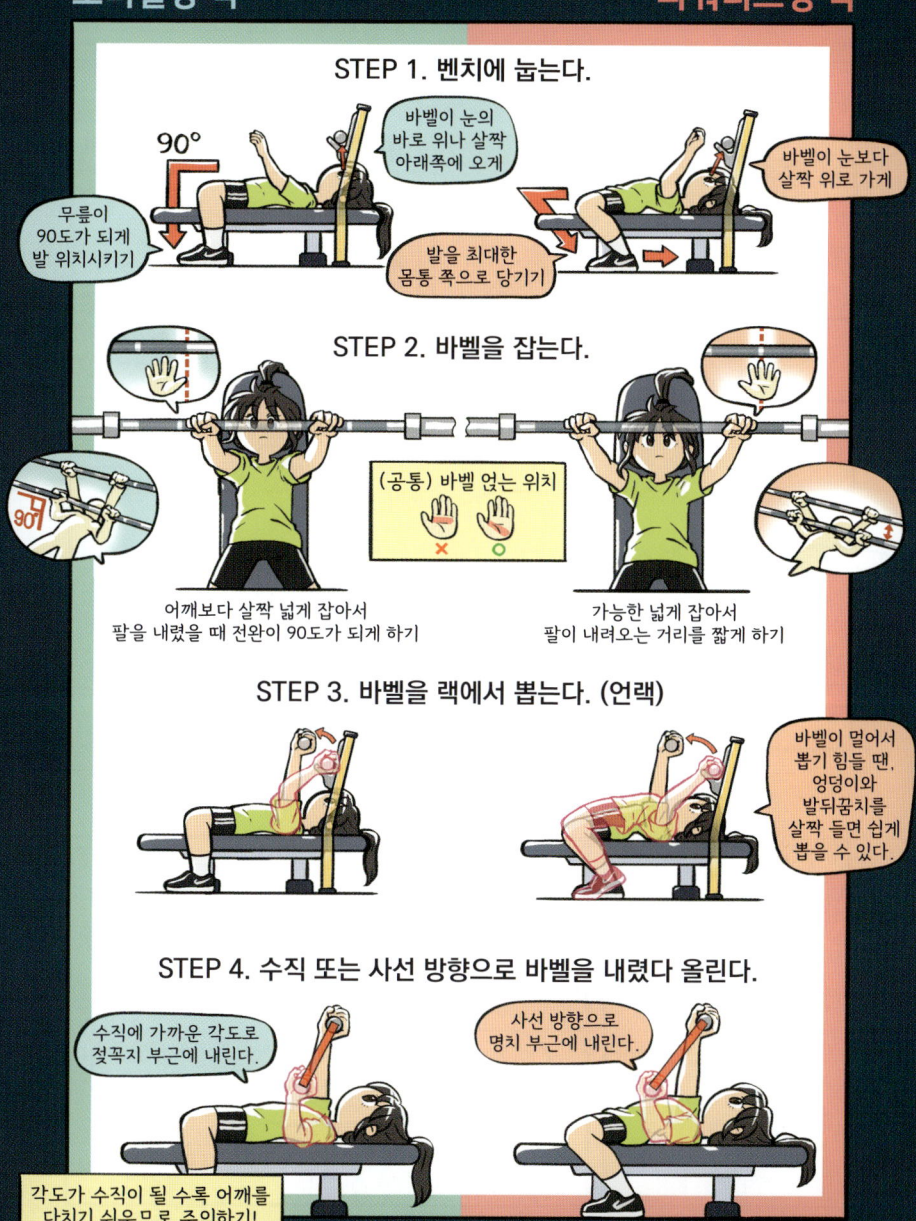

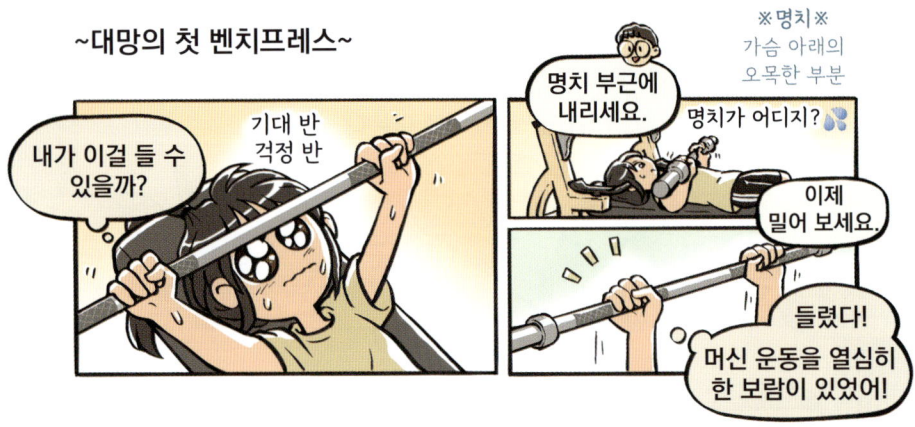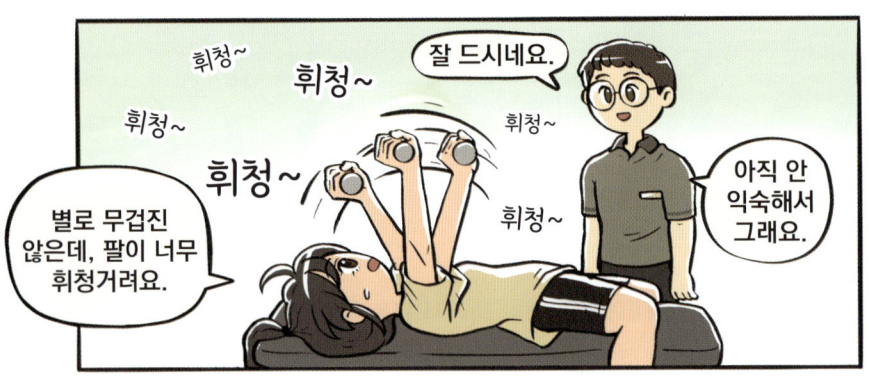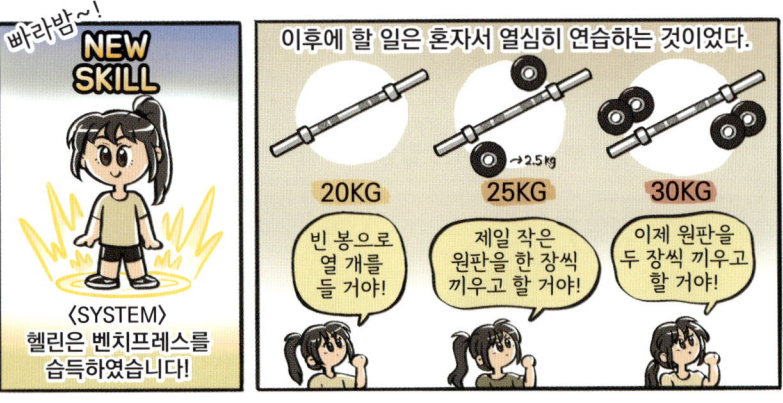

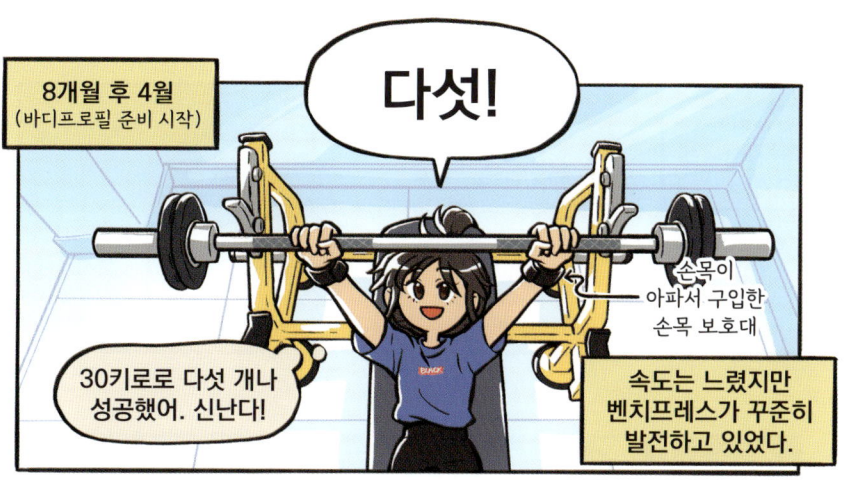
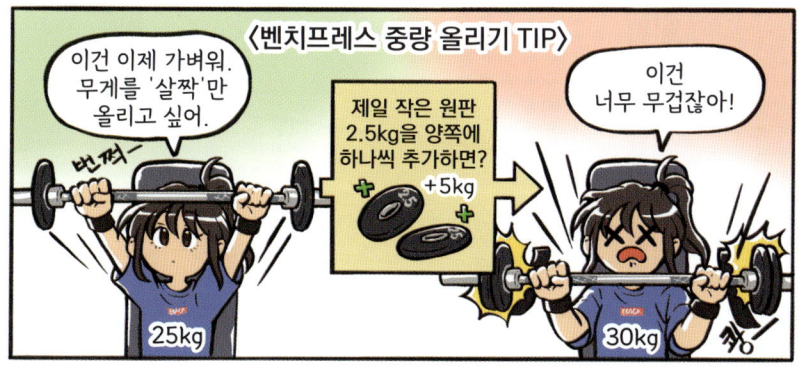
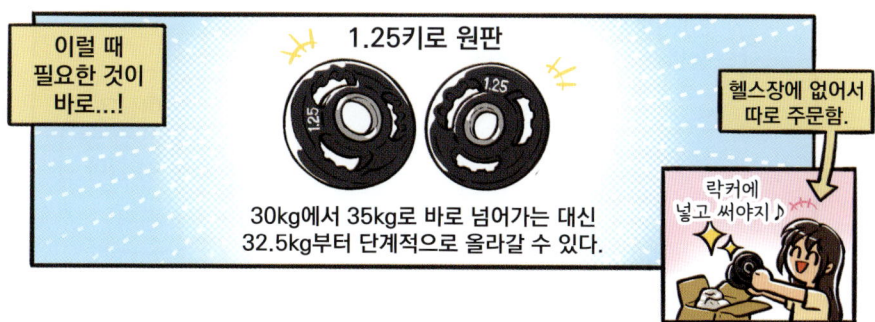

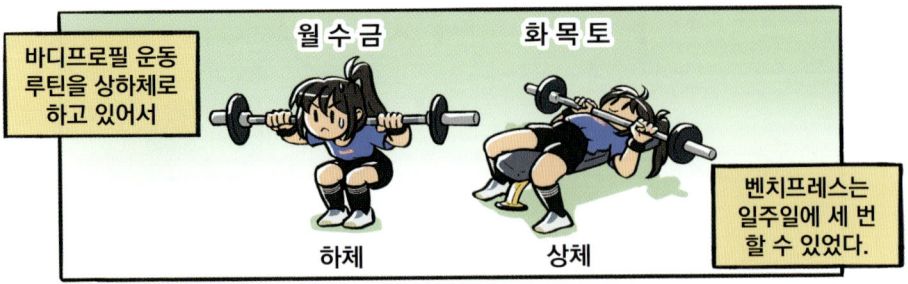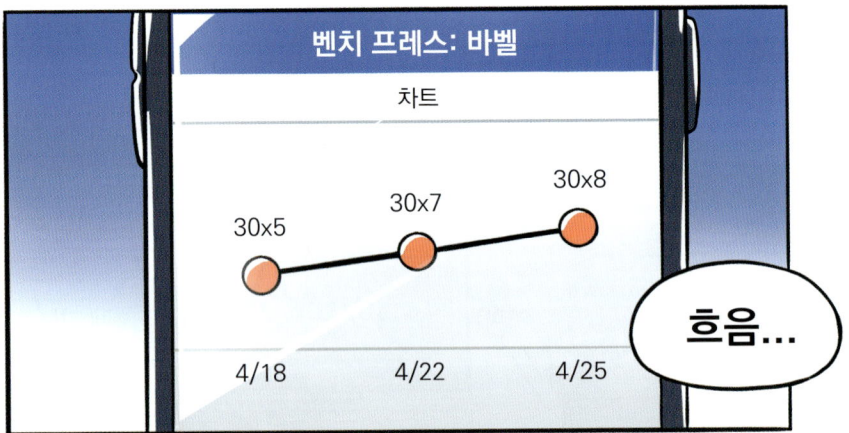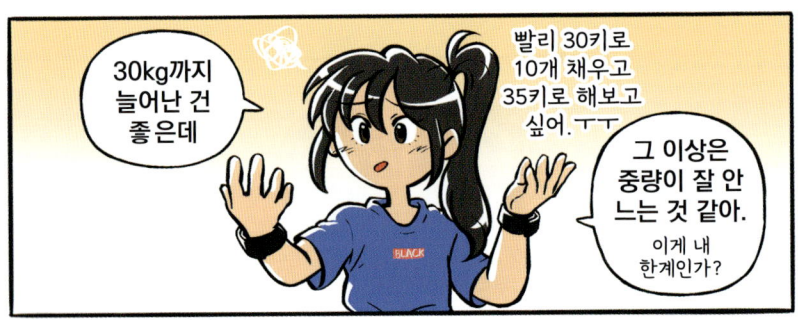

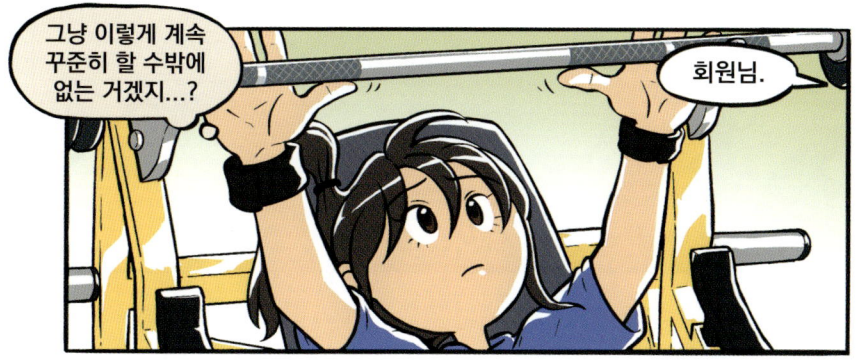

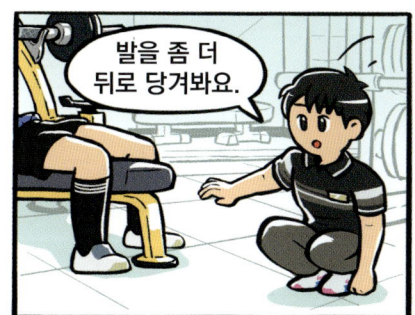
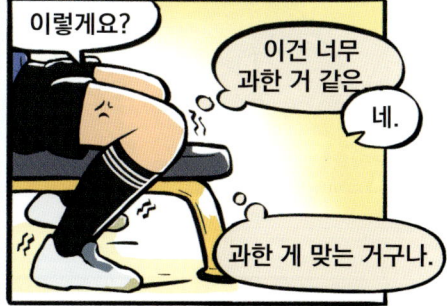

※지도자에 따라 선호하는 자세는 다를 수 있습니다.

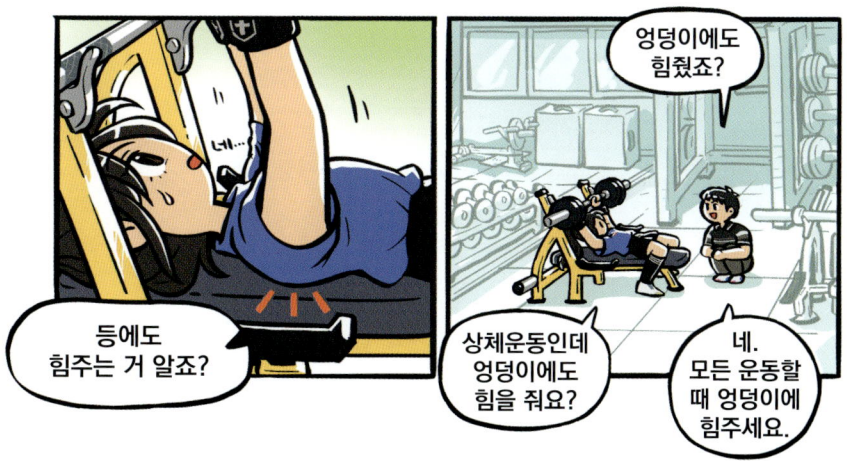

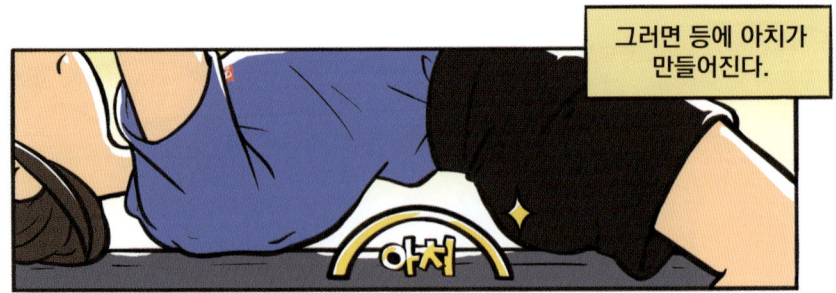
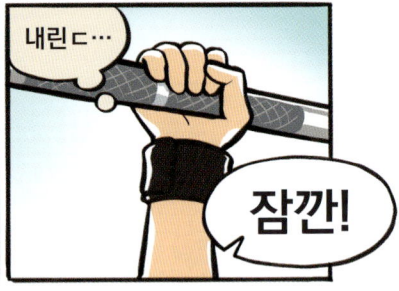
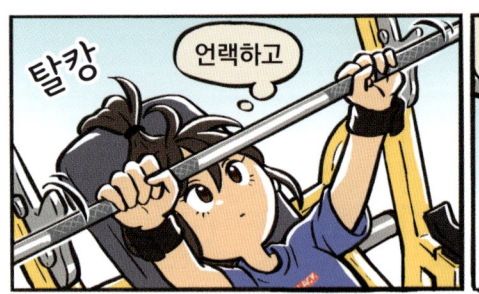
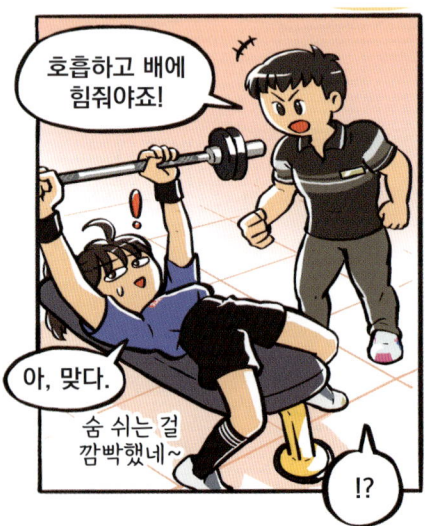
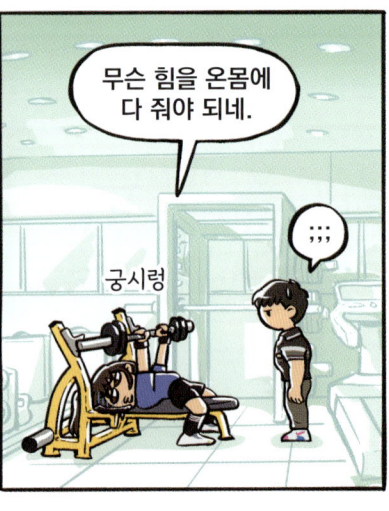

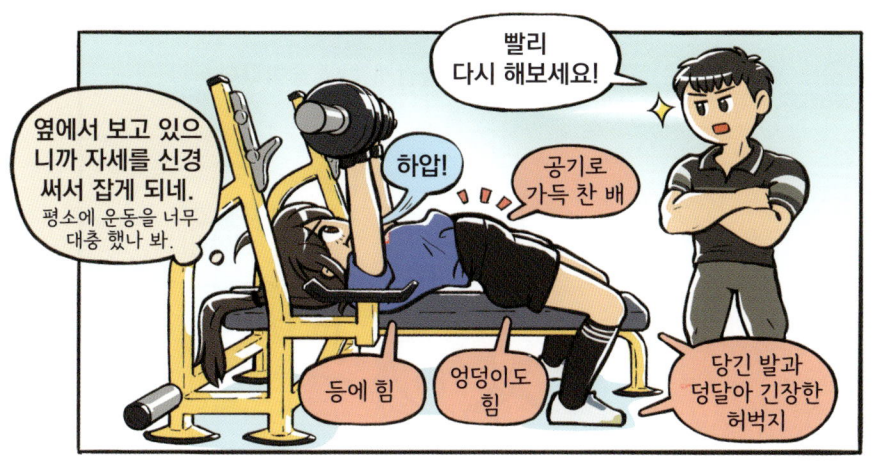

잠시 후...

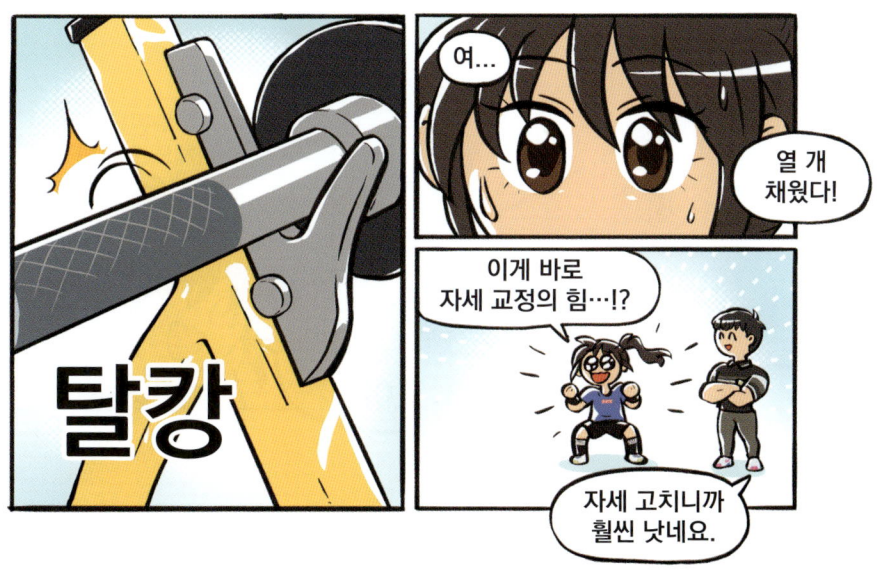

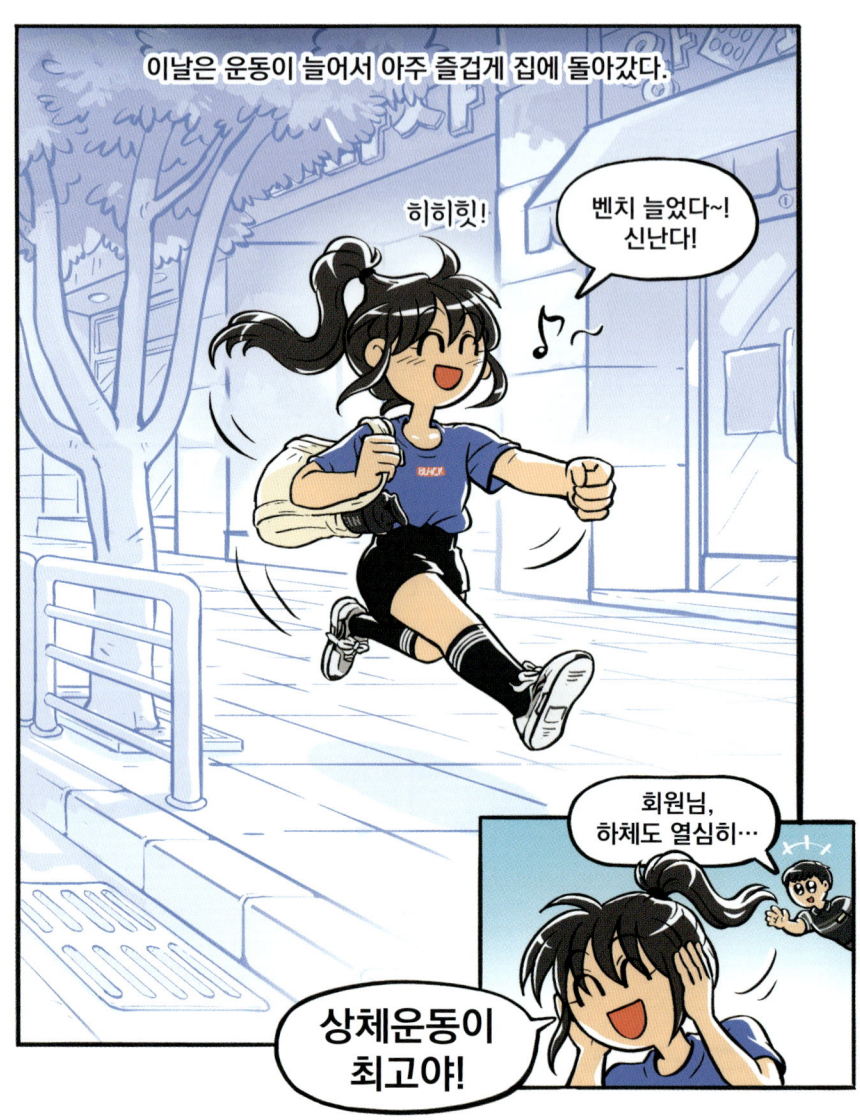

바프일기

0주 차

1주 차

2주 차

3주 차

4주 차

5주 차

6주 차

7주 차

8주 차

9주 차

10주 차

11주 차

12주 차

13주 차

14주 차

15주 차

16주 차

바프 이후

10화. 내 운동량은 충분한 걸까?

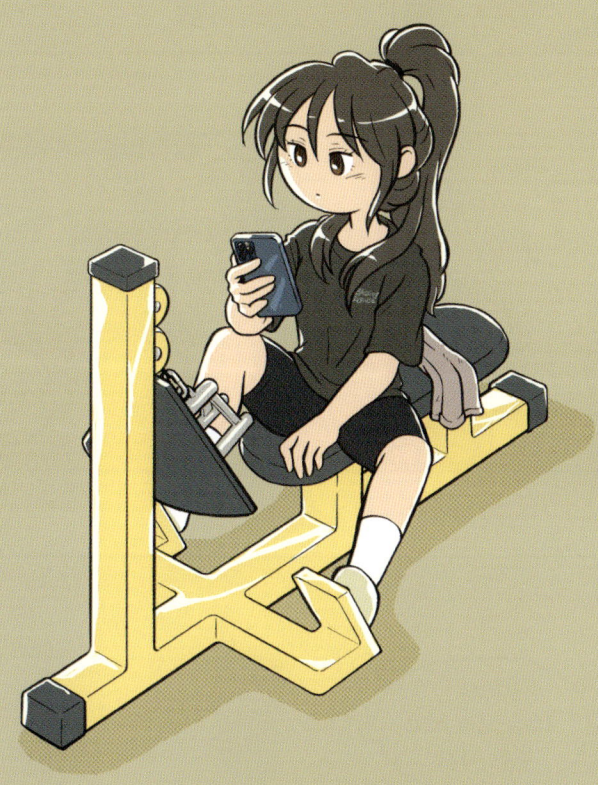

~꾸준함 뒤에 찾아오는 의문~

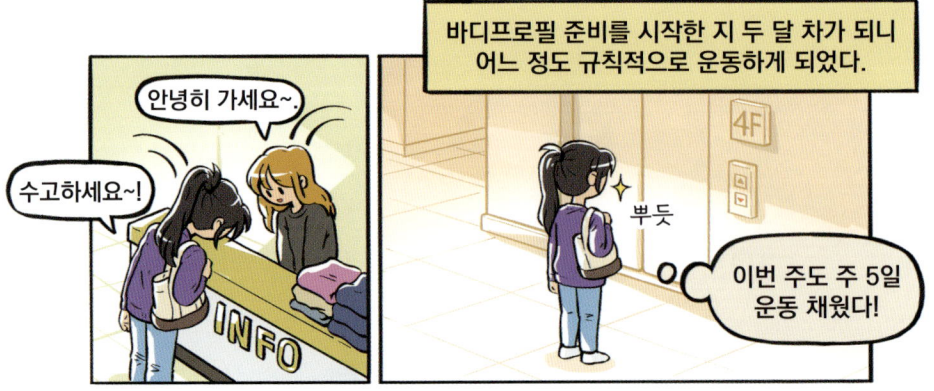

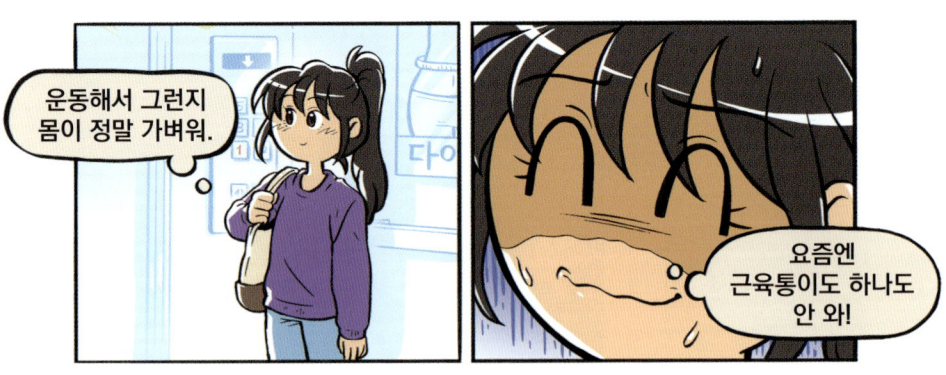

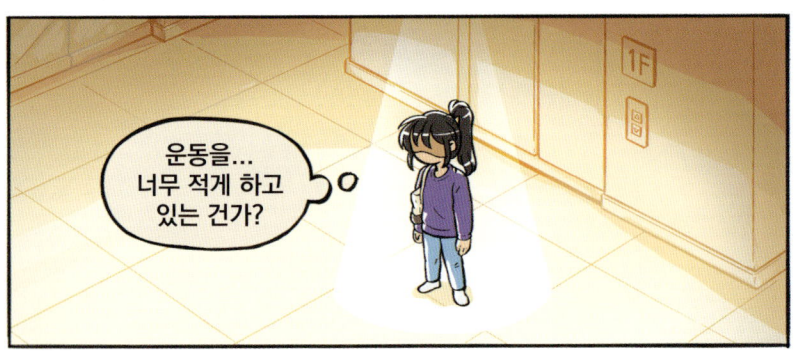

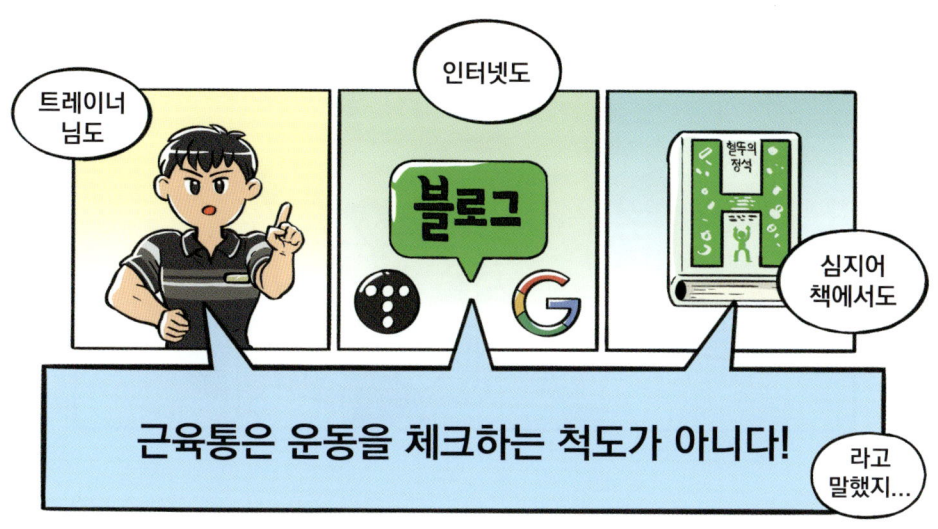

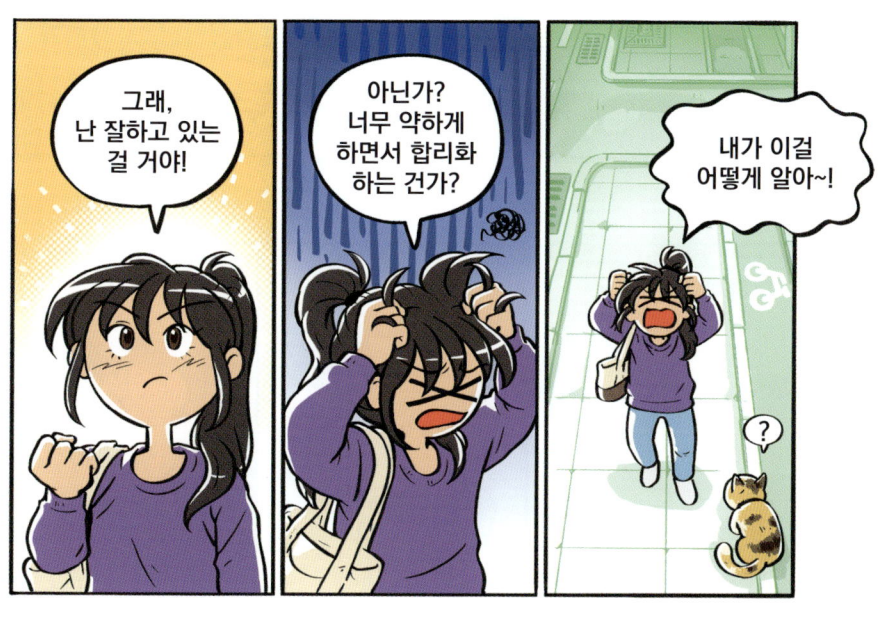

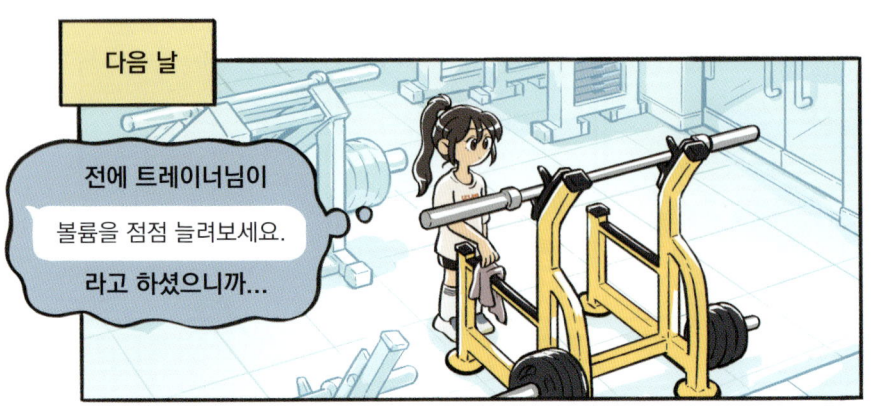

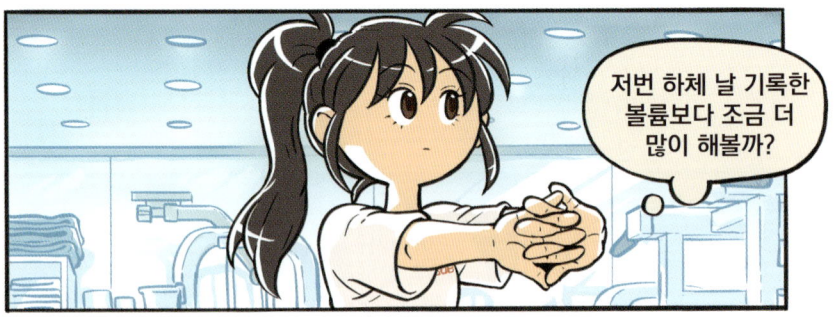

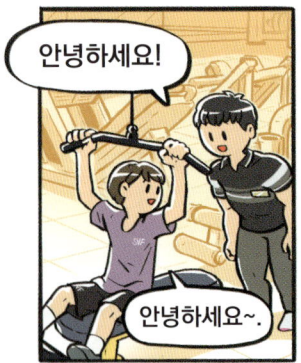
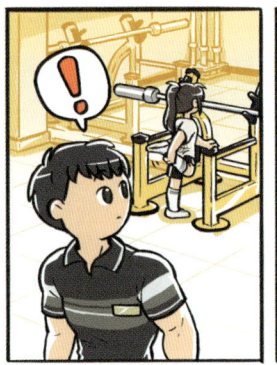
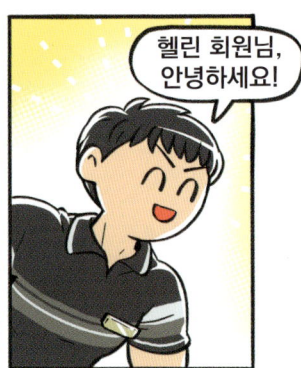

~하체 볼륨은 얼마나 채워야 할까?~

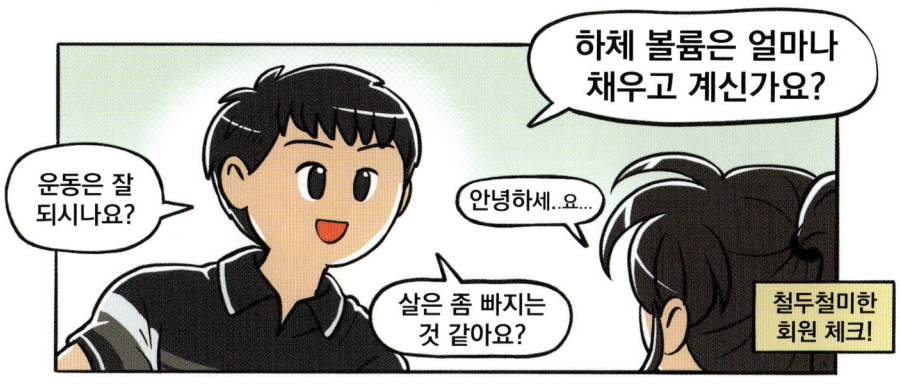

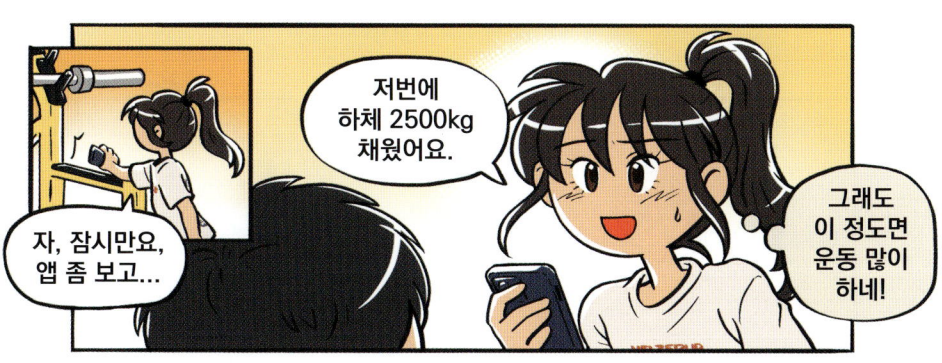

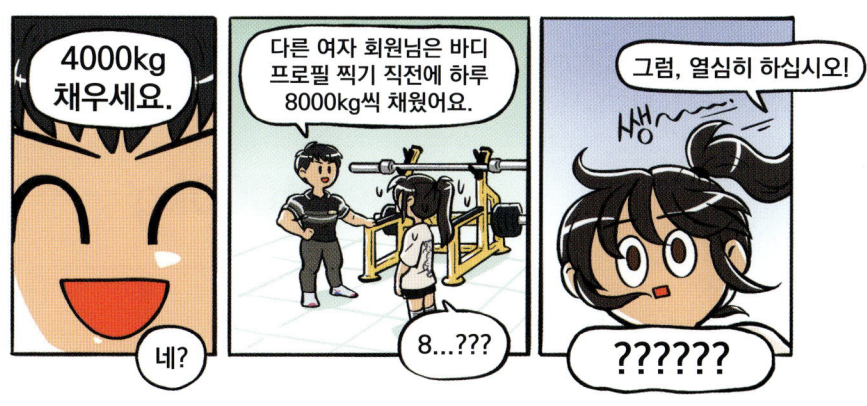

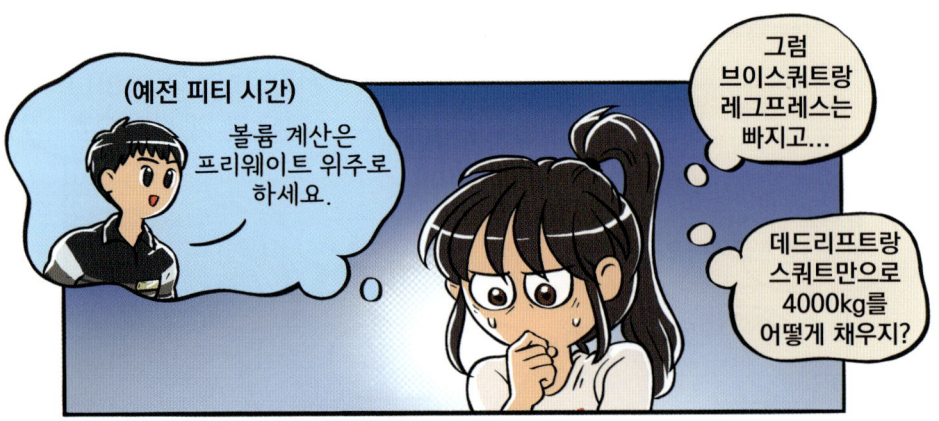

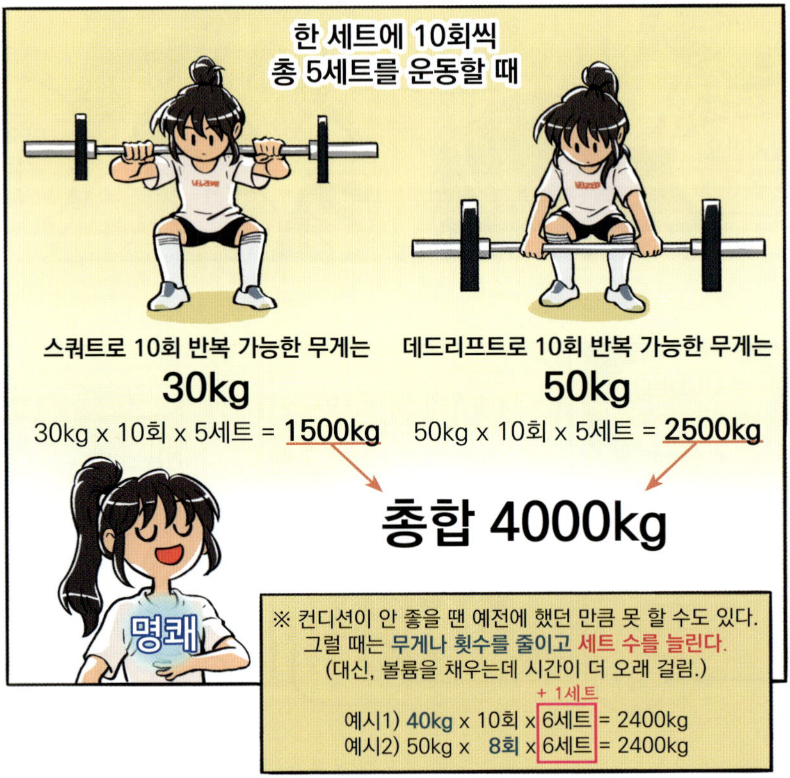

~그럼 상체 볼륨은?~

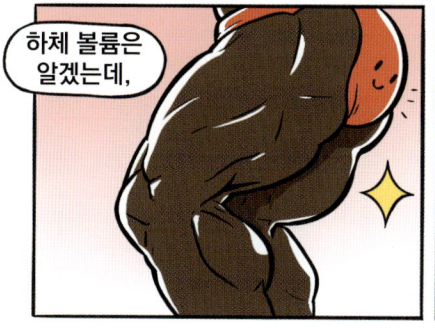
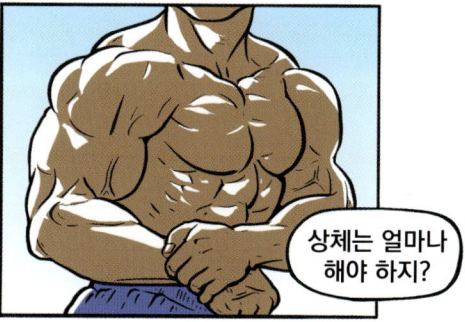
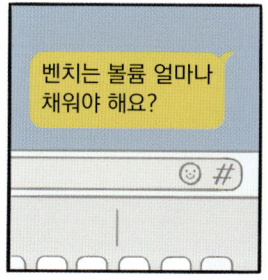
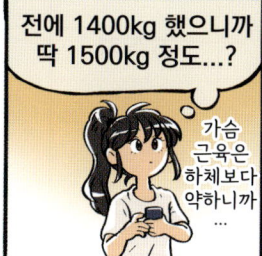
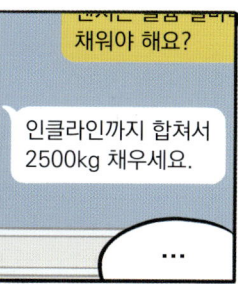
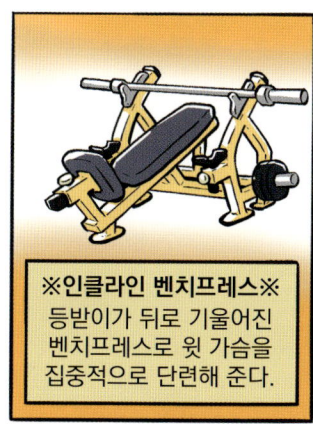
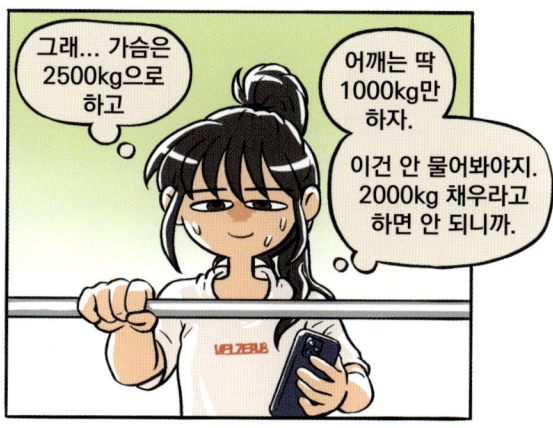

운동량이 부족할까 봐 걱정했지만 마침내 든든한(?) 기준을 가지게 되었다.

0주 차

1주 차

2주 차

3주 차

4주 차

5주 차

6주 차

7주 차

8주 차

9주 차

10주 차

11주 차

12주 차

13주 차

14주 차

15주 차

16주 차

바프 이후

11화. 치팅데이? 노노, 리피드 예스!

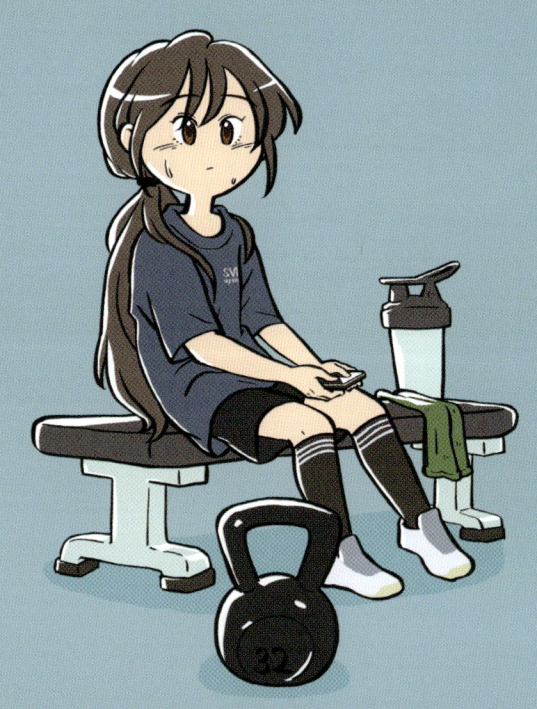

~5주 차 결과~

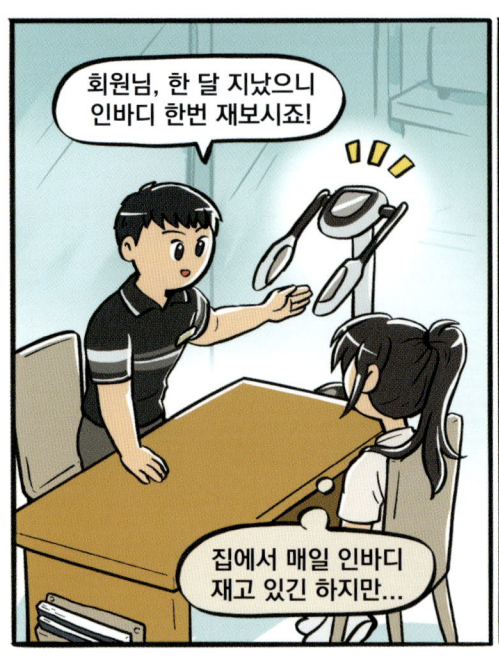
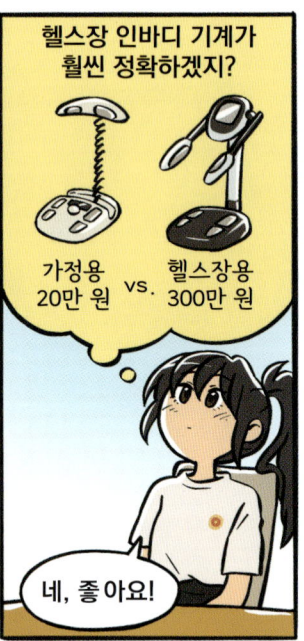

	4주차	5주차
체중	54.5 kg	55.5 (+1.0) kg
골격근량	21.7 kg	22.3 (+0.6) kg
체지방량	14.8 kg	14.7 (-0.1) kg
체지방률	27.2 %	26.5 (-0.7) %

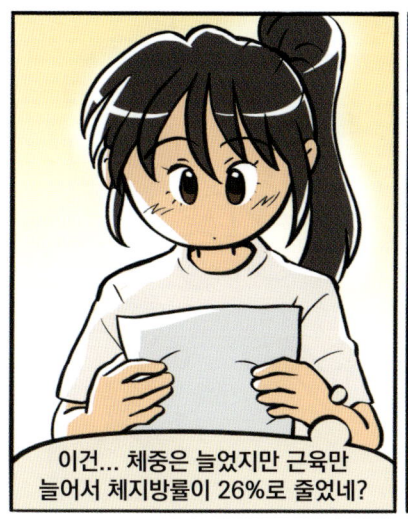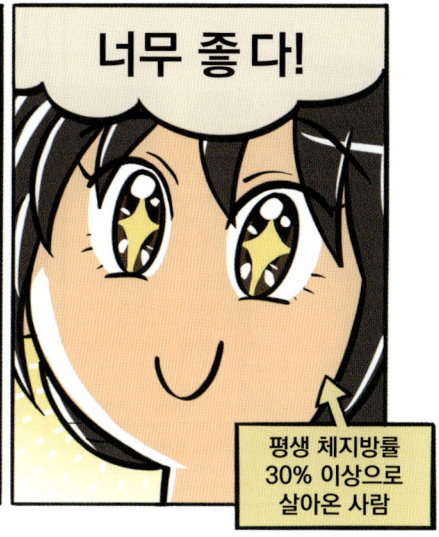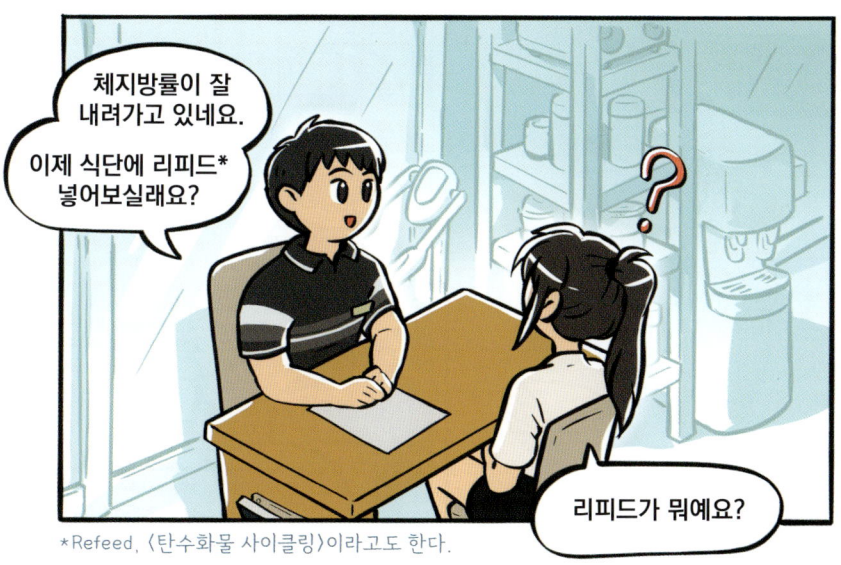

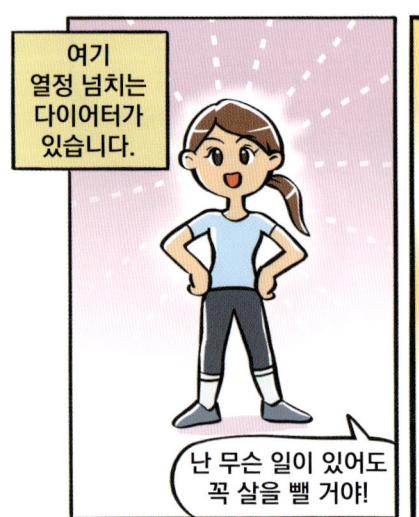
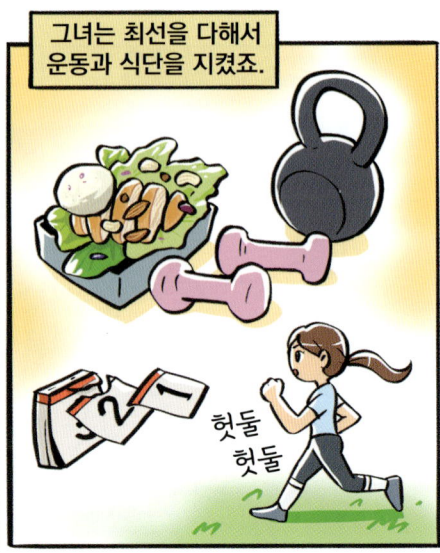
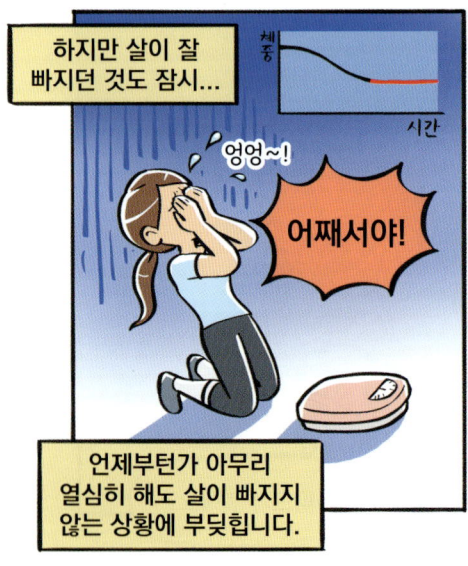
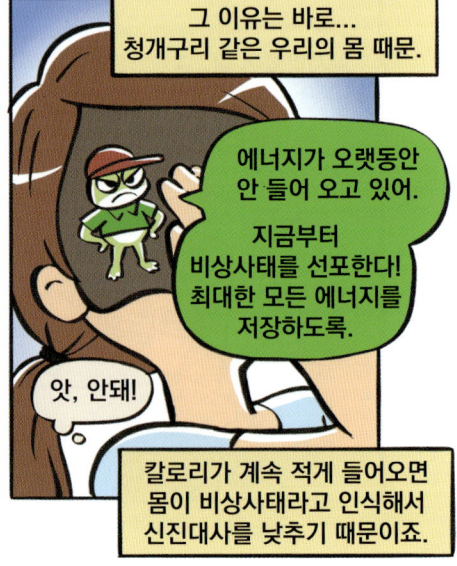

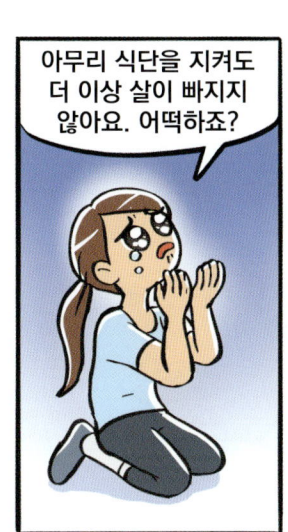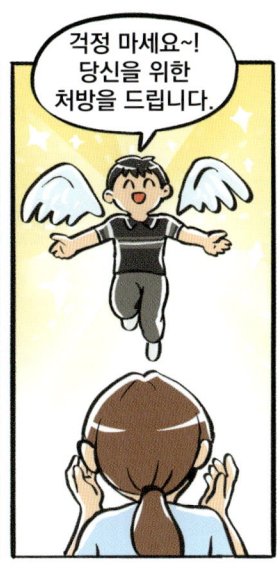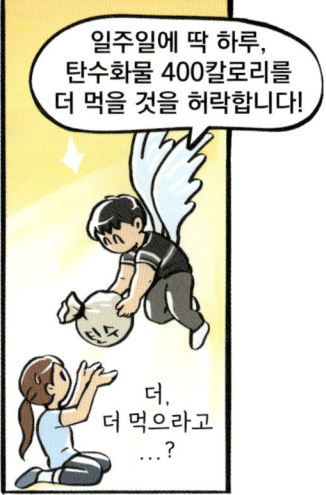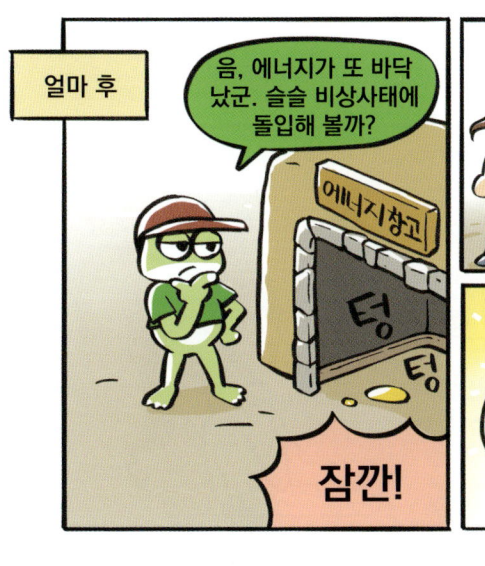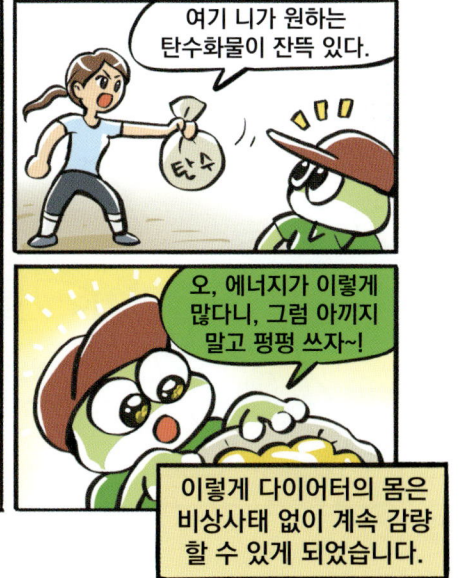

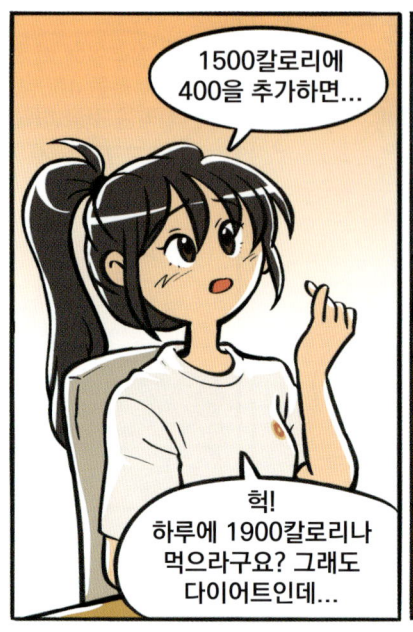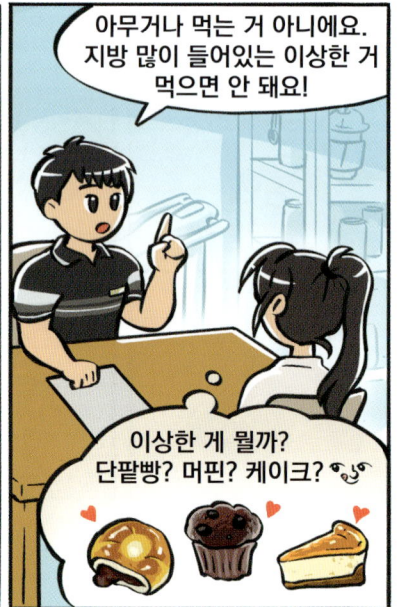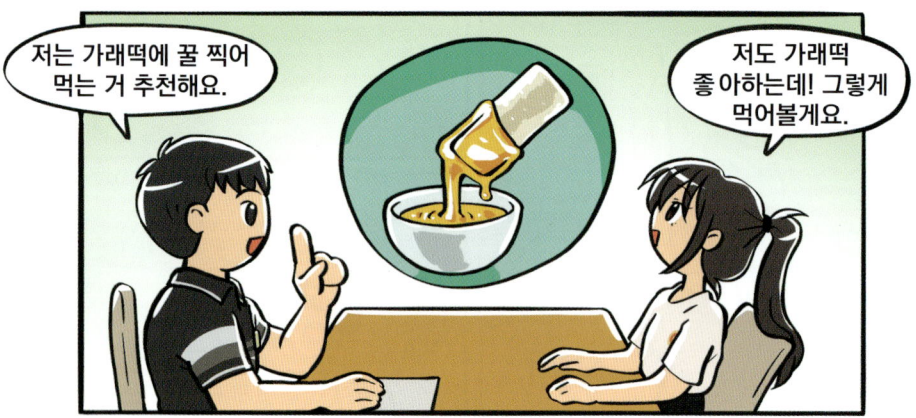

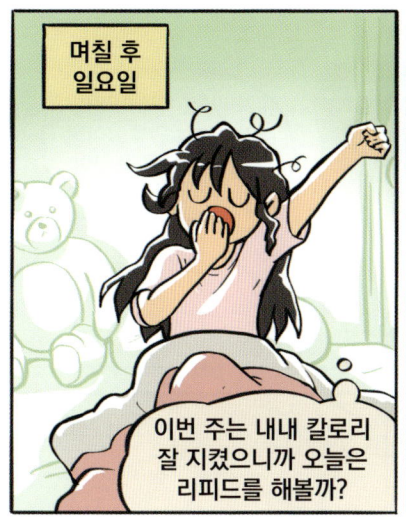
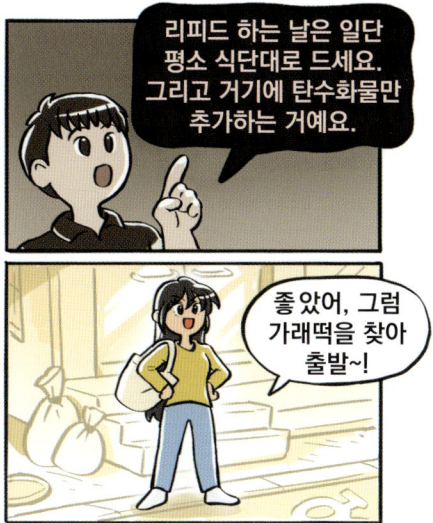
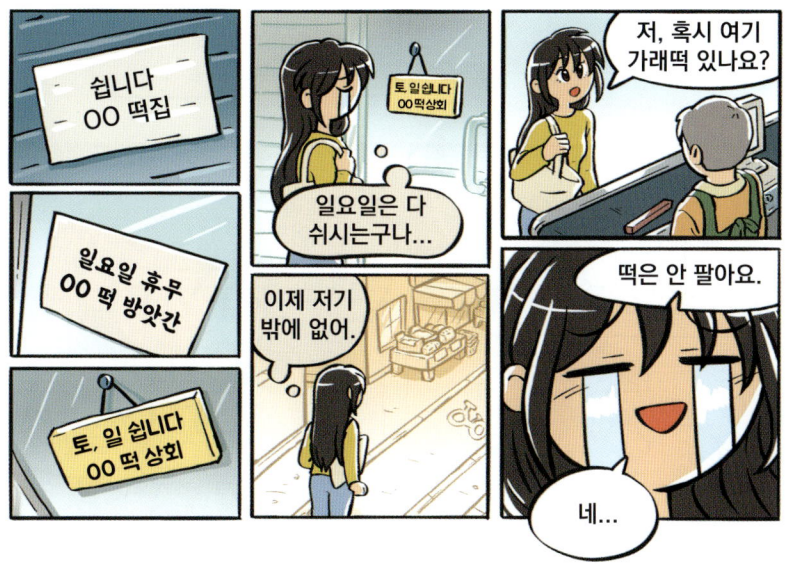

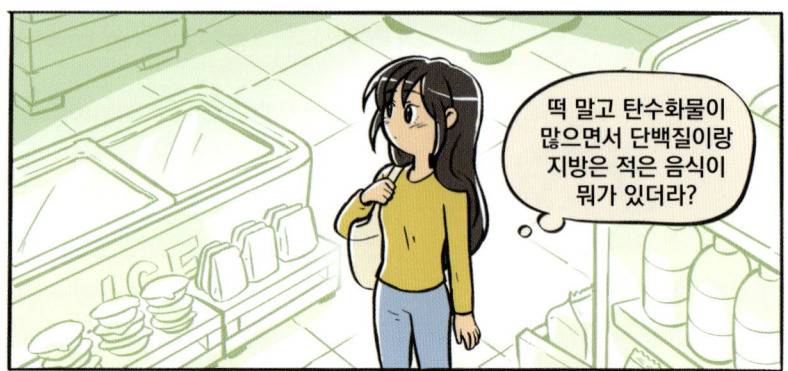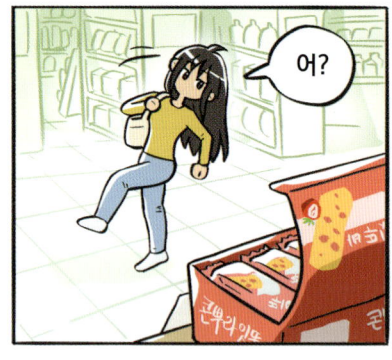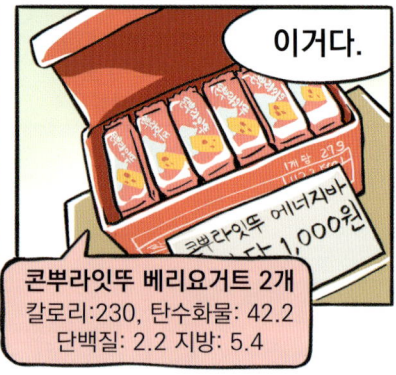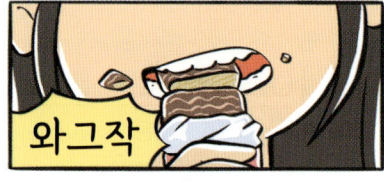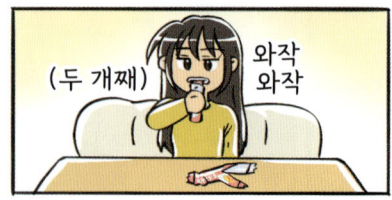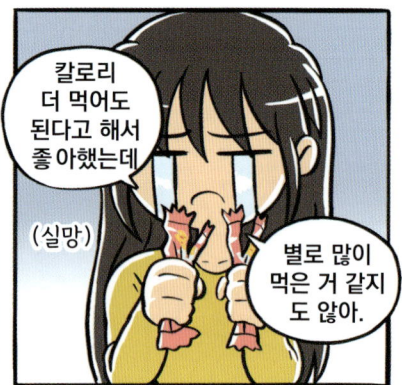

~6주 차 결과~

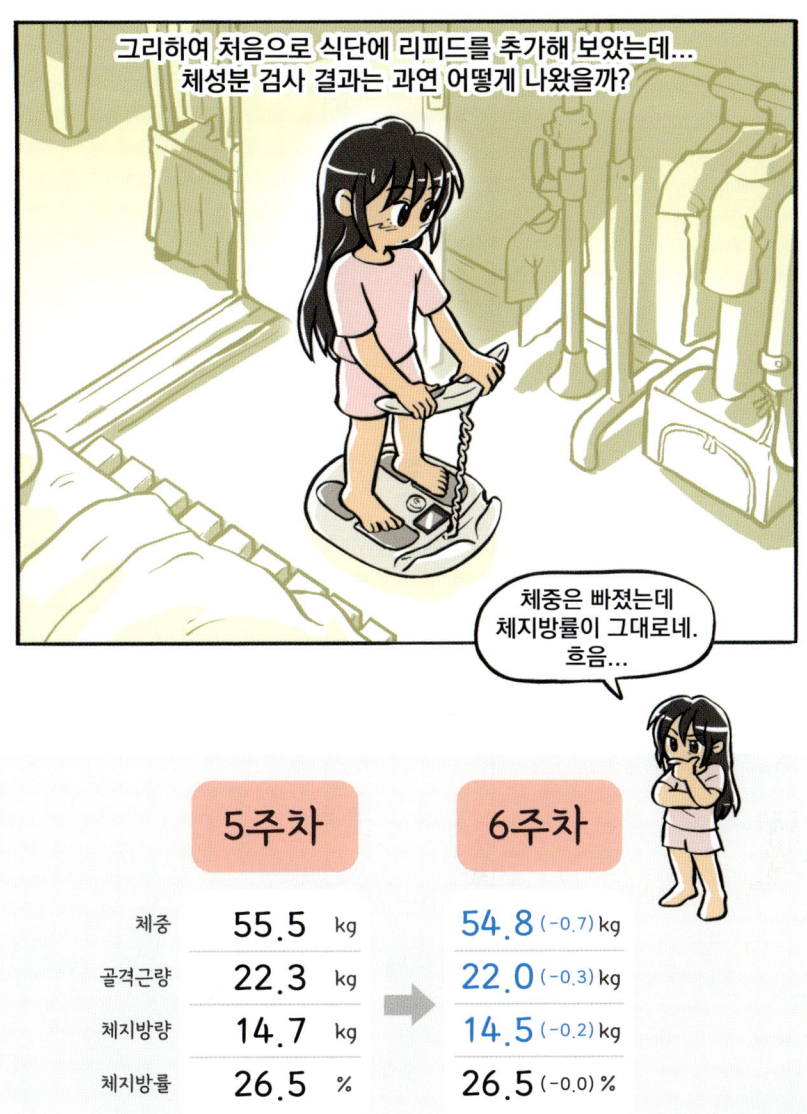

0주 차

1주 차

2주 차

3주 차

4주 차

5주 차

6주 차
▼

7주 차

8주 차

9주 차

10주 차

11주 차

12주 차

13주 차

14주 차

15주 차

16주 차

바프 이후

12화. 상체 프리웨이트! 덤벨과 턱걸이

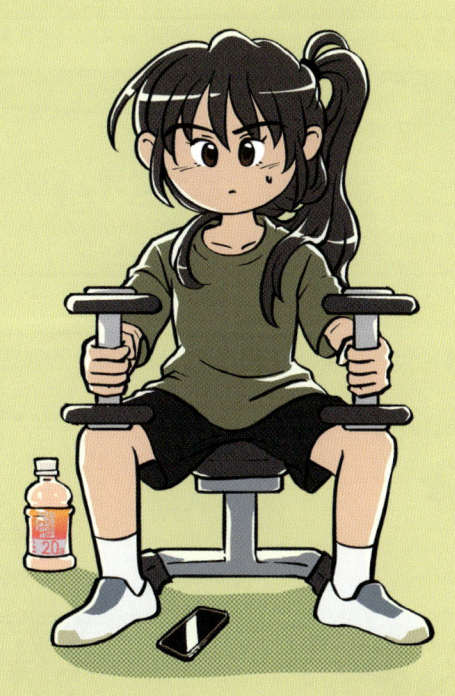

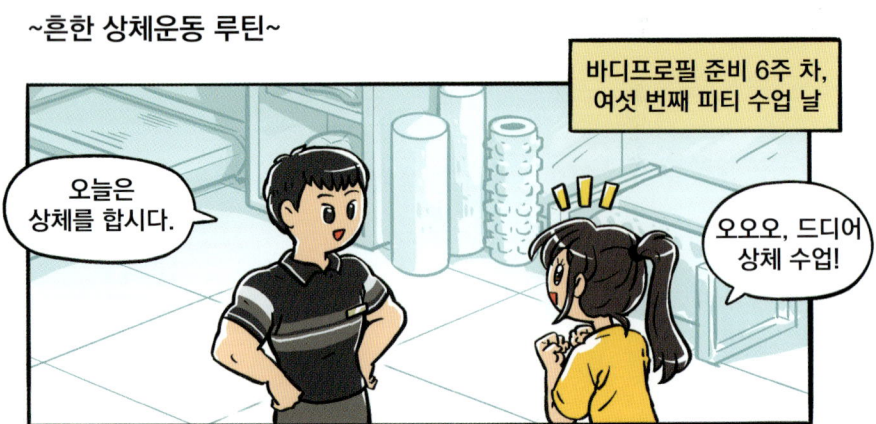
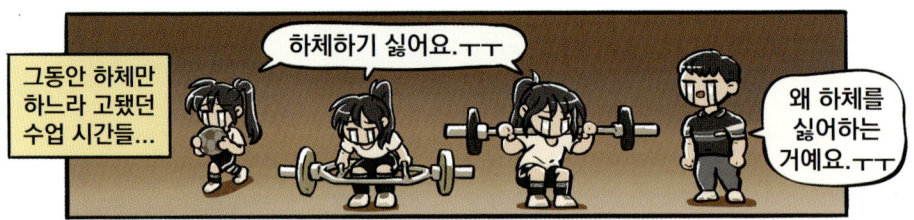
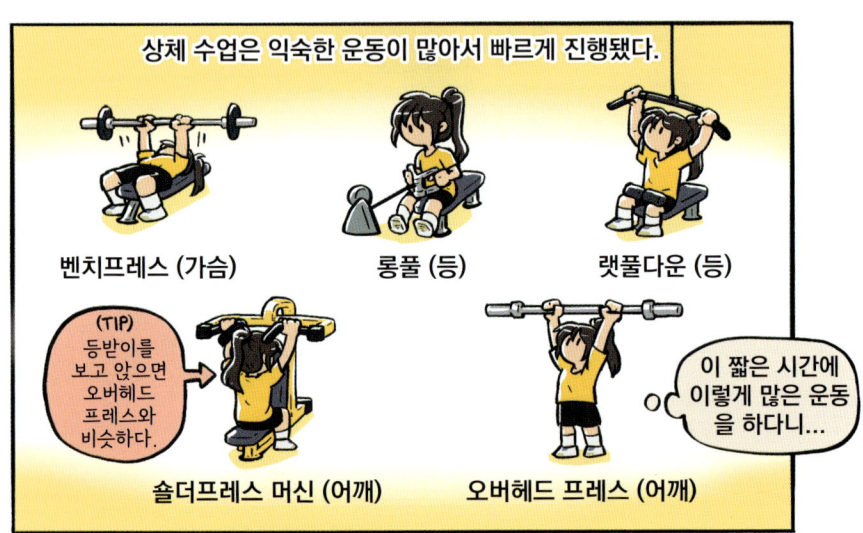

~덤벨 벤치프레스~

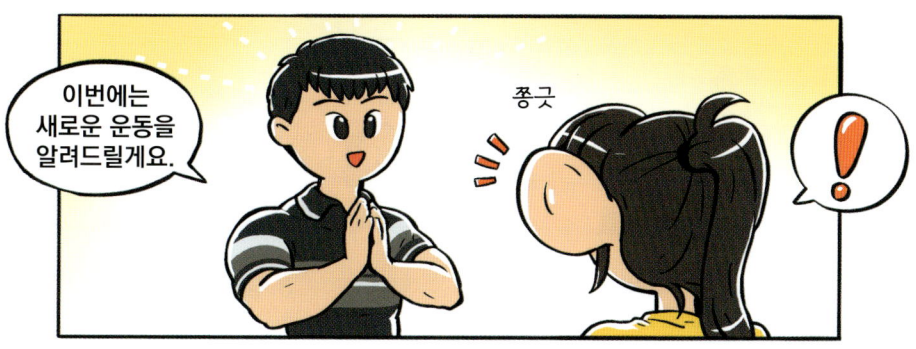

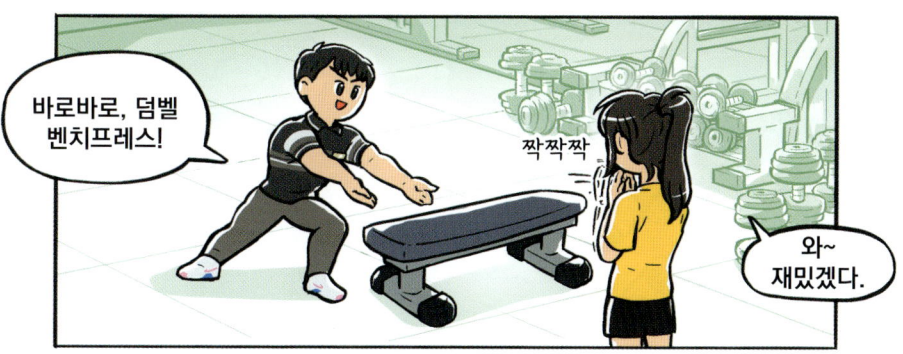

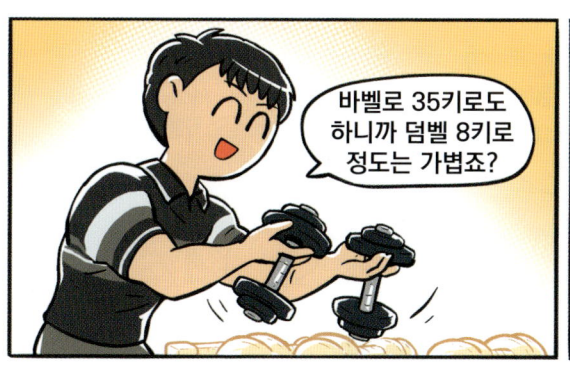
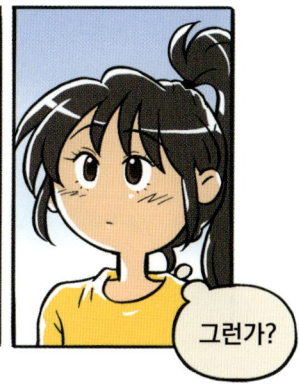

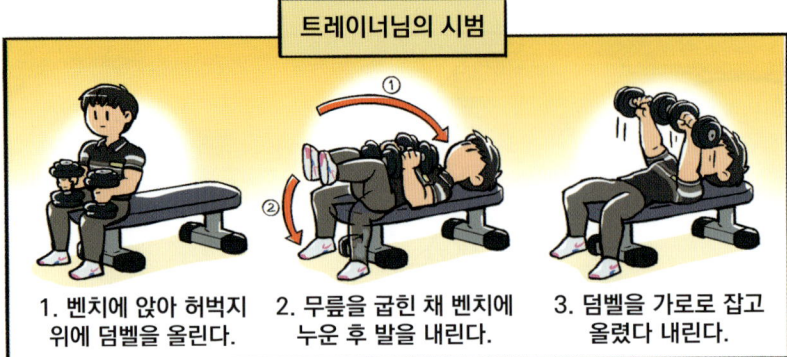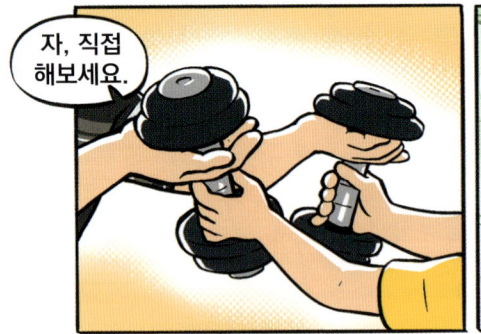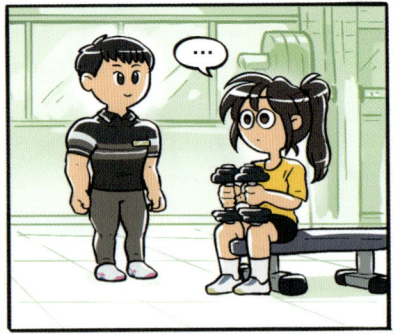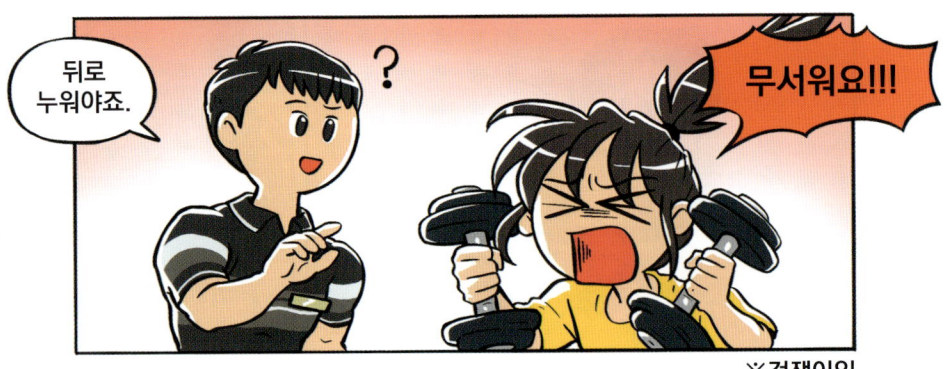

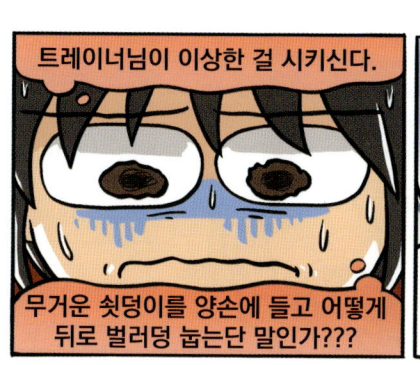
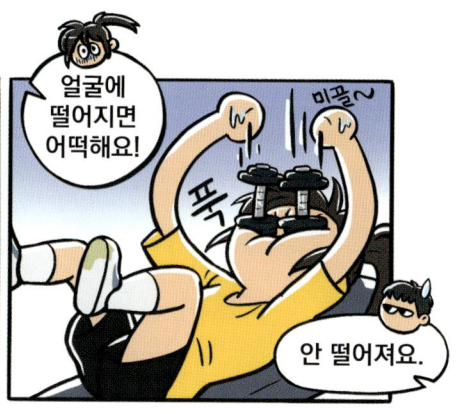
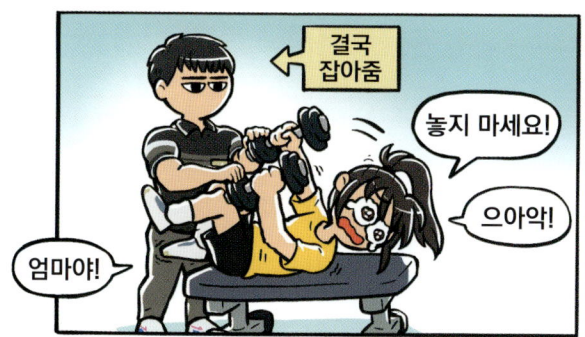
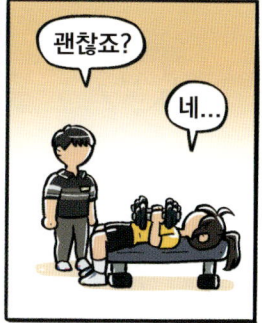
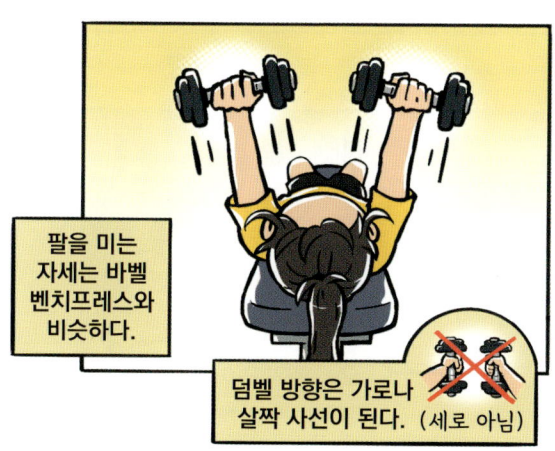
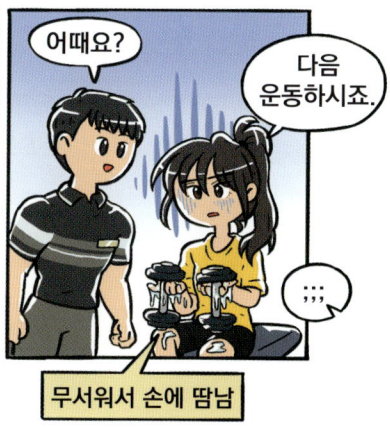

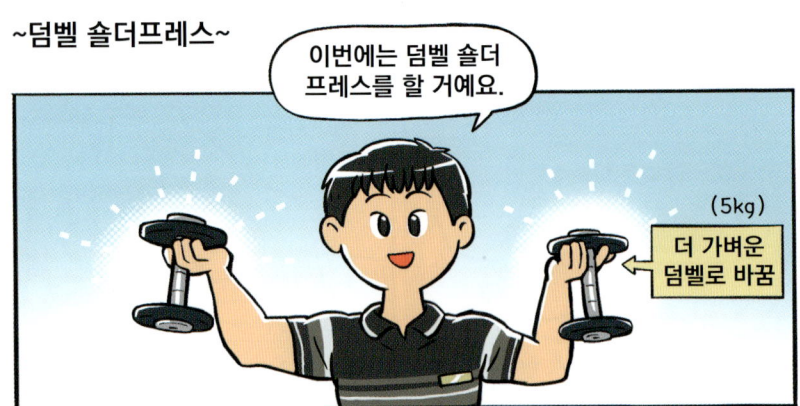
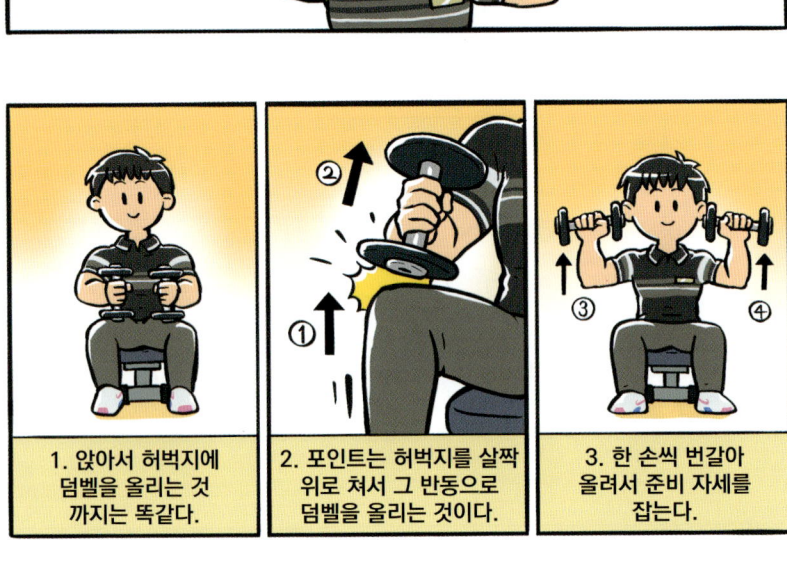
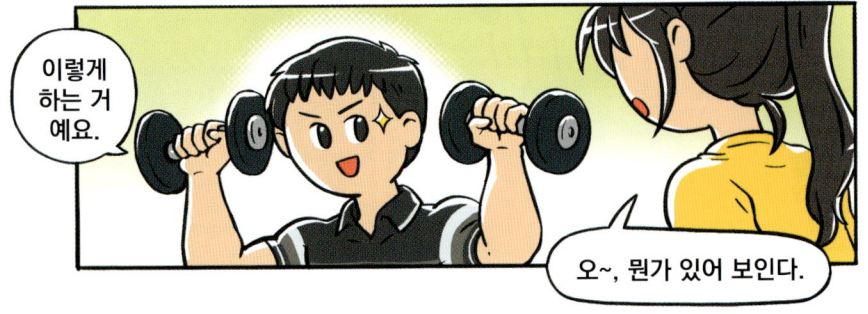

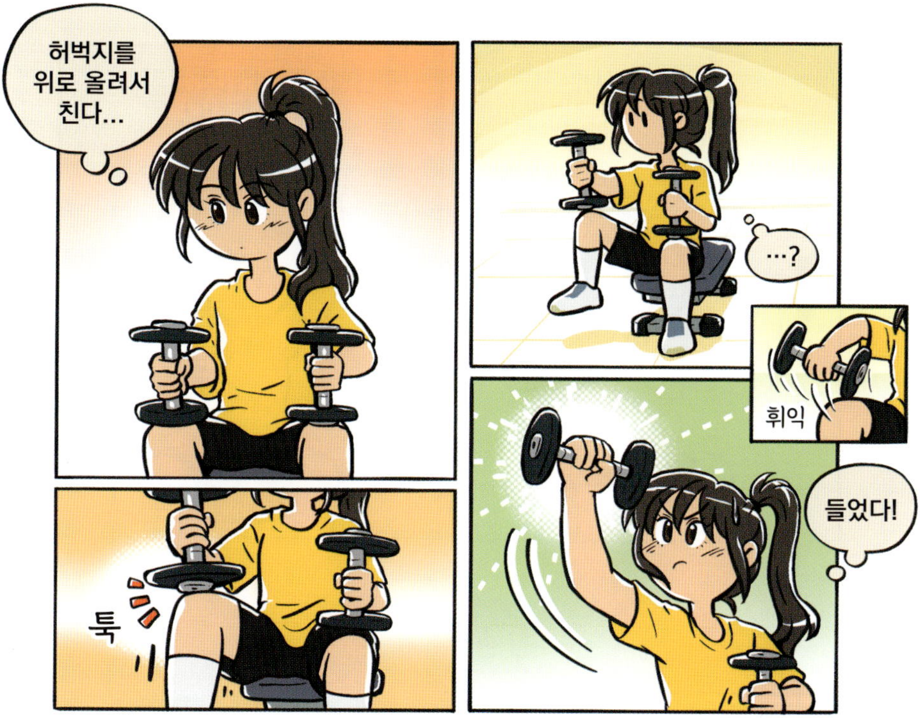

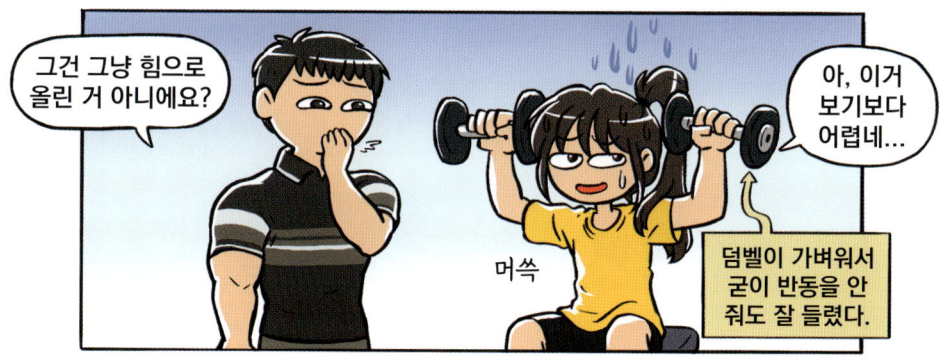

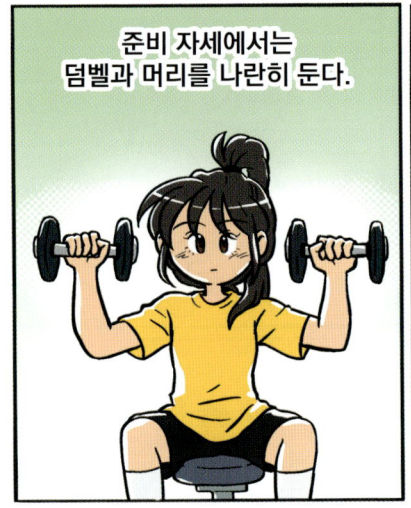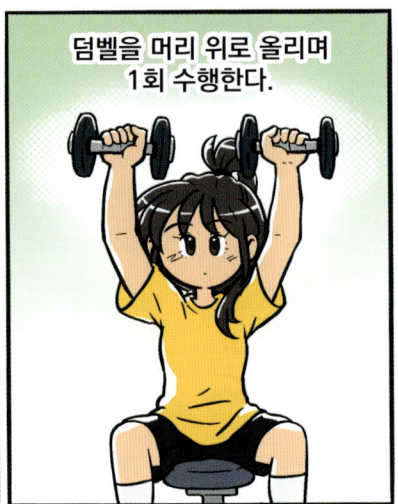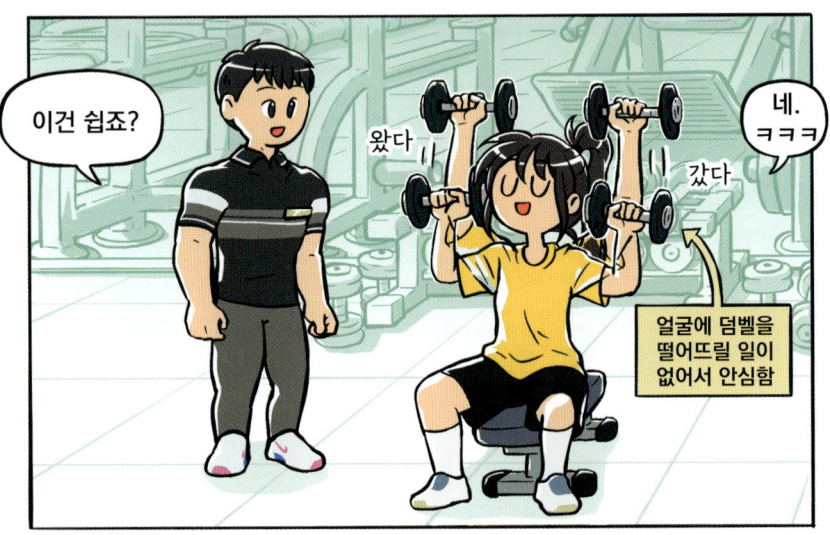

~최고의 맨몸 운동, 풀업~

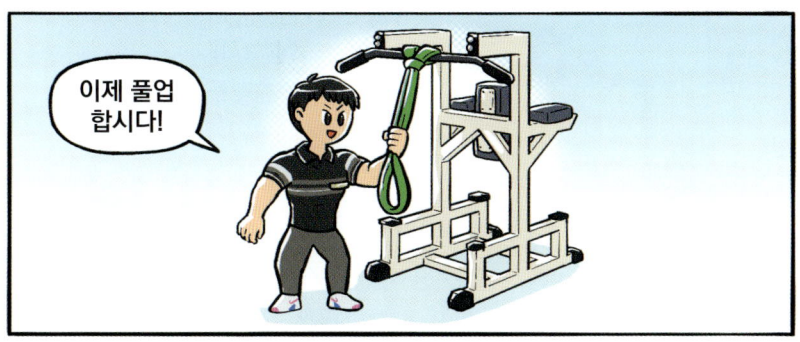

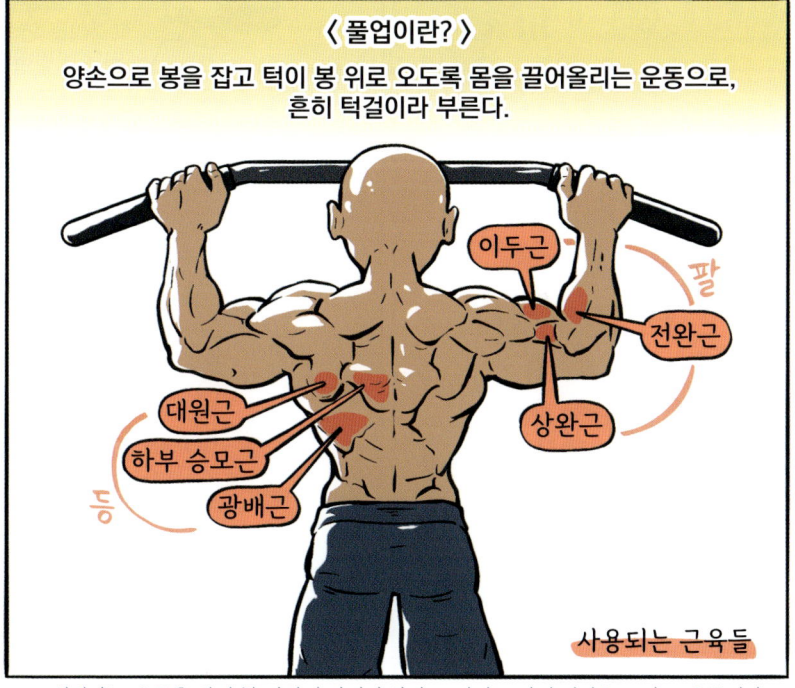

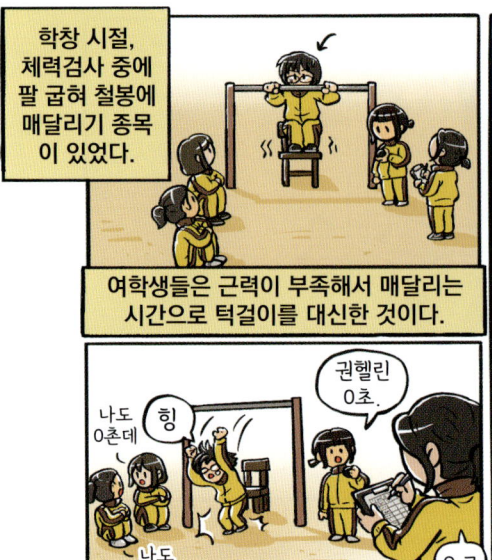
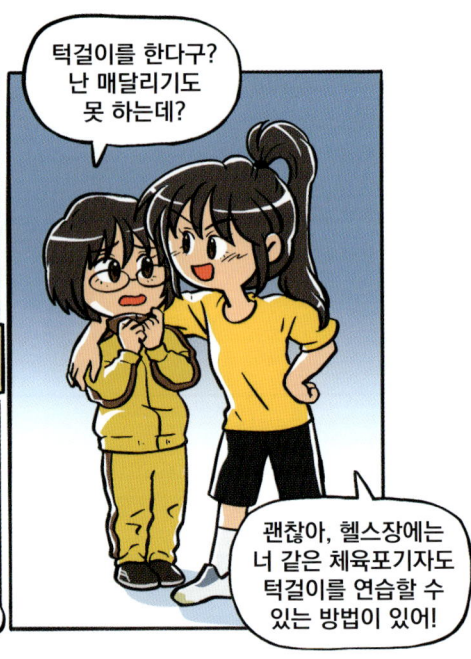
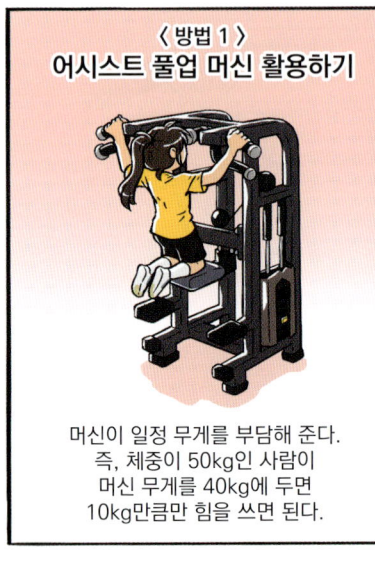
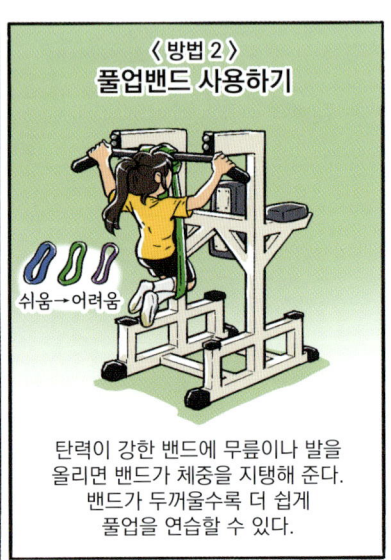

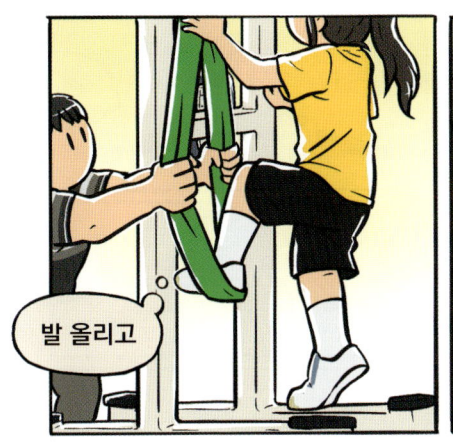
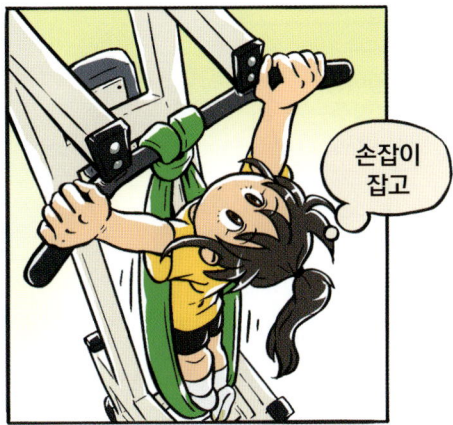
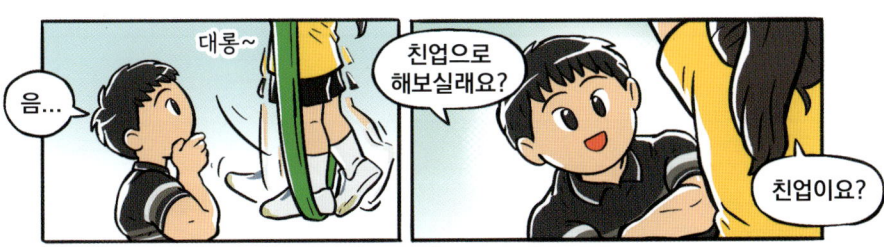
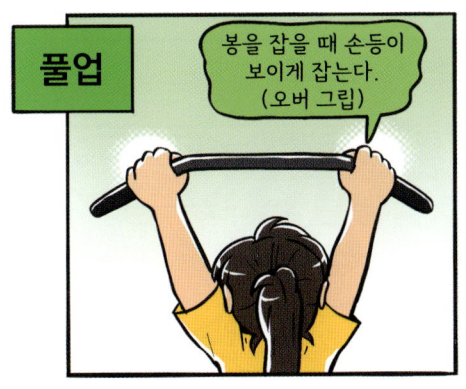
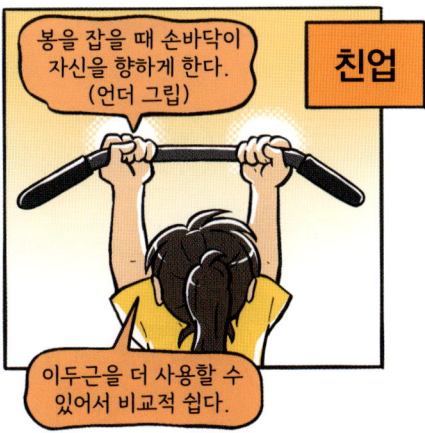

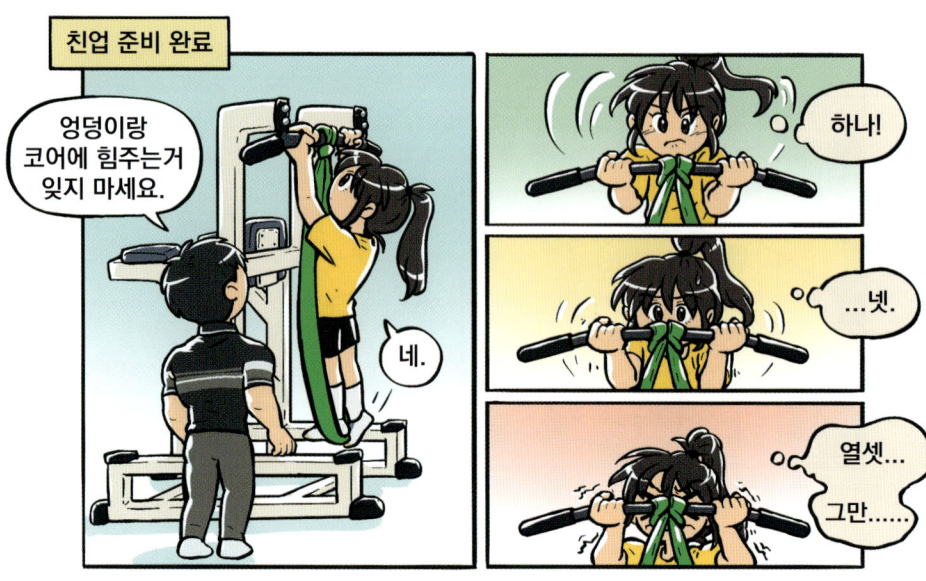
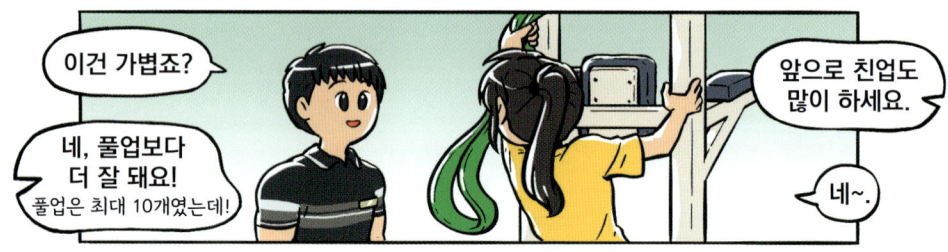
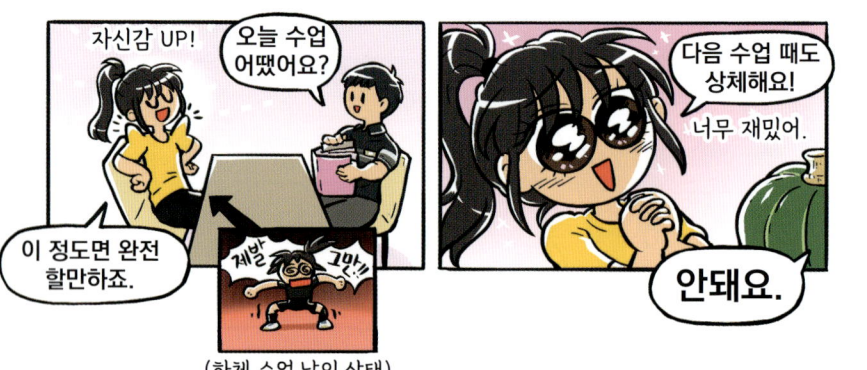

바프일기

0주 차

1주 차

2주 차

3주 차

4주 차

5주 차

6주 차
▼

7주 차

8주 차

9주 차

10주 차

11주 차

12주 차

13주 차

14주 차

15주 차

16주 차

바프 이후

(단편) 상체만

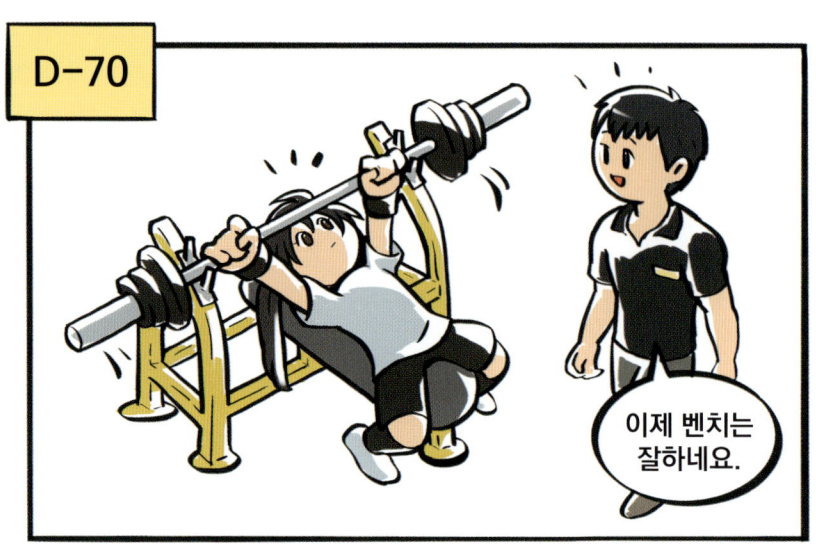

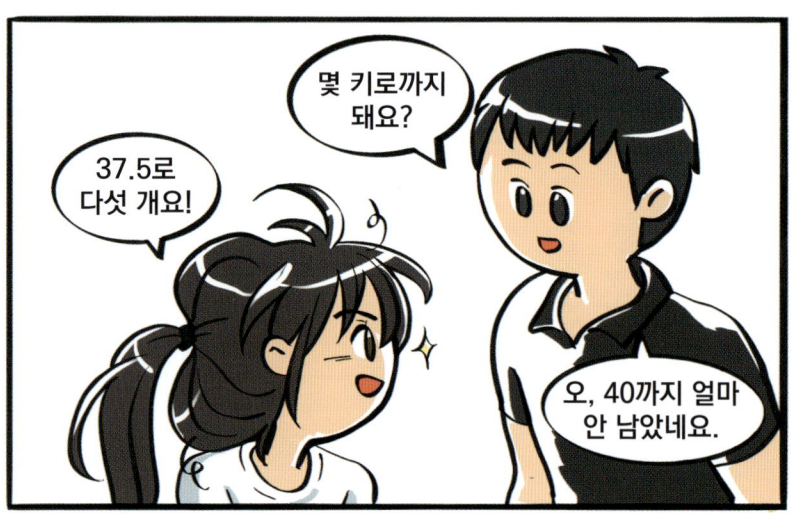

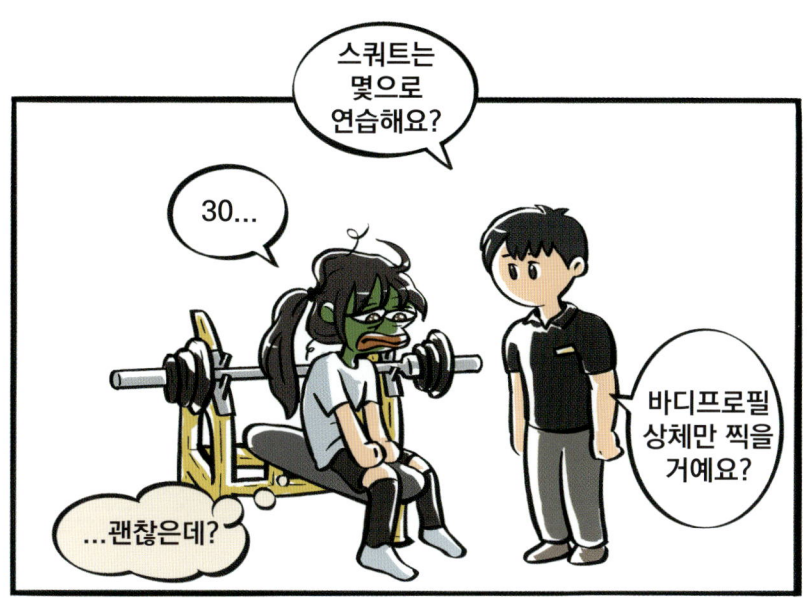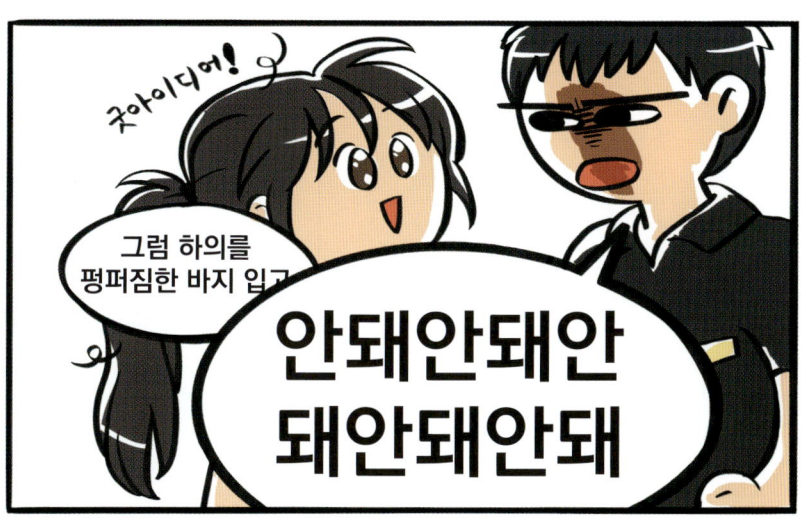

0주 차
1주 차
2주 차
3주 차
4주 차
5주 차
6주 차
7주 차
8주 차
9주 차
10주 차
11주 차
12주 차
13주 차
14주 차
15주 차
16주 차
바프 이후

13화. 피곤해서 죽을 것 같아

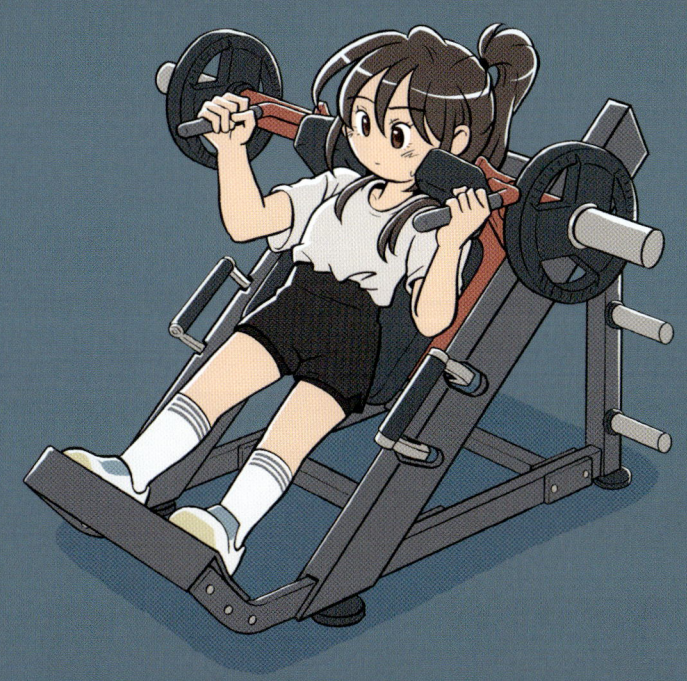

~큰일 날 몸 상태~

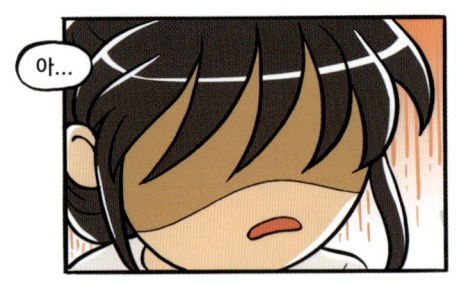
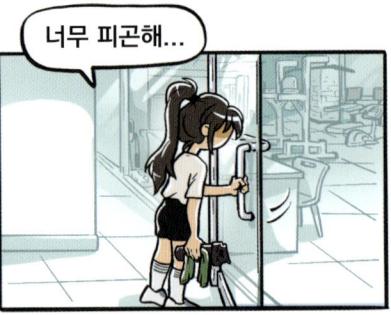
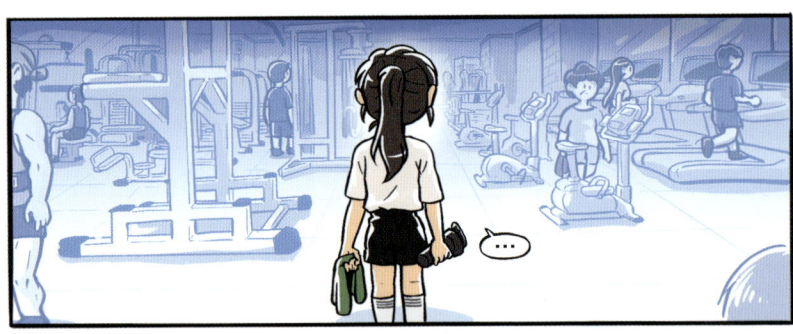
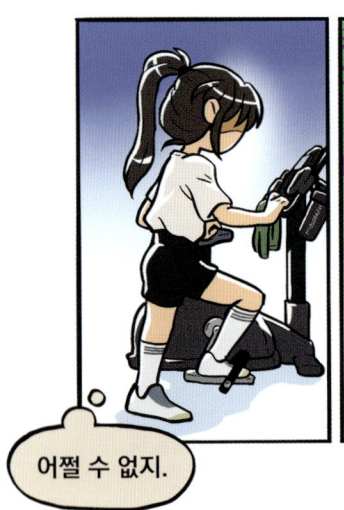
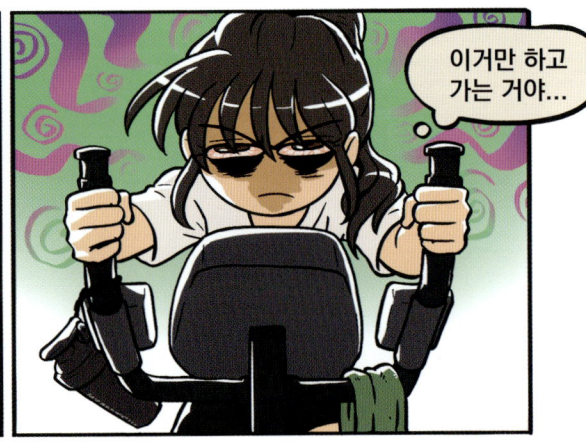

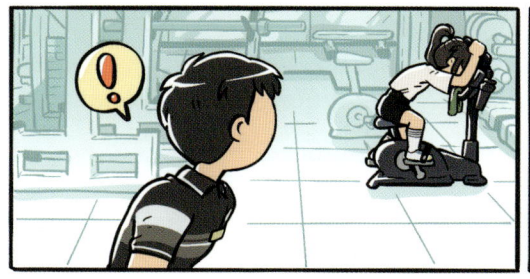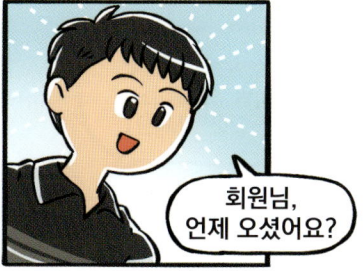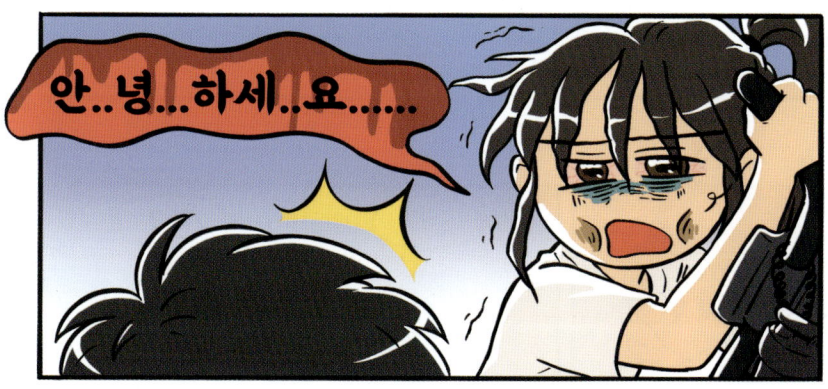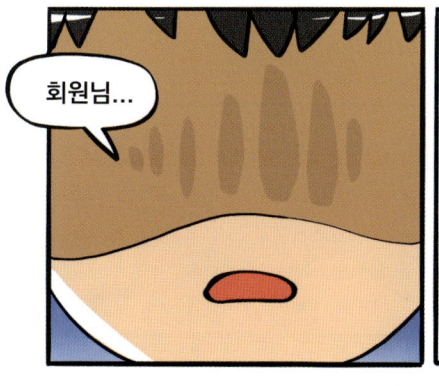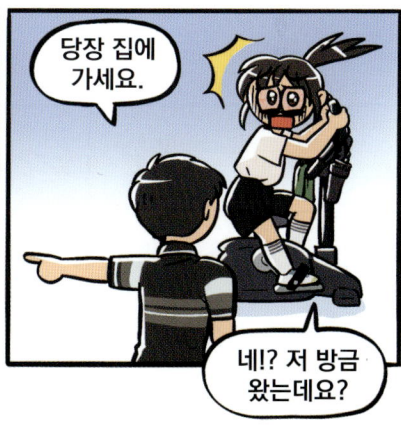

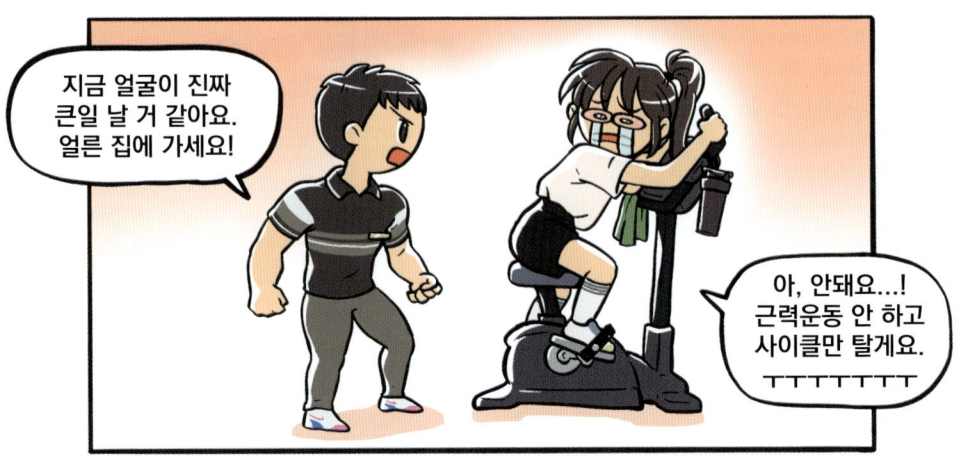
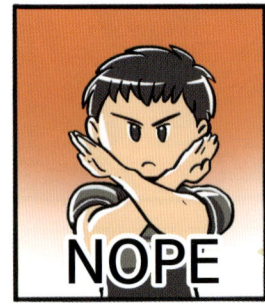
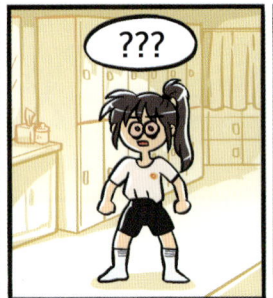
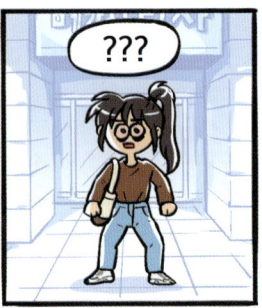
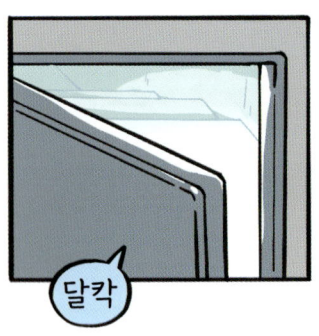
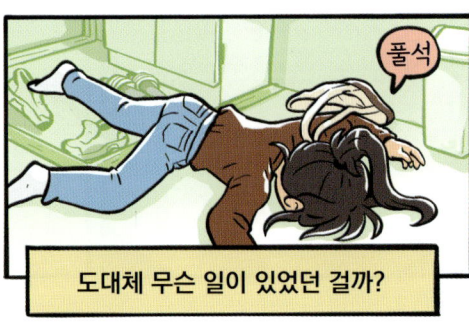

~바디프로필 성공의 필수 조건~

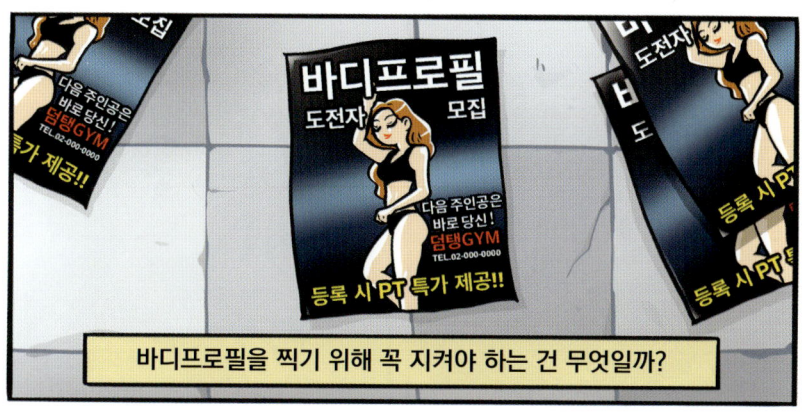

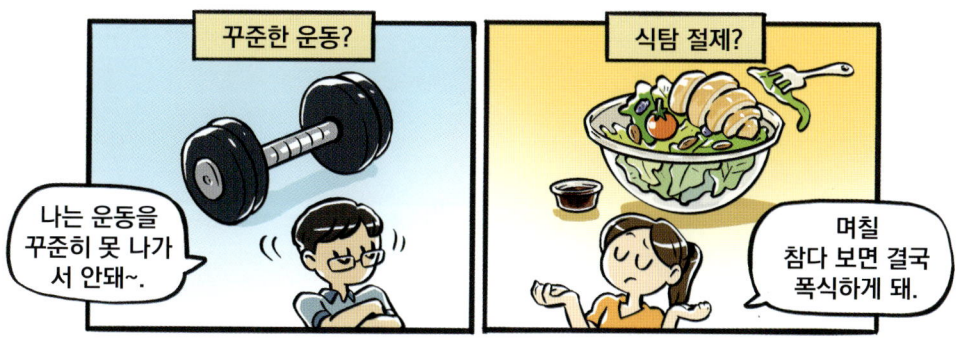

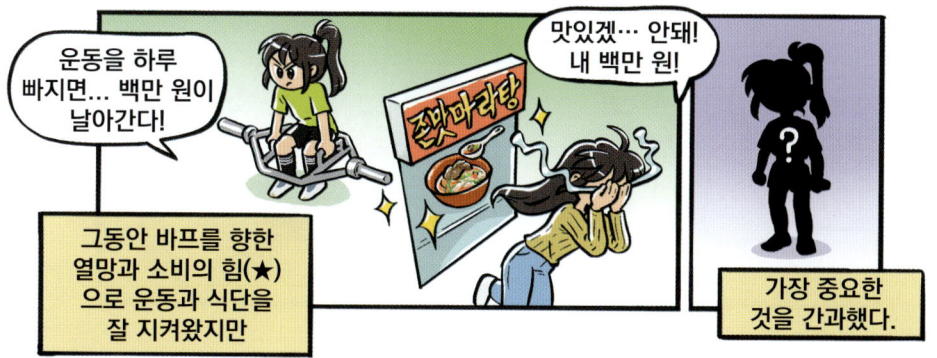

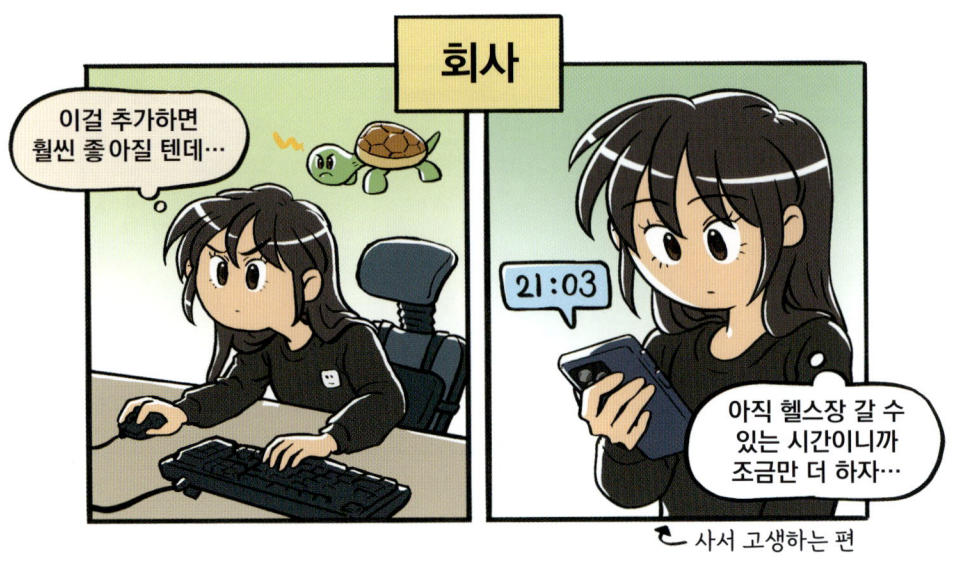
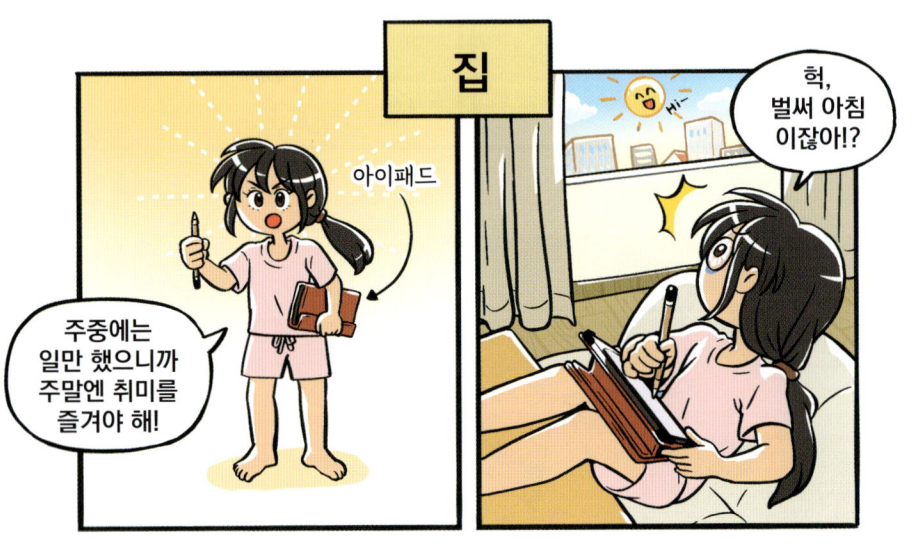

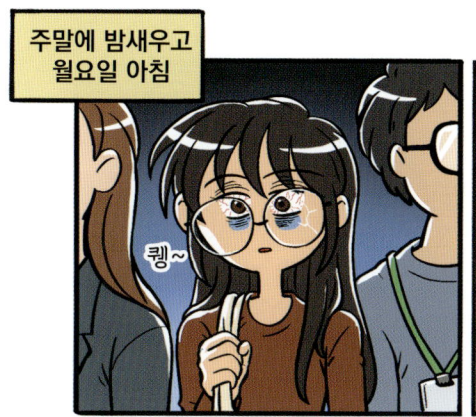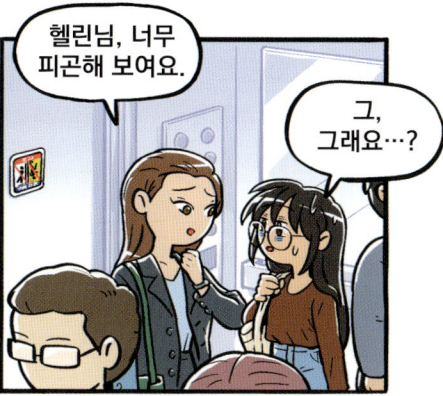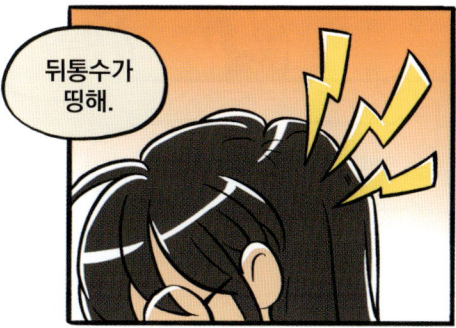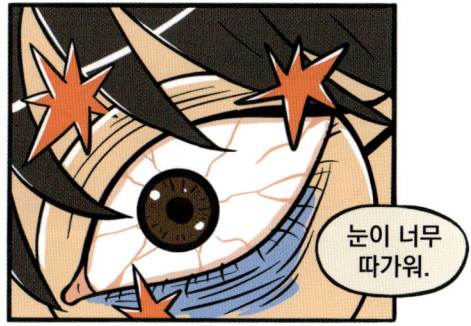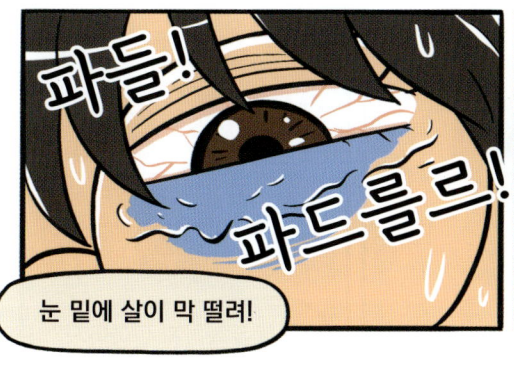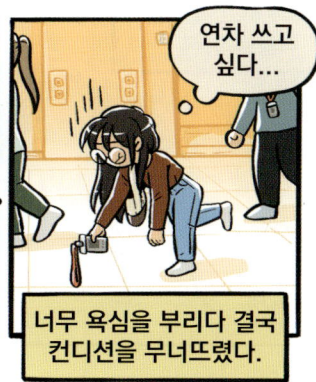

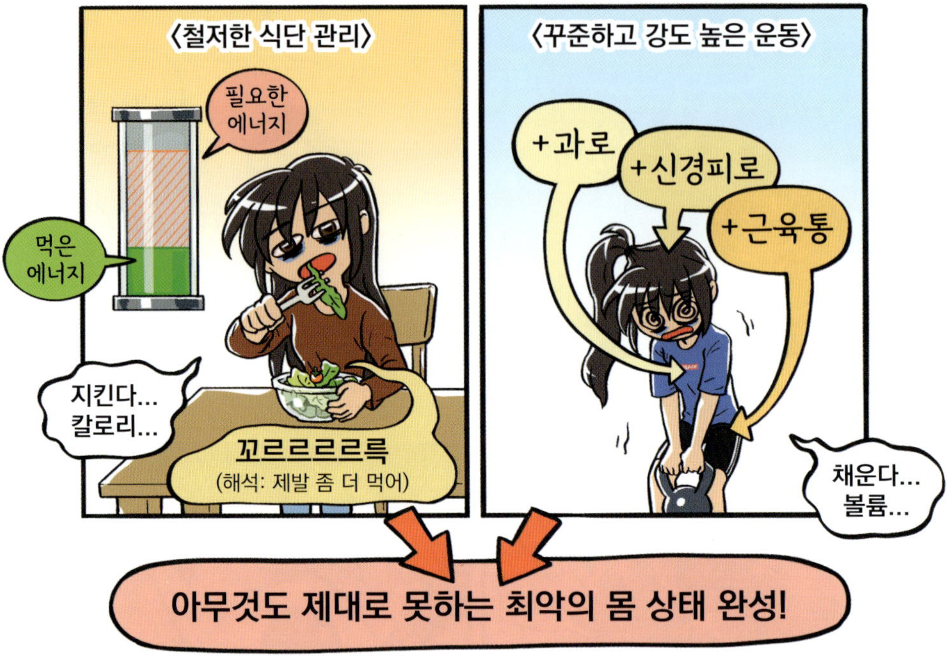

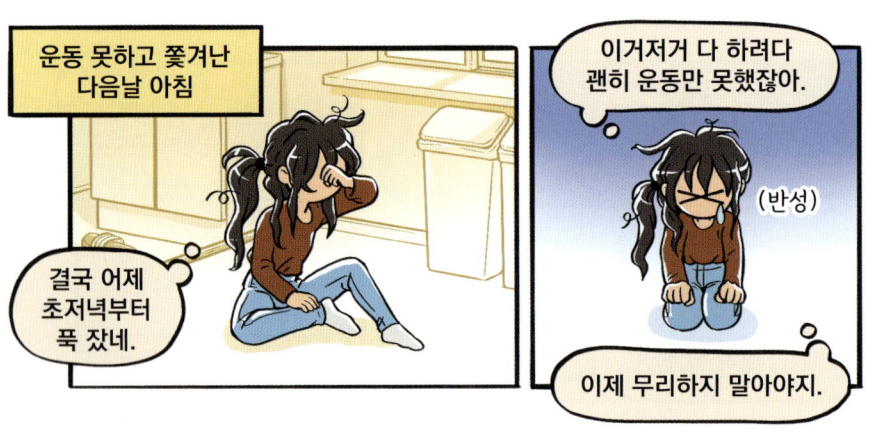

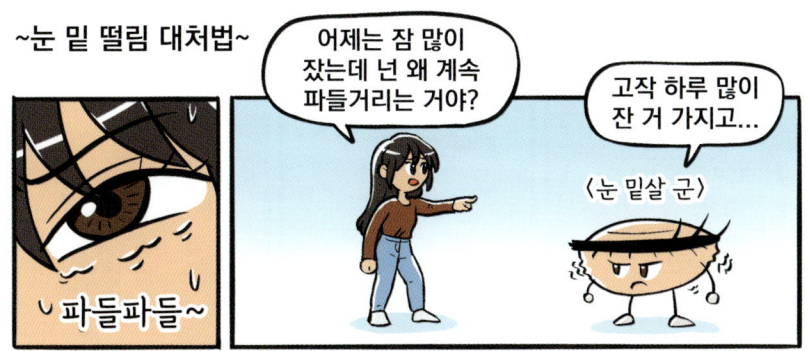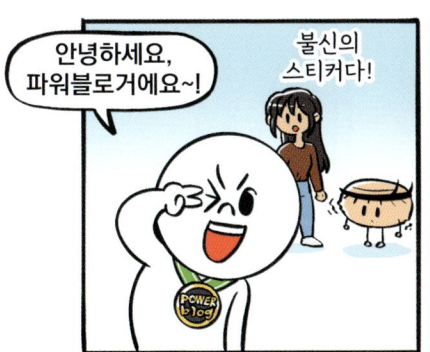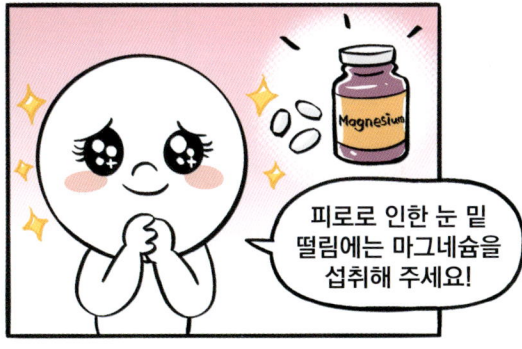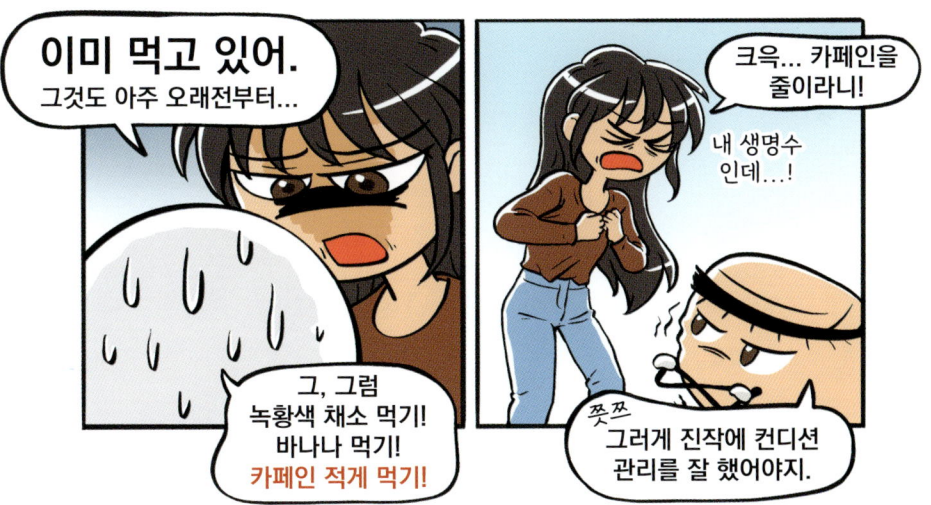

~피로에 무너질 뻔한 7주 차의 인바디 결과~

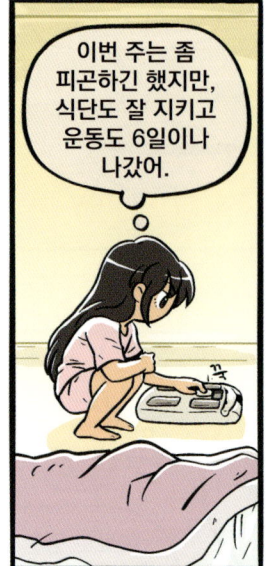
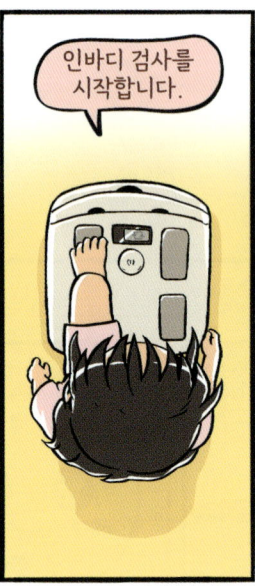
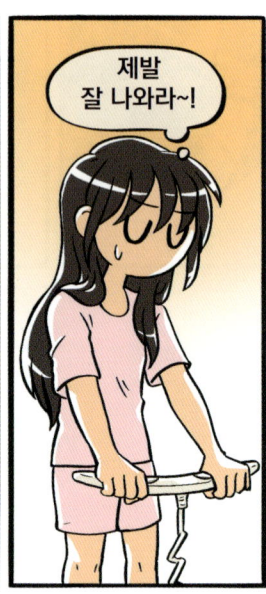
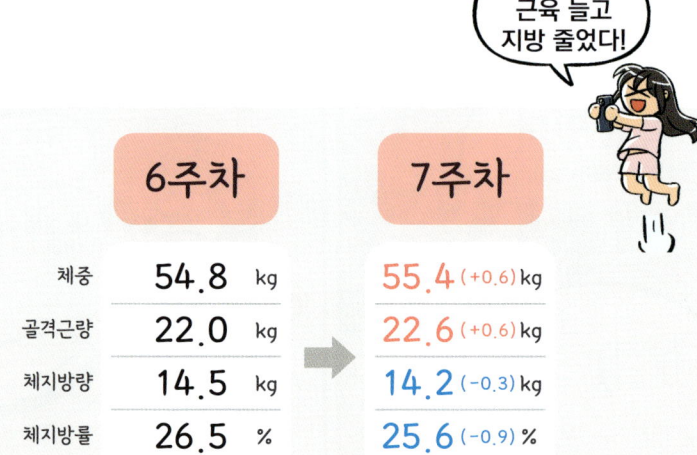

바프일기

0주 차

1주 차

2주 차

3주 차

4주 차

5주 차

6주 차

7주 차
▼

8주 차

9주 차

10주 차

11주 차

12주 차

13주 차

14주 차

15주 차

16주 차

바프 이후

14화. 어깨는 이 운동 하나만 제대로 하자!

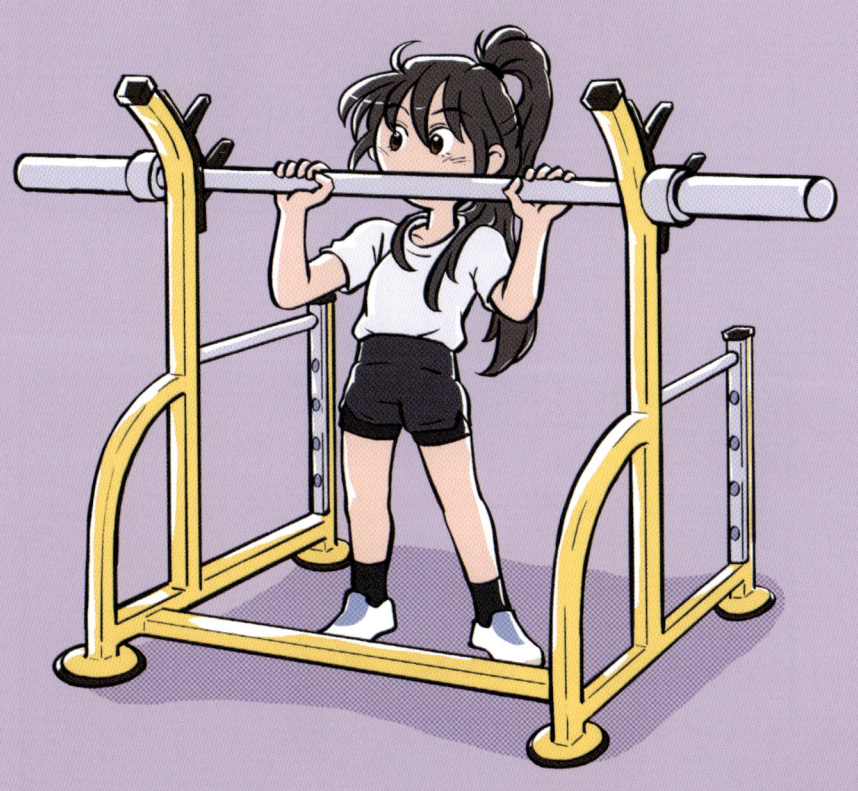

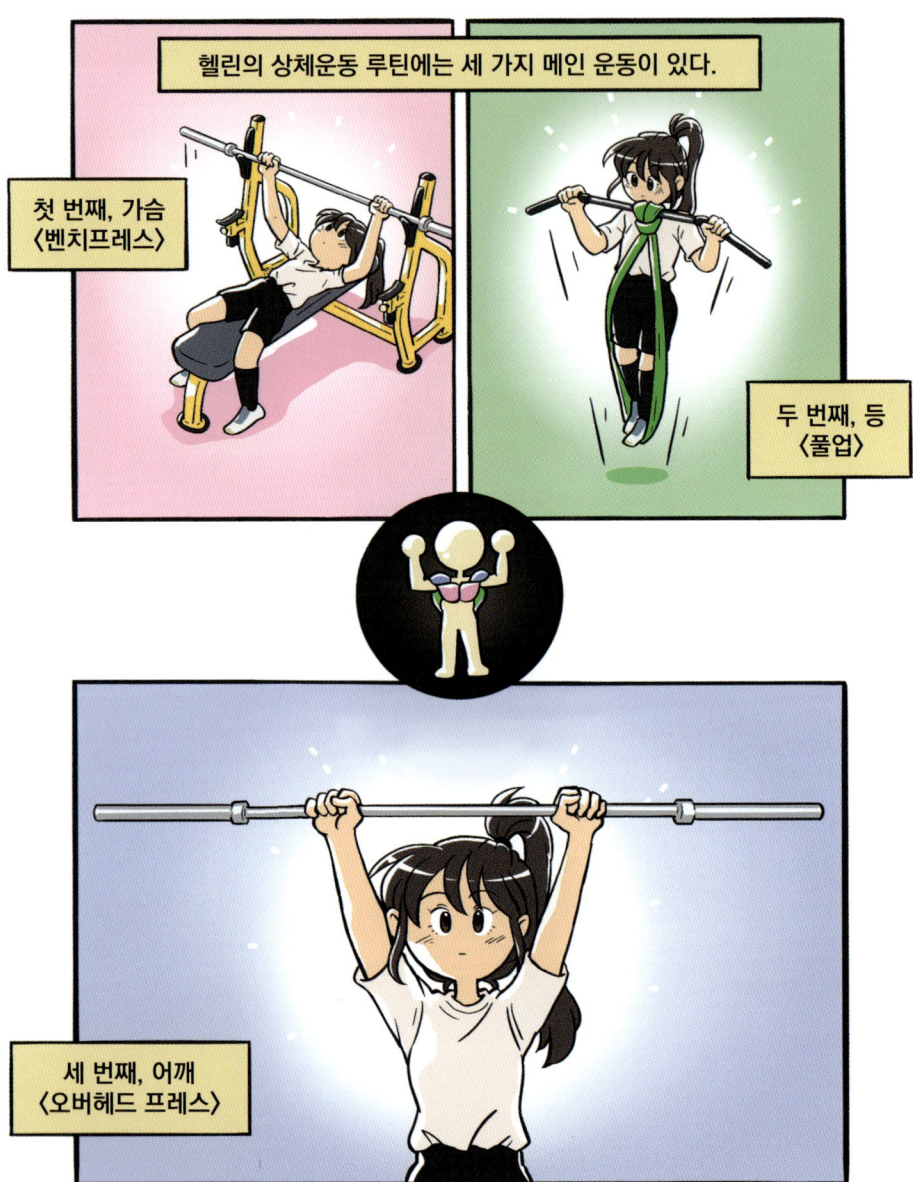

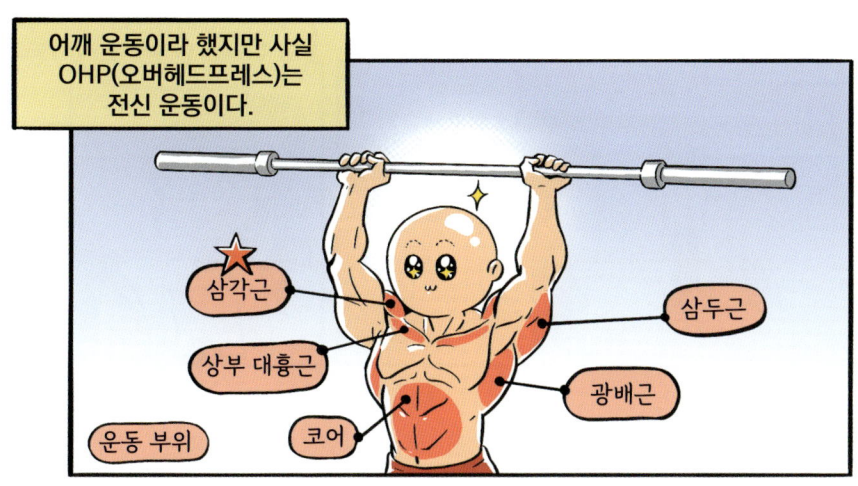

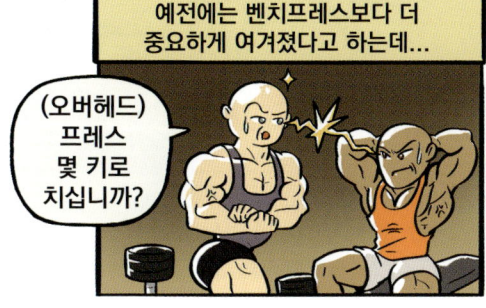

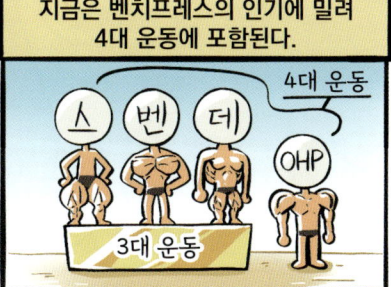

※ 4대 운동 종목은 사람마다 의견이 달라서 OHP 대신 바벨로우를 넣는 사람들도 있다.

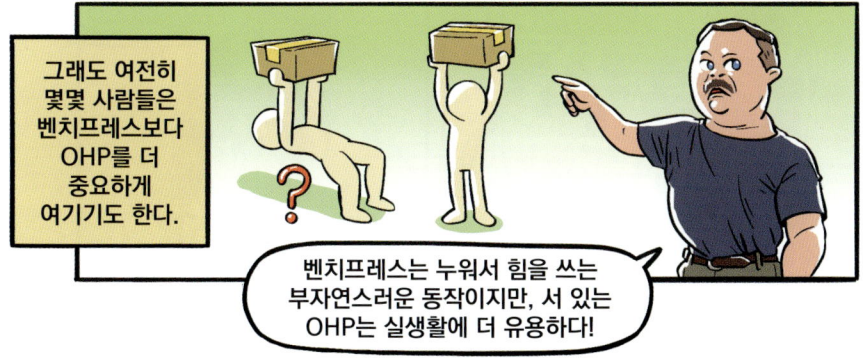

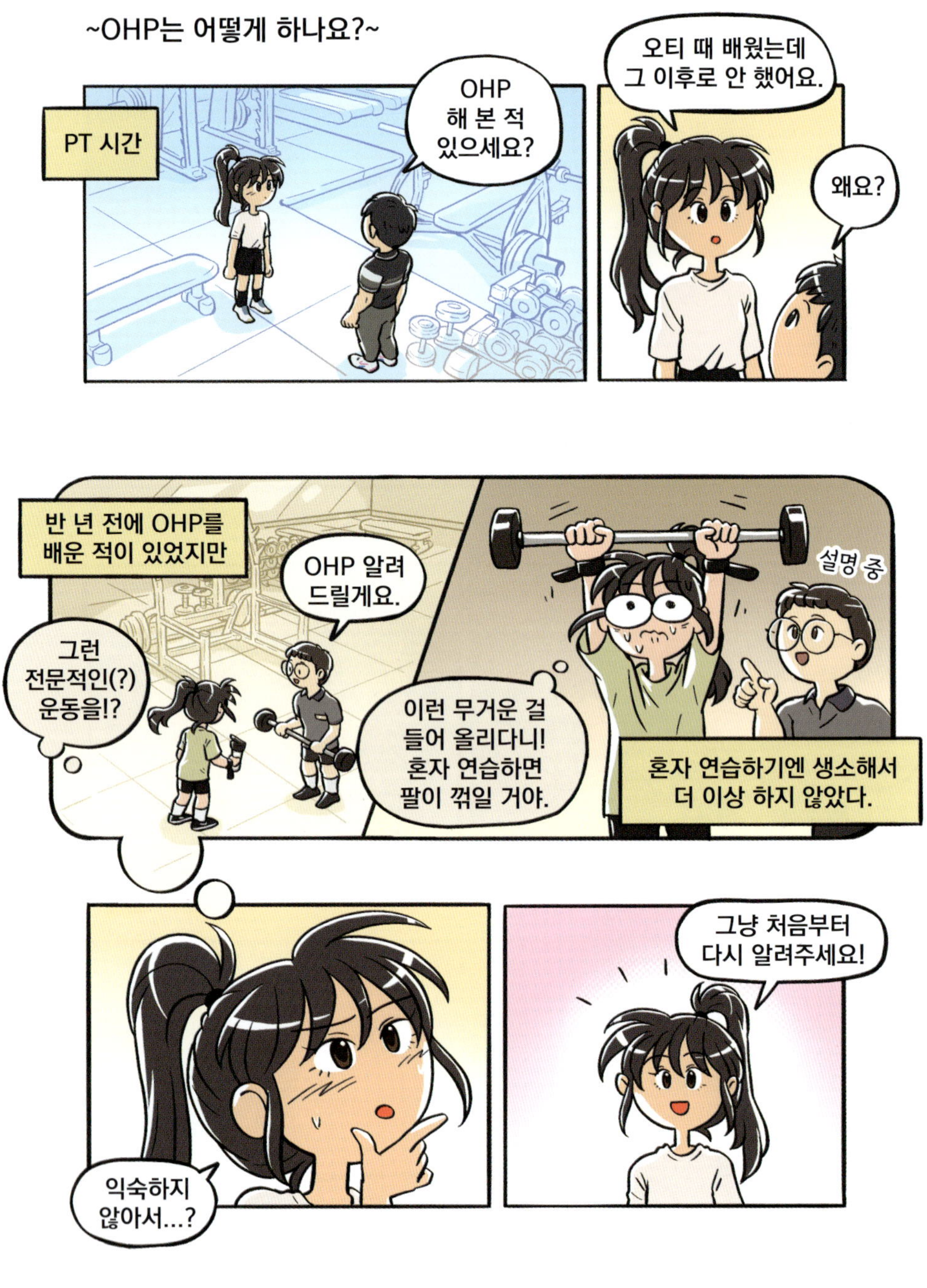

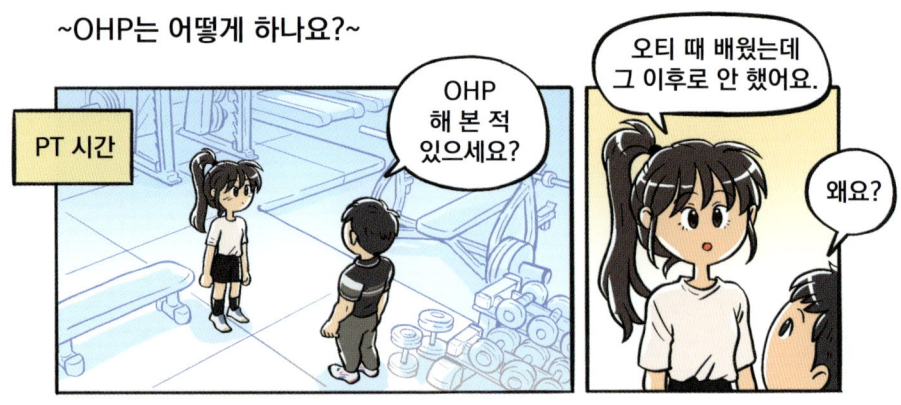

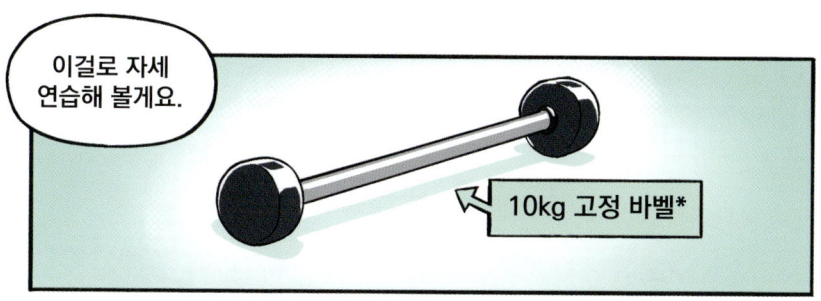

*무게가 고정되어 있는 바벨. 팔 운동할 때 유용하다.

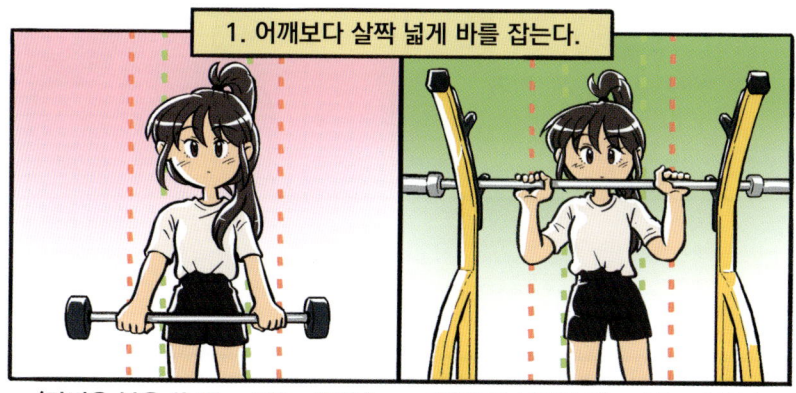

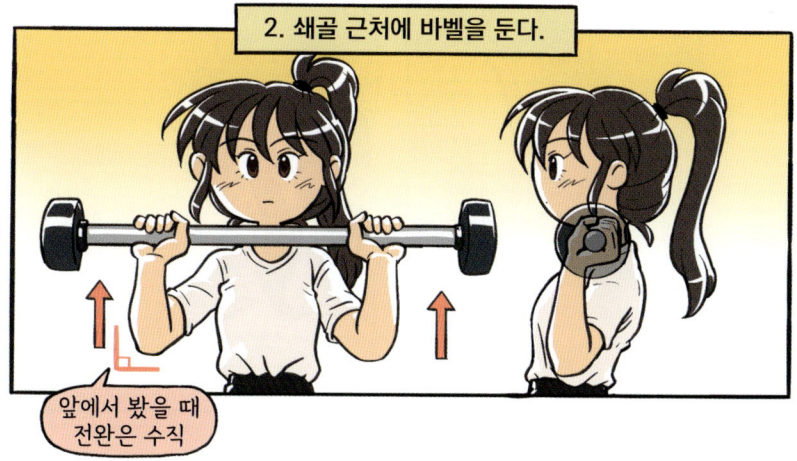

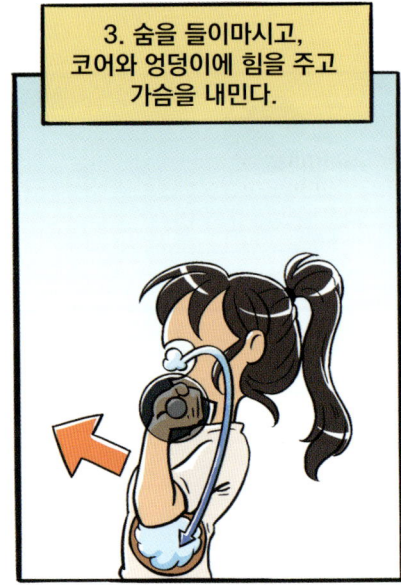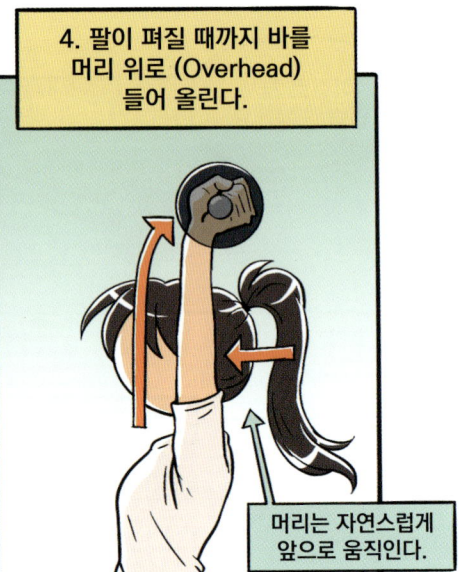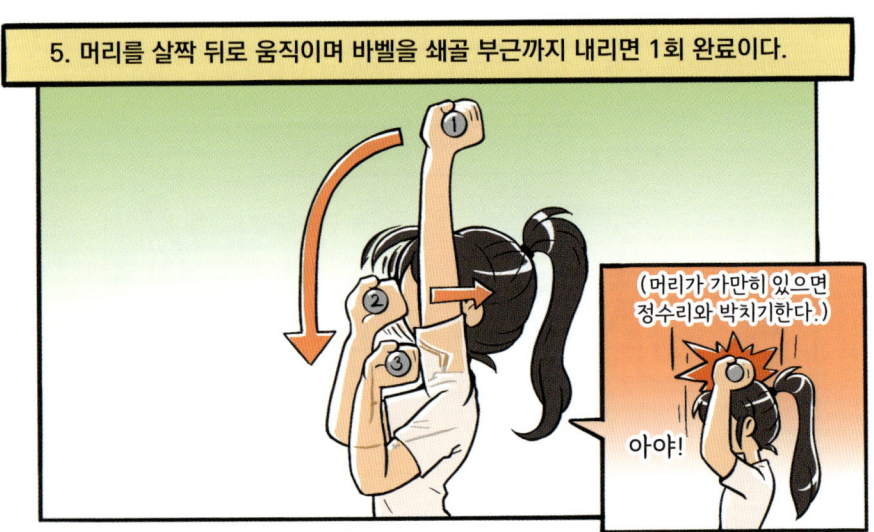

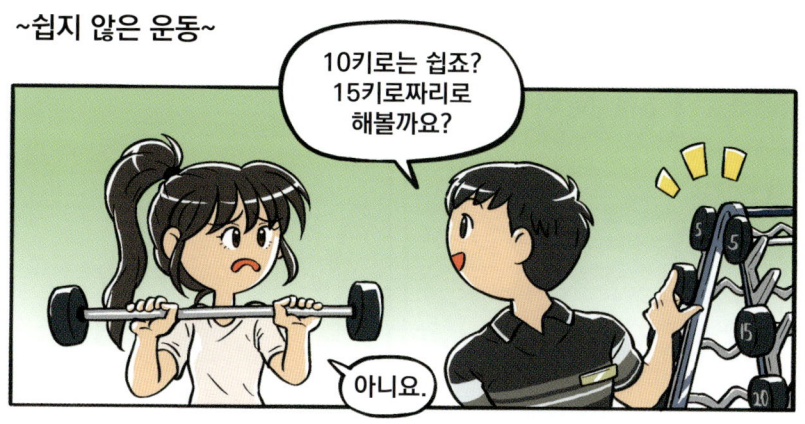
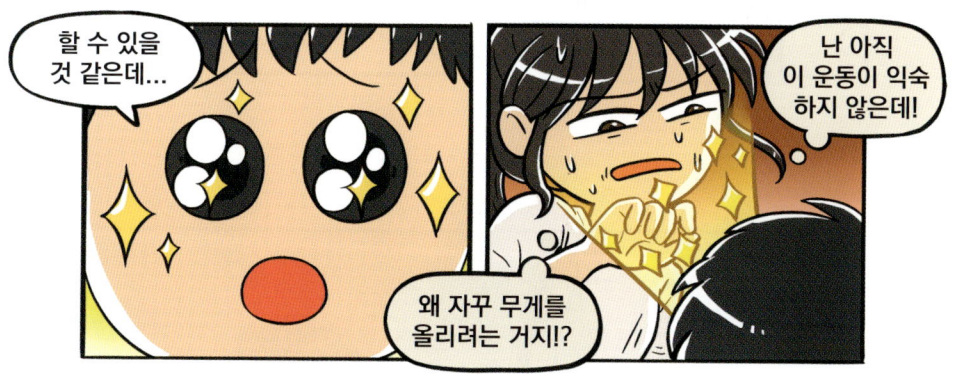
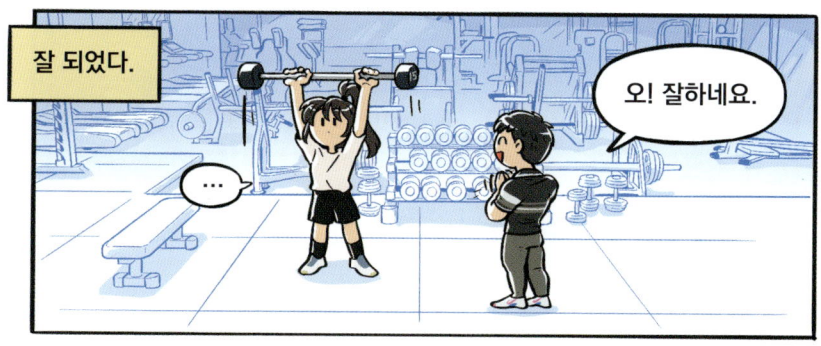

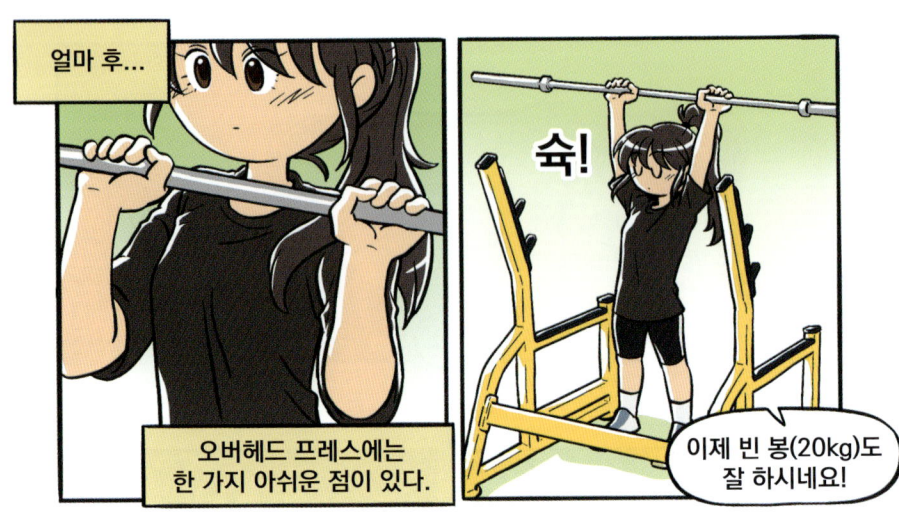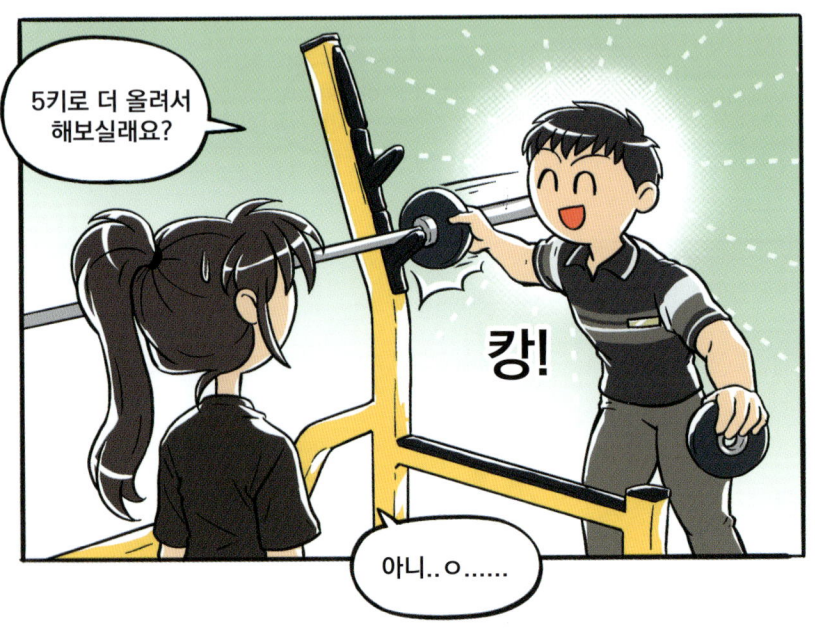

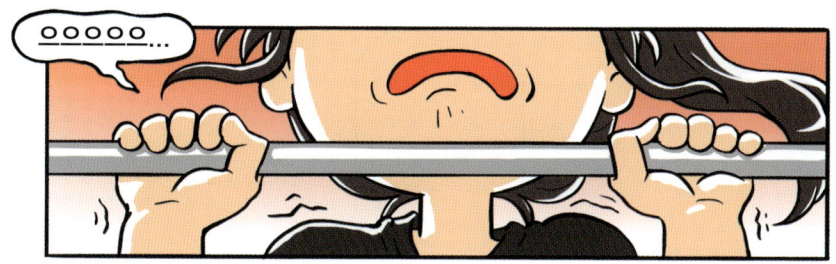
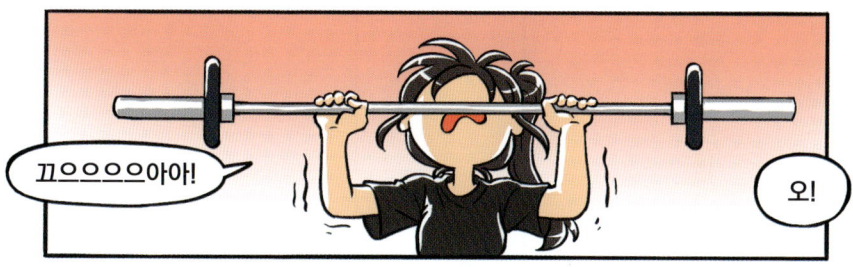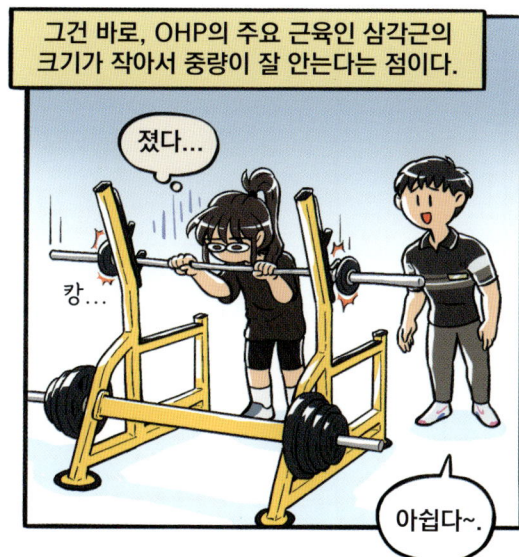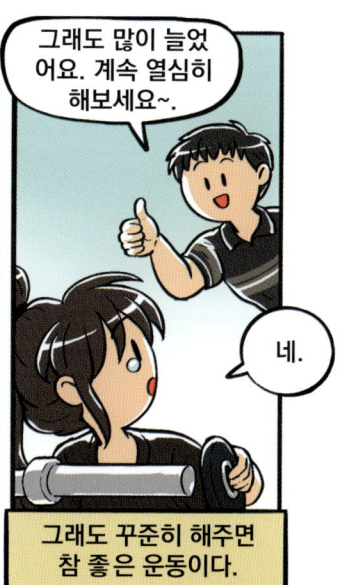

0주 차
1주 차
2주 차
3주 차
4주 차
5주 차
6주 차
7주 차
8주 차
9주 차
10주 차
11주 차
12주 차
13주 차
14주 차
15주 차
16주 차
바프 이후

15화. 마음의 감기

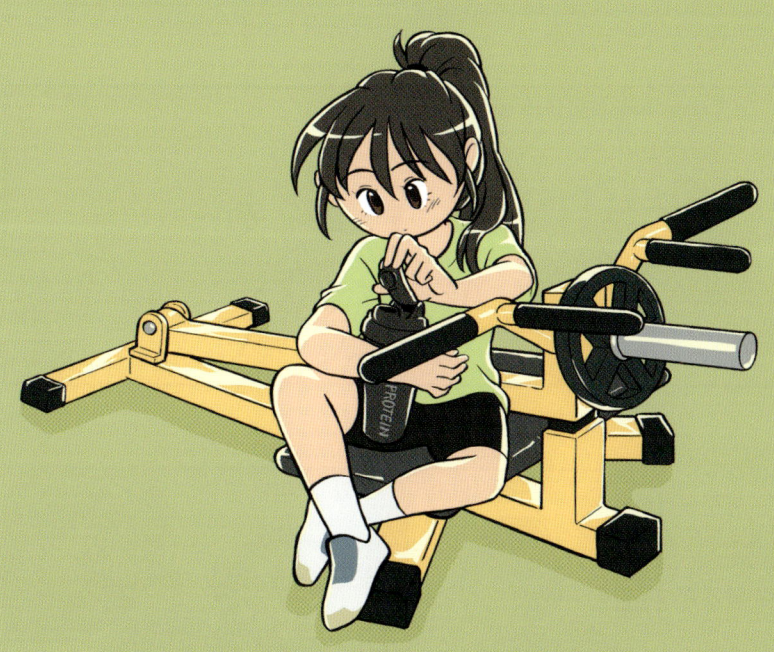

~기쁜 일과 슬픈 일~

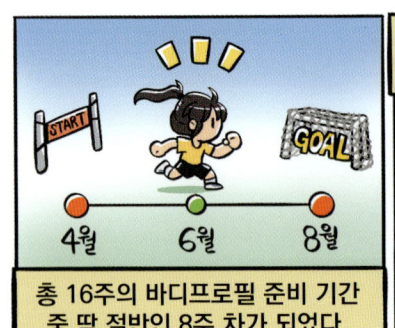

총 16주의 바디프로필 준비 기간 중 딱 절반인 8주 차가 되었다.

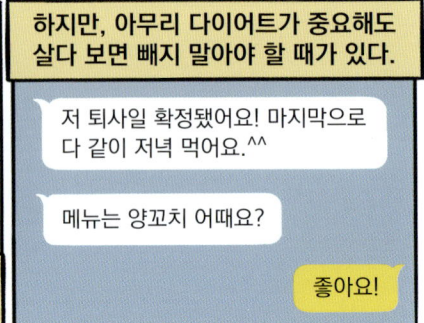

하지만, 아무리 다이어트가 중요해도 살다 보면 빼지 말아야 할 때가 있다.

저 퇴사일 확정됐어요! 마지막으로 다 같이 저녁 먹어요.^^

메뉴는 양꼬치 어때요?

좋아요!

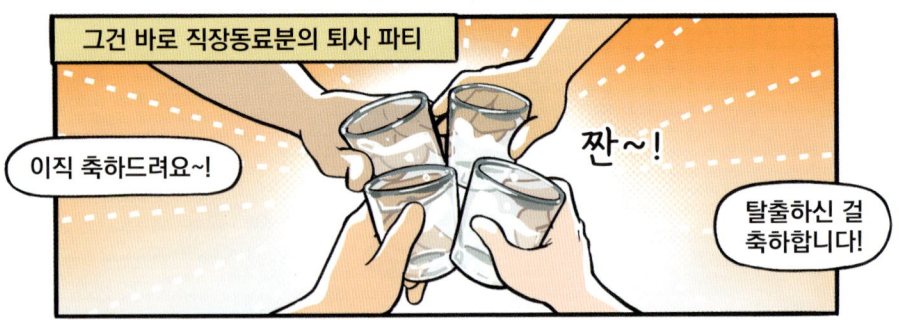

그건 바로 직장동료분의 퇴사 파티

이직 축하드려요~!

짠~!

탈출하신 걸 축하합니다!

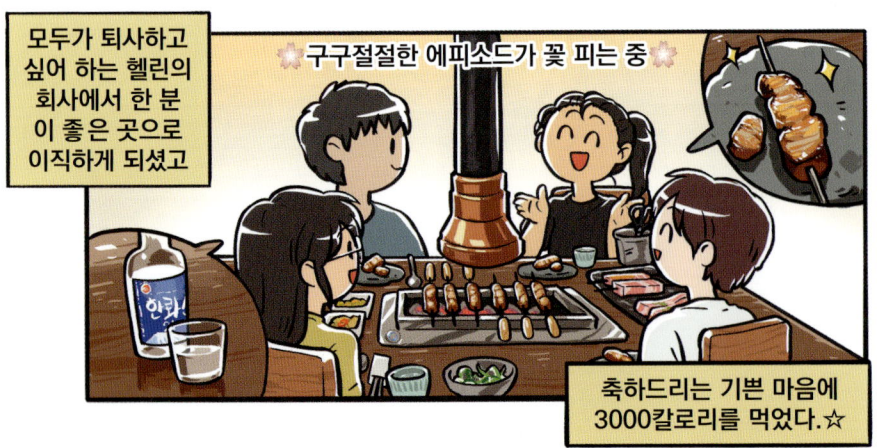

모두가 퇴사하고 싶어 하는 헬린의 회사에서 한 분이 좋은 곳으로 이직하게 되셨고

구구절절한 에피소드가 꽃 피는 중

축하드리는 기쁜 마음에 3000칼로리를 먹었다.☆

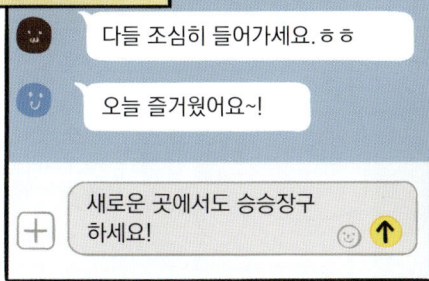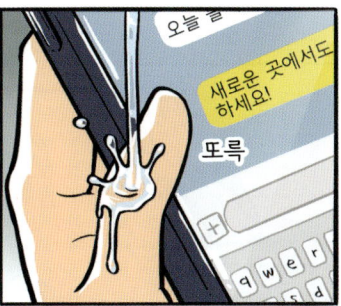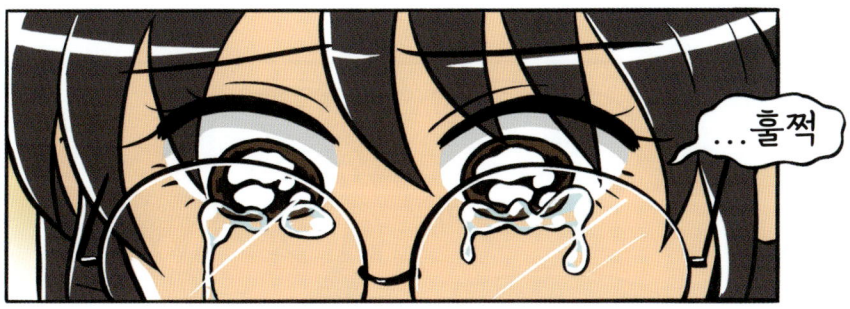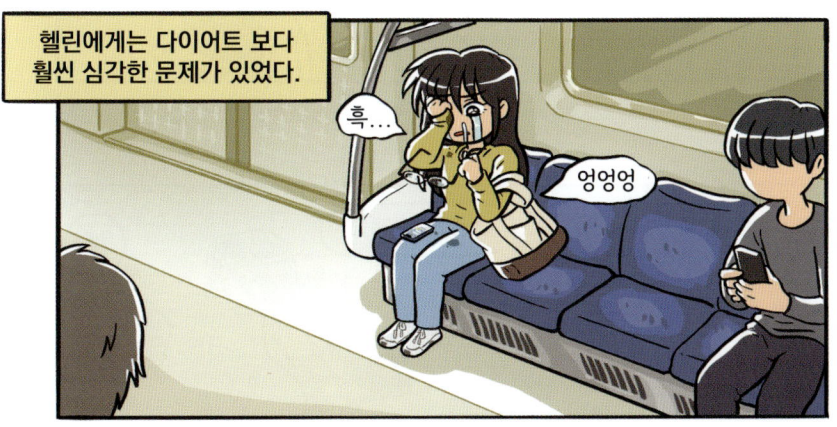

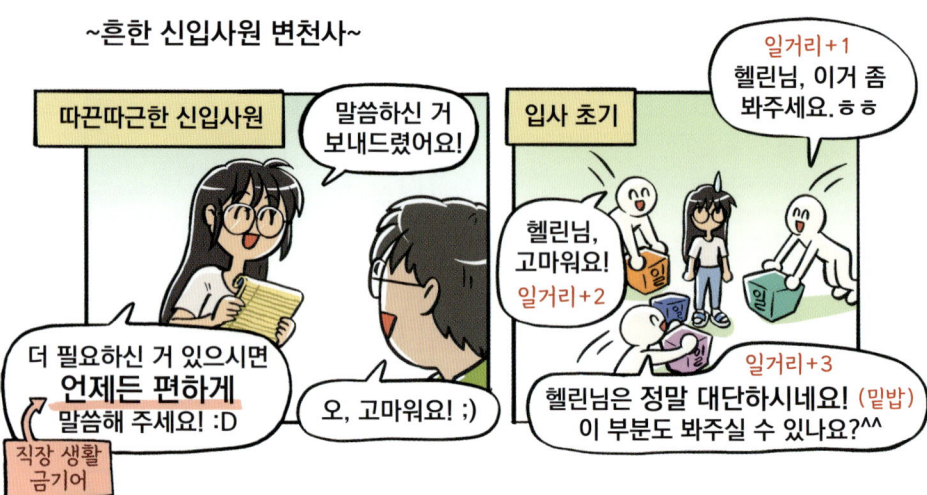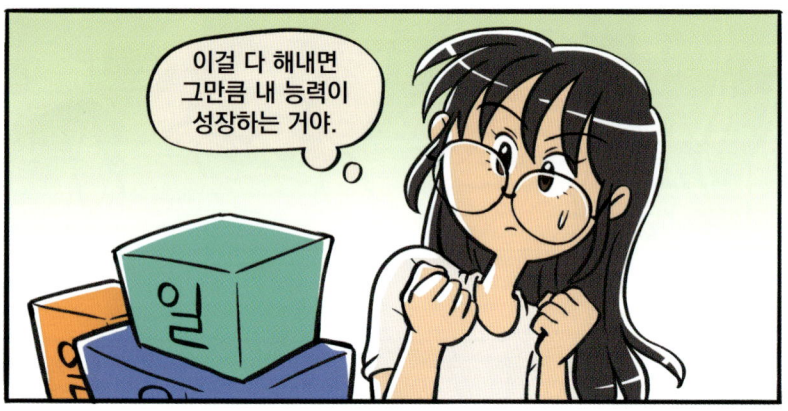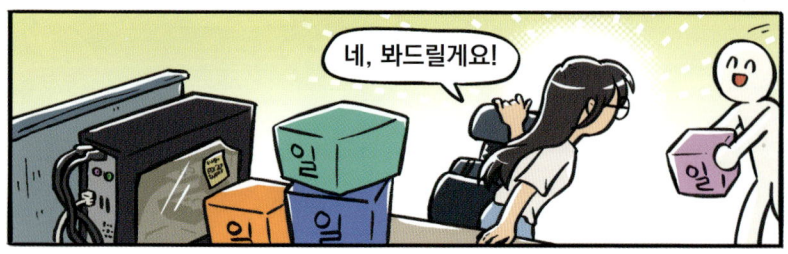

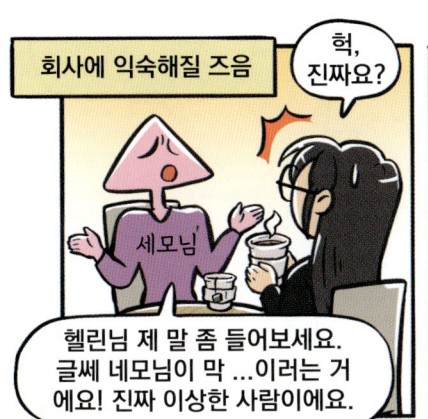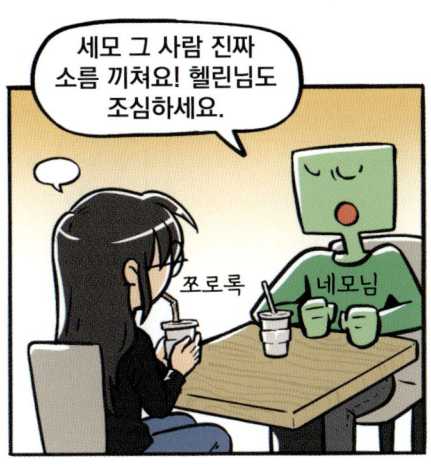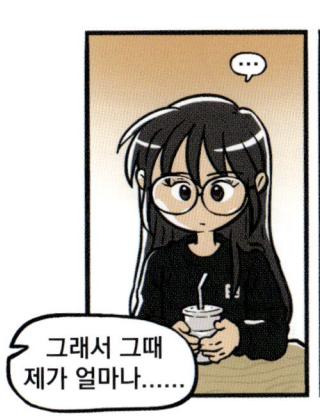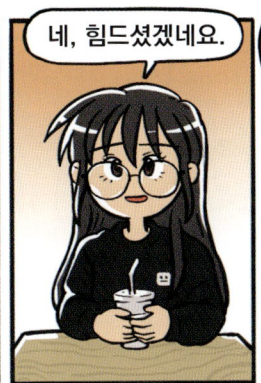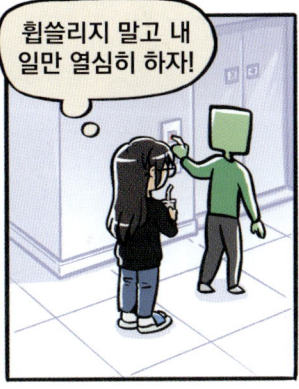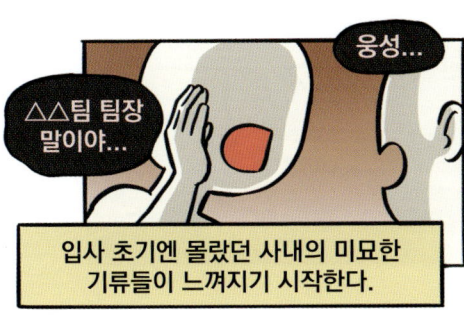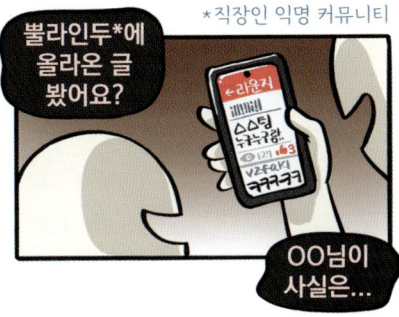

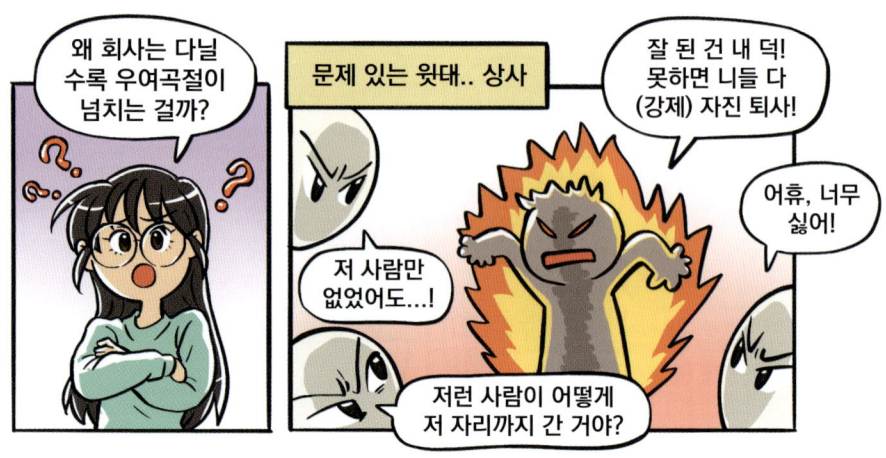

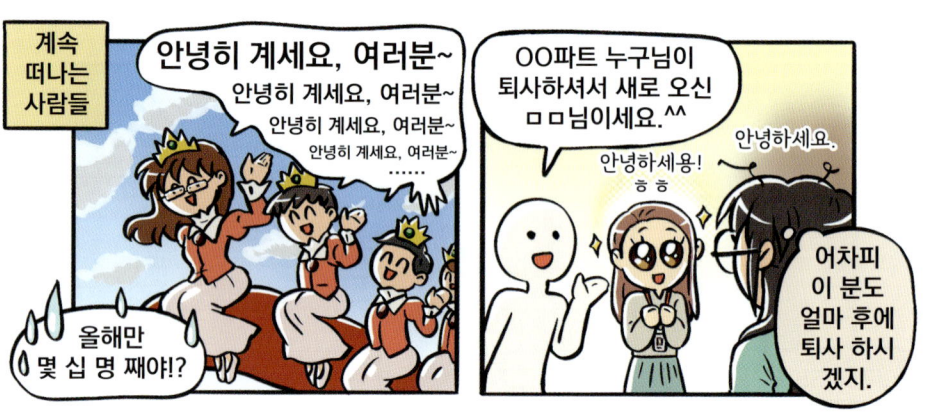

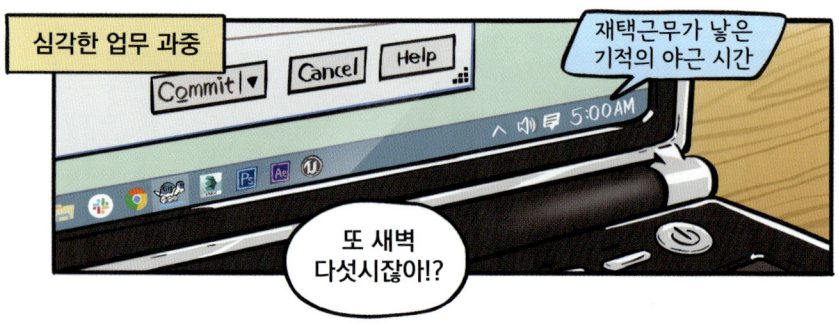

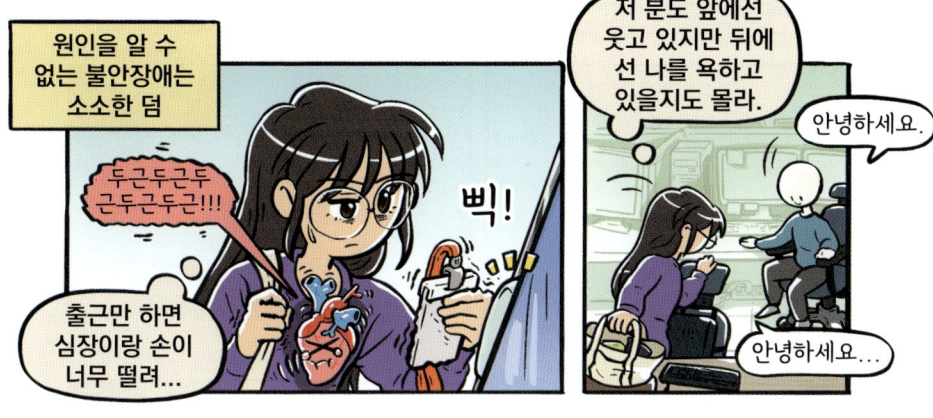
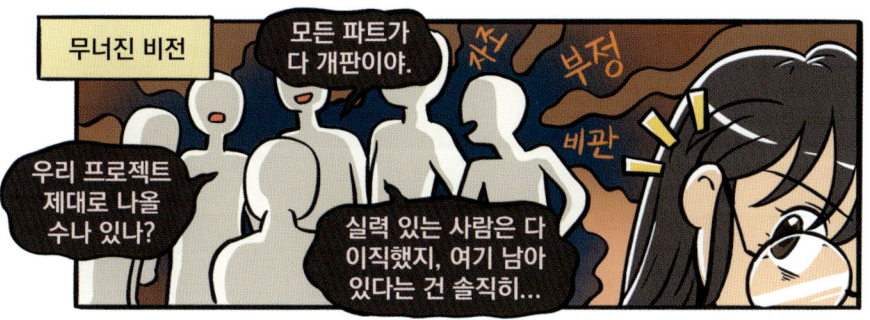
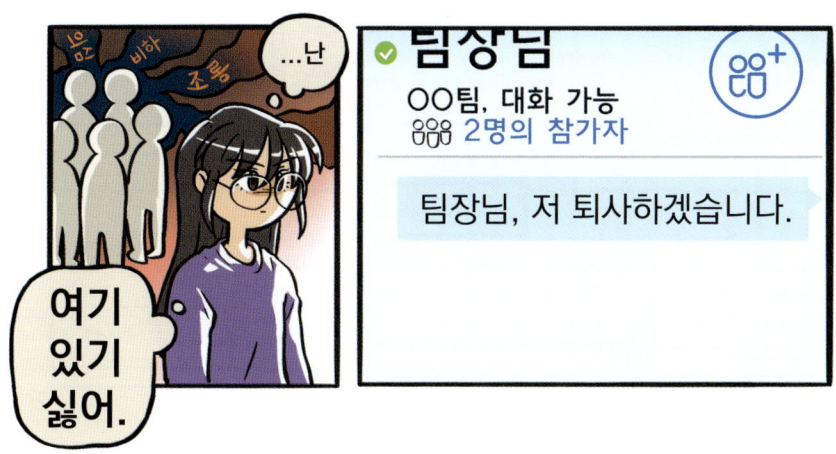

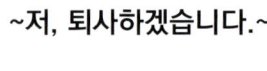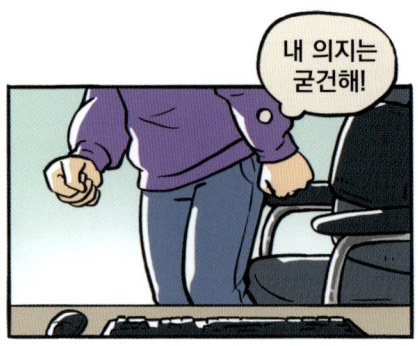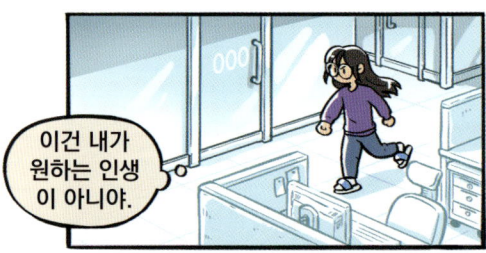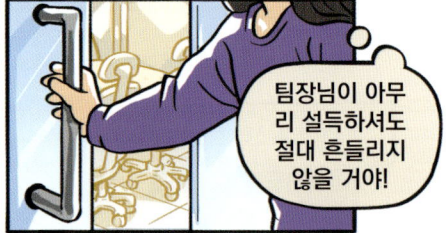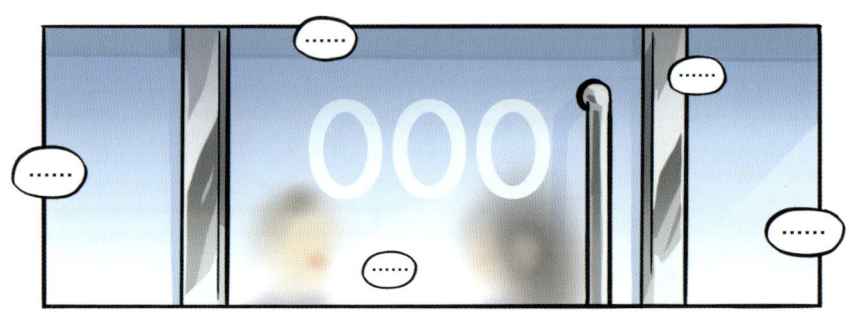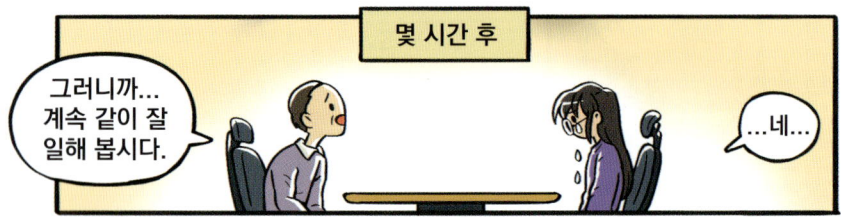

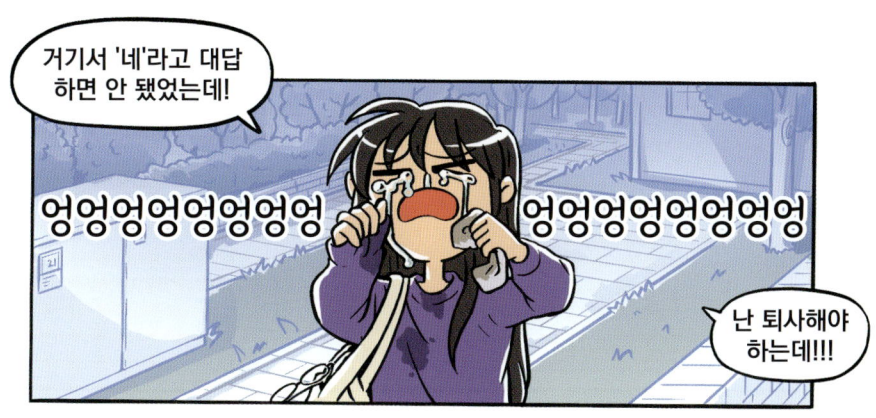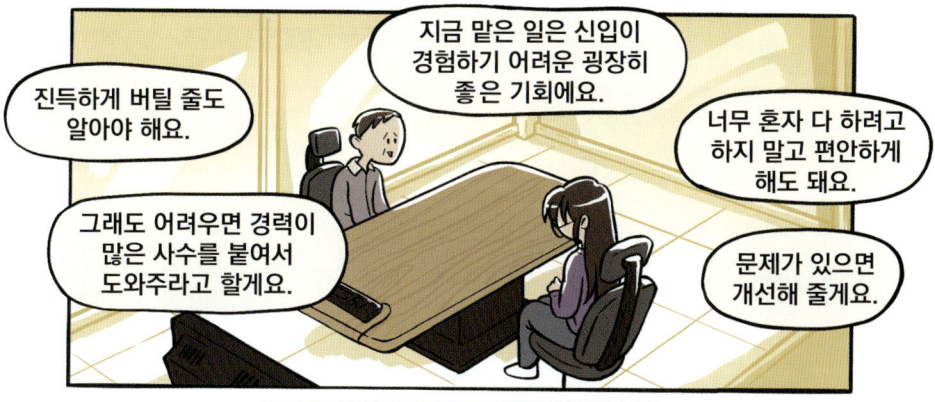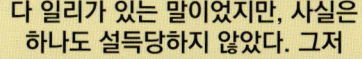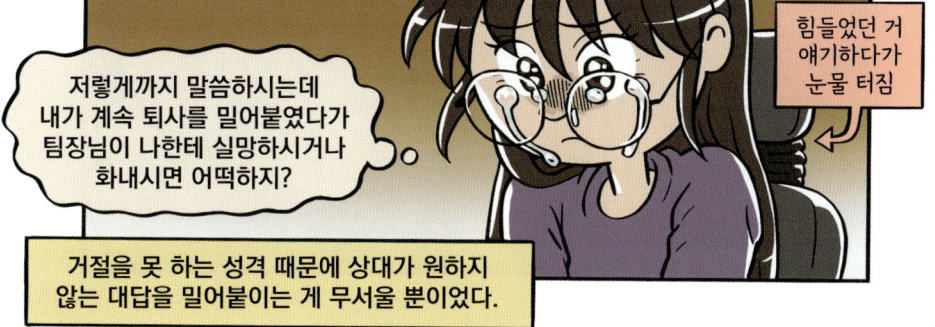

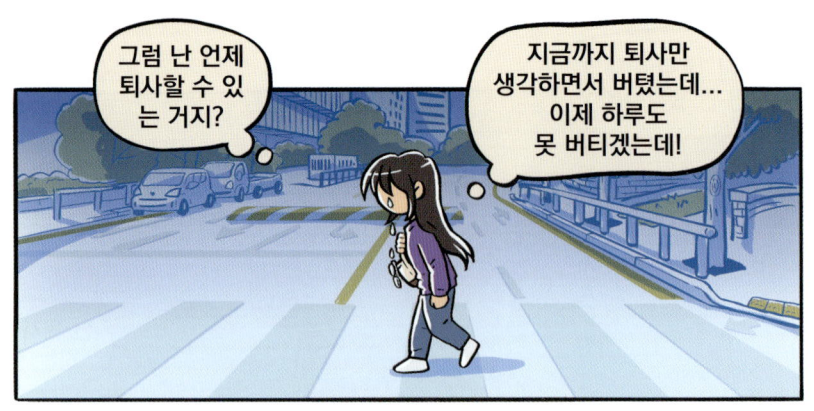

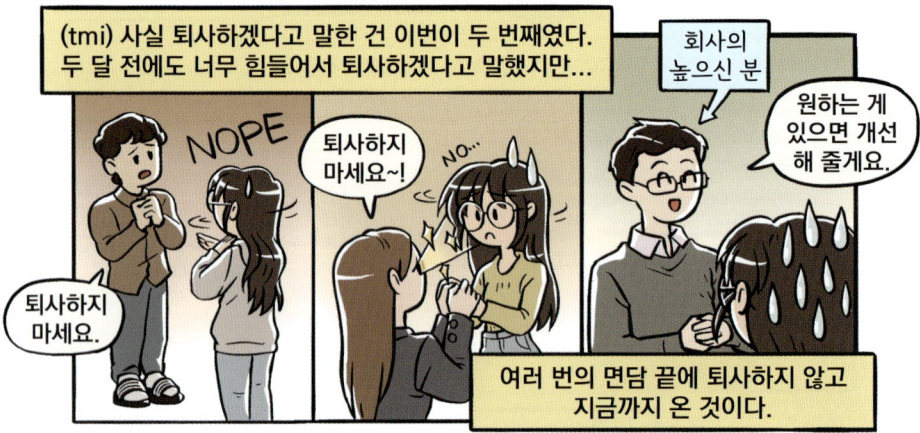

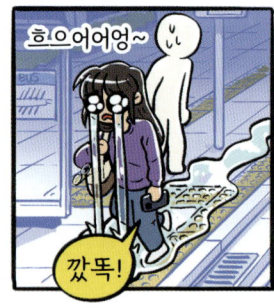

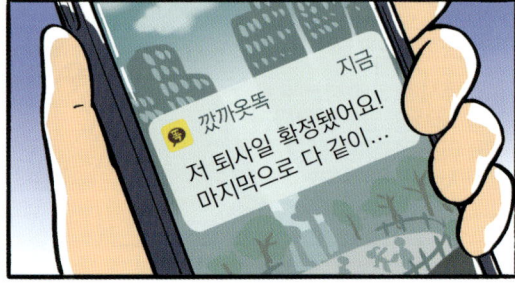

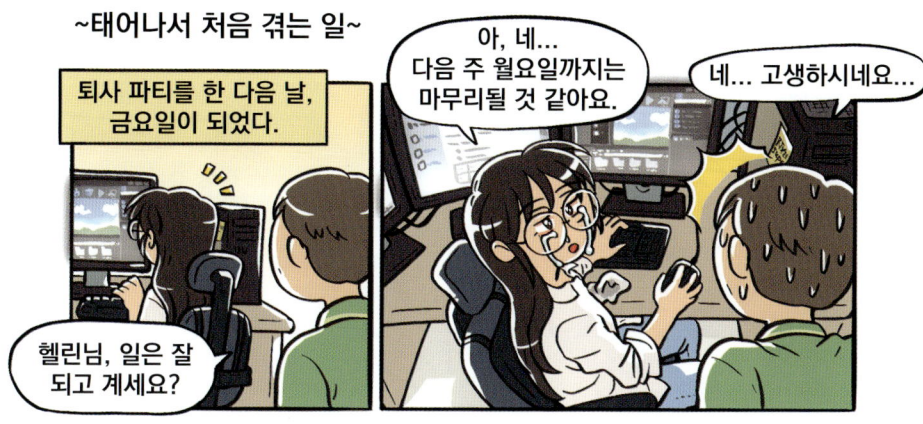
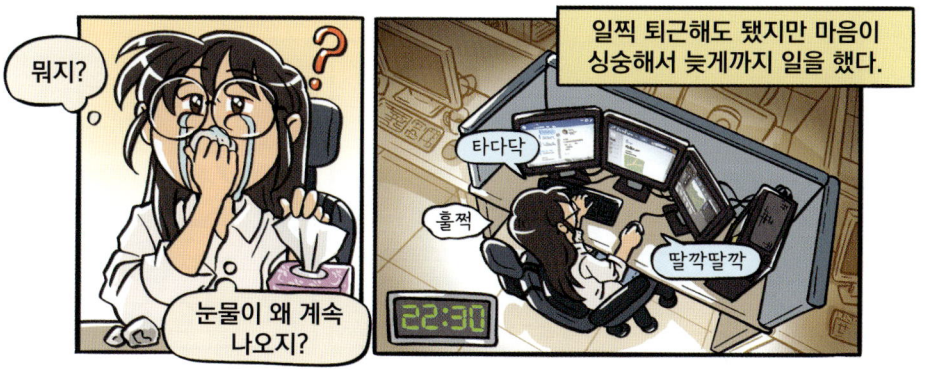
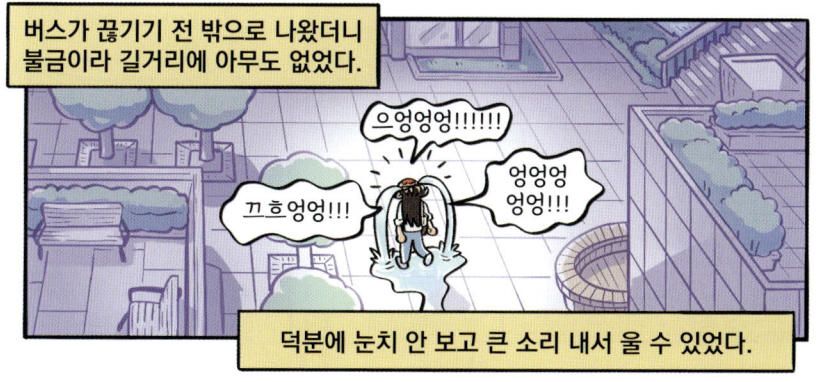

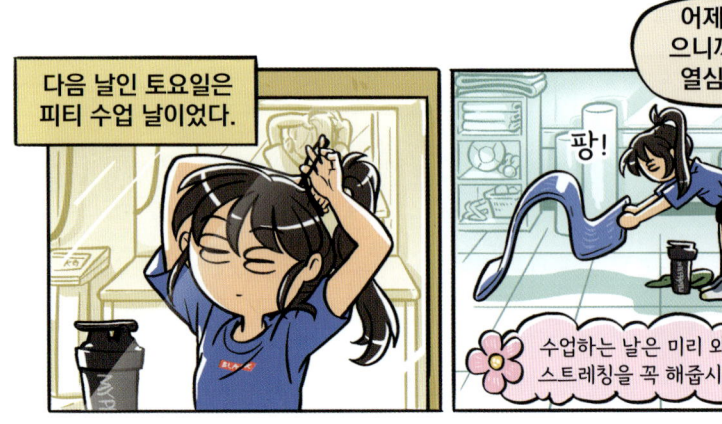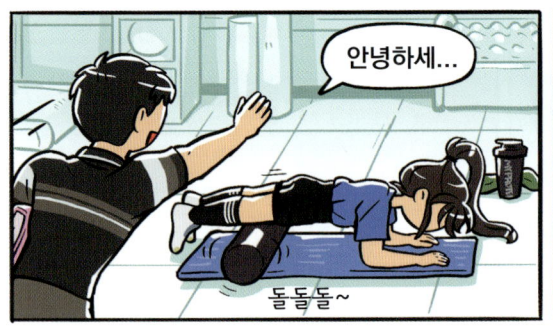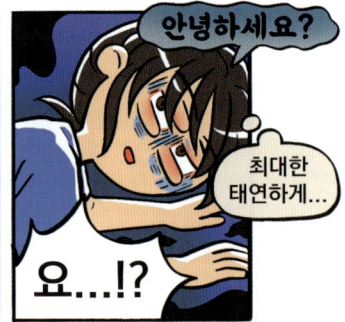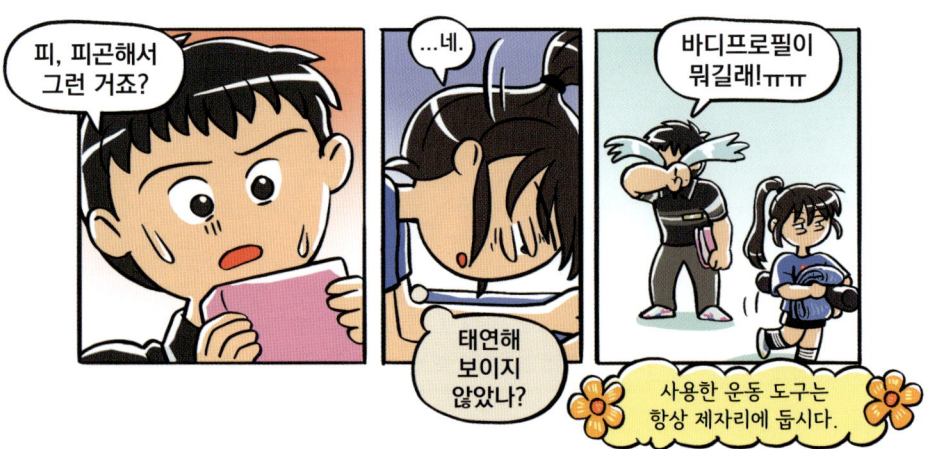

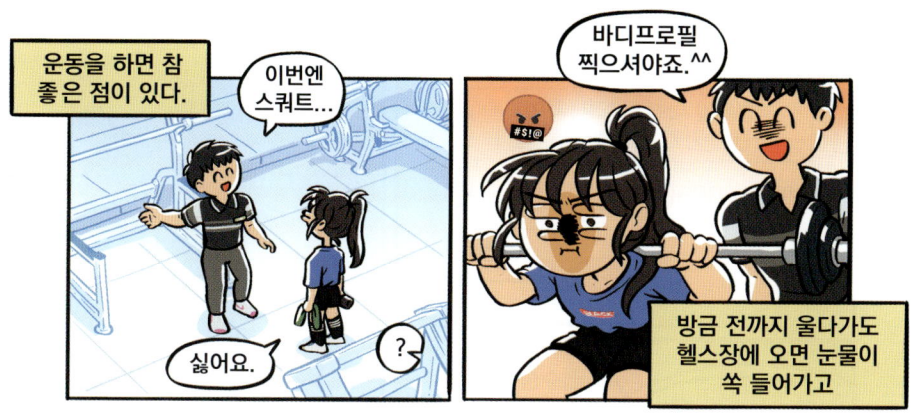
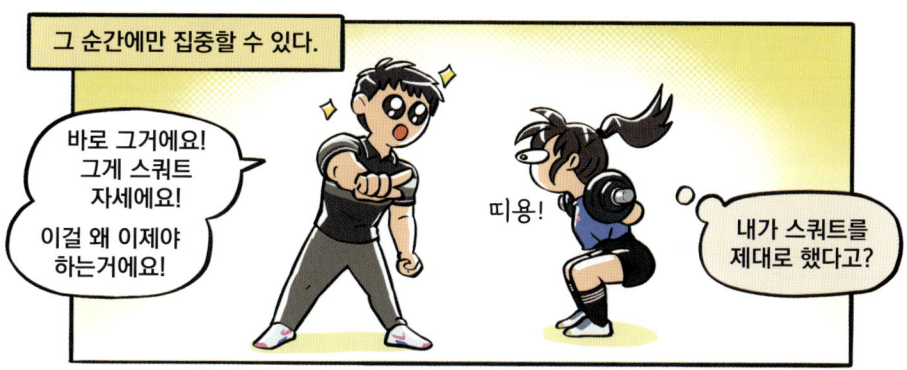
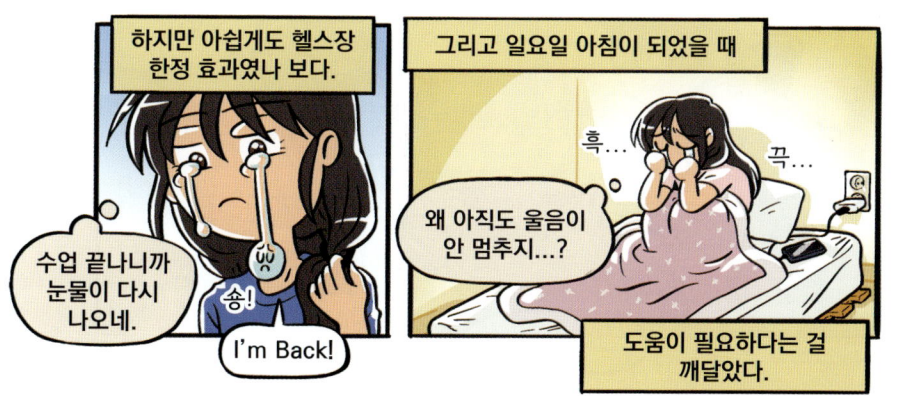

~마음의 감기~

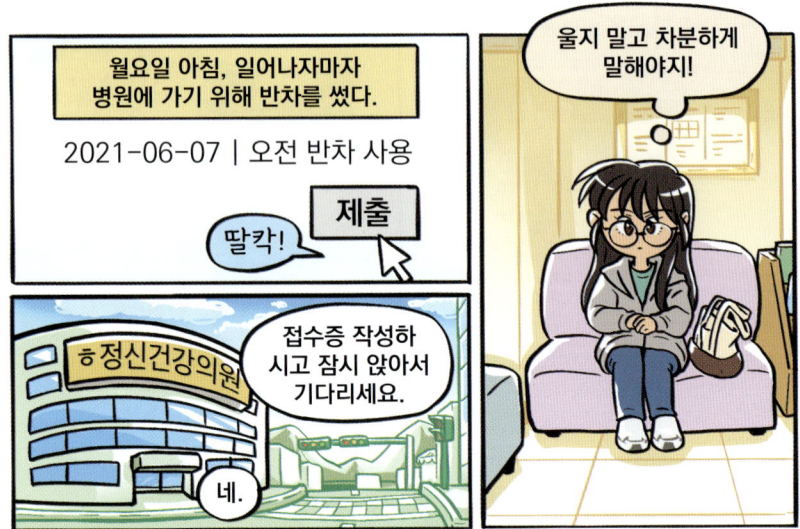

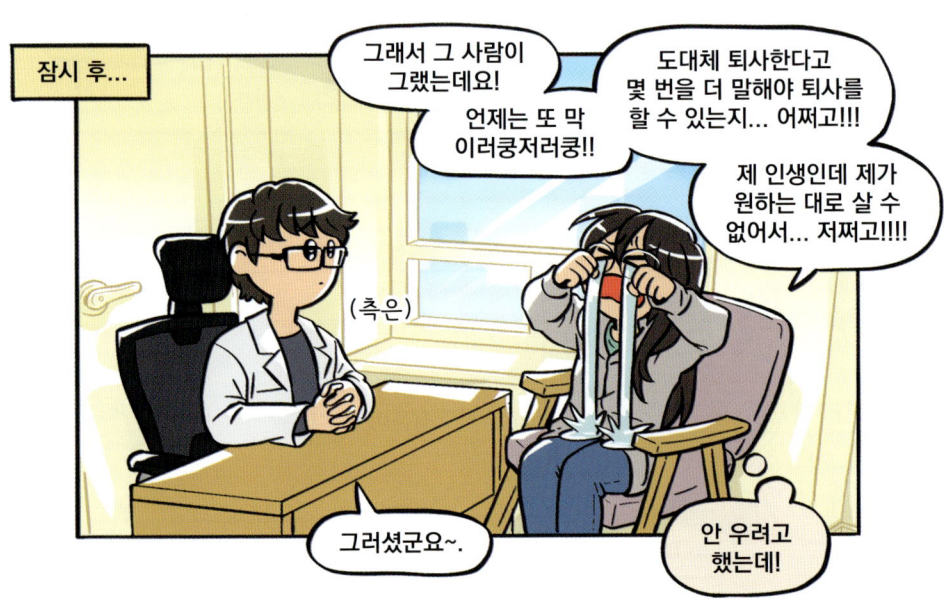

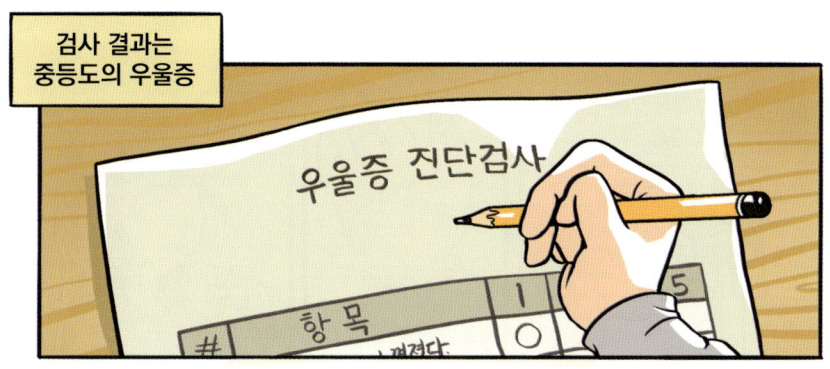

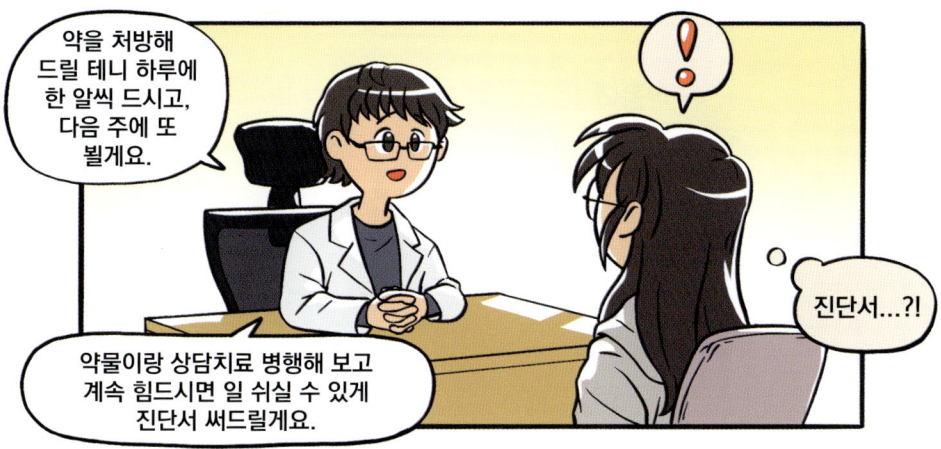

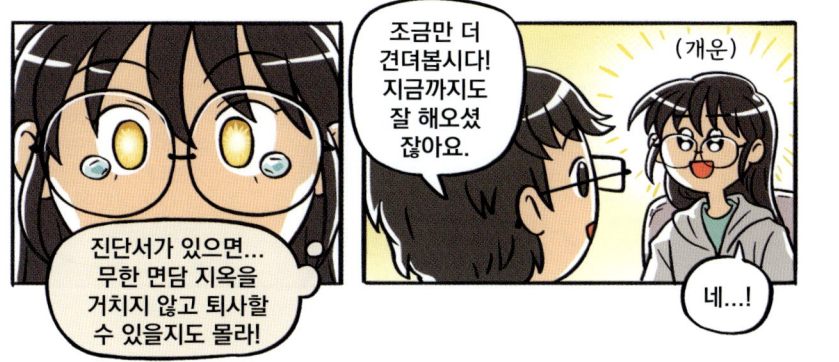

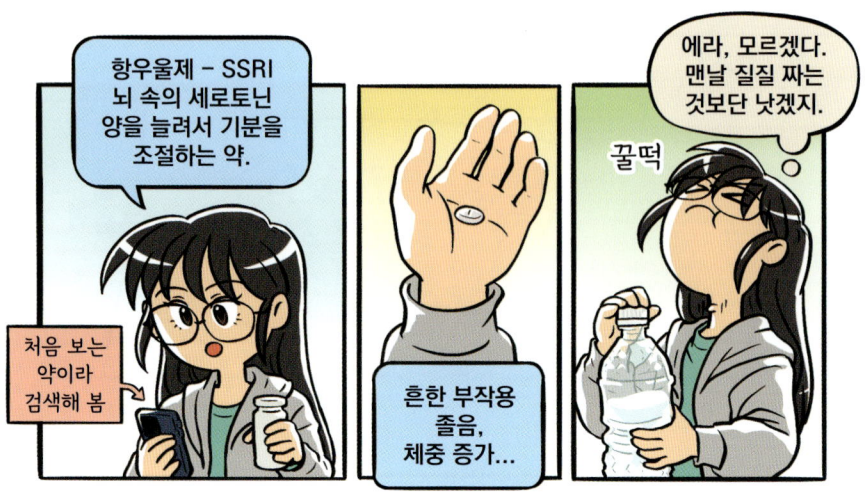

~마음에 폭풍이 지나간 8주 차 결과~

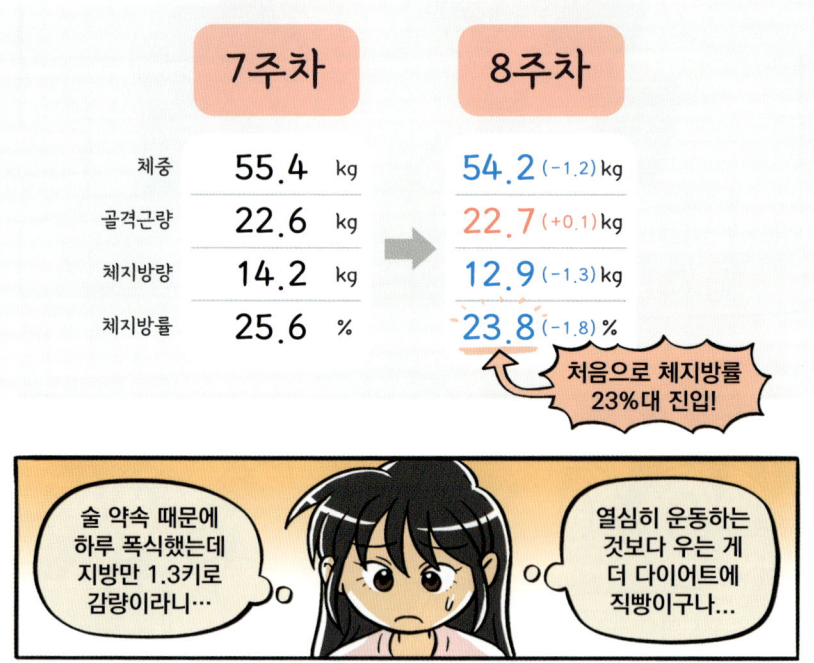

바프일기

0주 차

1주 차

2주 차

3주 차

4주 차

5주 차

6주 차

7주 차

8주 차
▼
9주 차

10주 차

11주 차

12주 차

13주 차

14주 차

15주 차

16주 차

바프 이후

16화. 스쿼트를 낱낱이 파헤쳐 보자

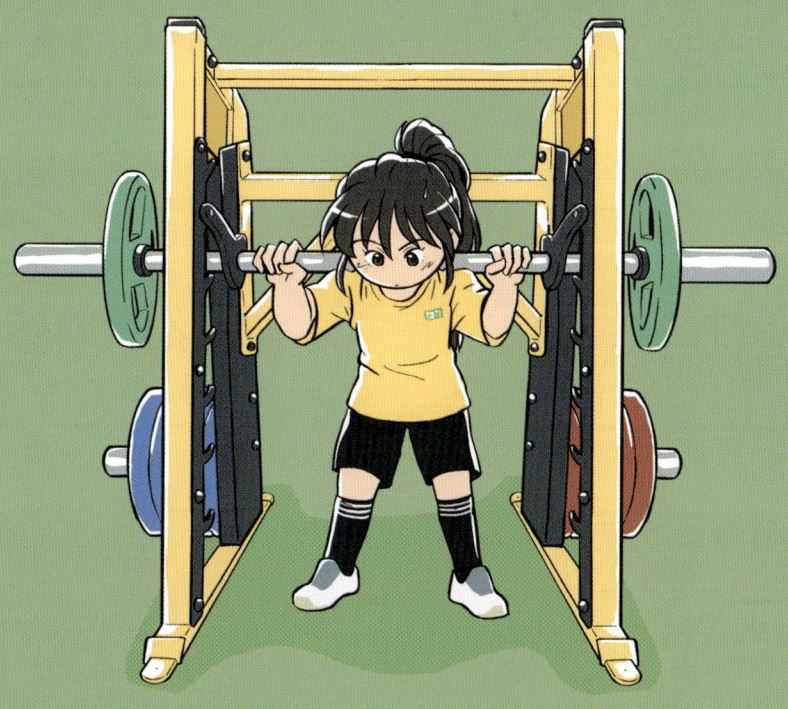

~모두가 인정하는 스쿼트 알못~

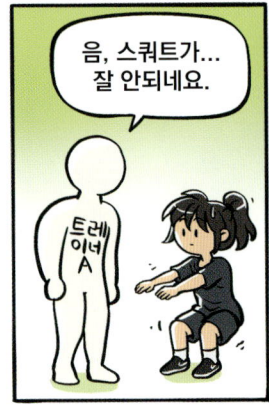
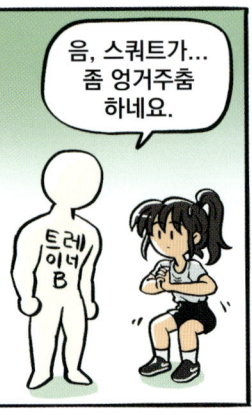
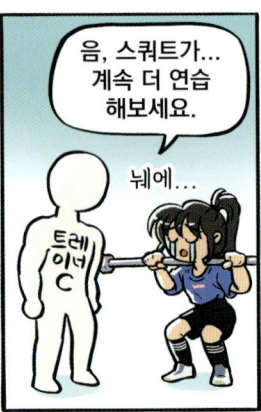
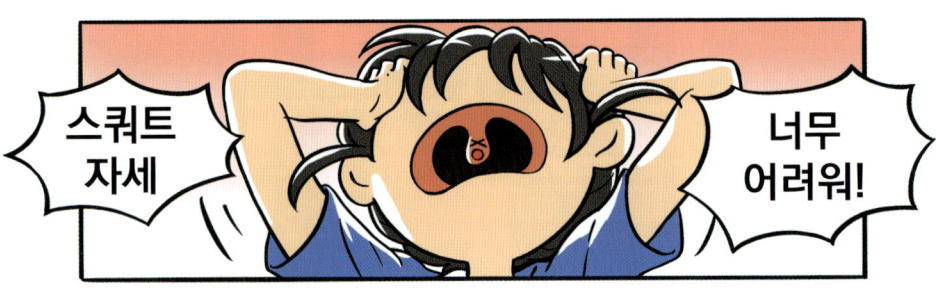
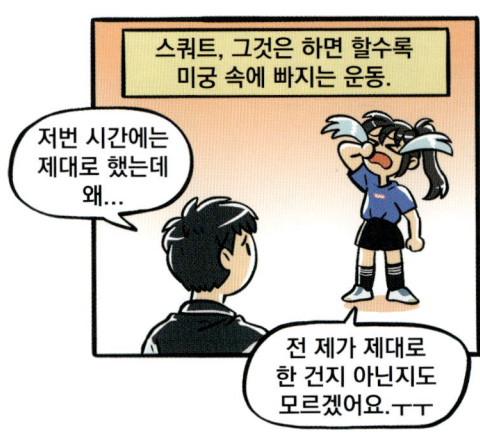
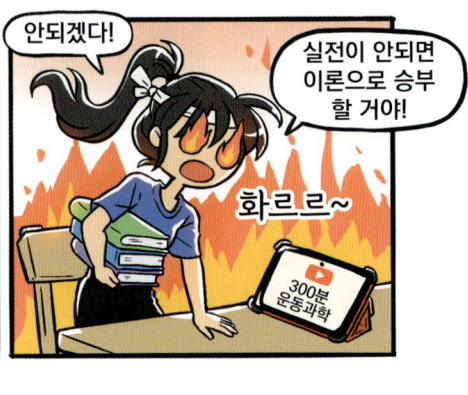

~스쿼트의 기본 움직임~

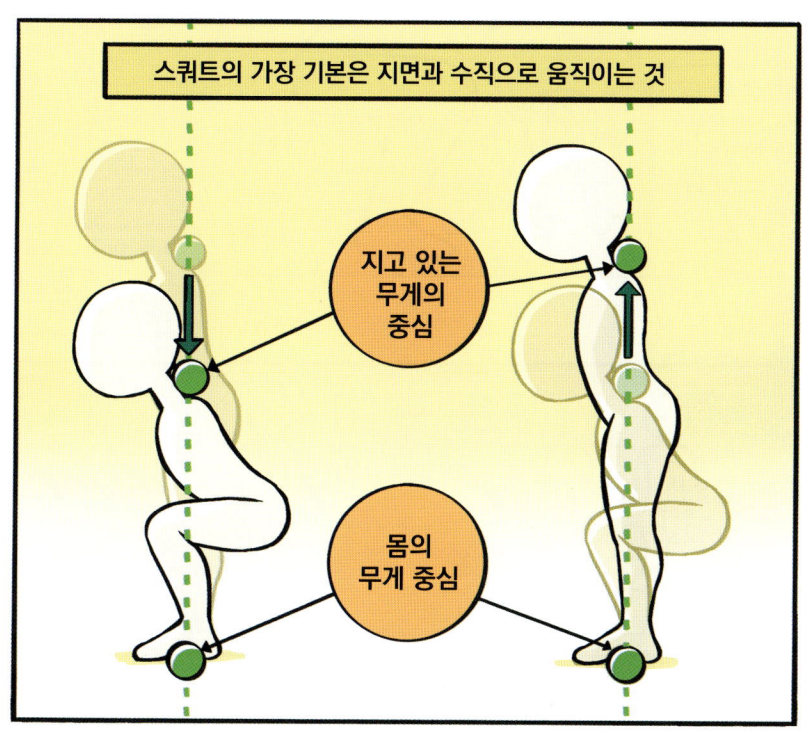

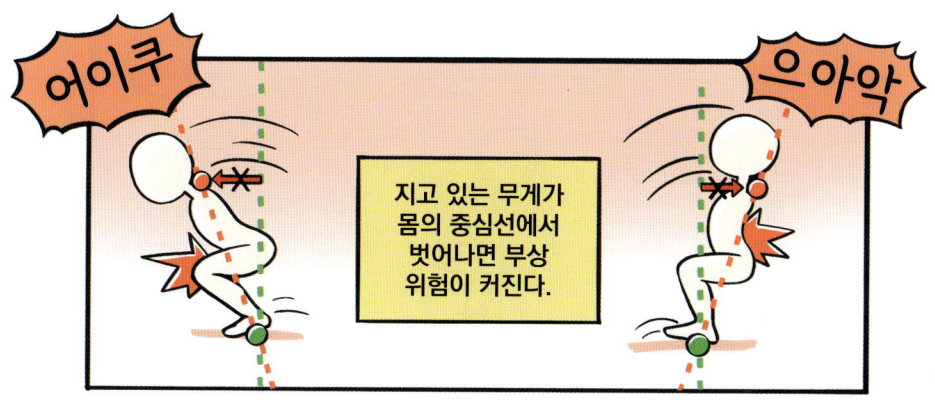

~무릎은 발끝을 넘어가면 안 되나요?~

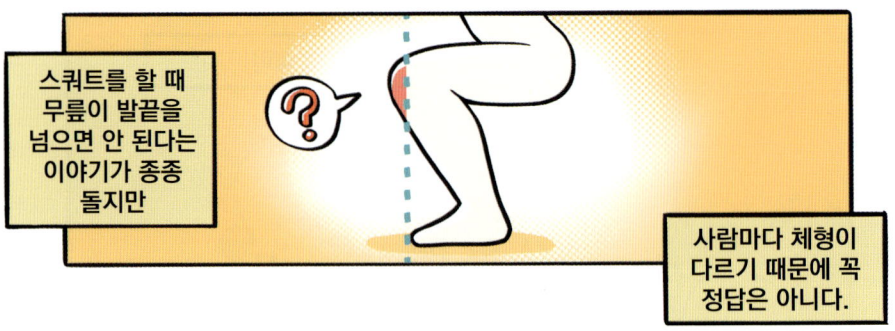

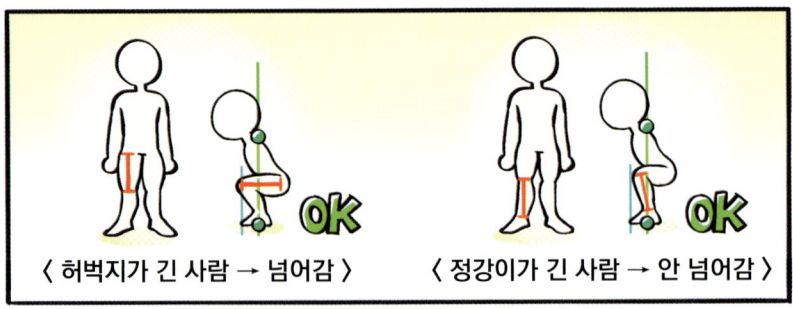

~발의 너비와 각도~

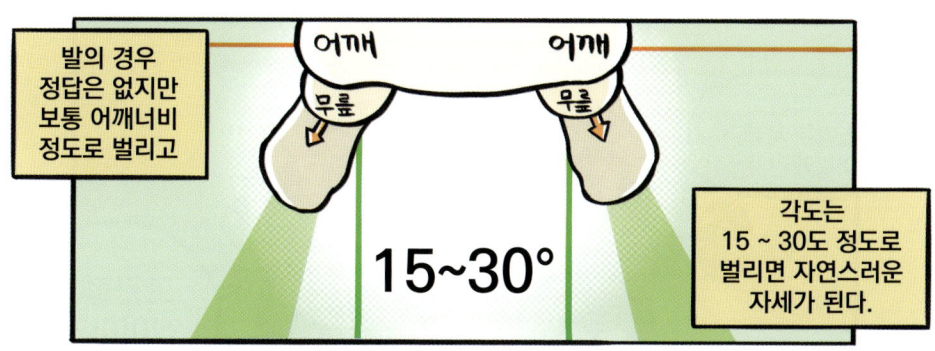

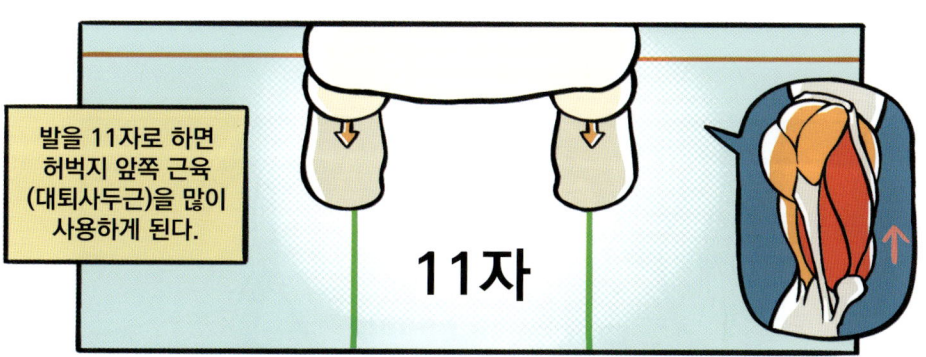

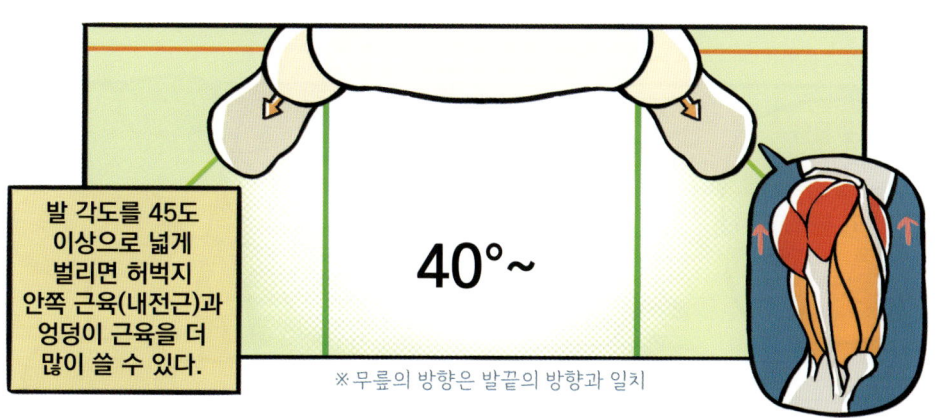

~하체 운동의 필수 움직임, 힙힌지~

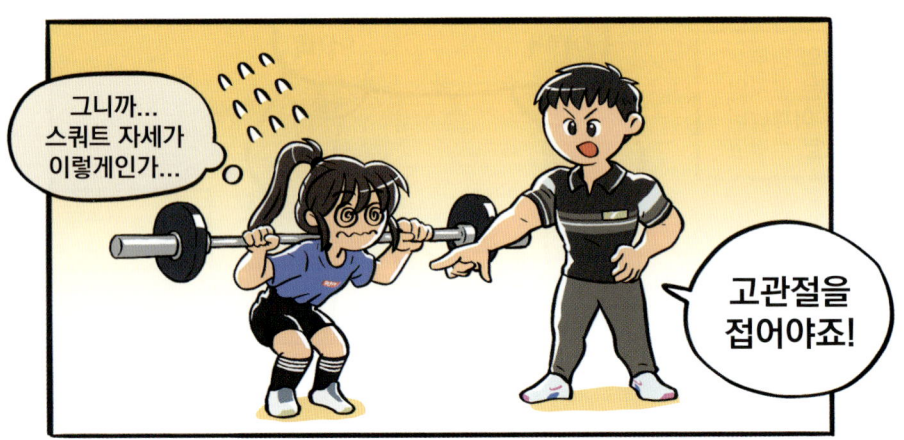

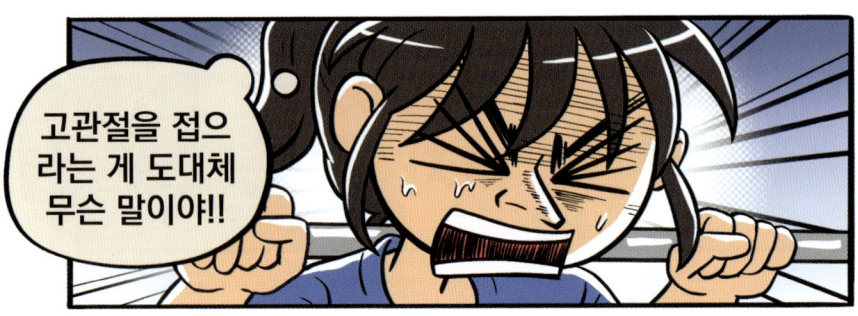

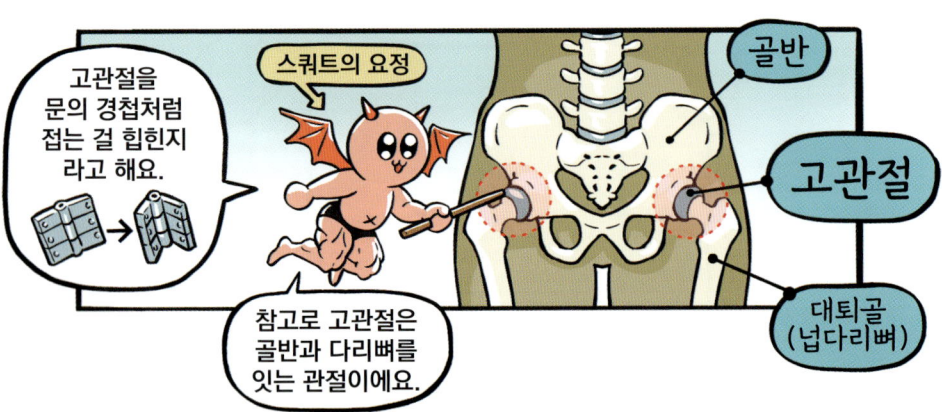

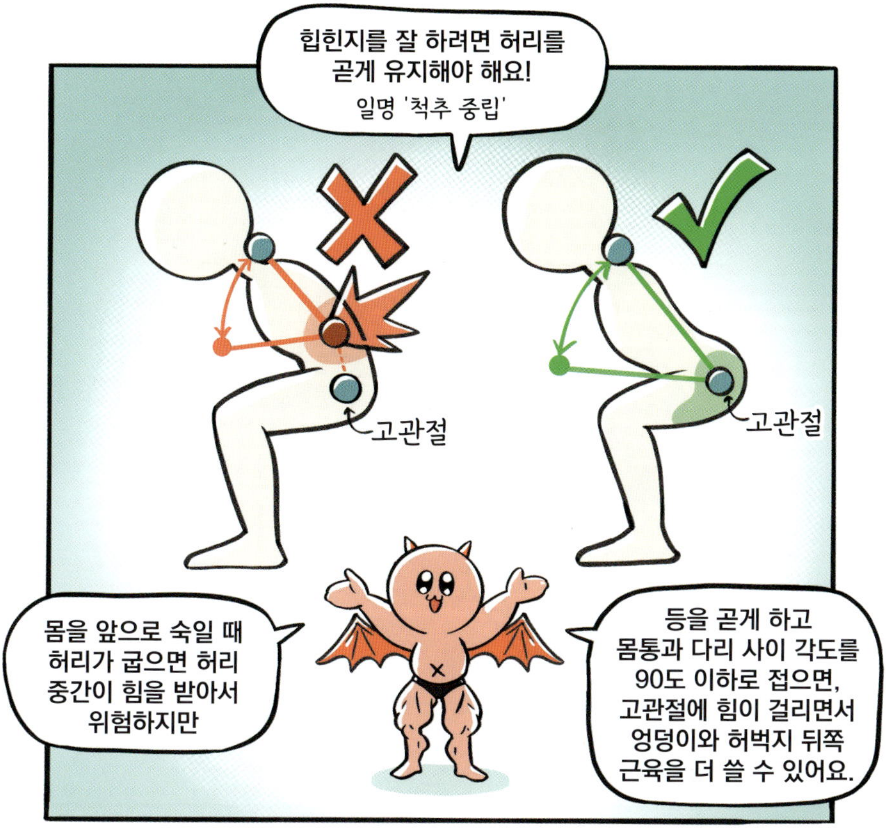

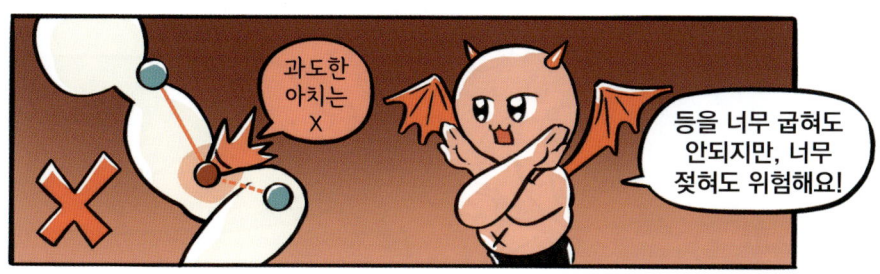

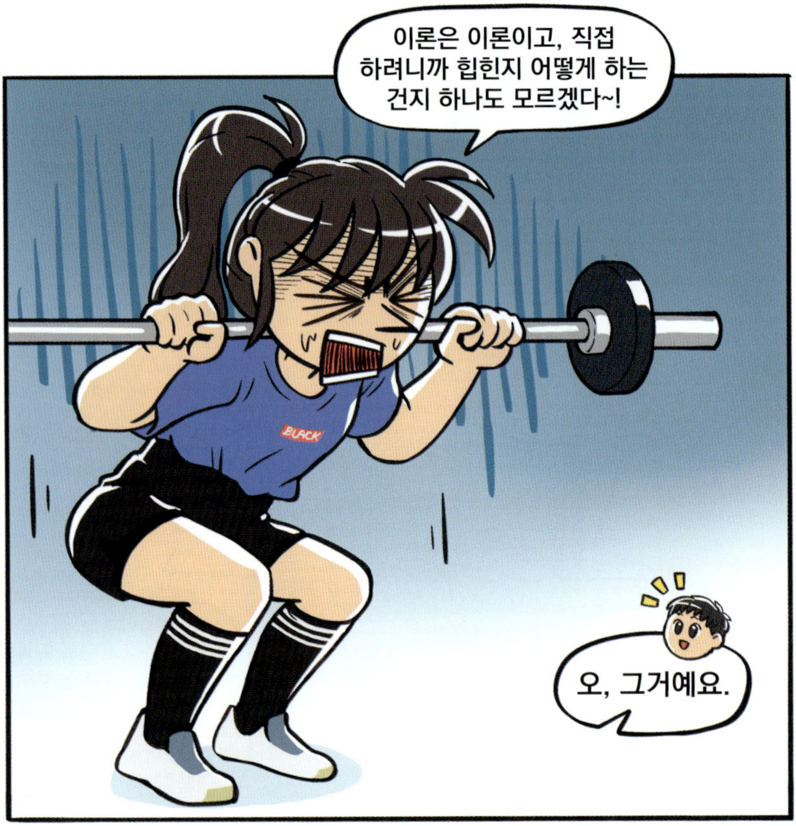

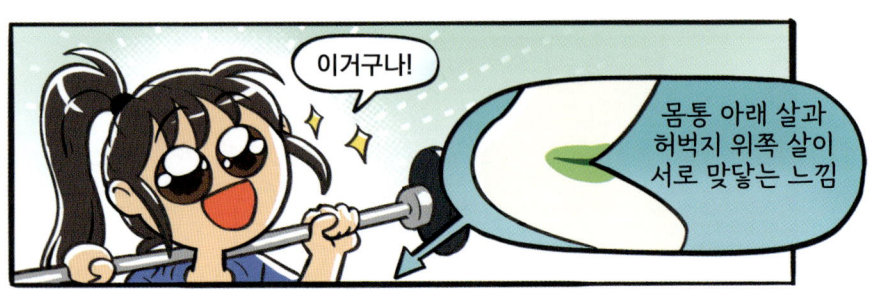

~굼벵이 같지만 일단 계속 연습하는 중~

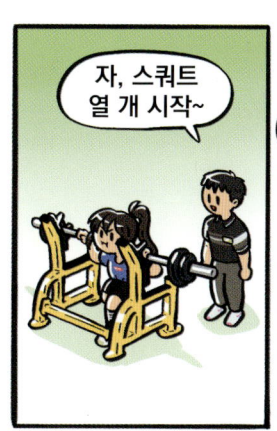
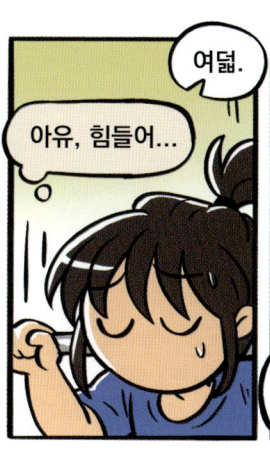
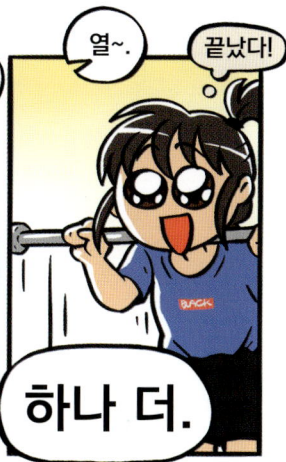
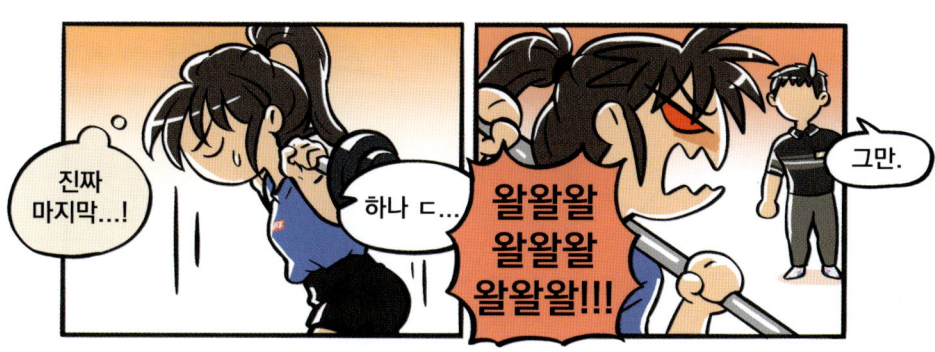
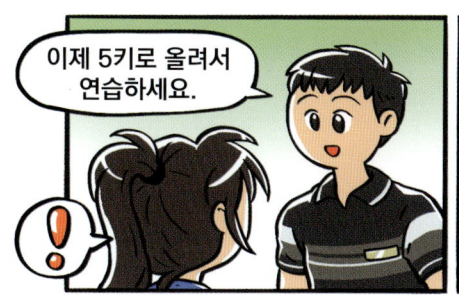
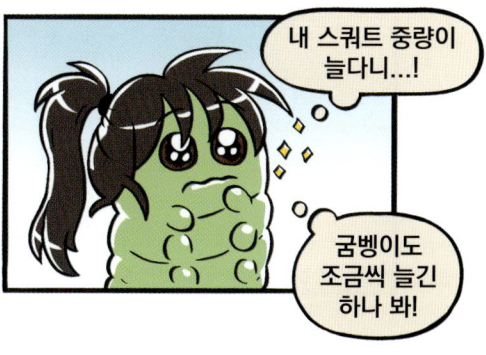

~스쿼트를 하면 어떤 근육들이 운동될까요?~

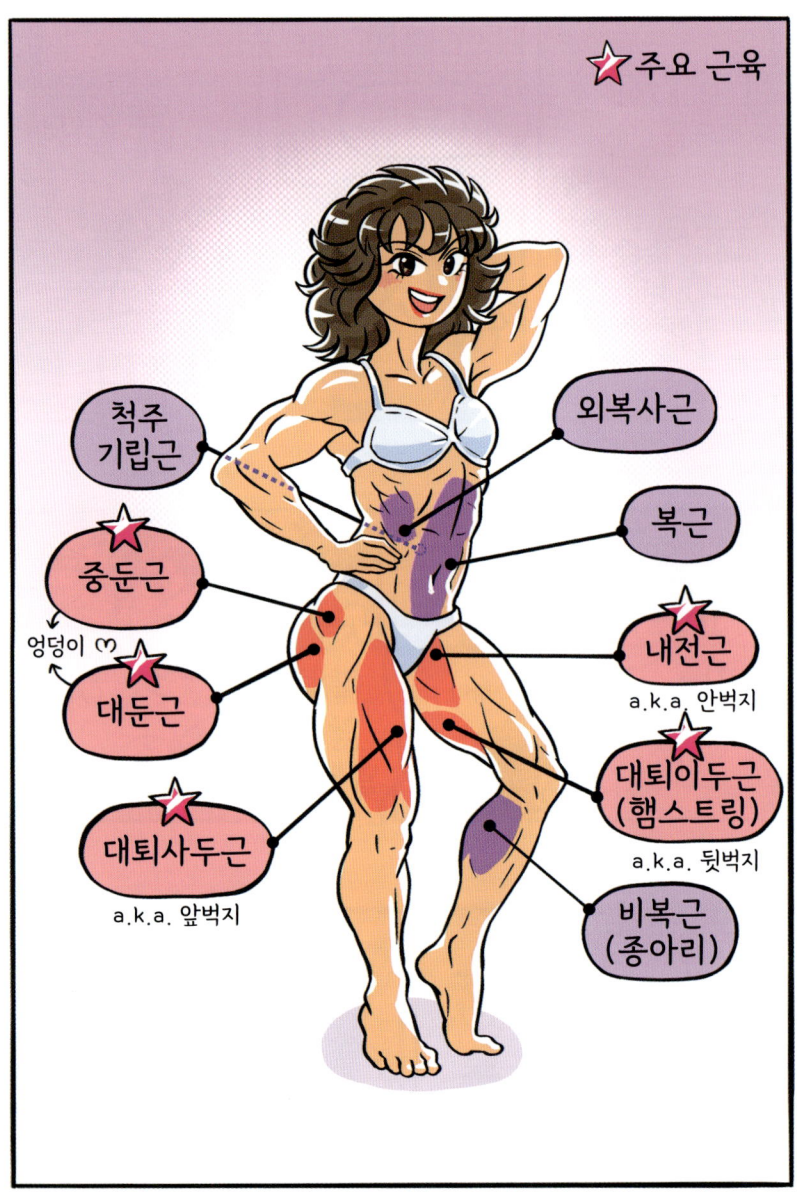

바프일기

0주 차
1주 차
2주 차
3주 차
4주 차
5주 차
6주 차
7주 차
8주 차
9주 차
10주 차
11주 차
12주 차
13주 차
14주 차
15주 차
16주 차
바프 이후

17화. 두 달 남았는데 체지방률 28프로!?

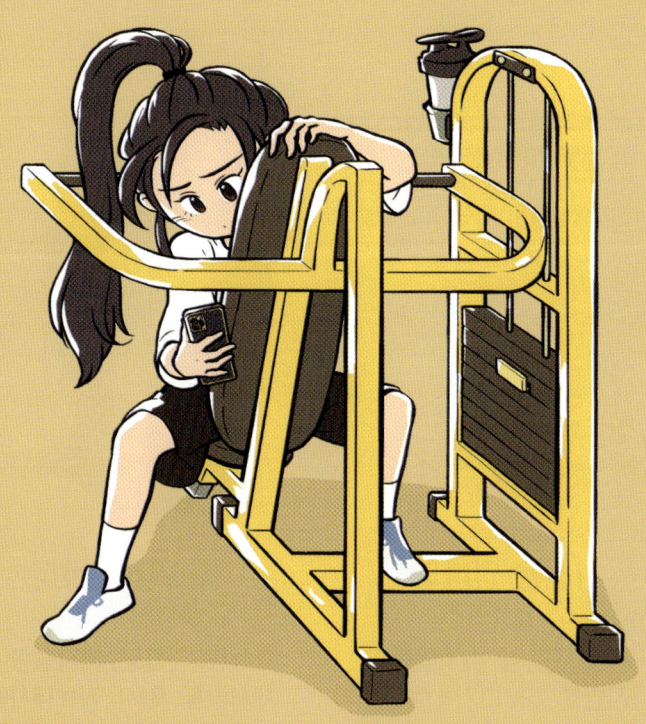

~충격적인 인바디 결과~

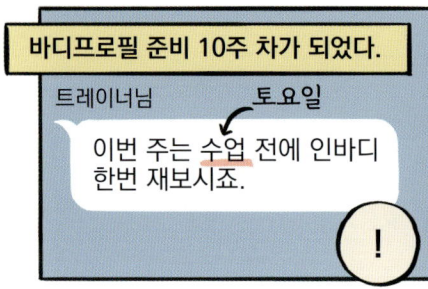
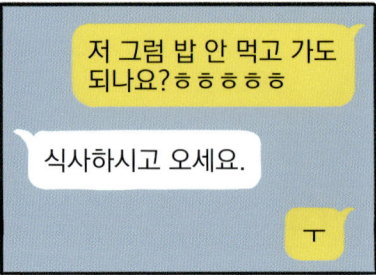

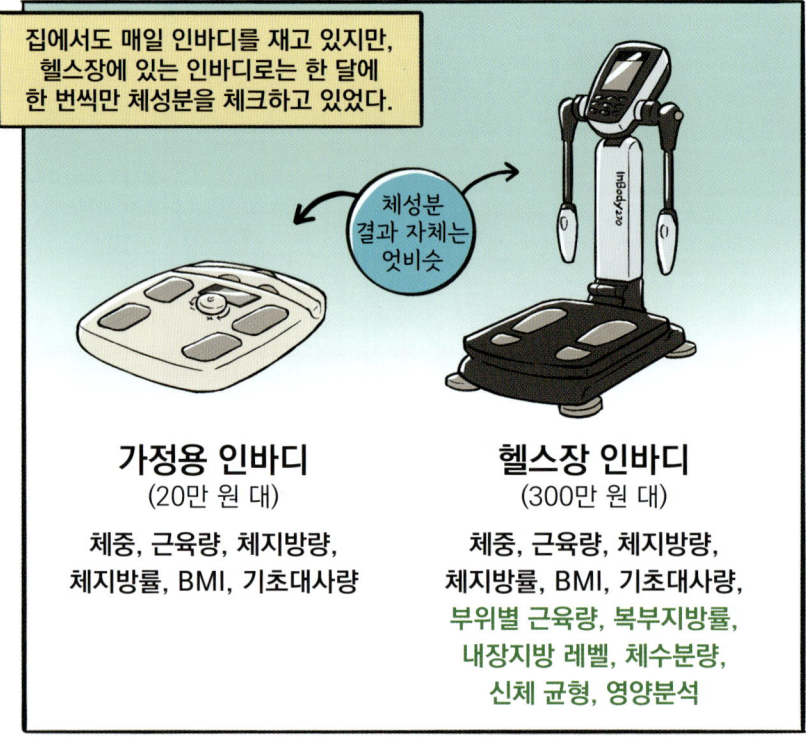

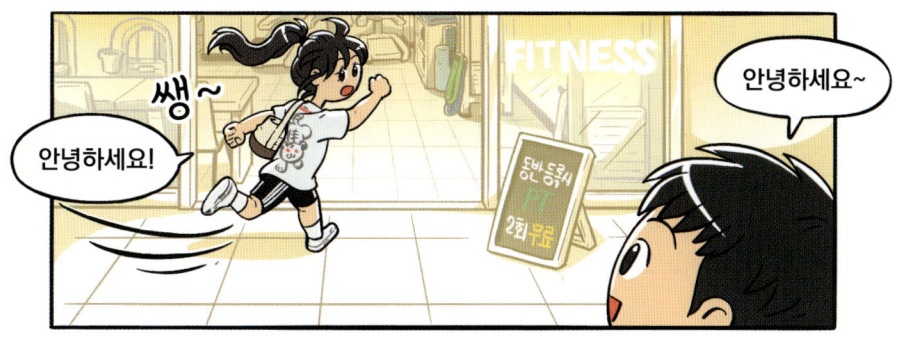
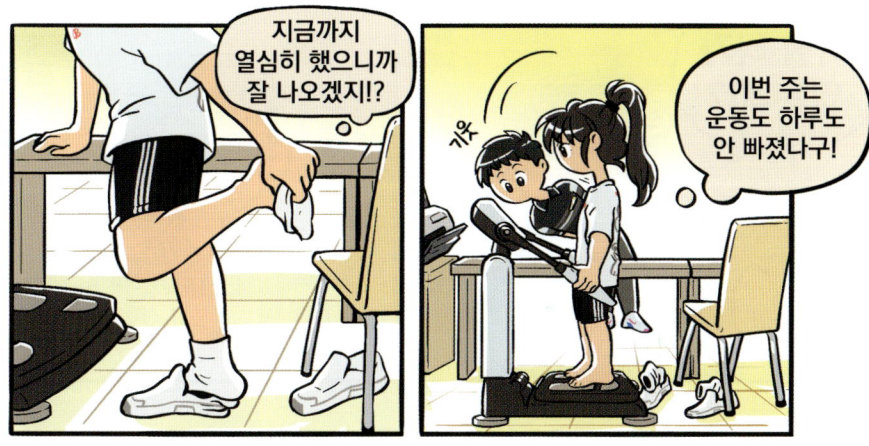
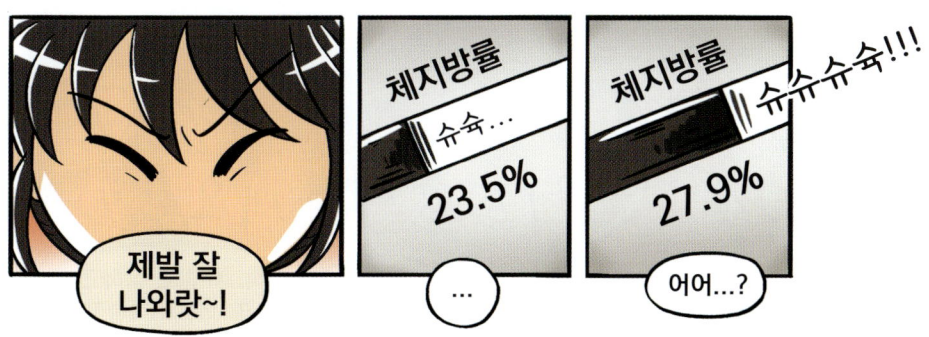

9주 차 | 17화. 두 달 남았는데 체지방률 28프로!?

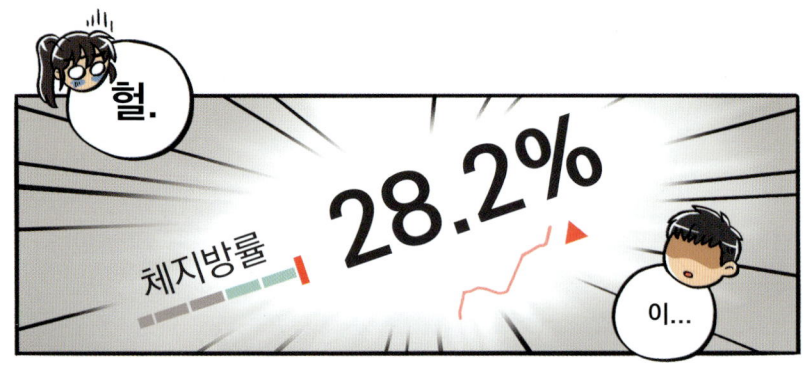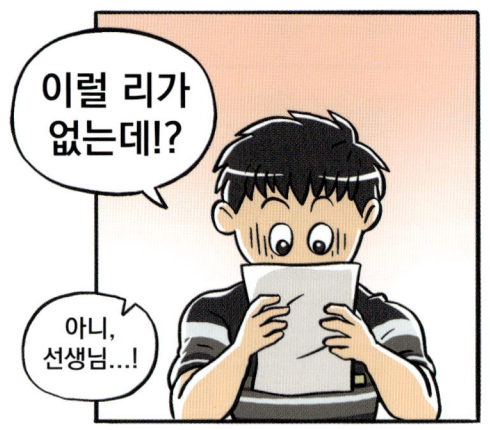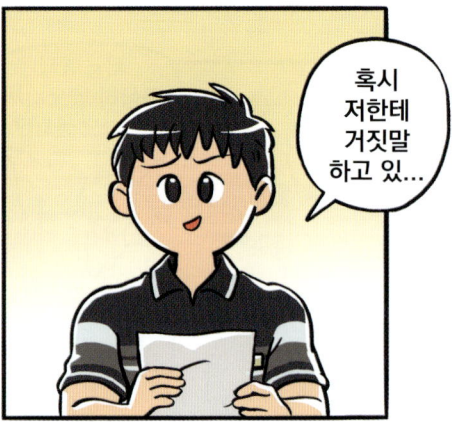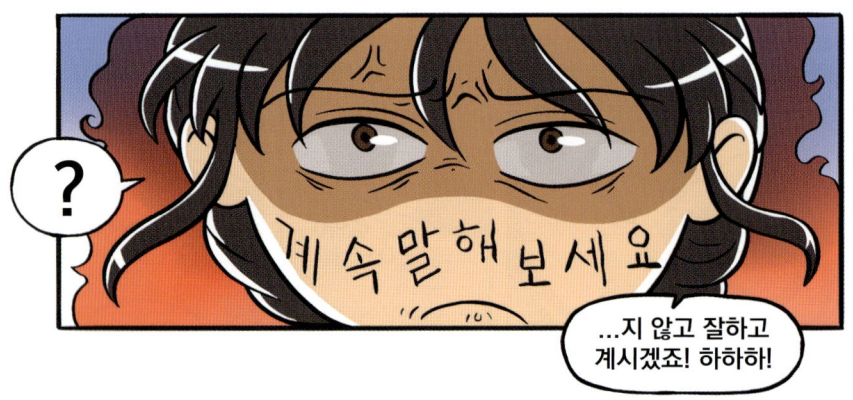

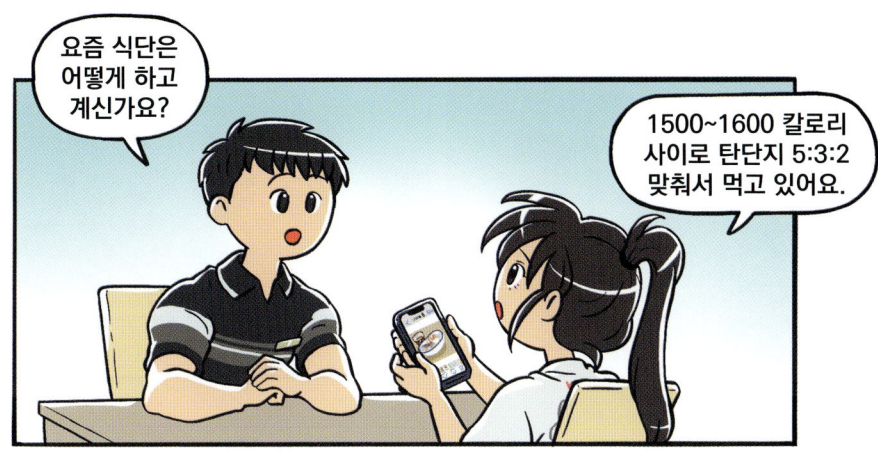
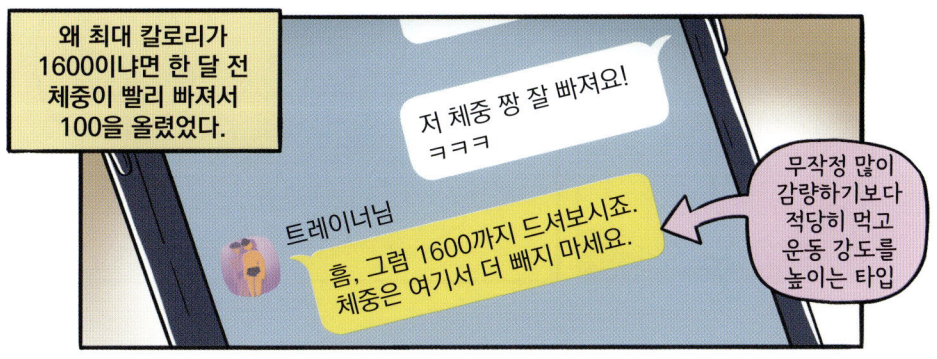
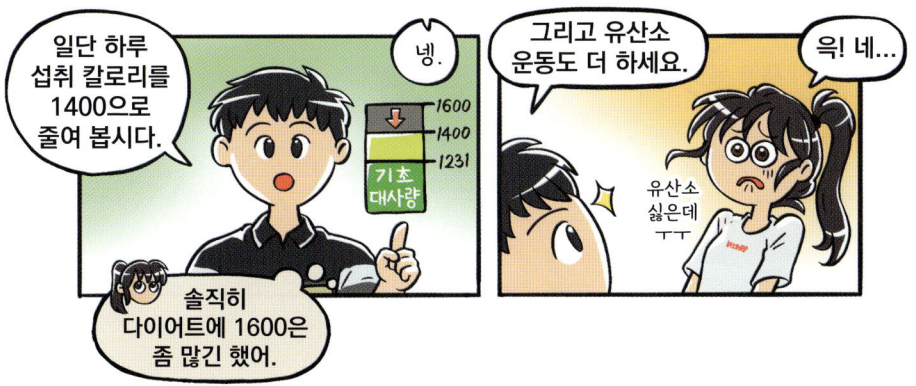

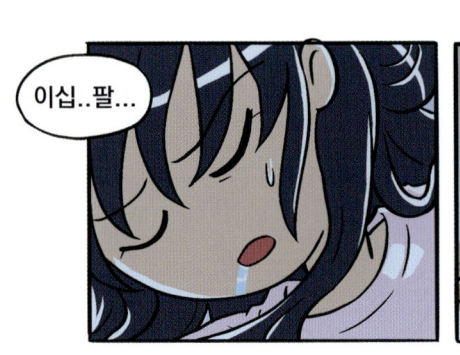
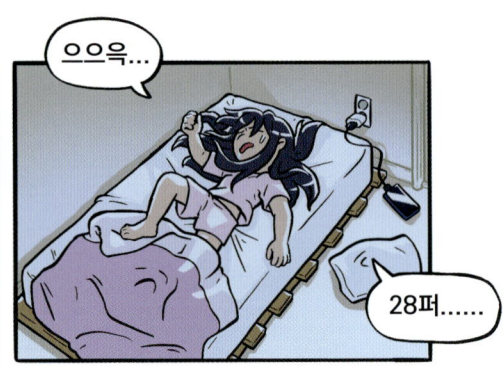
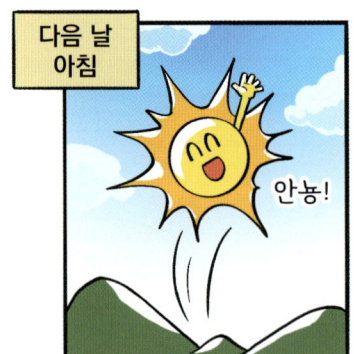
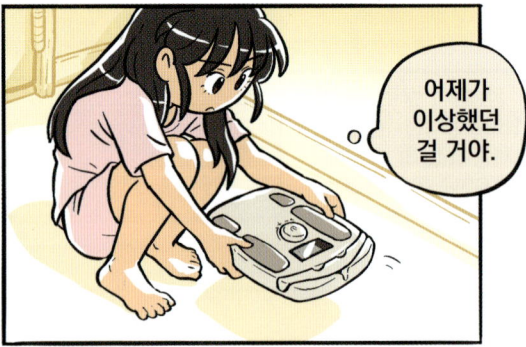
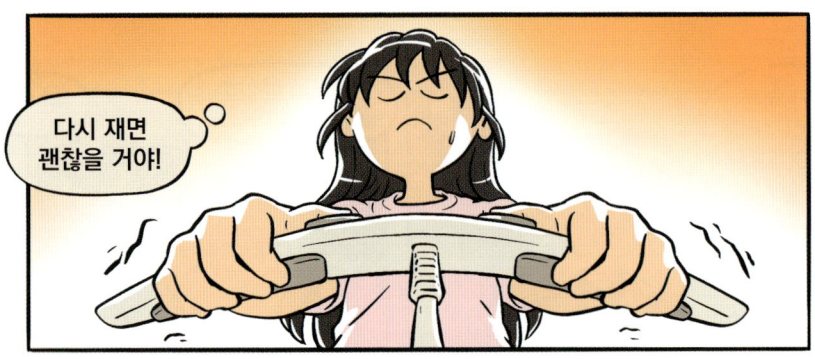

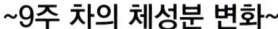
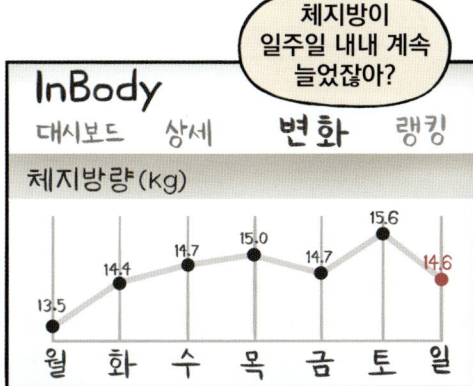
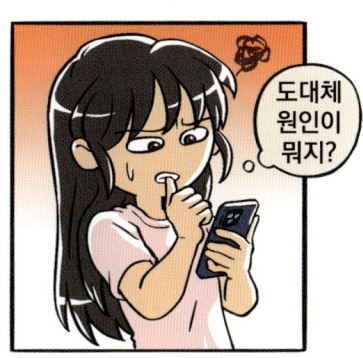
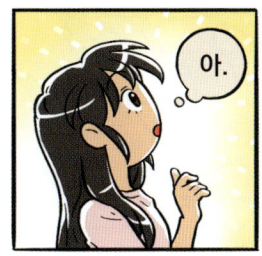
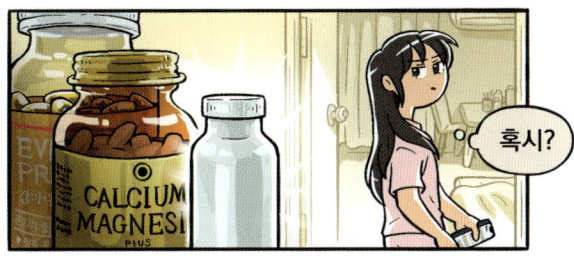

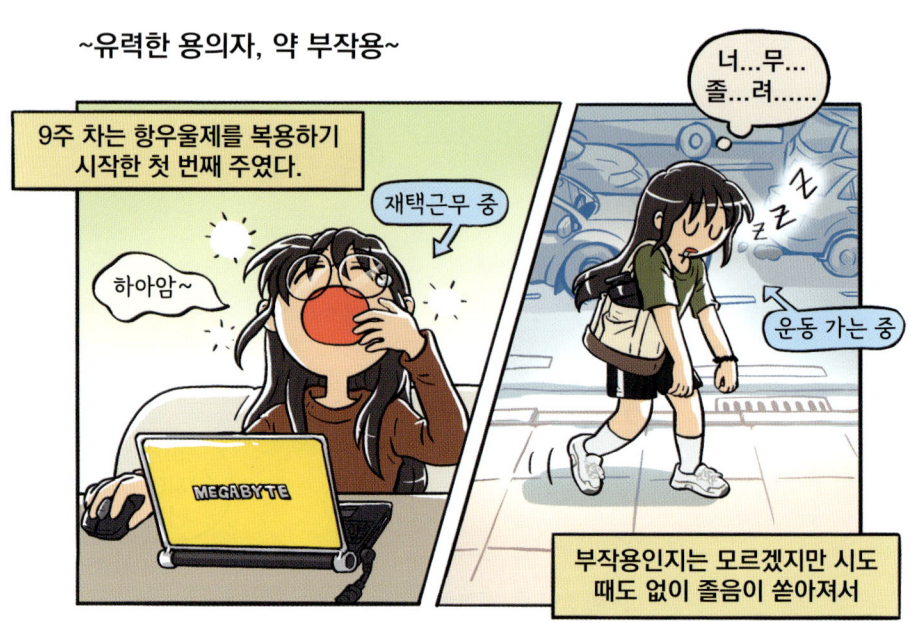
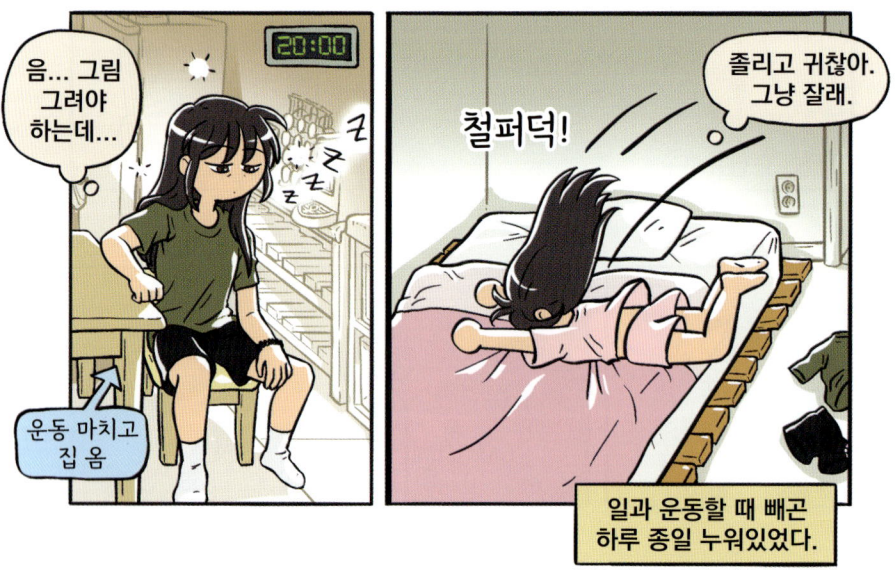

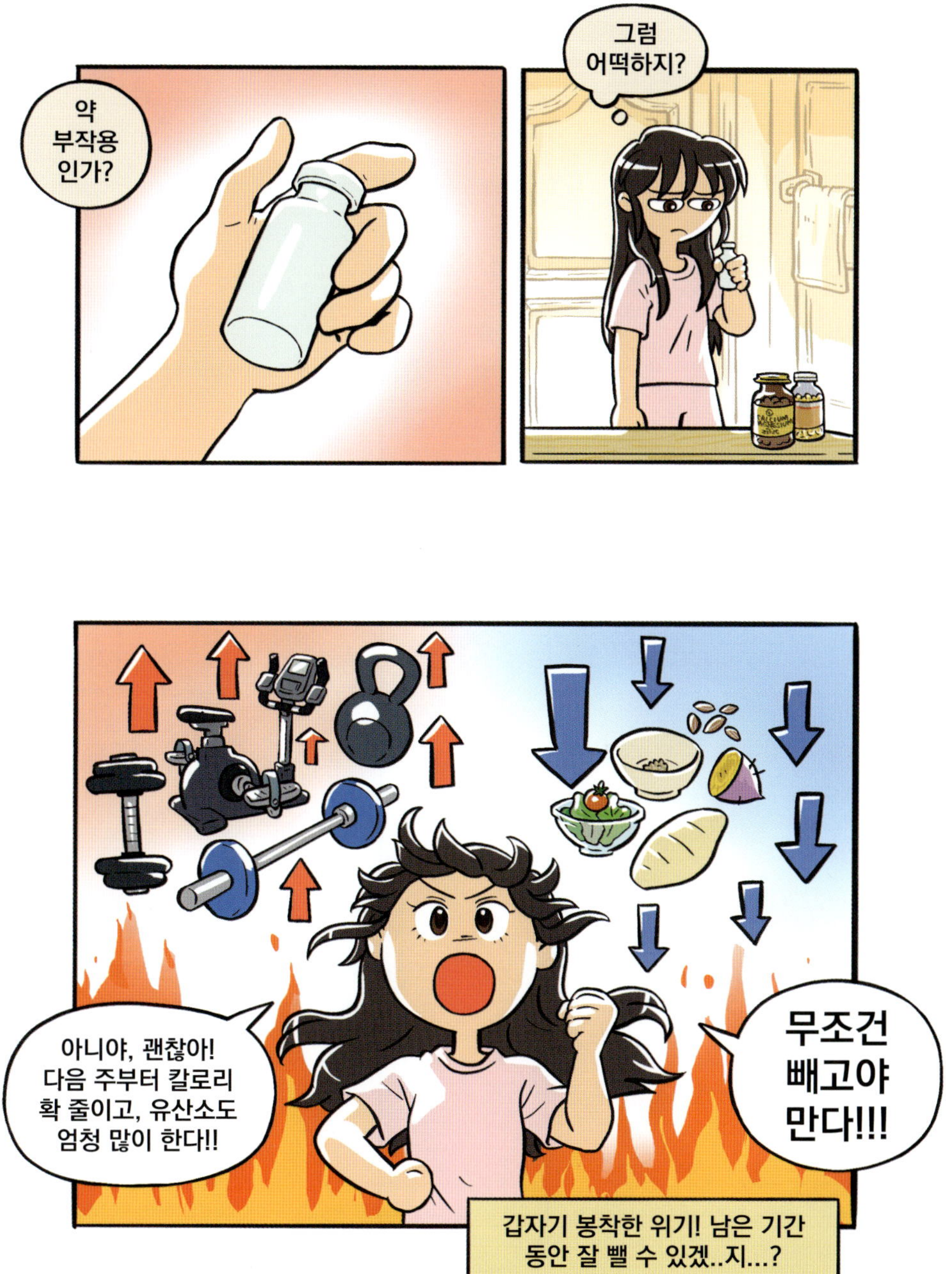

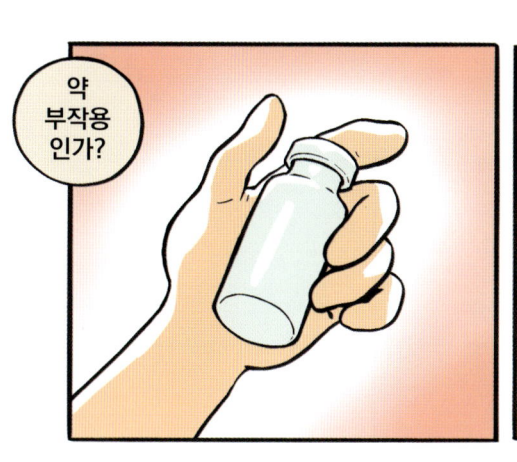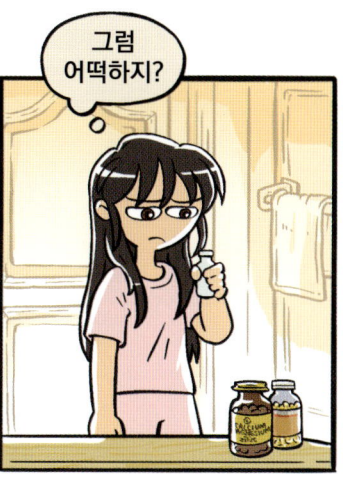

0주 차
1주 차
2주 차
3주 차
4주 차
5주 차
6주 차
7주 차
8주 차
9주 차
10주 차
11주 차
12주 차
13주 차
14주 차
15주 차
16주 차
바프 이후

18화. 식단 앱의 배신

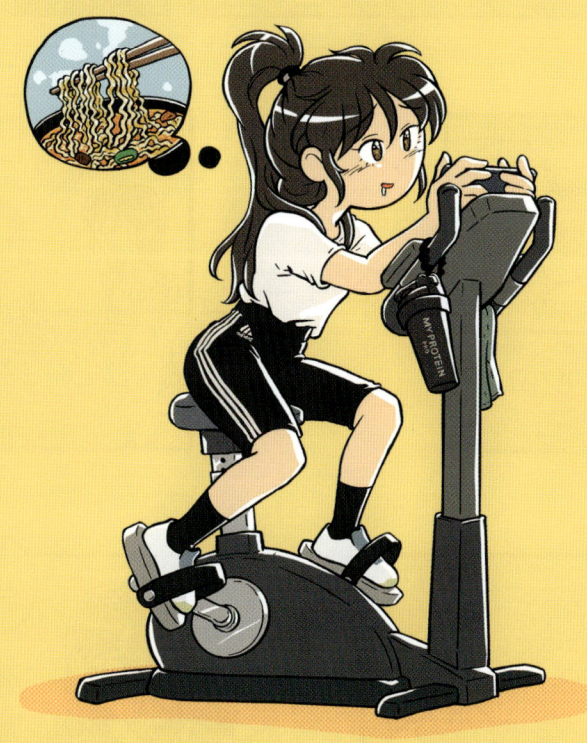

~식단 검사의 중요성~

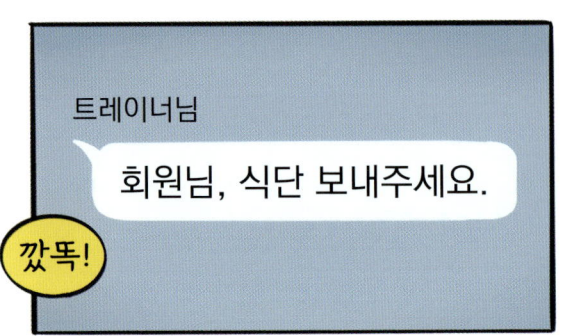
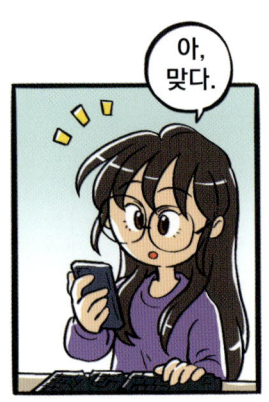
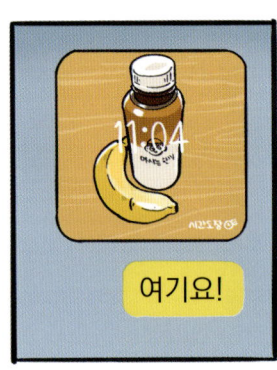

잠시 후

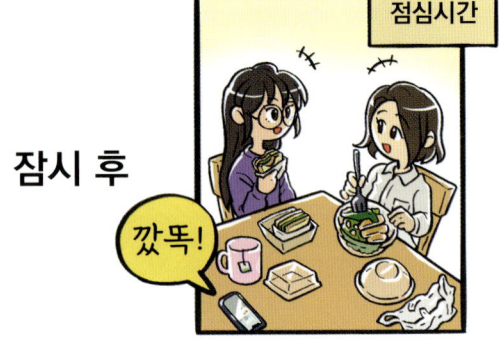
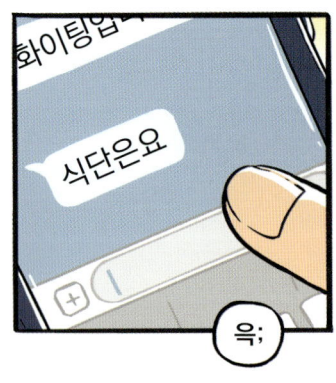
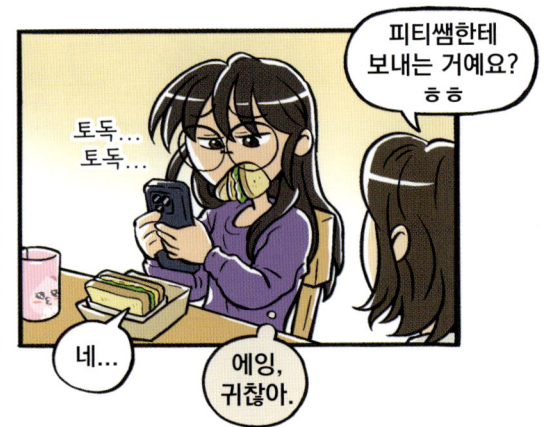

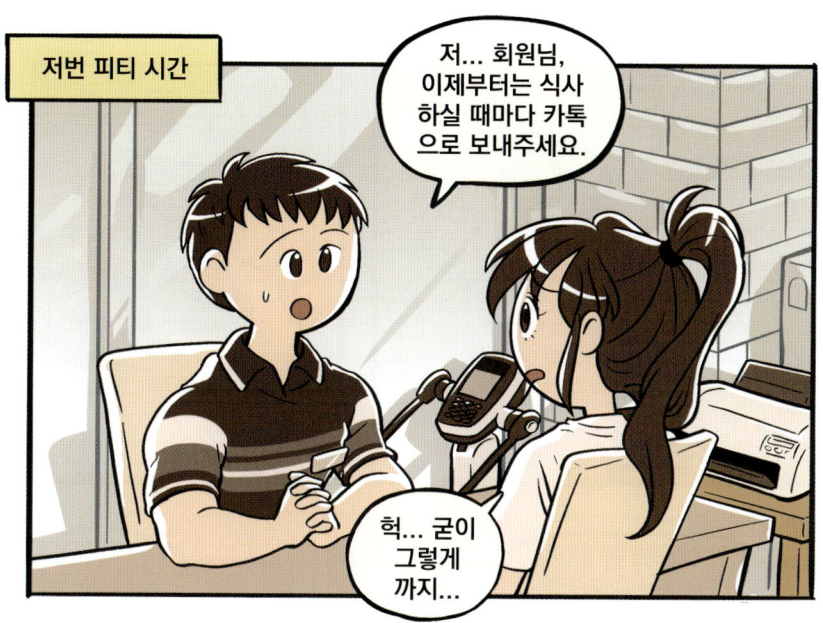

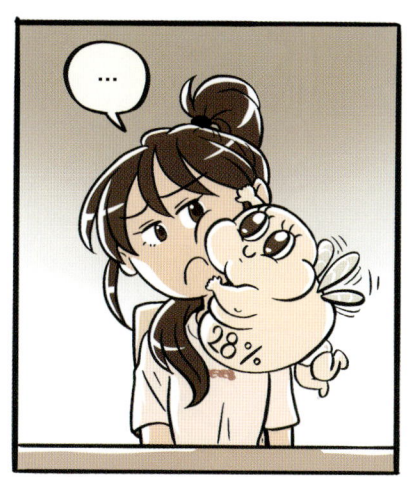 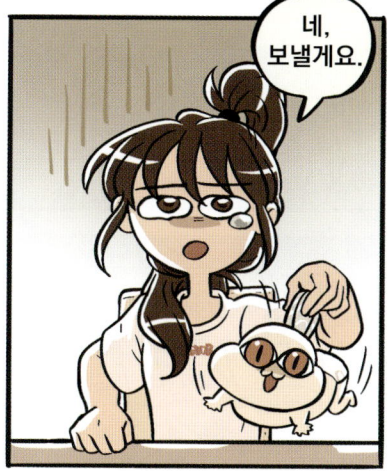

원래는 식단을 알아서 챙겨 먹고 있었는데, 저번 인바디 결과에 충격을 먹고 매 끼니를 카톡으로 보내게 되었다.

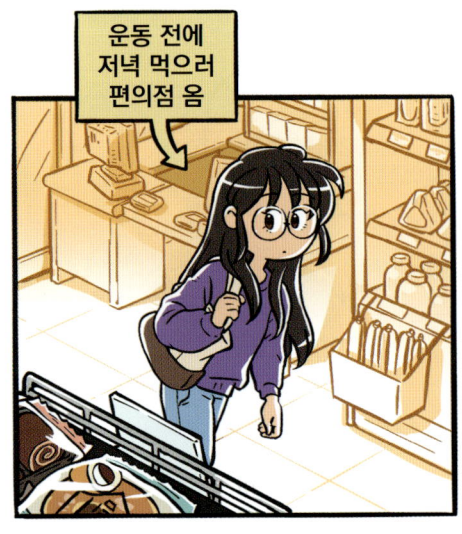
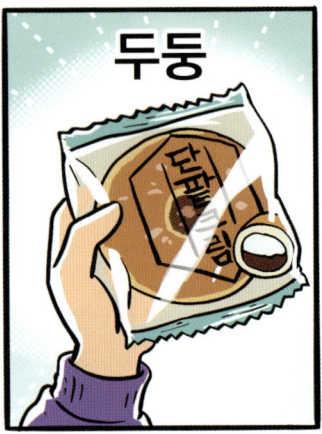
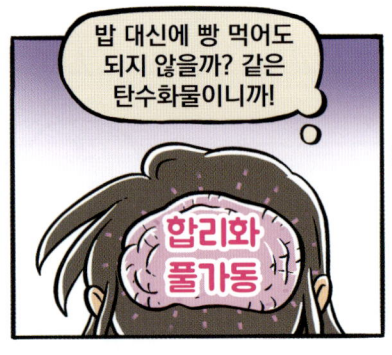
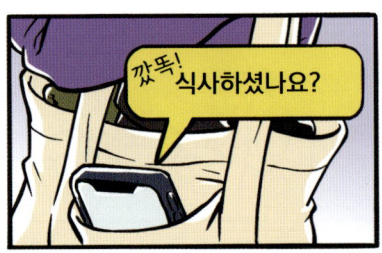
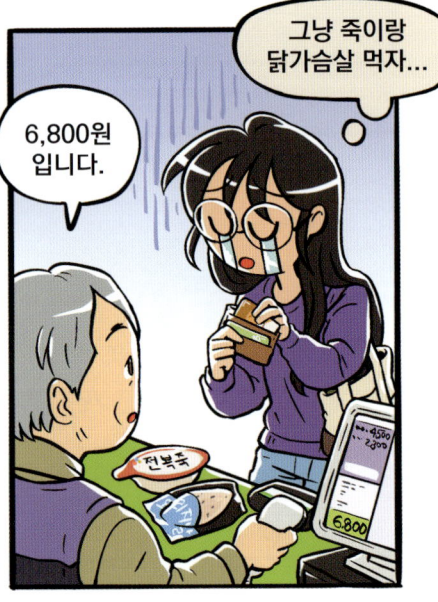

~정말 제대로 먹고 있던 걸까?~

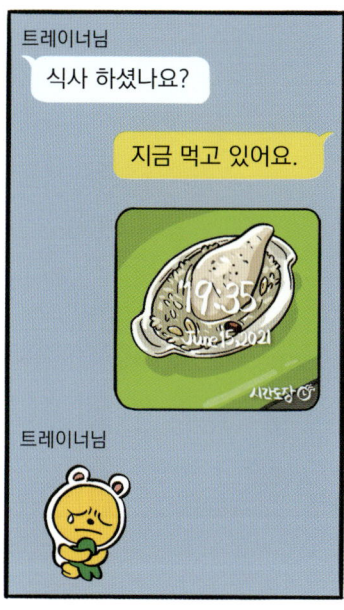
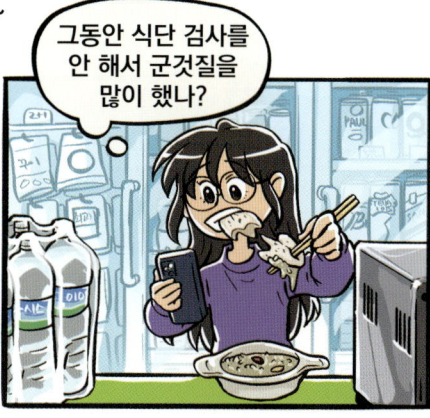
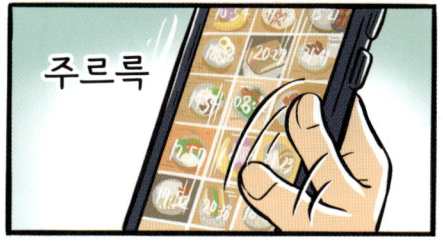
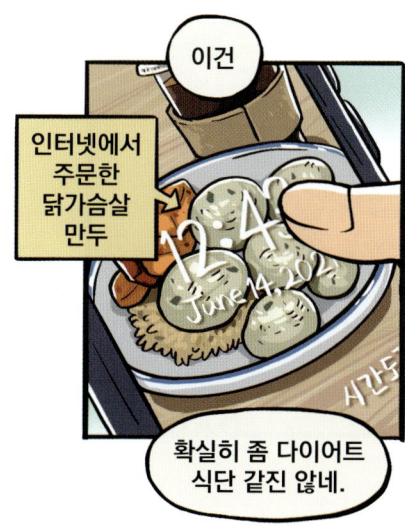
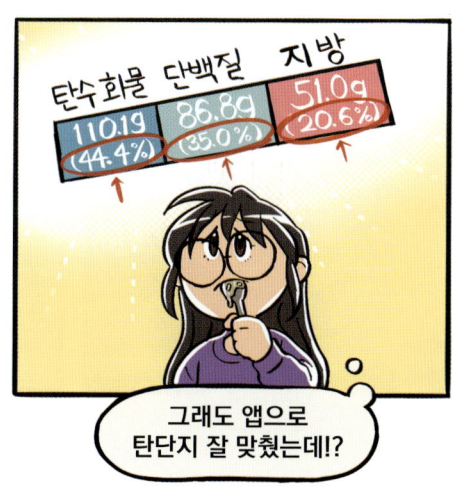

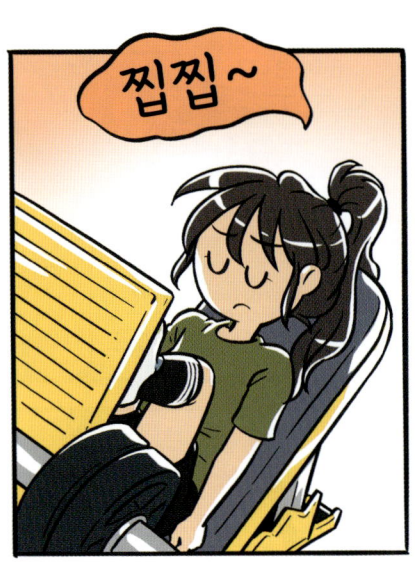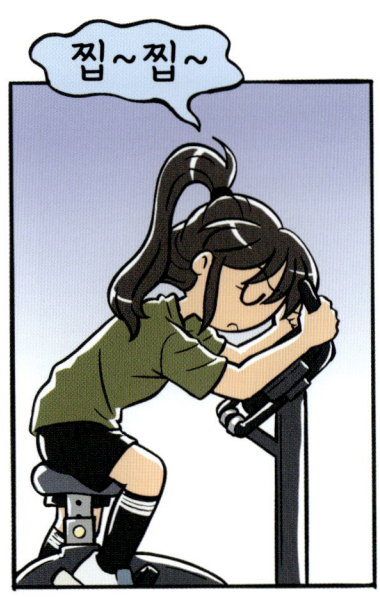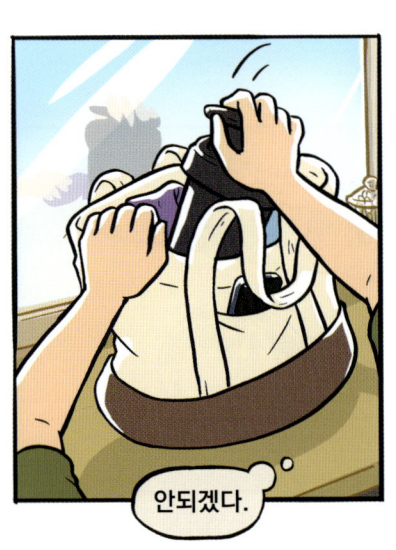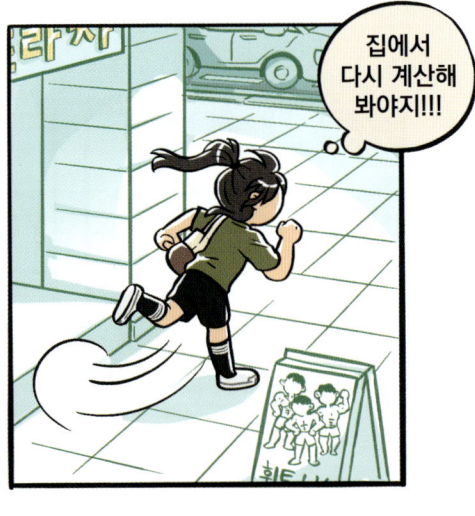

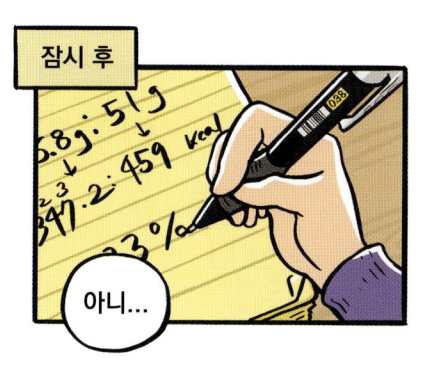
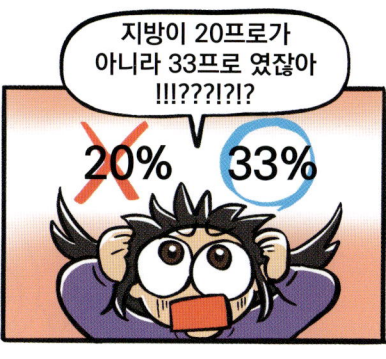
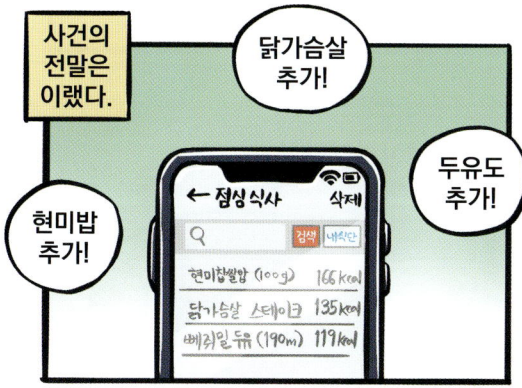
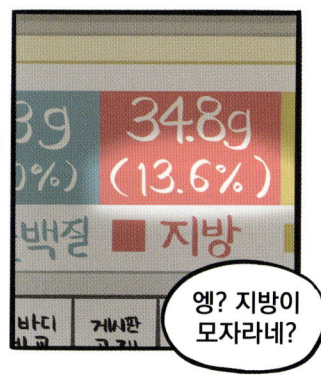
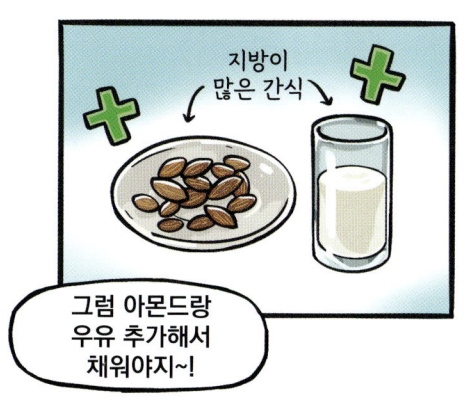
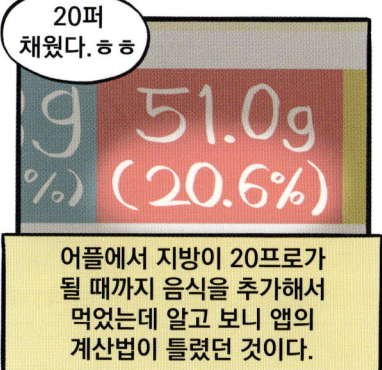

~탄단지는 그램 비가 아니라 칼로리 비~

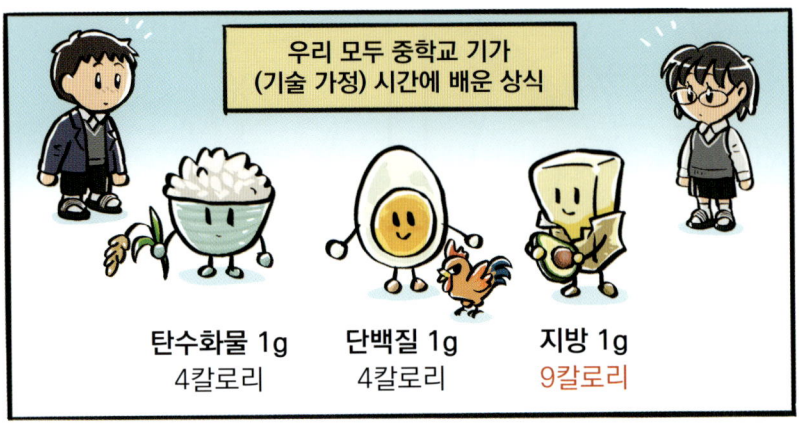

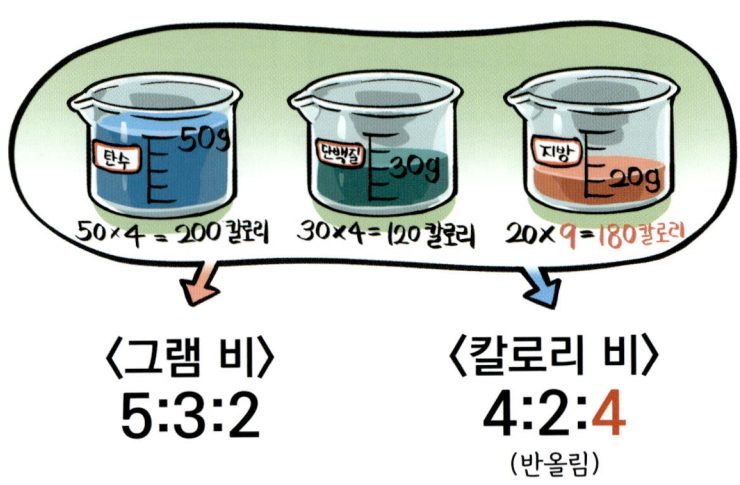

그램 비율과 칼로리 비율은 결과가 많이 다르다.
물론 칼로리 비율로 계산하는 게 맞다.
문제는, 식단 앱이 탄단지를 그램 비율로 계산하고 있었다.

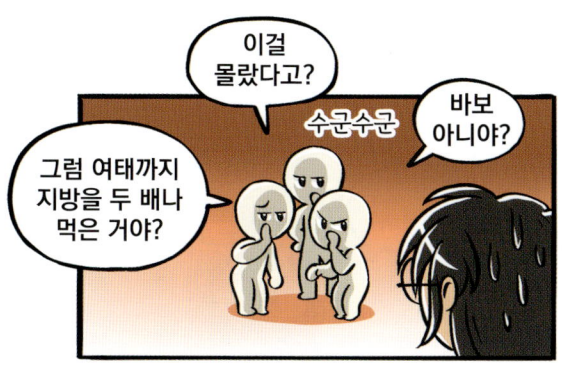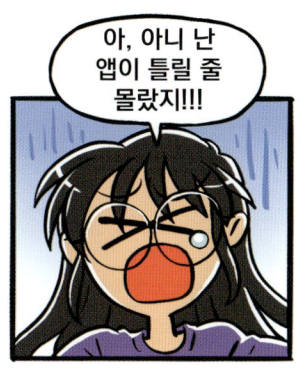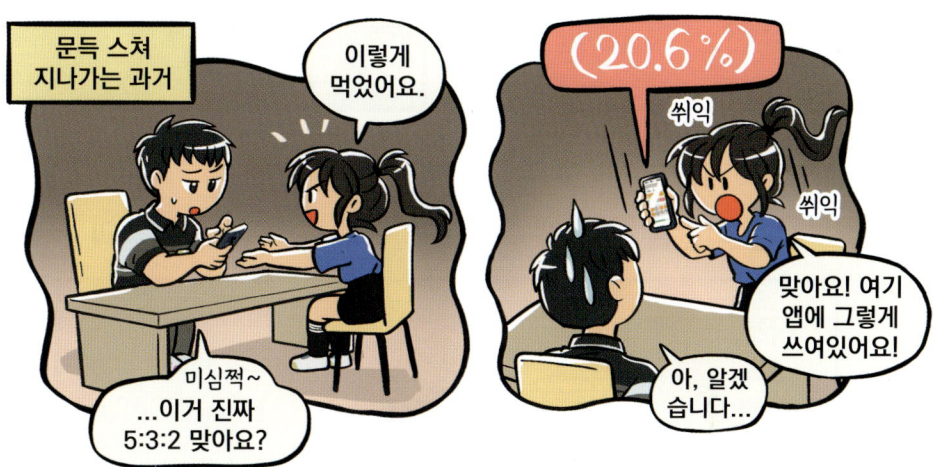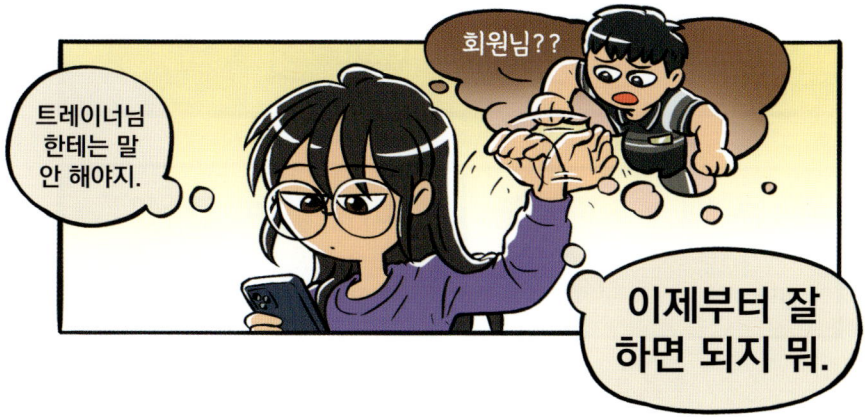

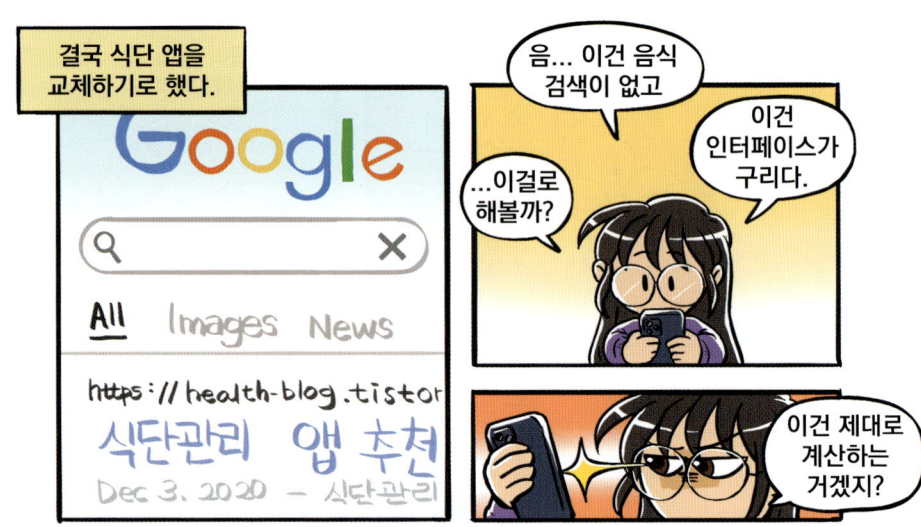
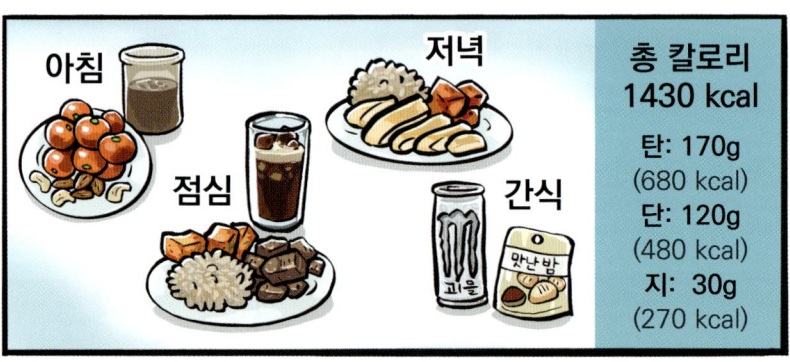

~평소 착각하기 쉬운 음식 질량 vs. 영양소 질량~

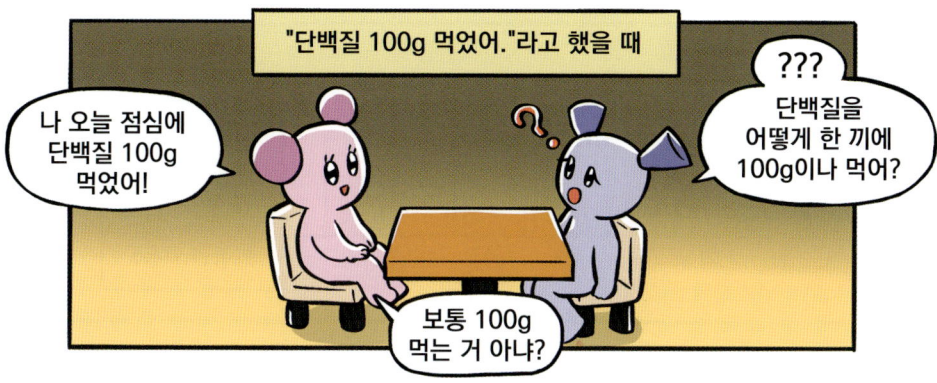

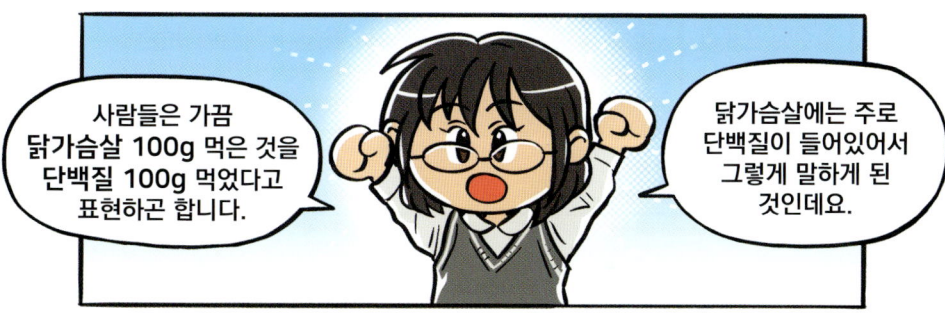

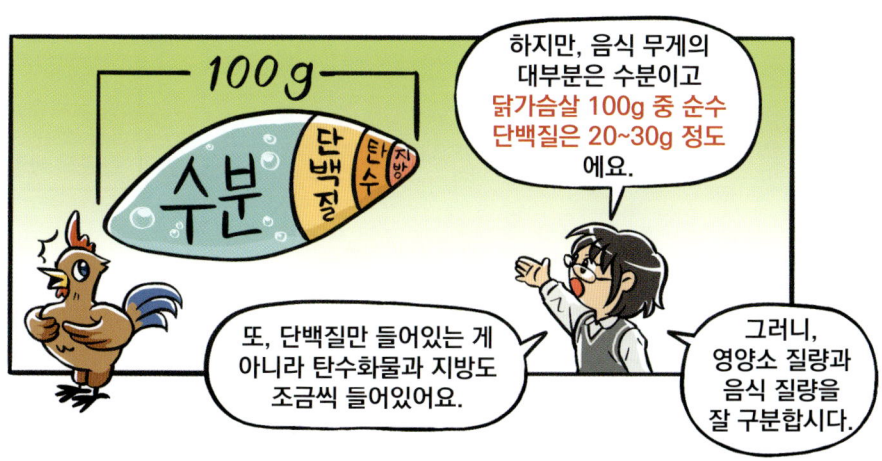

~10주 차의 식단, 운동, 인바디 결과~

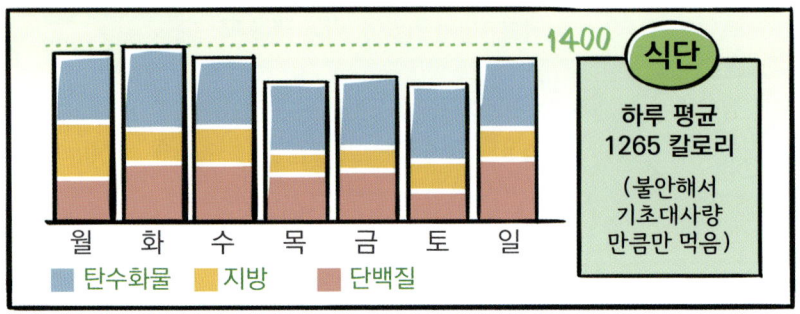

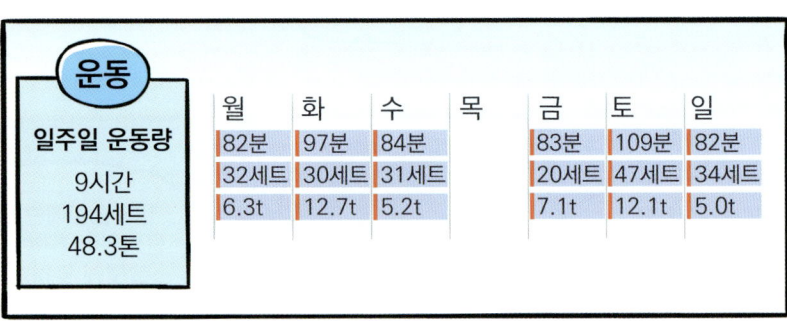

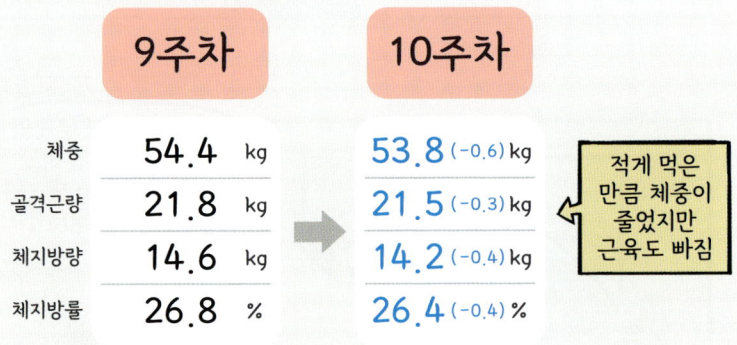

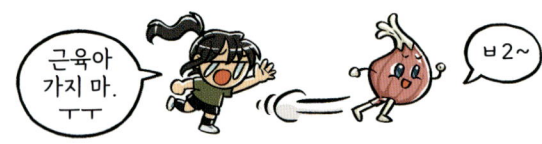

바프일기

0주 차
1주 차
2주 차
3주 차
4주 차
5주 차
6주 차
7주 차
8주 차
9주 차
10주 차
▼
11주 차
12주 차
13주 차
14주 차
15주 차
16주 차
바프 이후

19화. 바벨로우와 수 많은 로우들

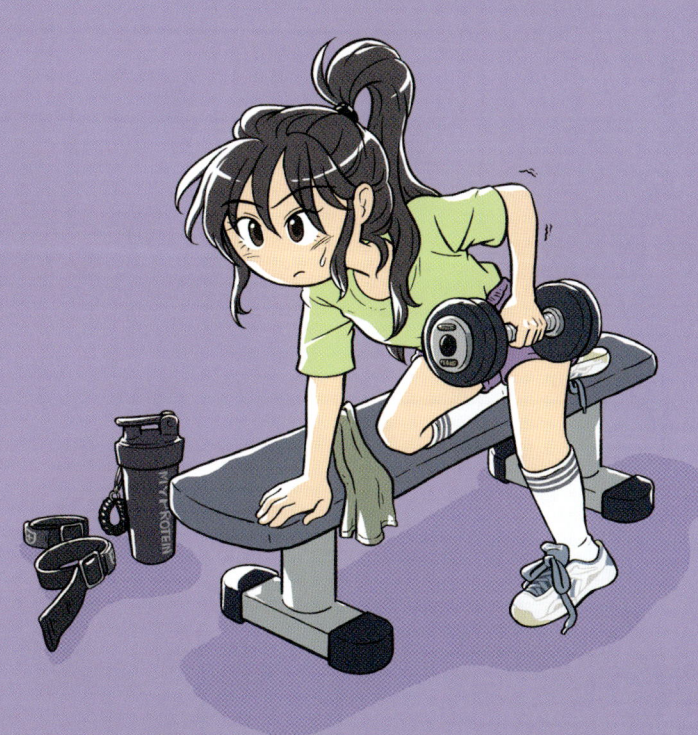

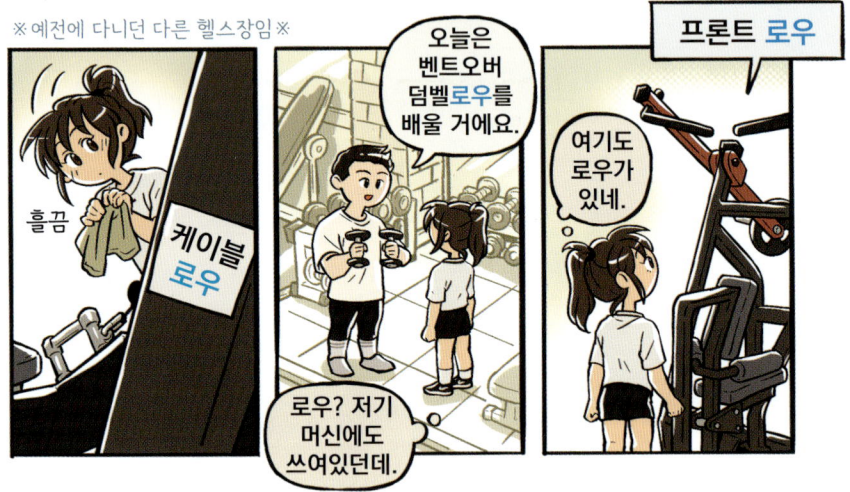
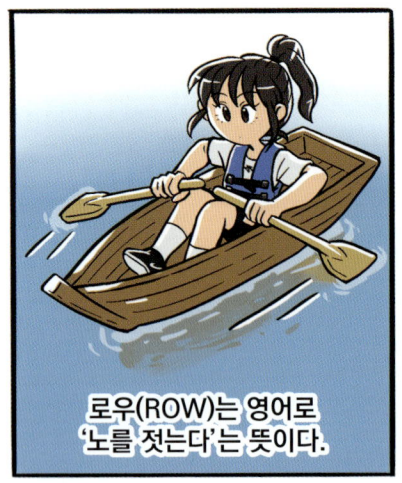
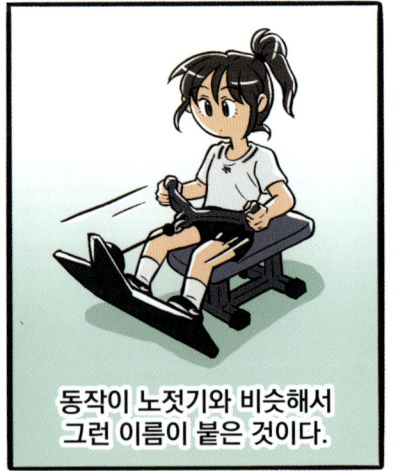

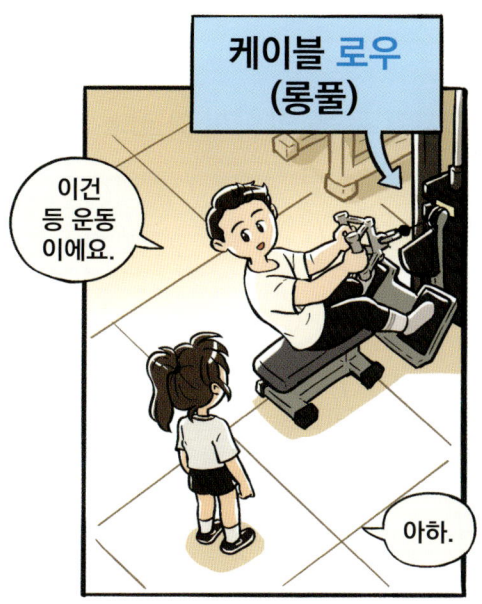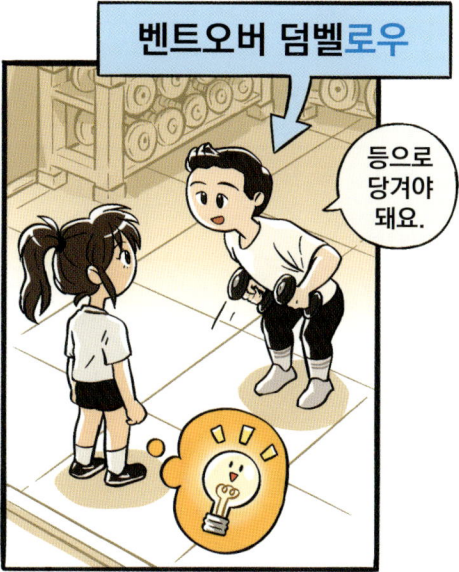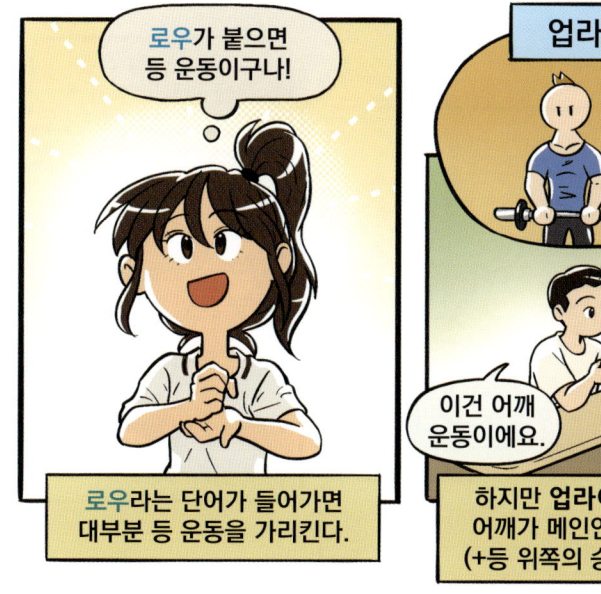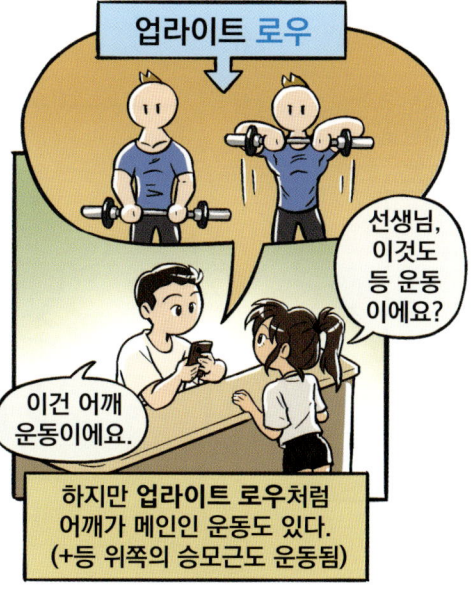

~턱걸이 vs. 로우~

턱걸이와 로우는 둘 다 등 운동이지만 **운동 방향**이 다르다.

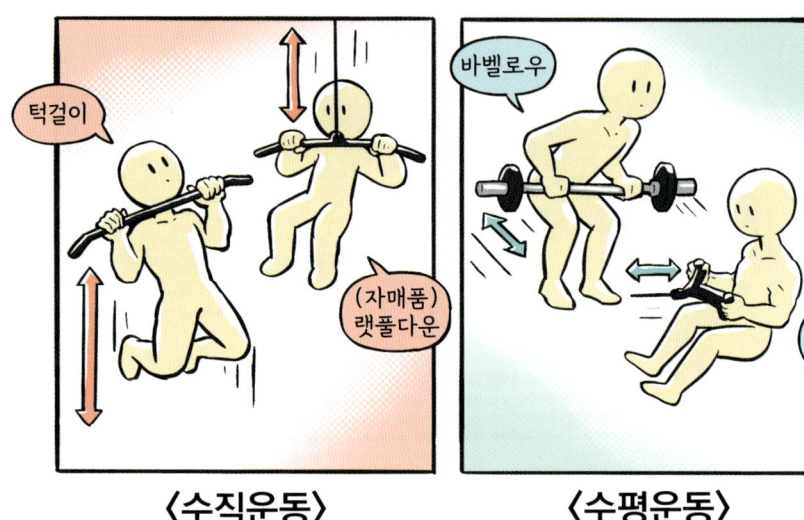

〈수직운동〉　　　　〈수평운동〉

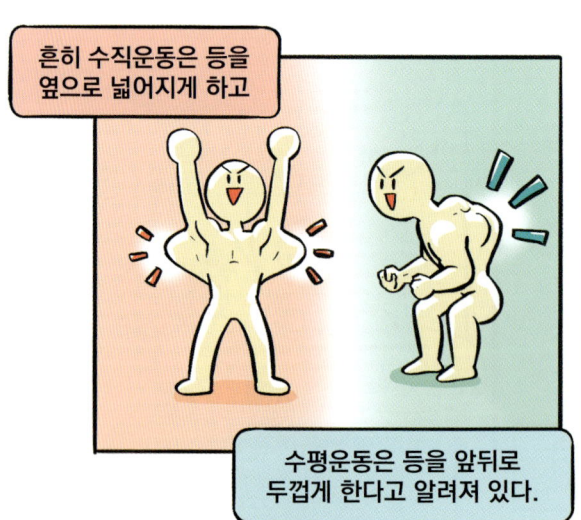

흔히 수직운동은 등을 옆으로 넓어지게 하고

수평운동은 등을 앞뒤로 두껍게 한다고 알려져 있다.

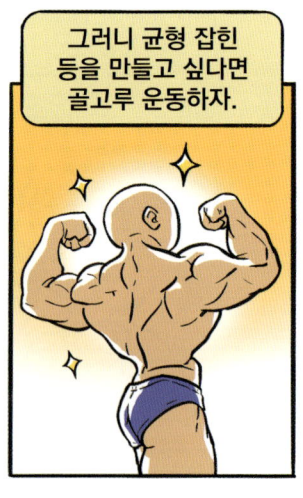

그러니 균형 잡힌 등을 만들고 싶다면 골고루 운동하자.

~로우의 대표 주자, 바벨로우~

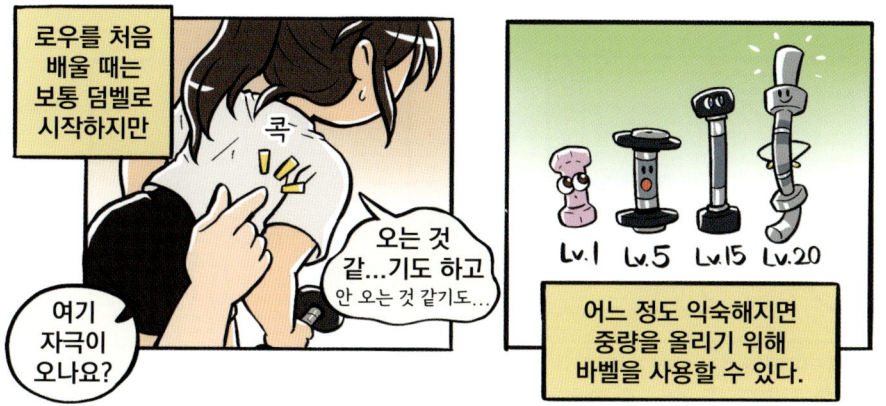

그것이 바로 7대 운동 중 하나인 **바벨로우**이다.

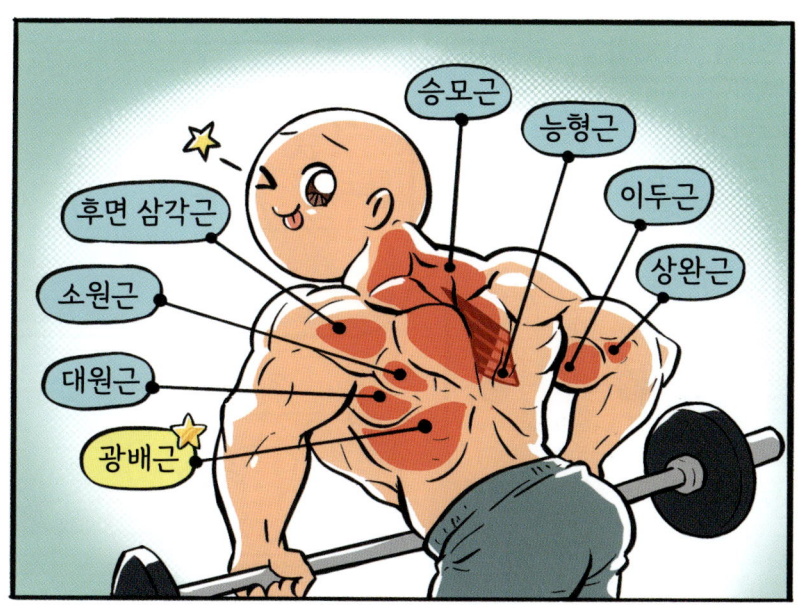

(바벨로우에 쓰이는 근육들)

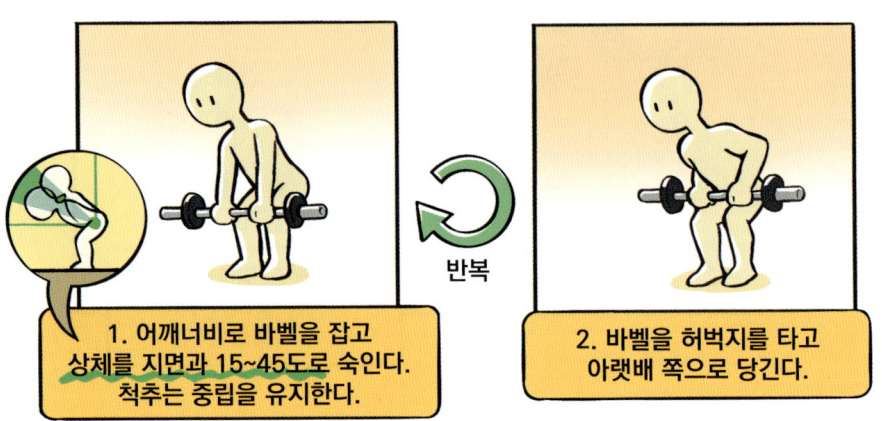

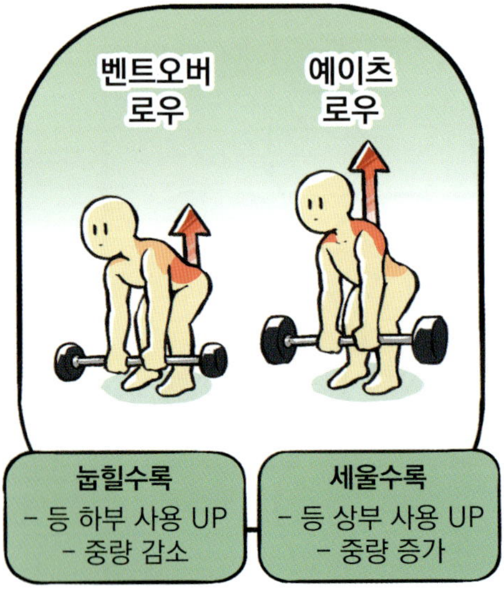

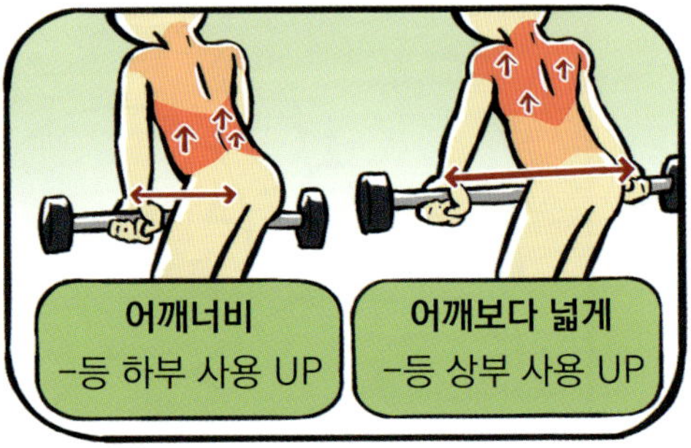

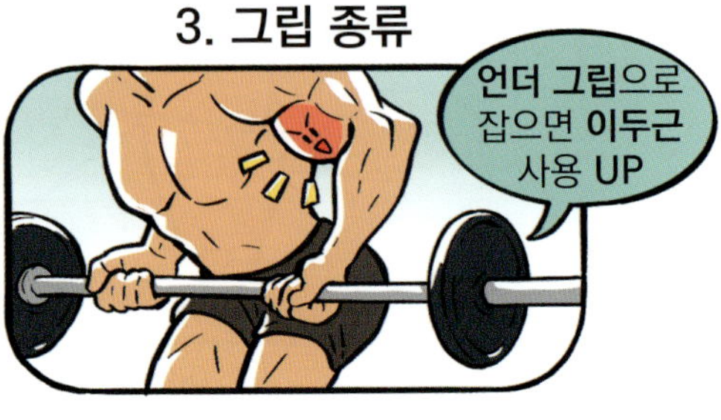

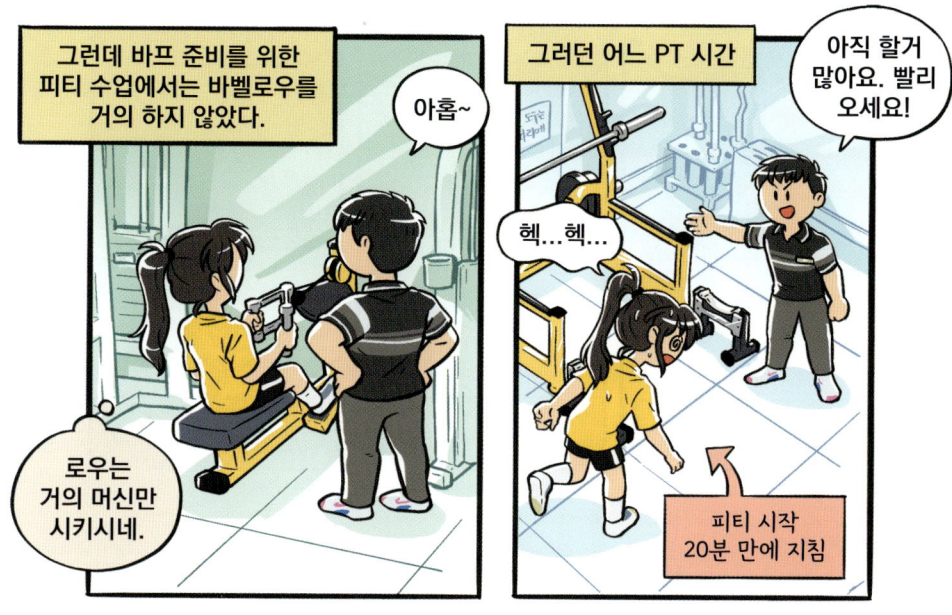
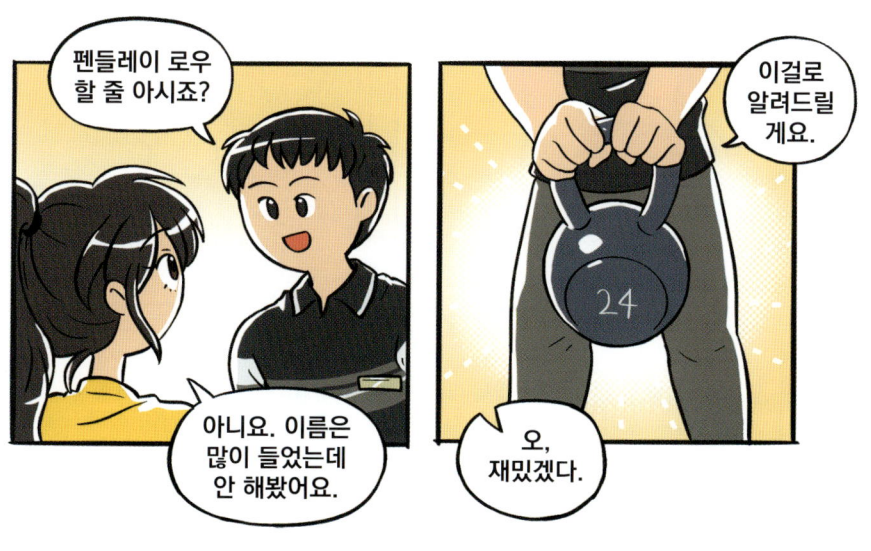

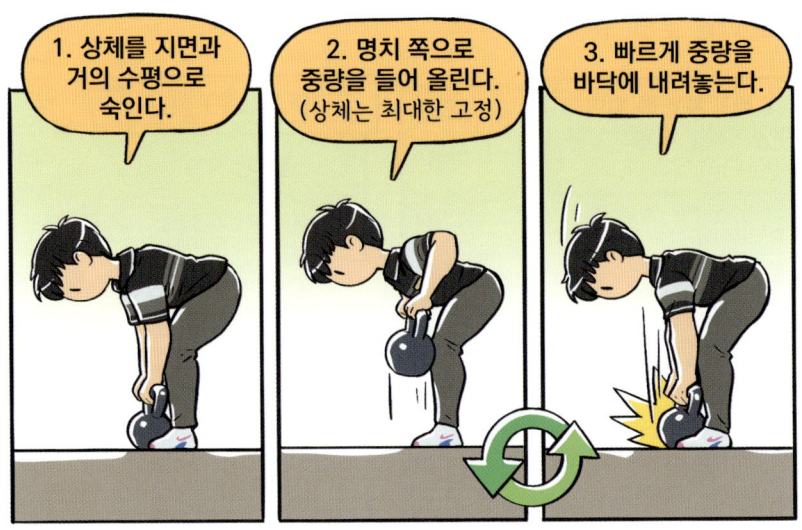

바벨로우 vs. 펜들레이 로우

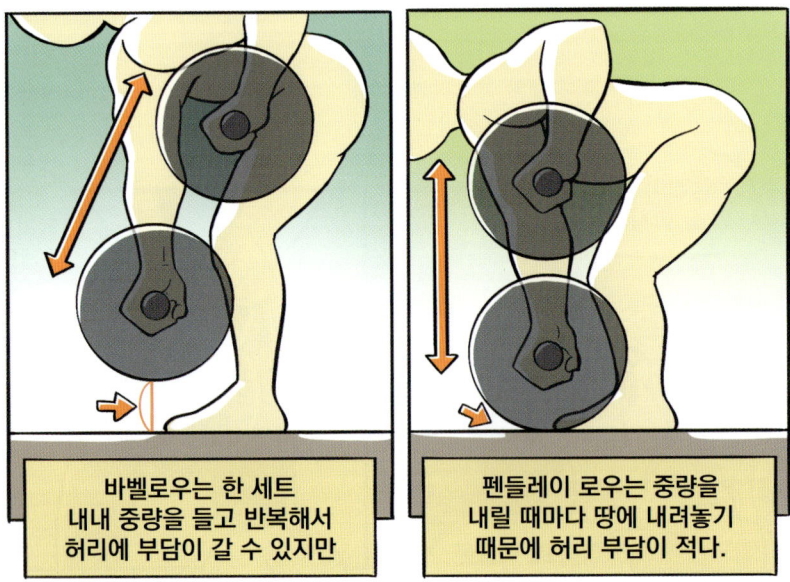

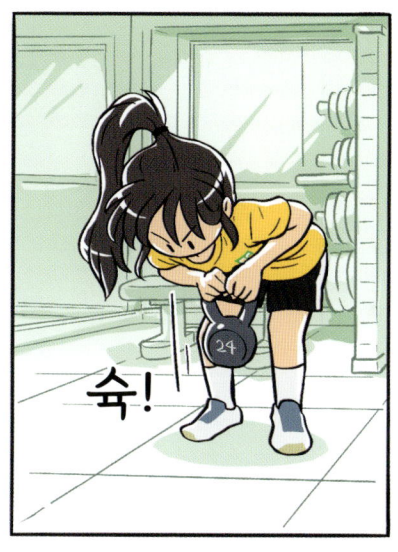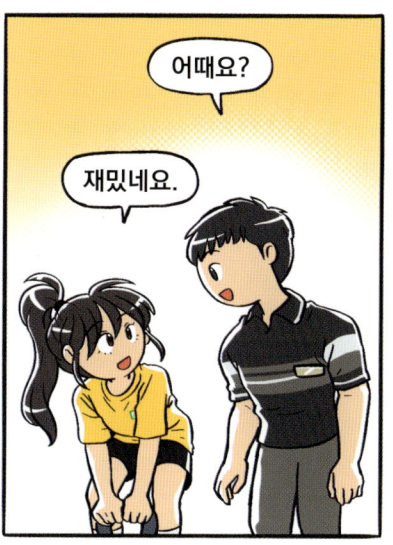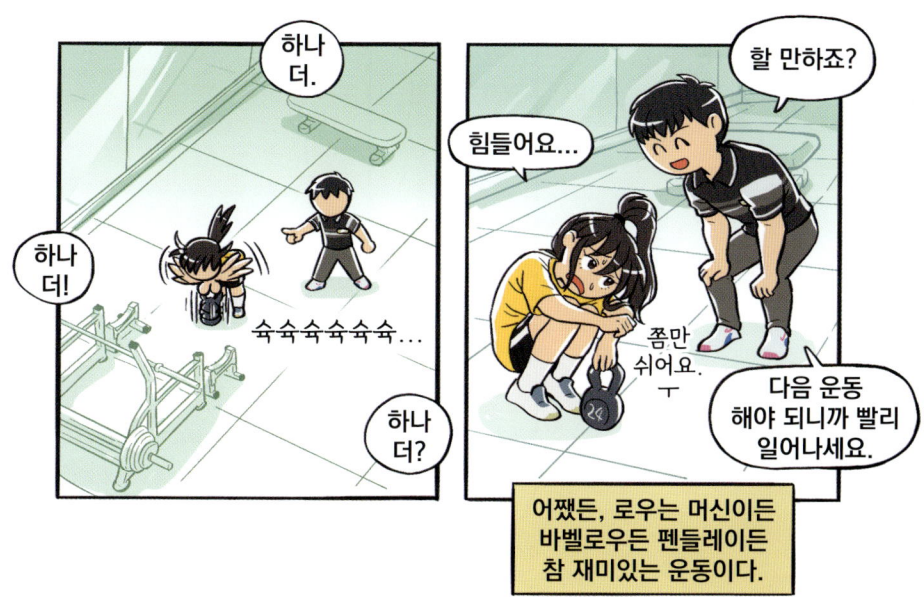

0주 차
1주 차
2주 차
3주 차
4주 차
5주 차
6주 차
7주 차
8주 차
9주 차
10주 차
11주 차
12주 차
13주 차
14주 차
15주 차
16주 차
바프 이후

20화. 행복한 백수

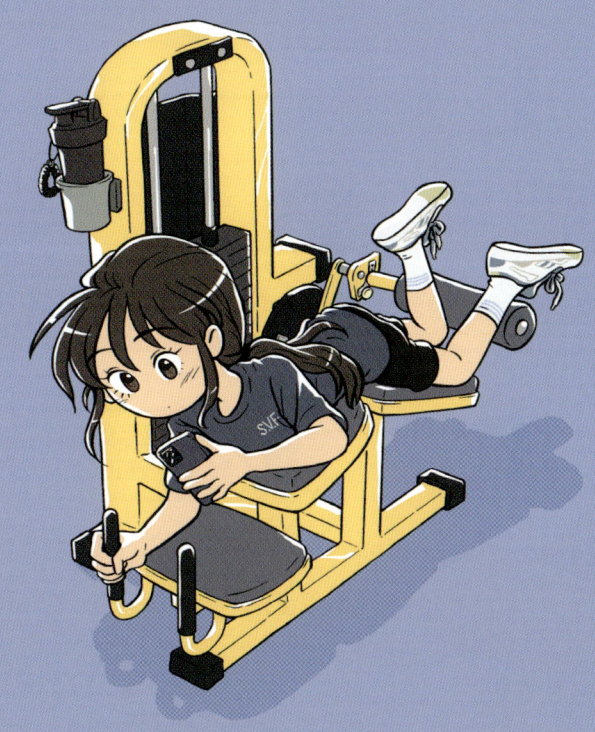

~바이바이 회사~

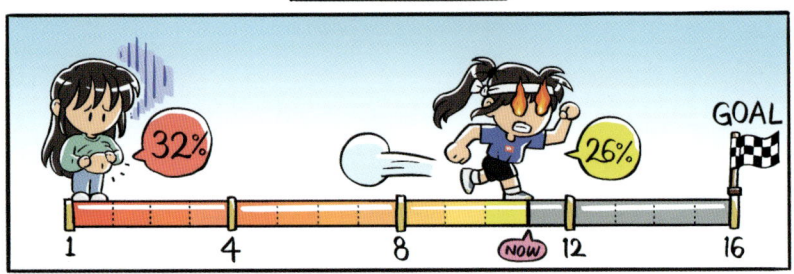

바디프로필 준비 11주 차가 되었다.

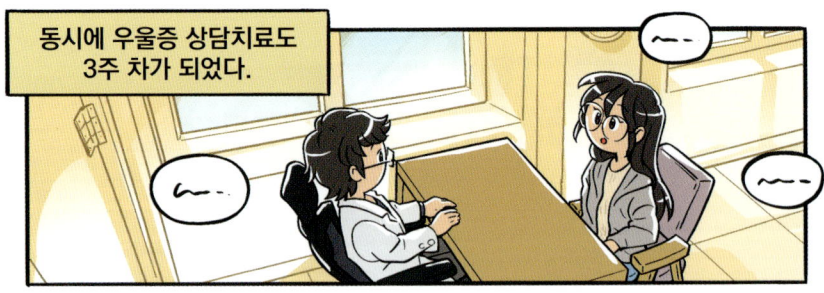

동시에 우울증 상담치료도 3주 차가 되었다.

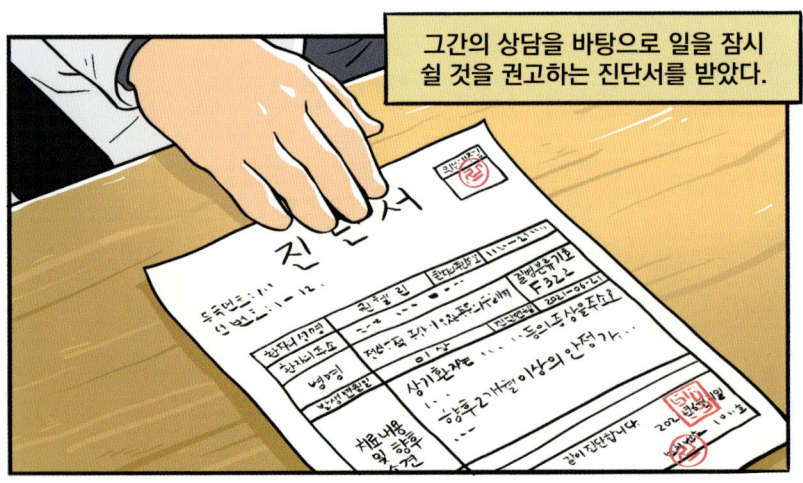

그간의 상담을 바탕으로 일을 잠시 쉴 것을 권고하는 진단서를 받았다.

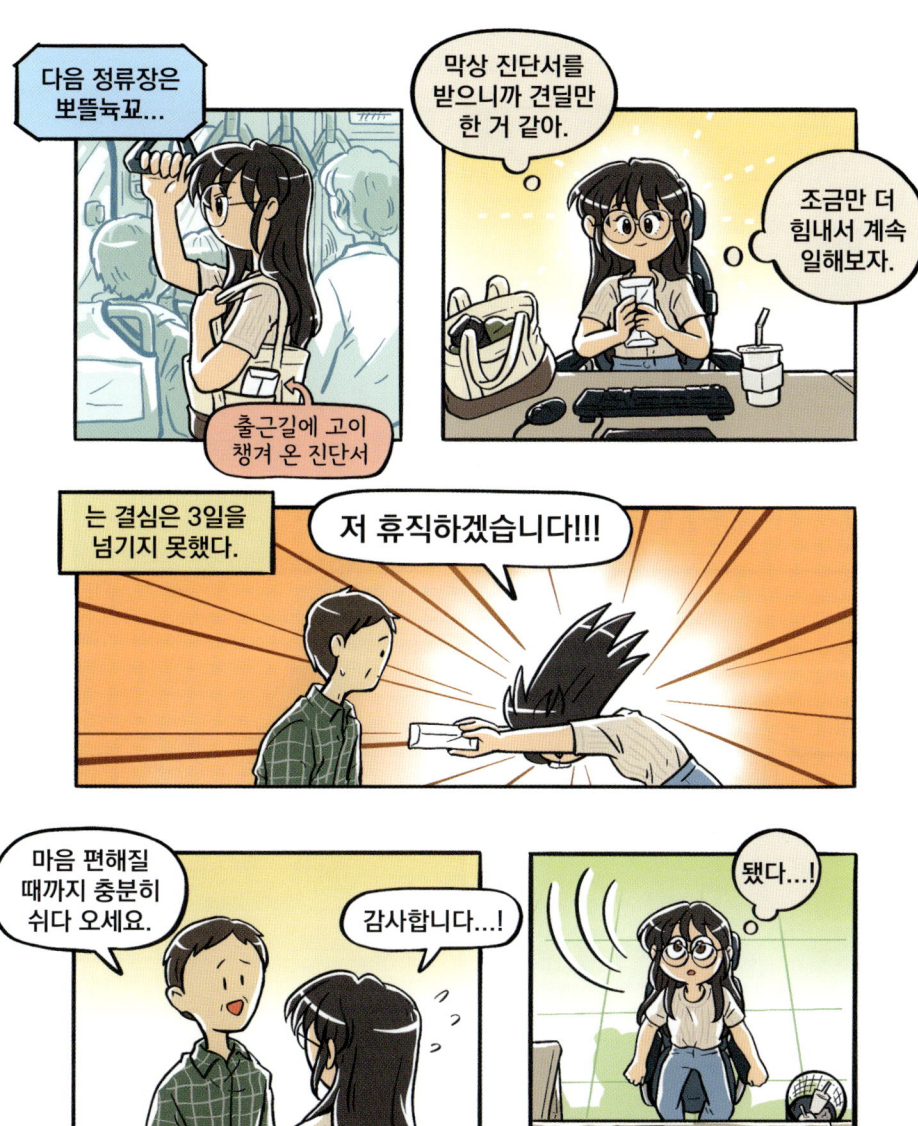

~무슨 일이 있어도 지킨다~

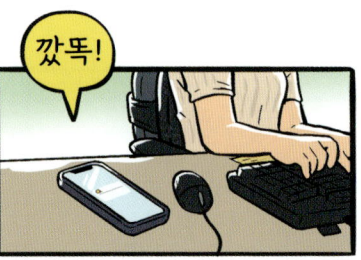

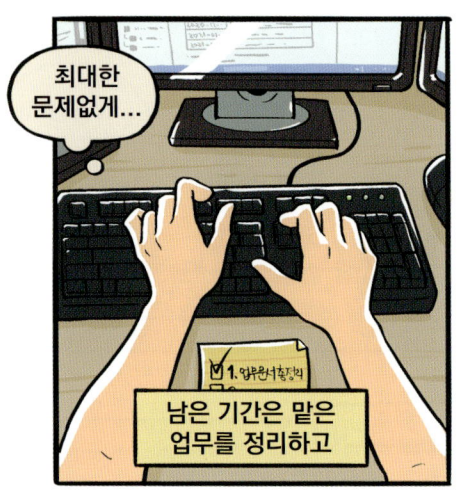

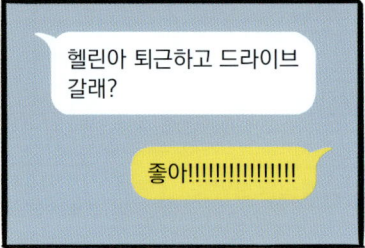

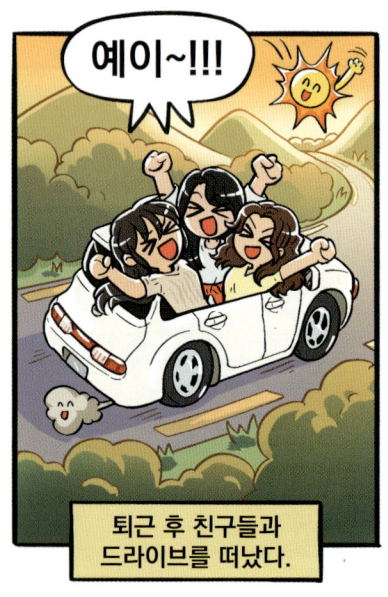

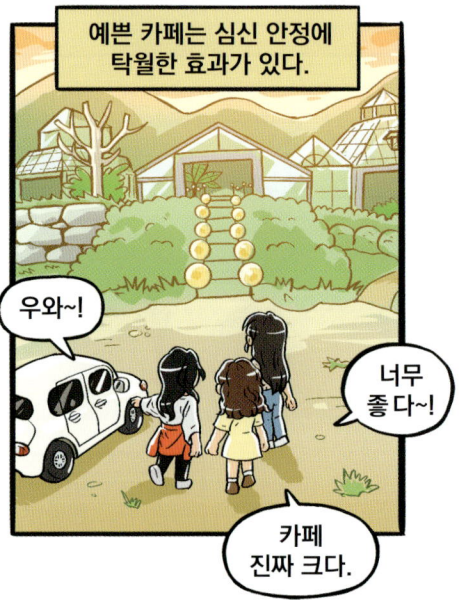

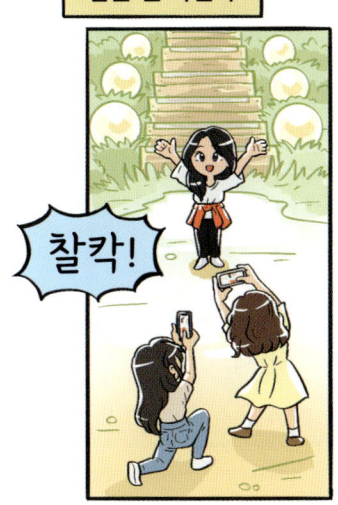
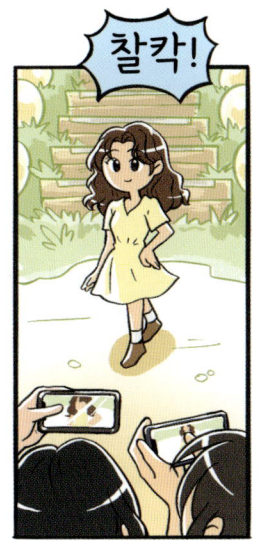
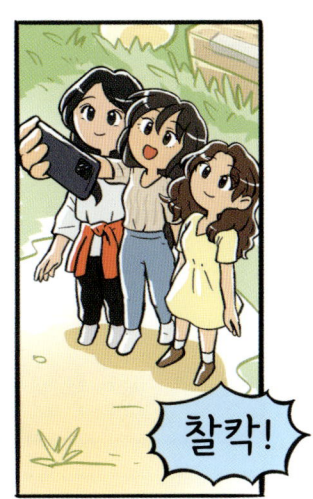
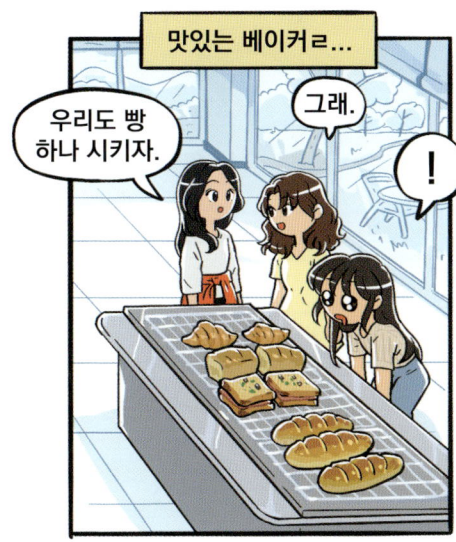
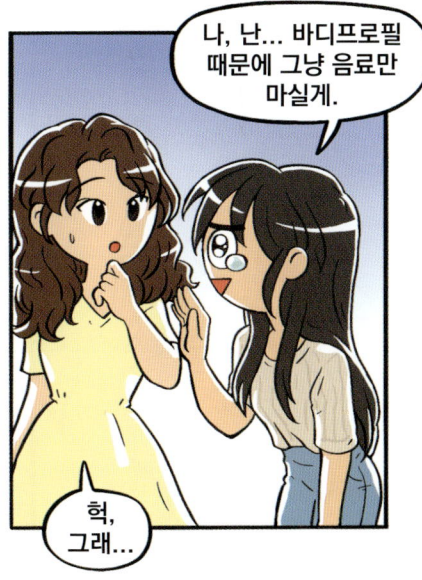

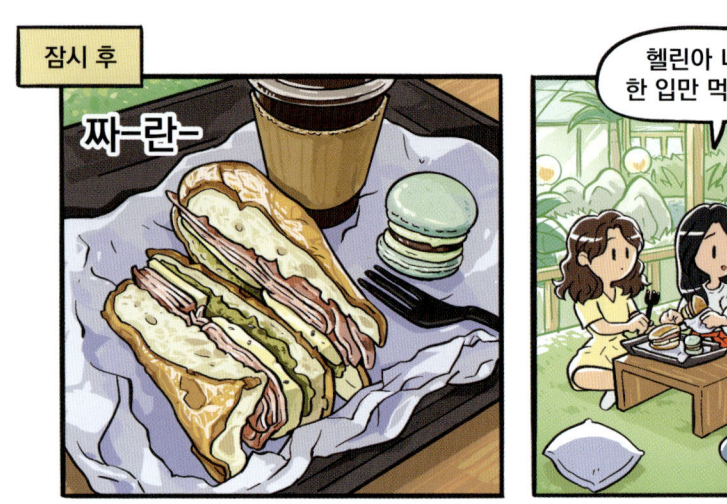

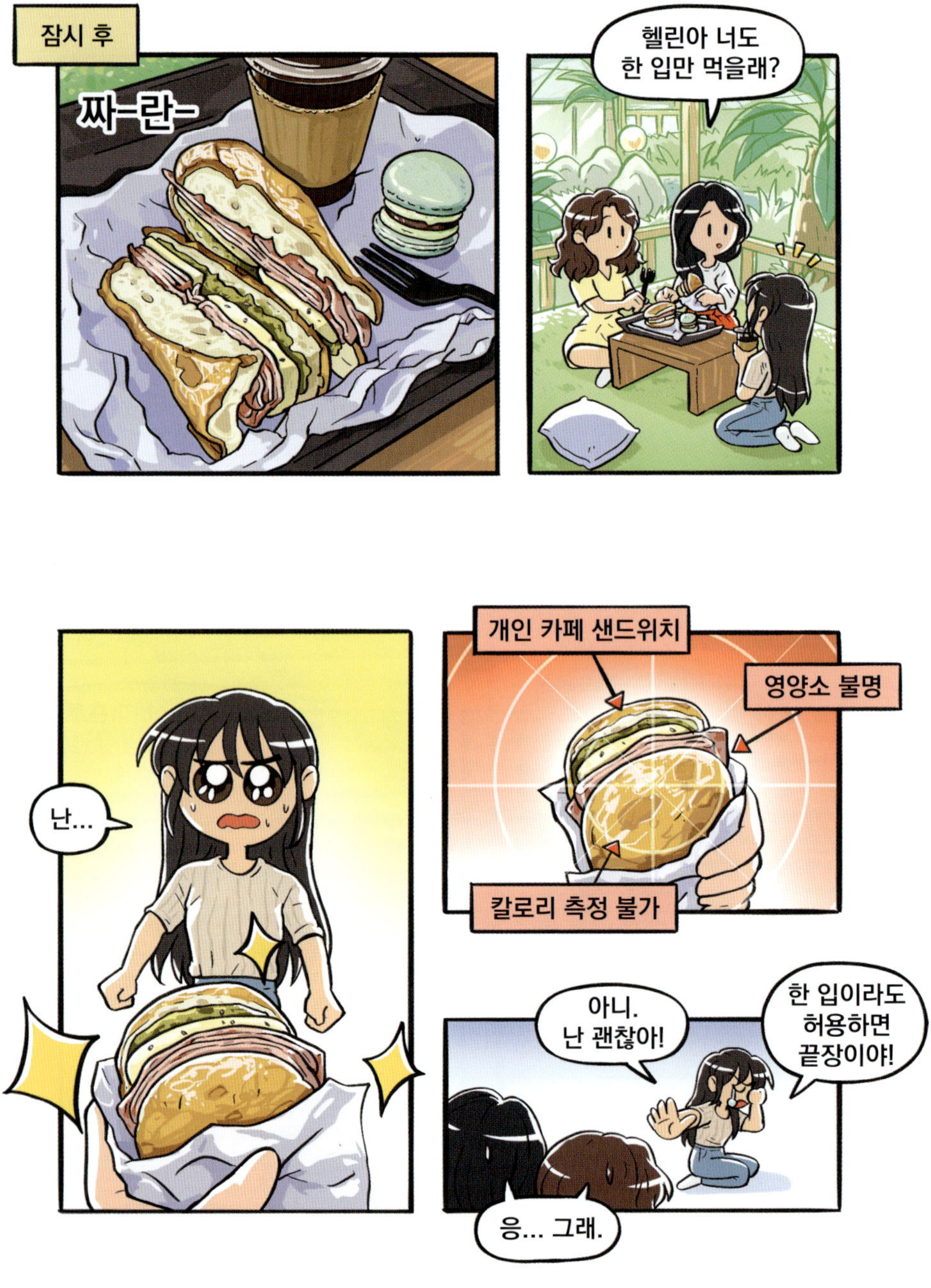

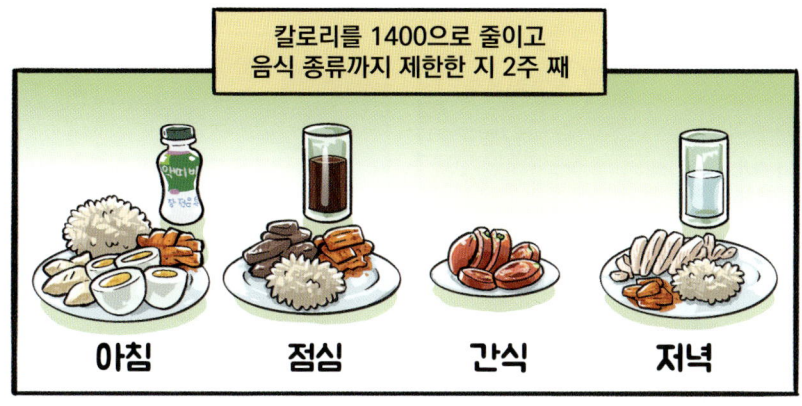

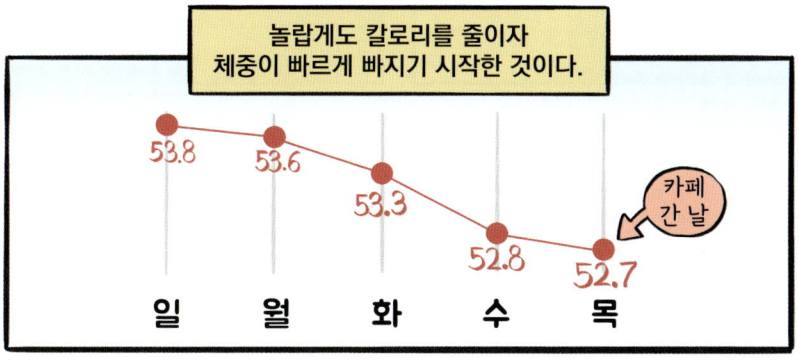

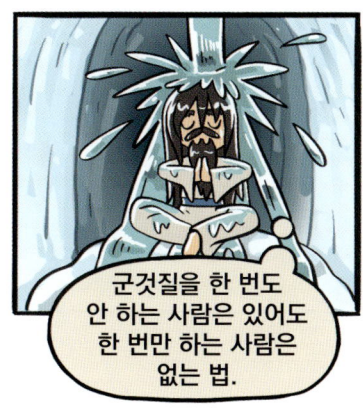

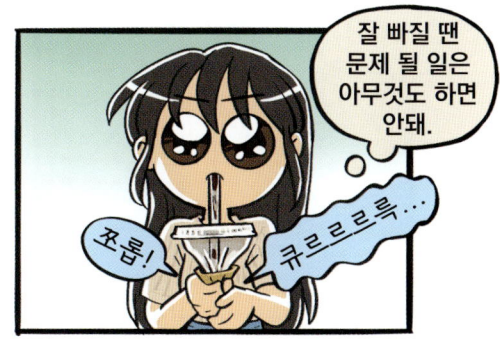

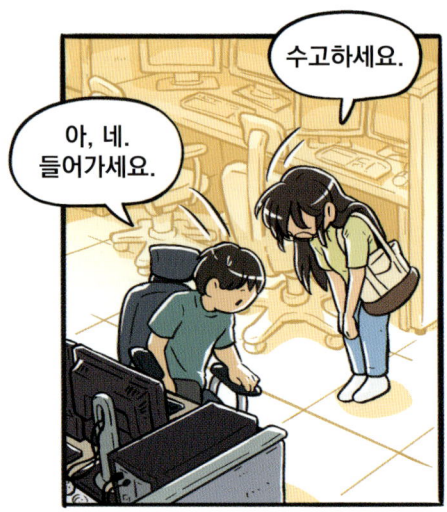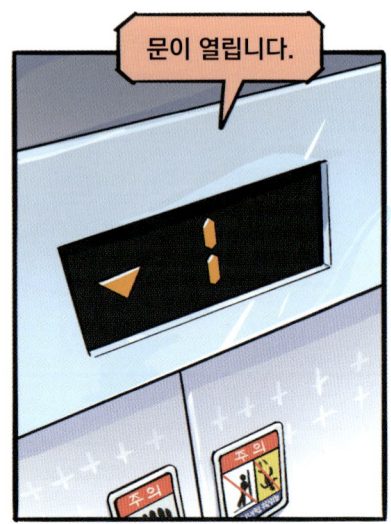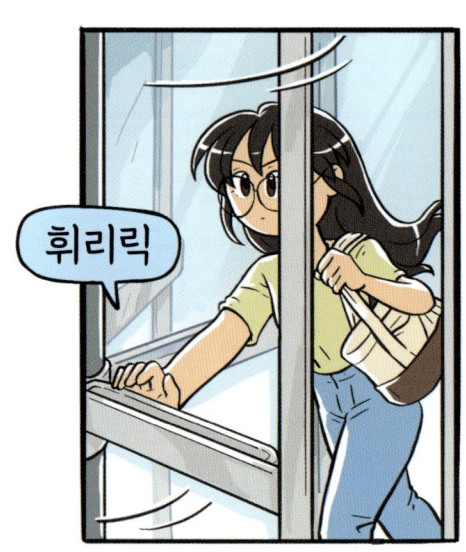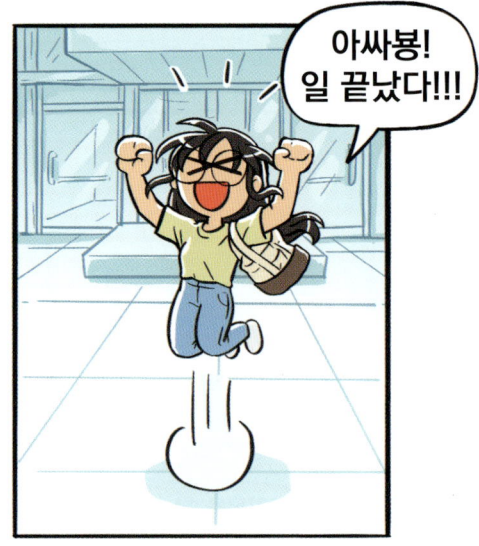

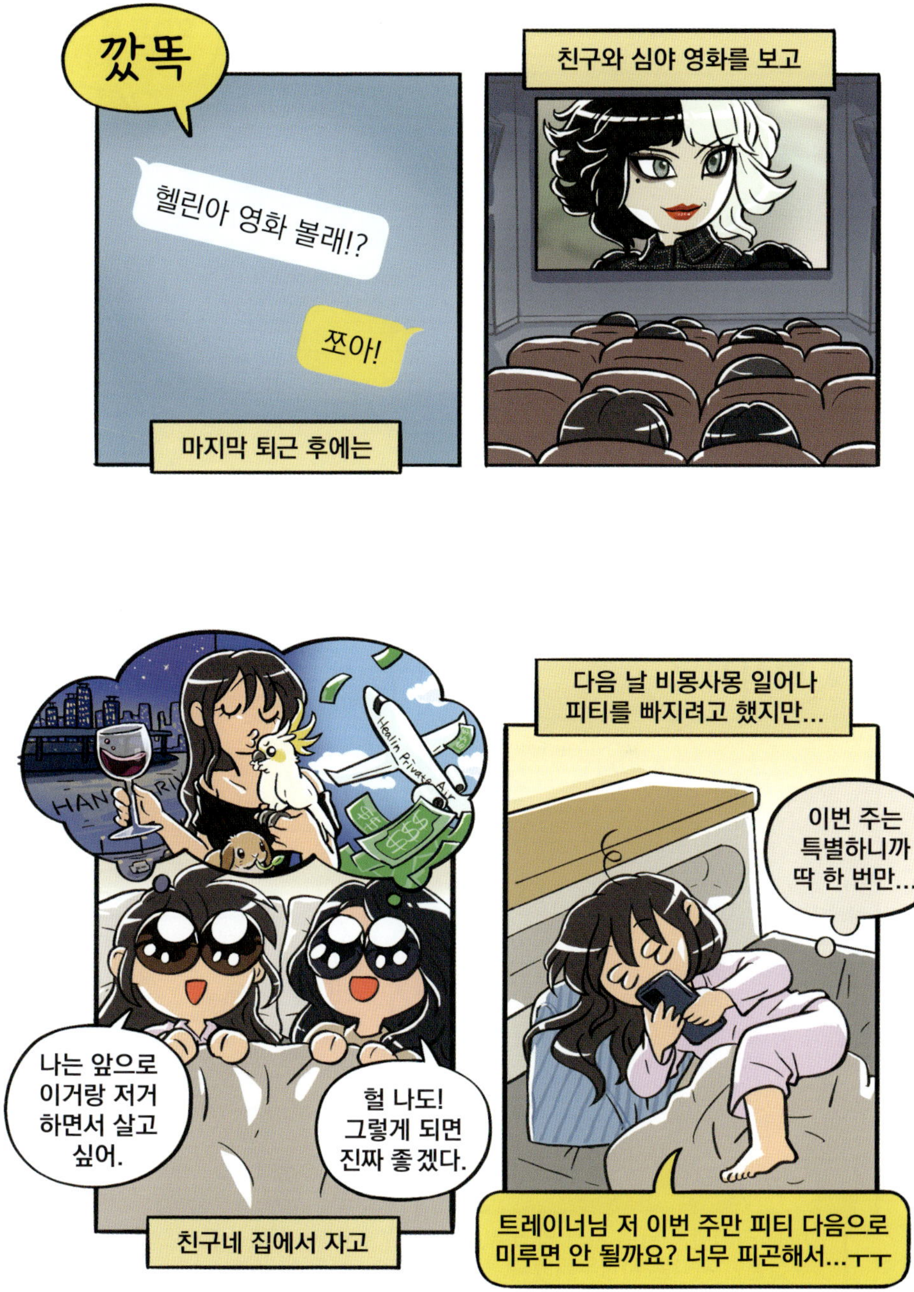

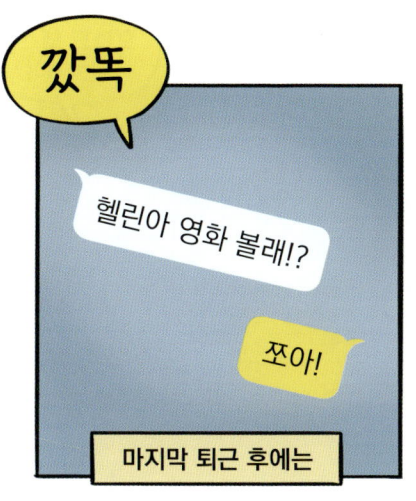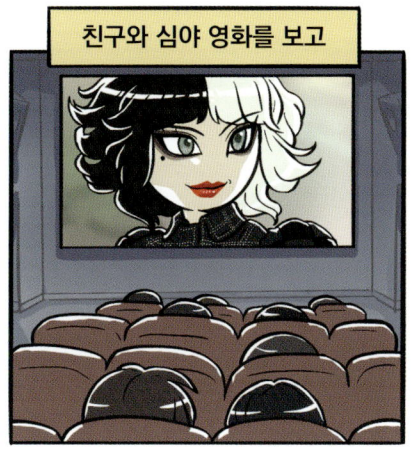

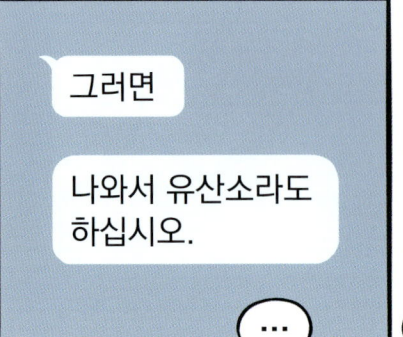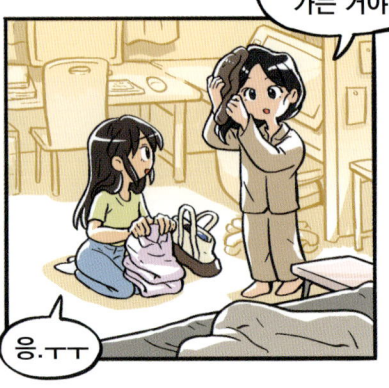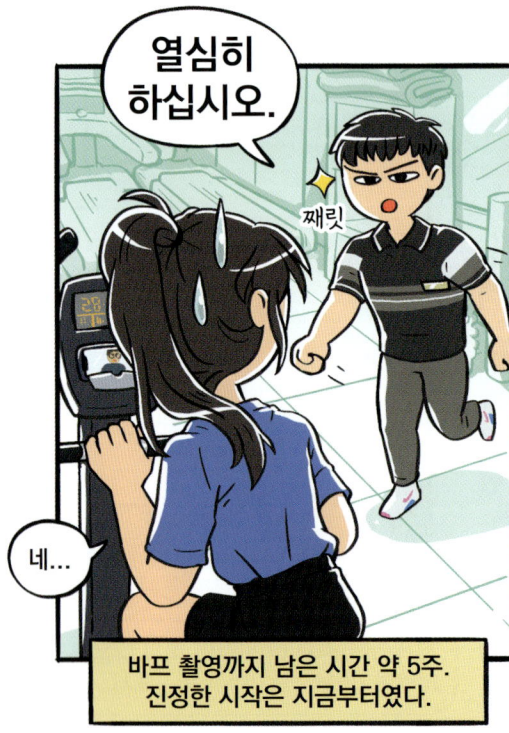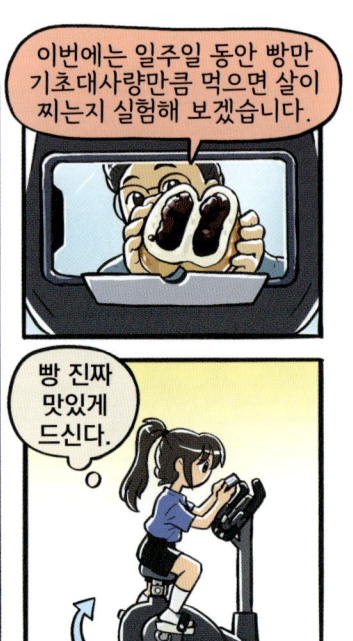

~11주 차 결과~

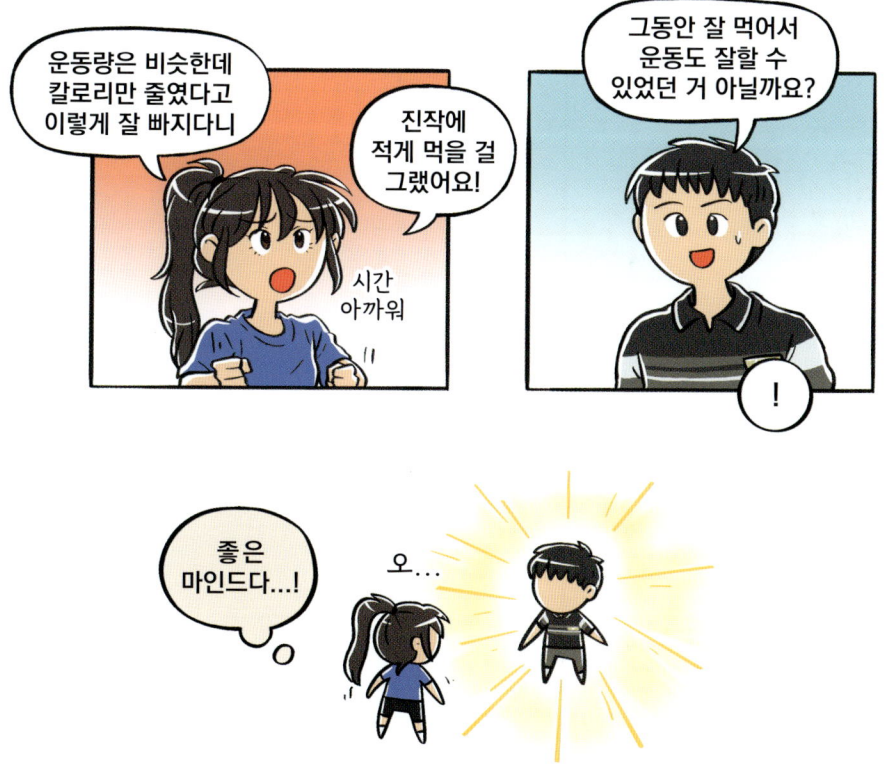

0주 차
1주 차
2주 차
3주 차
4주 차
5주 차
6주 차
7주 차
8주 차
9주 차
10주 차
11주 차
12주 차
13주 차
14주 차
15주 차
16주 차
바프 이후

21화. 태닝을 해보자

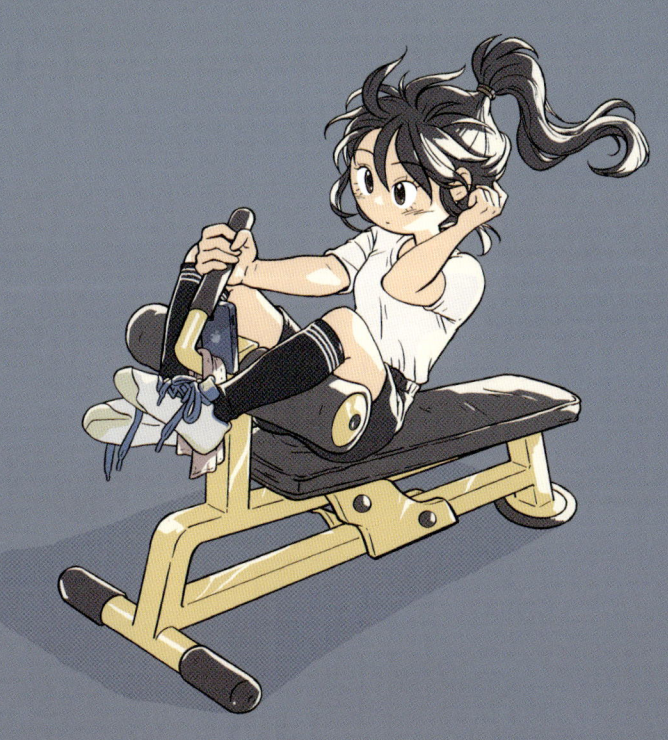

~태닝은 꼭 해야 할까?~

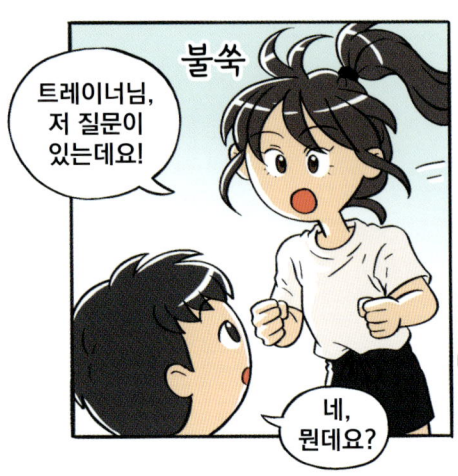
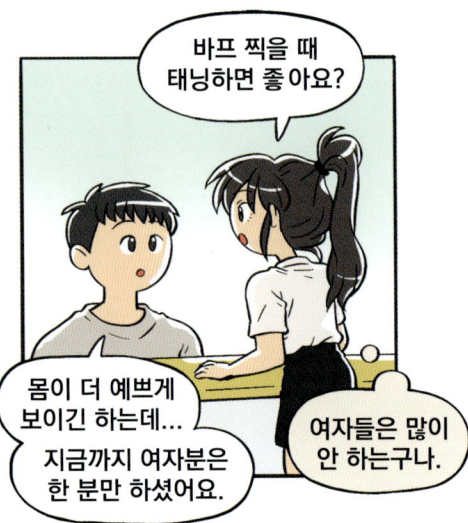
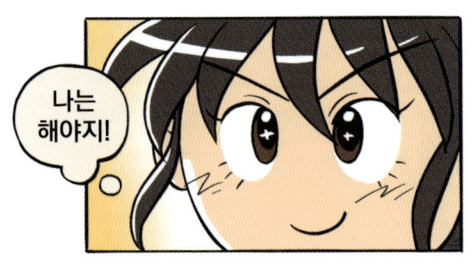
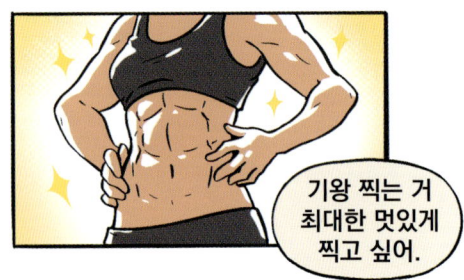
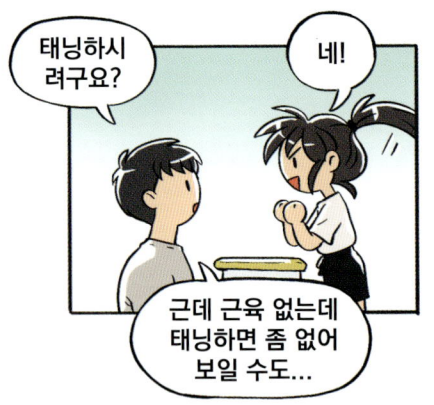
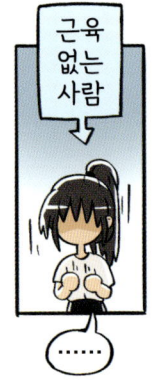
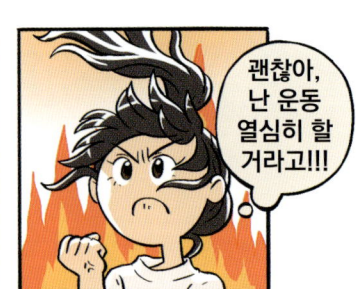

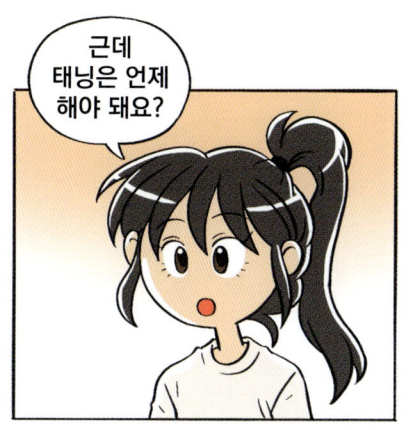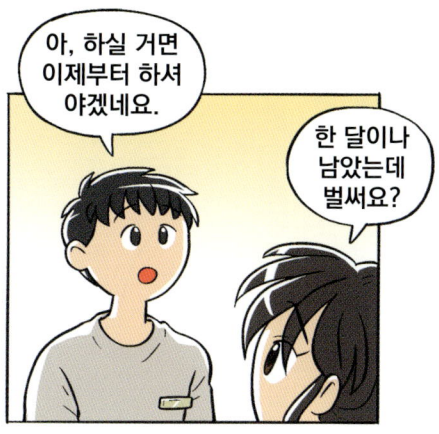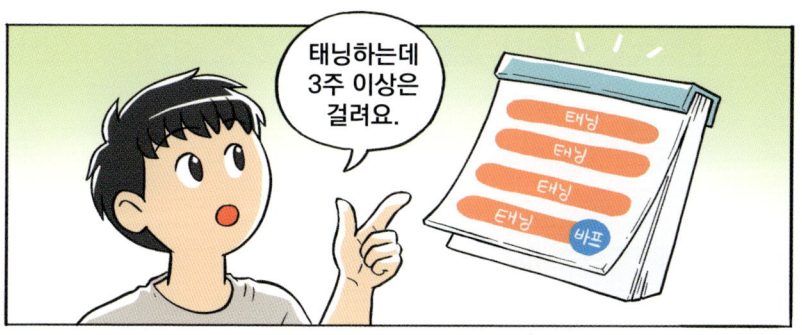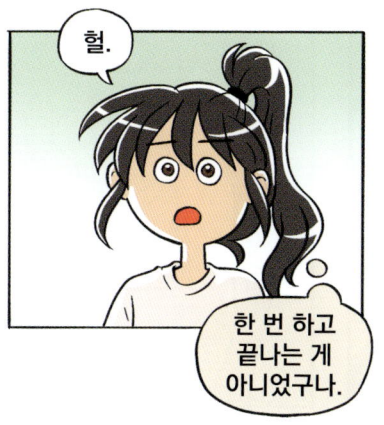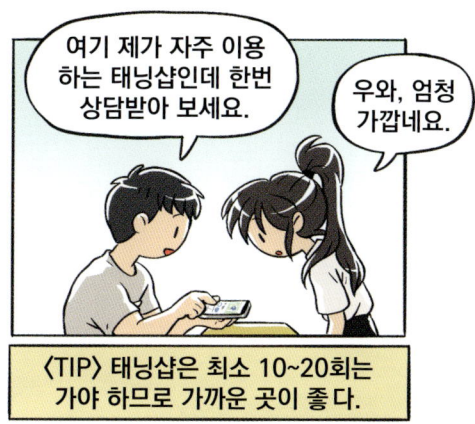

~난생처음 받아보는 태닝~

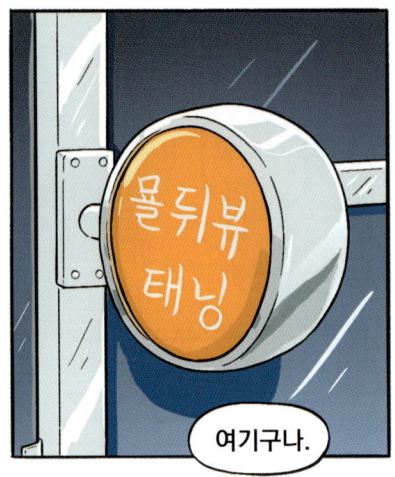
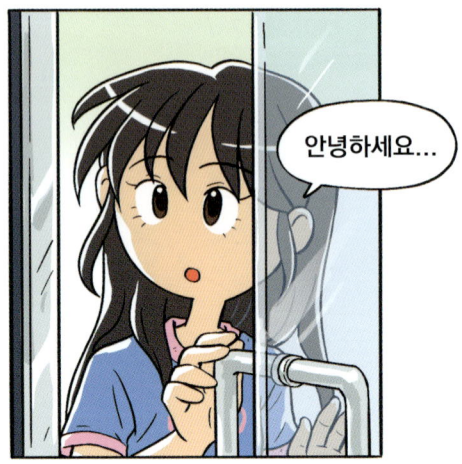
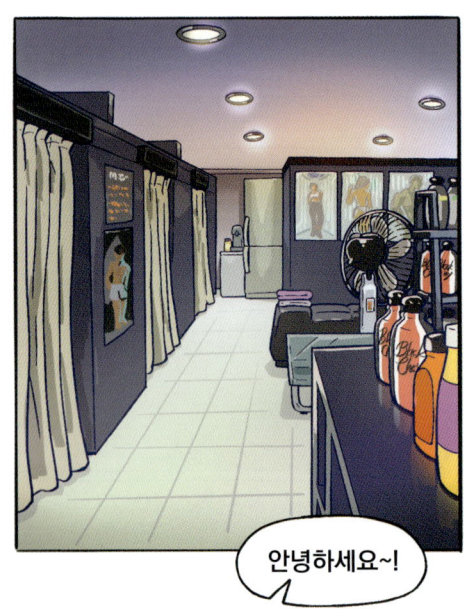
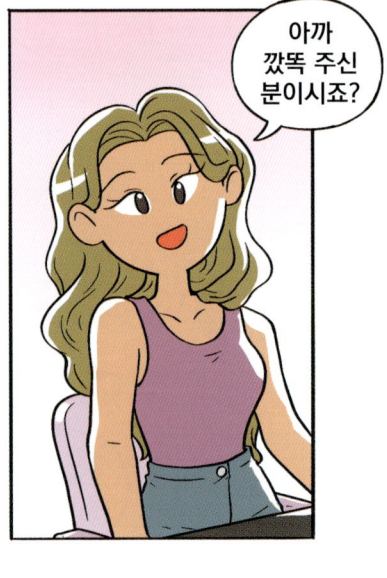

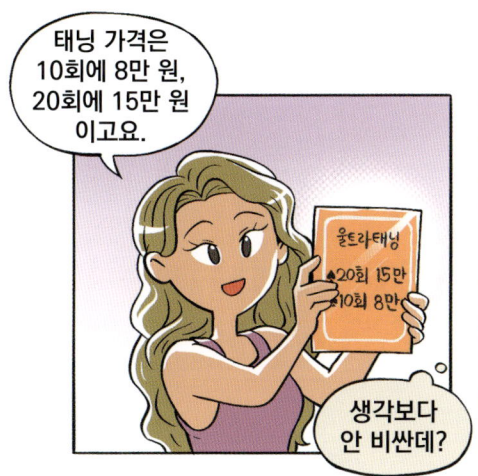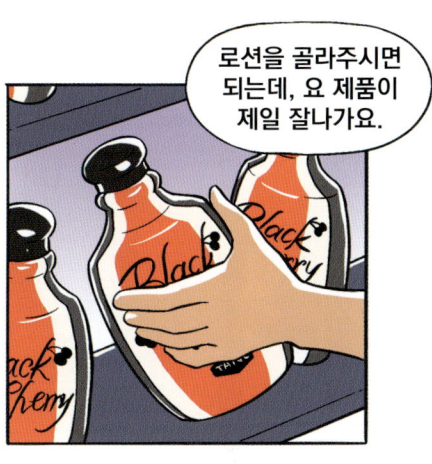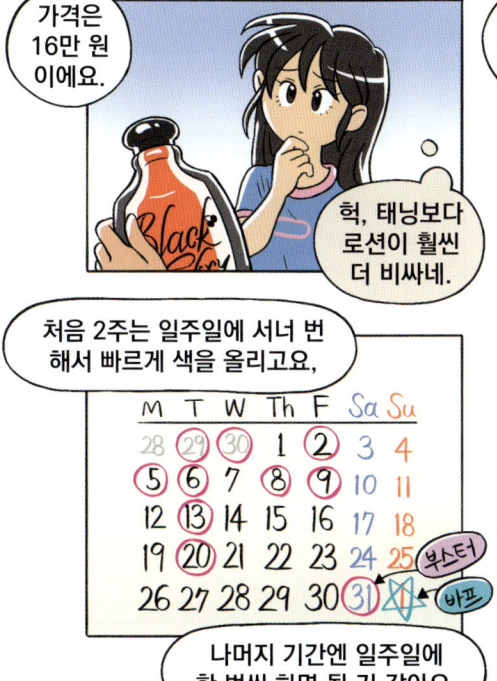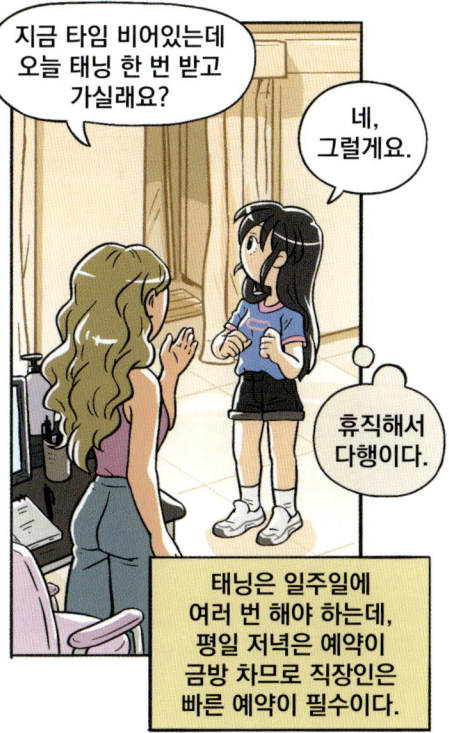

~태닝 받는 순서~

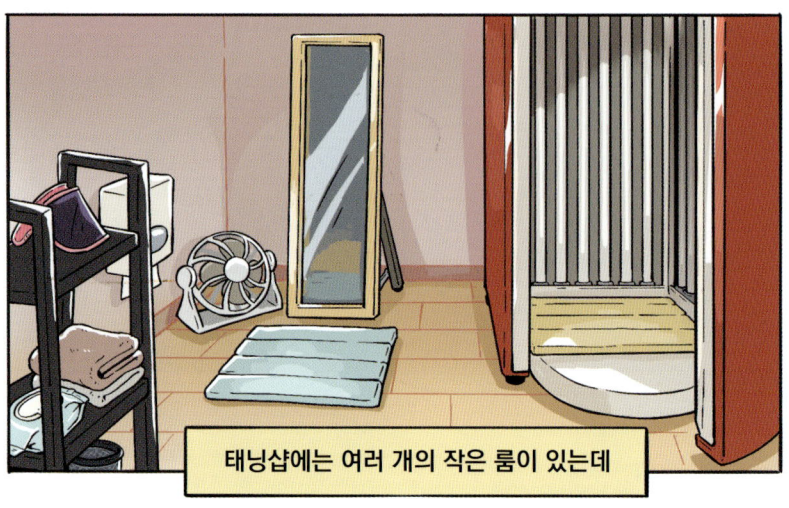

태닝샵에는 여러 개의 작은 룸이 있는데

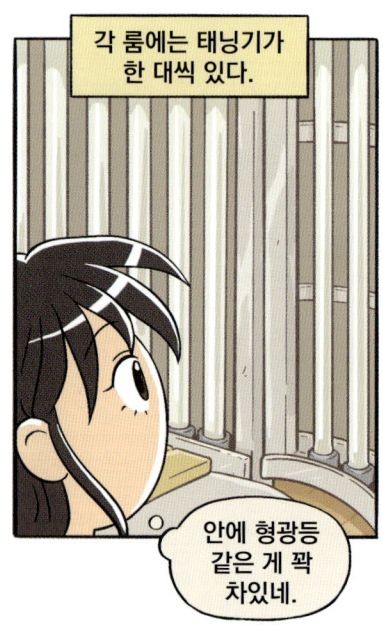

각 룸에는 태닝기가 한 대씩 있다.

안에 형광등 같은 게 꽉 차있네.

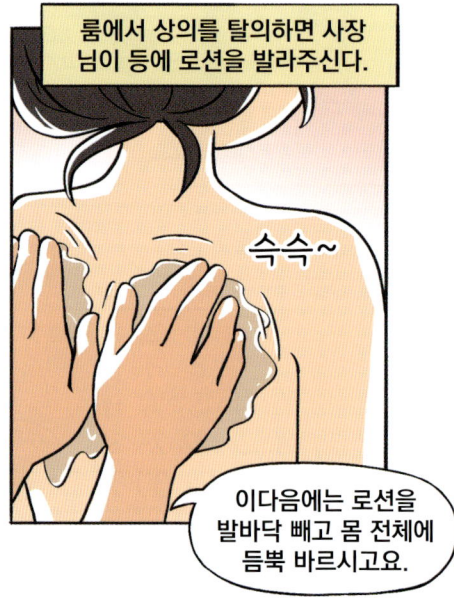

룸에서 상의를 탈의하면 사장님이 등에 로션을 발라주신다.

슥슥~

이다음에는 로션을 발바닥 빼고 몸 전체에 듬뿍 바르시고요.

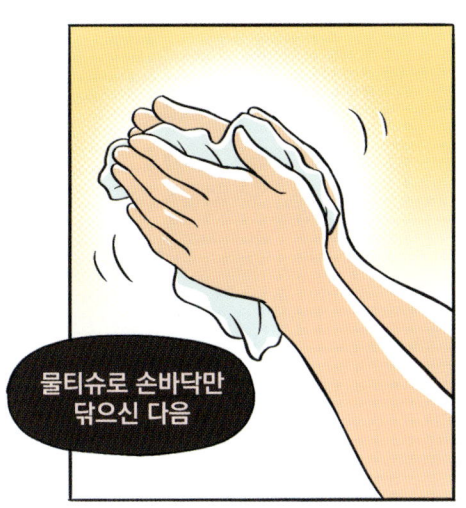
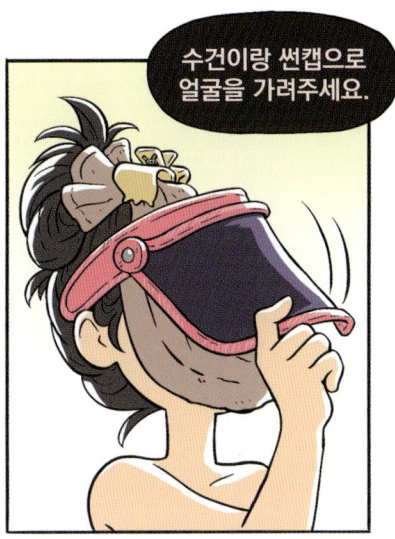
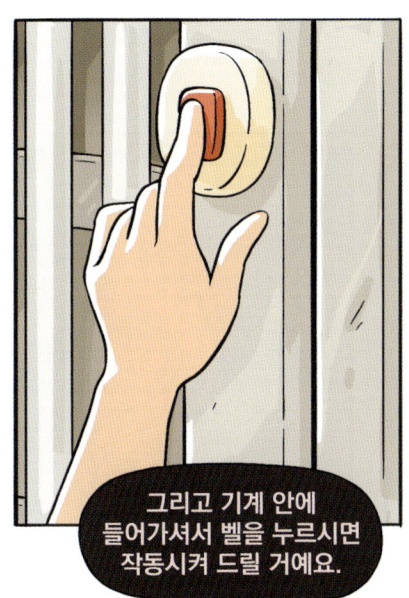
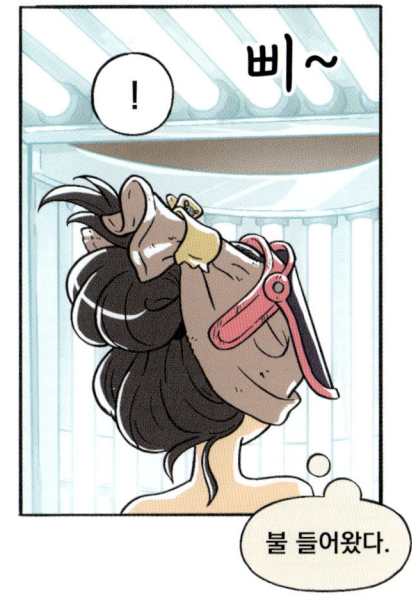

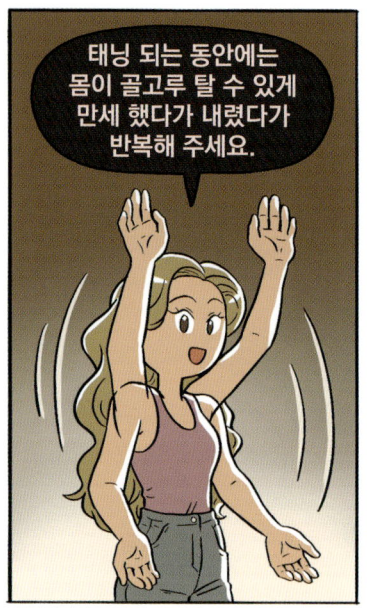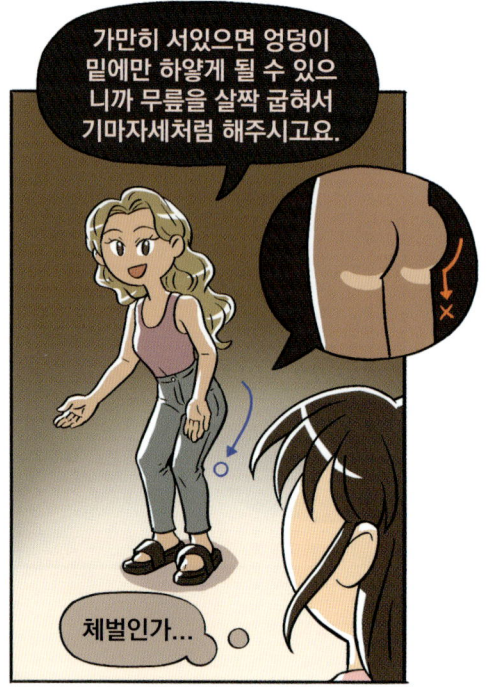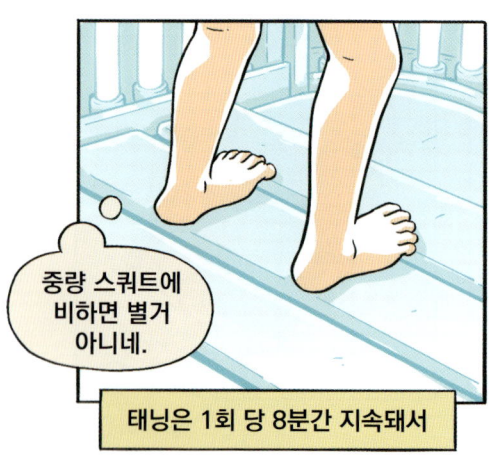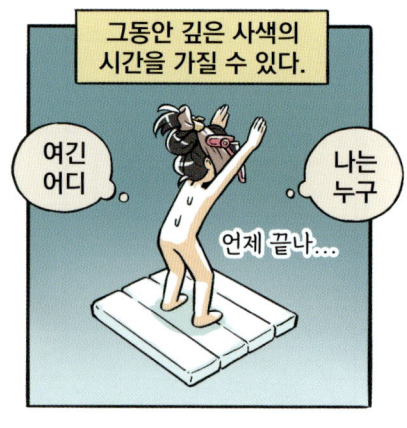

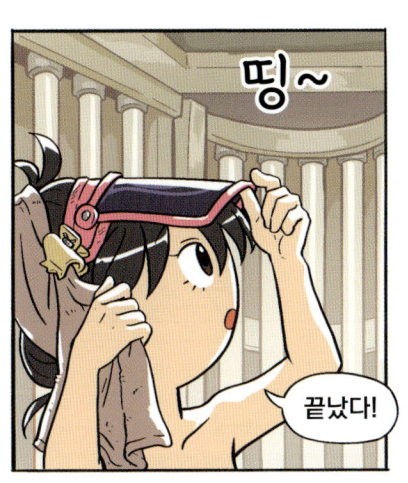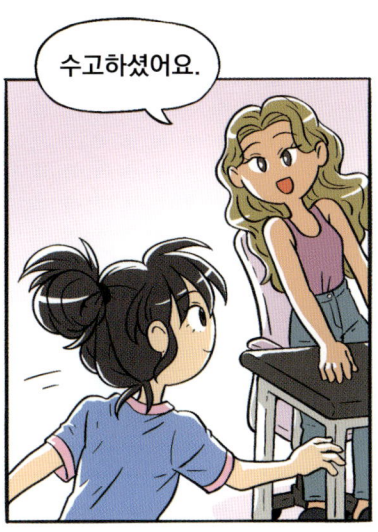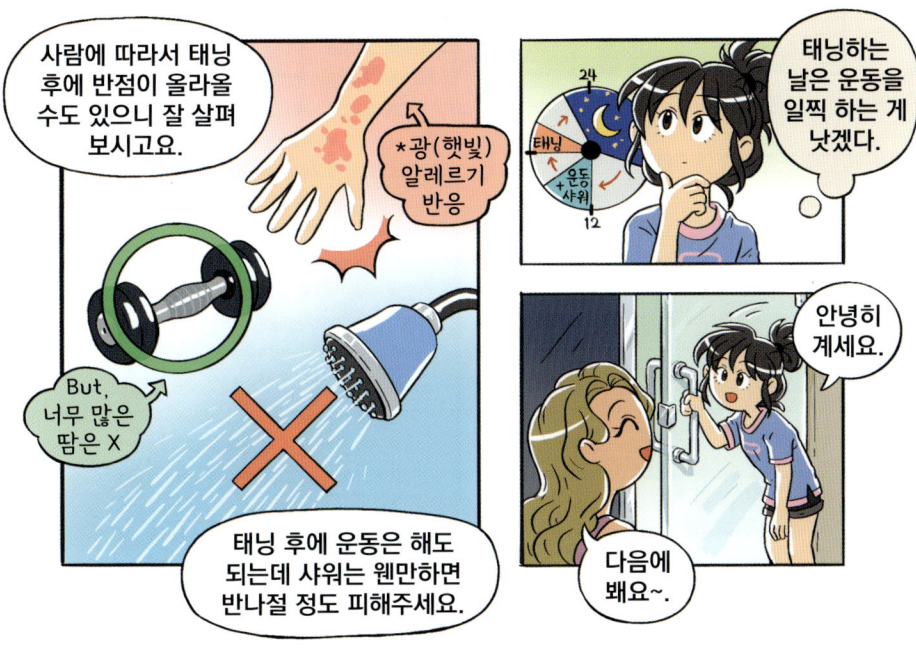

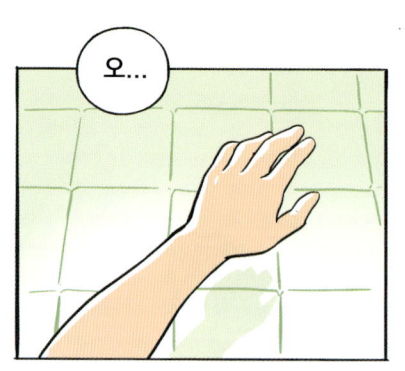
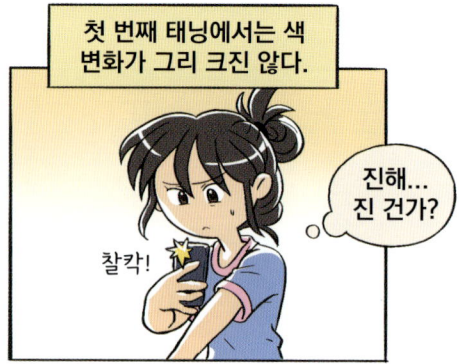

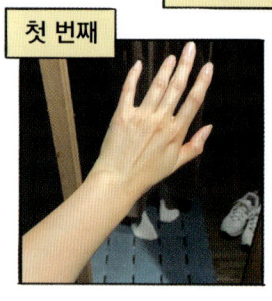
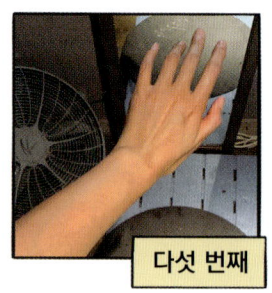
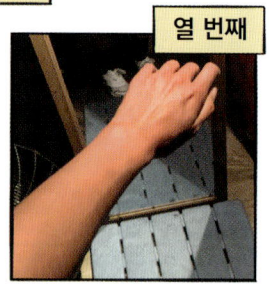

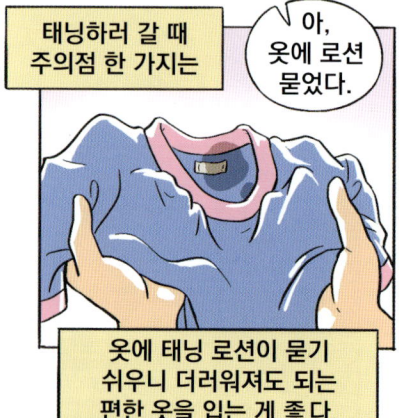
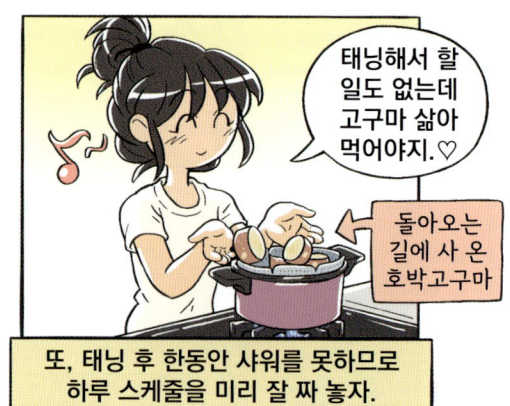

바프일기

0주 차
1주 차
2주 차
3주 차
4주 차
5주 차
6주 차
7주 차
8주 차
9주 차
10주 차
11주 차
12주 차
▼
13주 차
14주 차
15주 차
16주 차
바프 이후

22화. 막판 스퍼트를 위한 운동 루틴

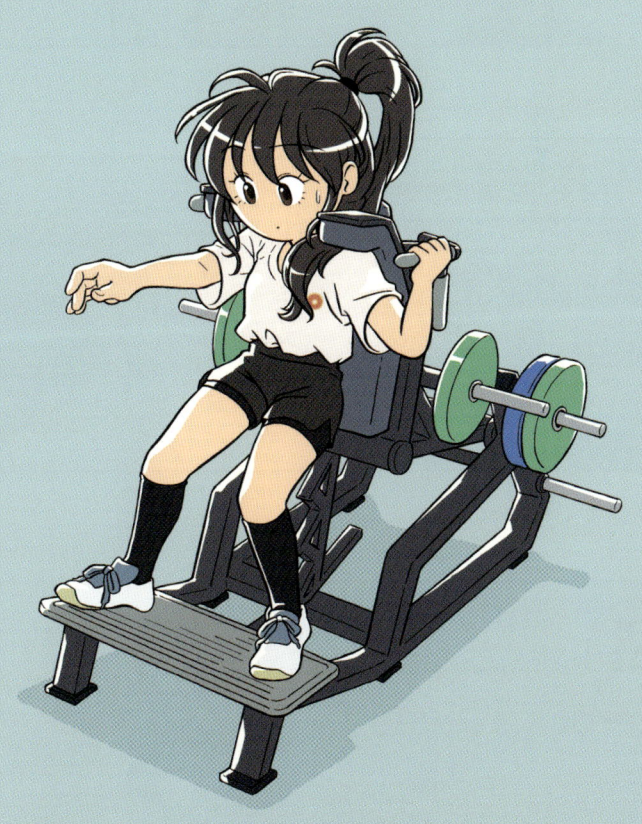

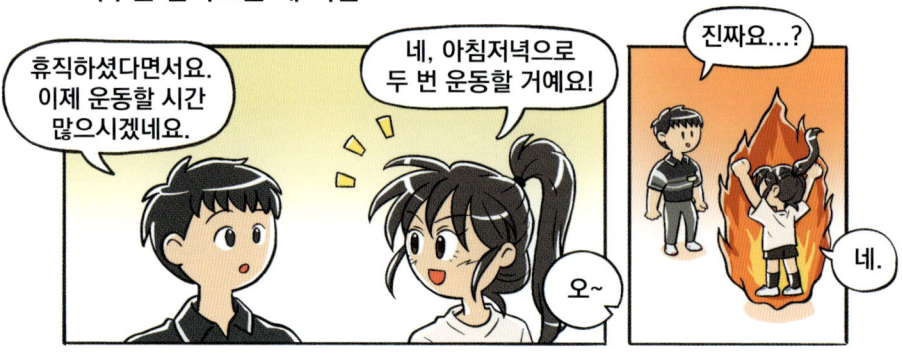
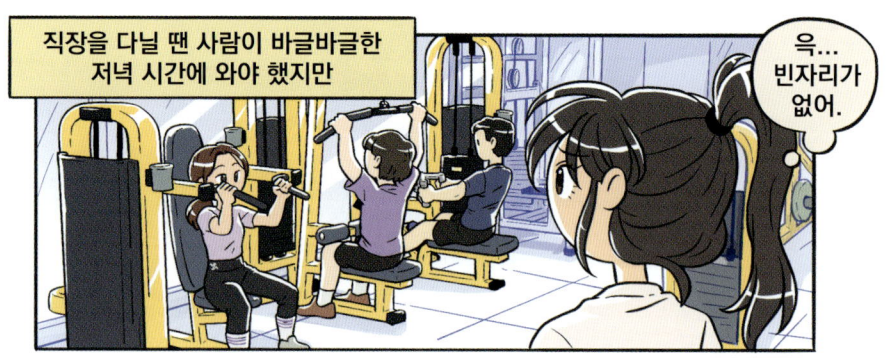
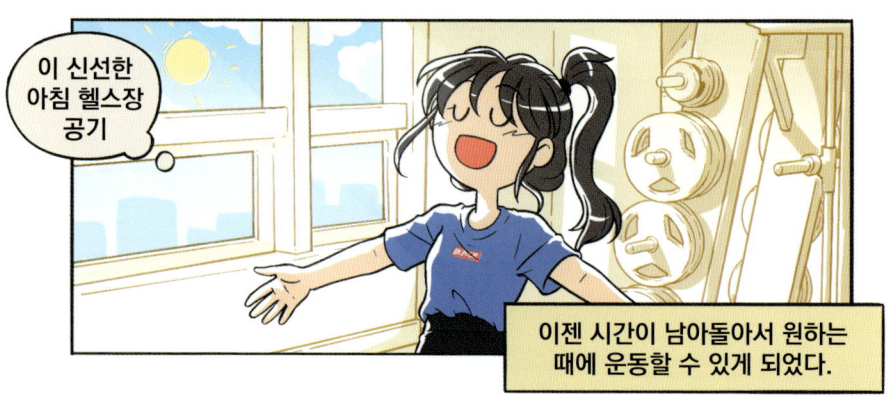

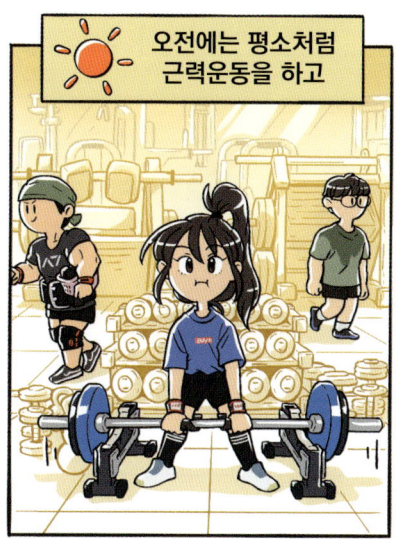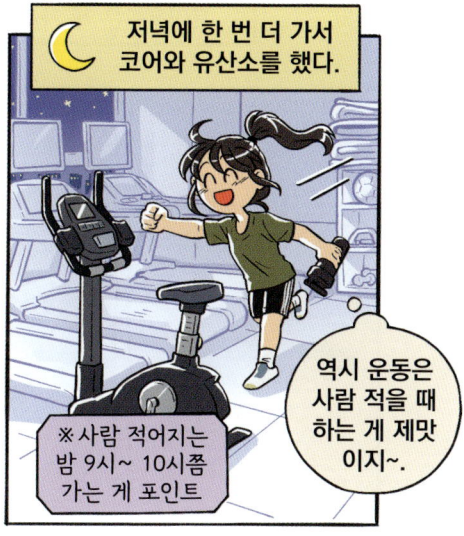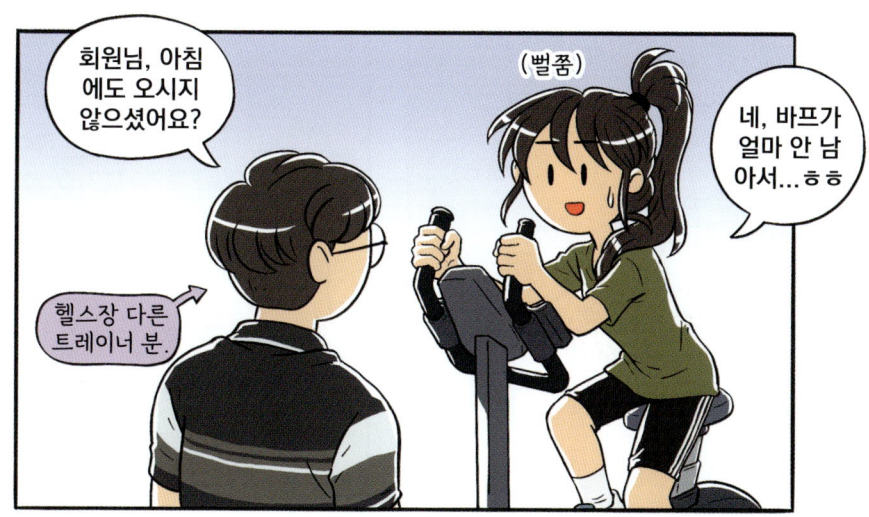

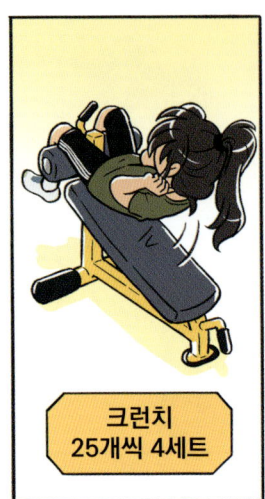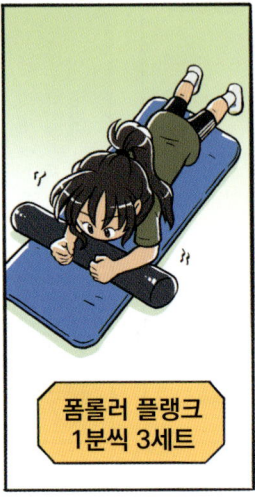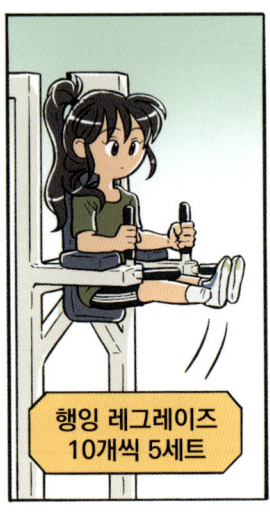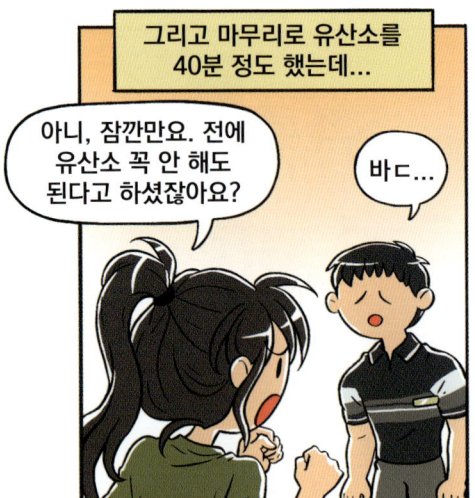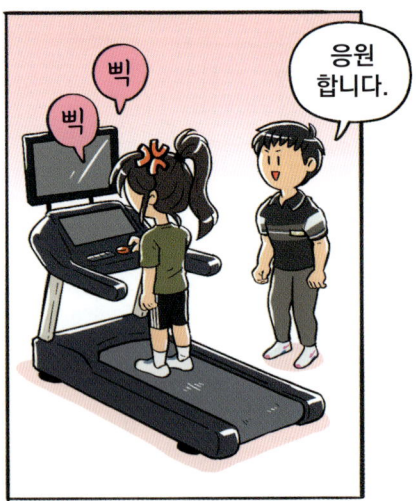

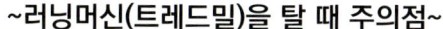
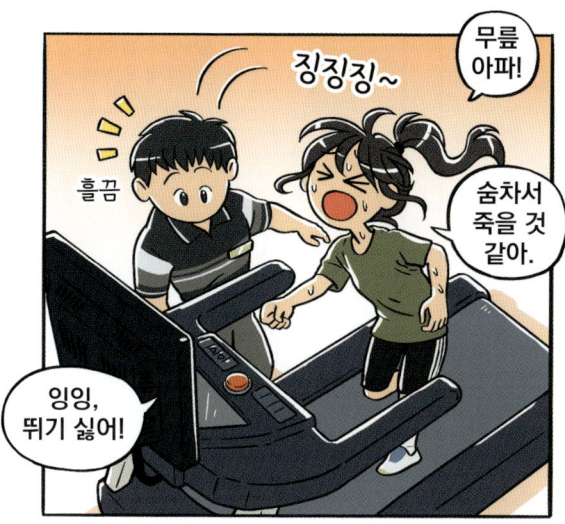
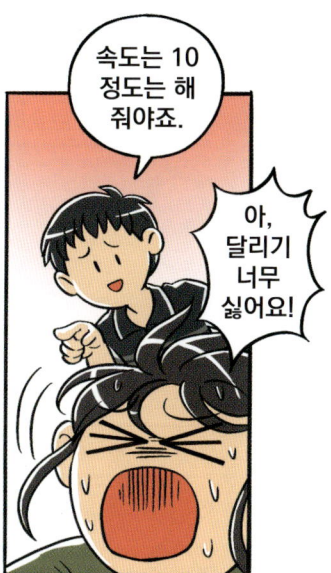
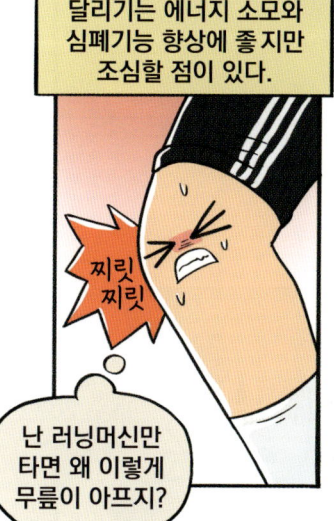
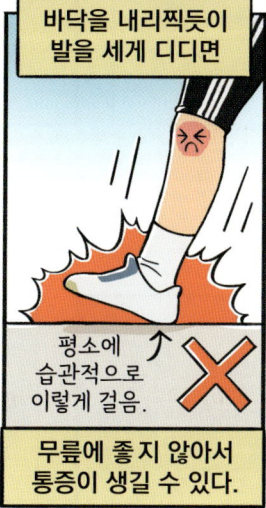
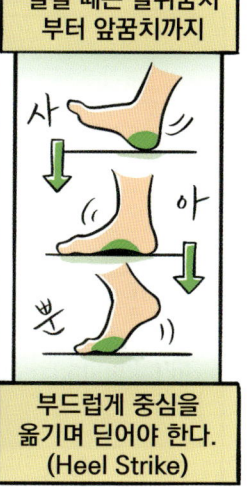

※ 달리기에는 발의 어느 부분을 먼저 디디는가에 따라 **세 가지 주법**이 존재한다.
각각의 장단점과 차이가 존재하므로 자신에게 맞는 주법을 선택하자.

1. 발뒤꿈치부터 (Heel Strike): 가장 일반적이고 쉬운 주법이지만 무릎에 부담이 갈 수 있다.
2. 발 중간부터 (Midfoot Strike): 무릎 부담 감소하지만 대신 발목 부담이 늘어난다.
3. 발의 앞쪽부터 (Forefoot Strike): 전속력 달리기에 적합하지만 많은 연습이 필요하고 종아리에 부담된다.

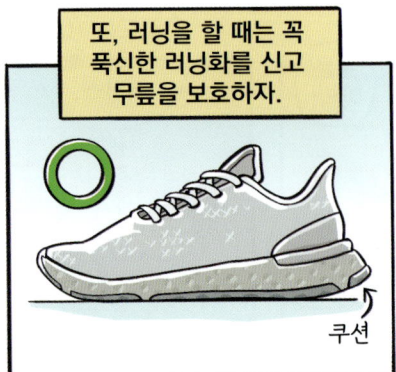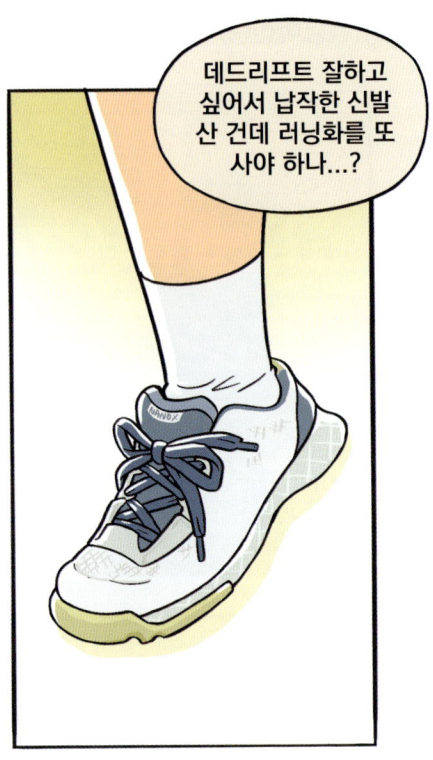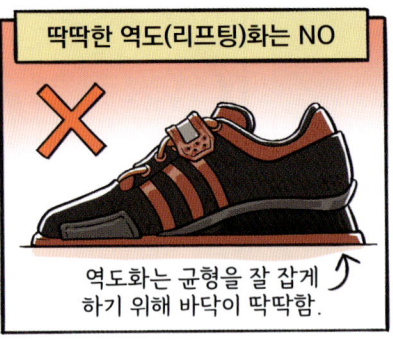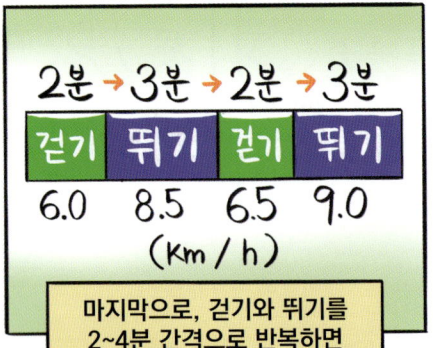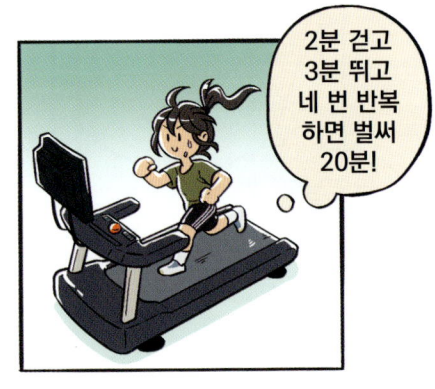

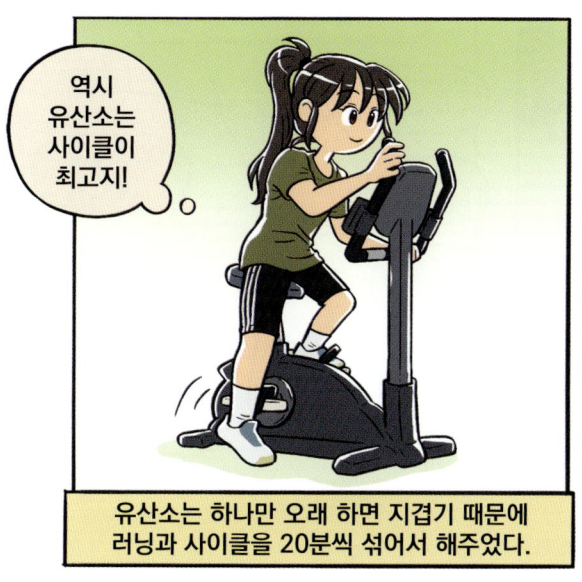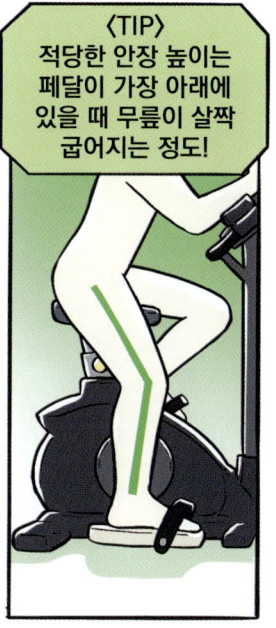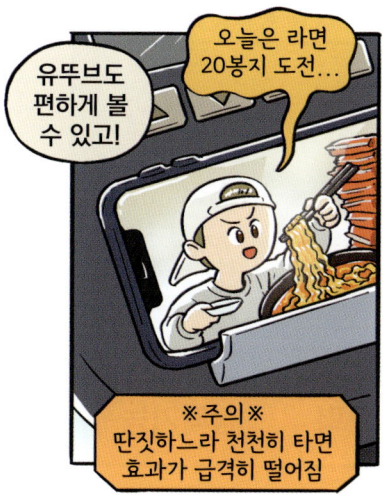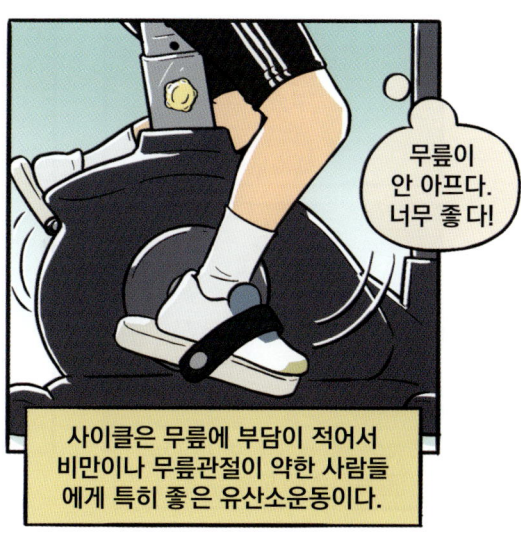

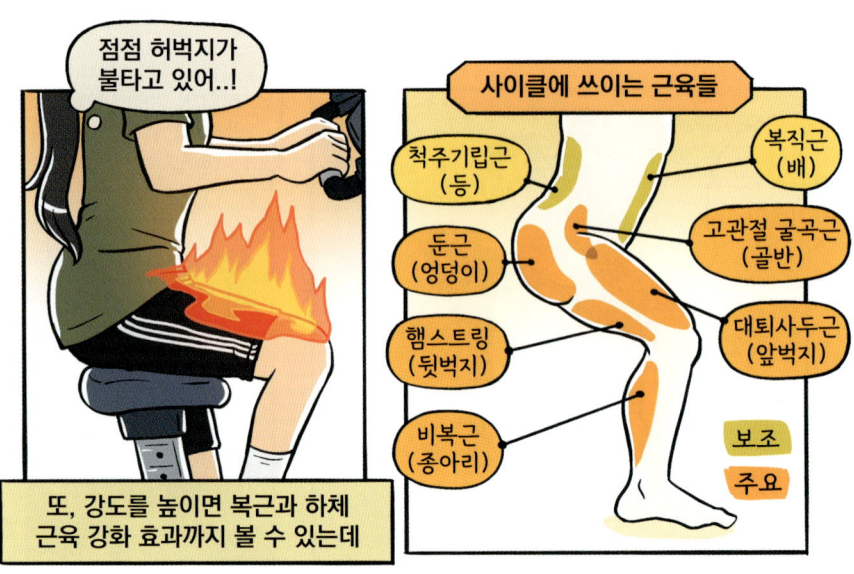

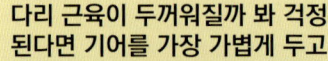

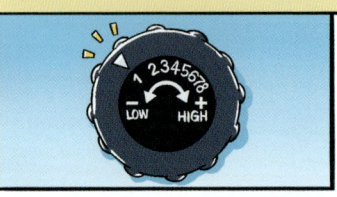

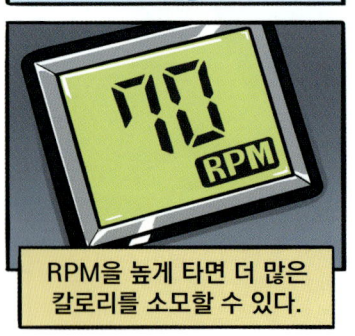

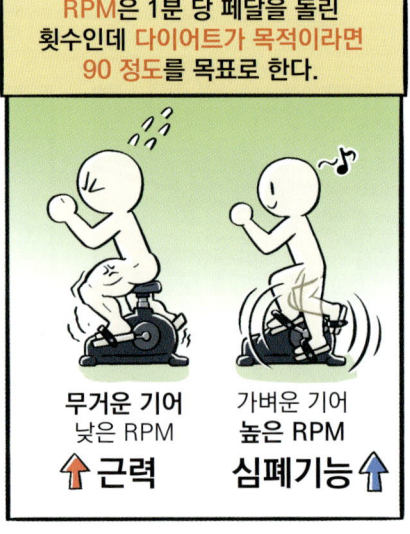

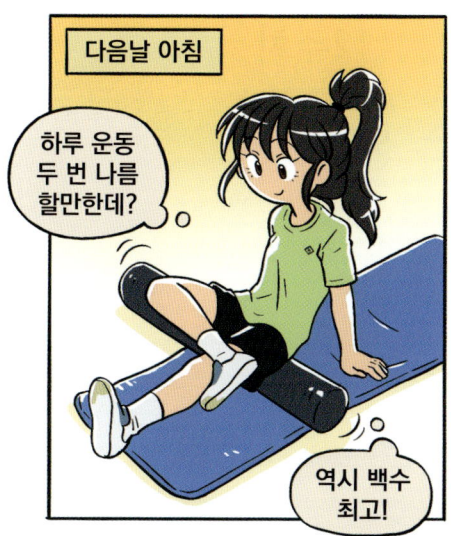
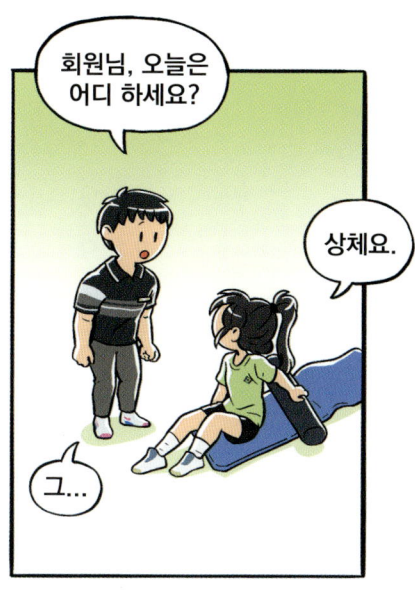
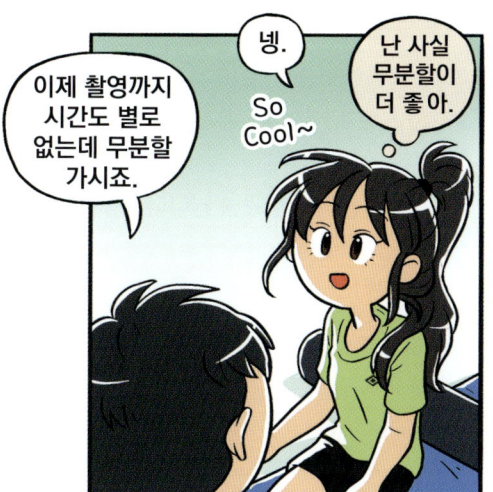
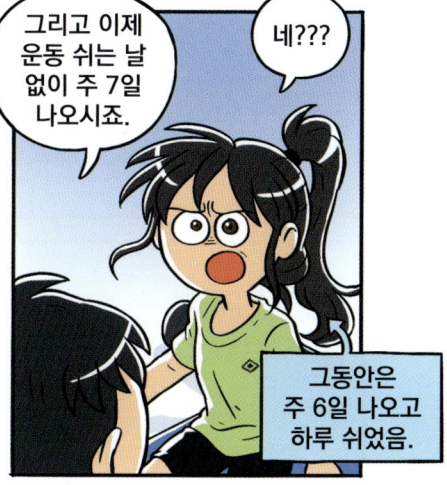

운동에는 휴식이 중요하다 하지만 촬영까지 남은 시간이 얼마 없어서 휴식 없는 아주 극단적인 플랜을 가져가게 되었다.

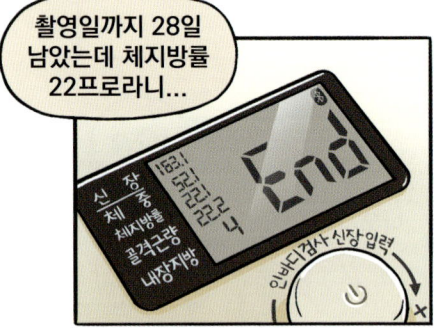

	11주차		12주차	
체중	52.9 kg		52.1 (-0.8) kg	
골격근량	21.9 kg		22.2 (+0.3) kg	
체지방량	12.7 kg		11.5 (-1.2) kg	
체지방률	24.0 %		22.1 (-1.9) %	

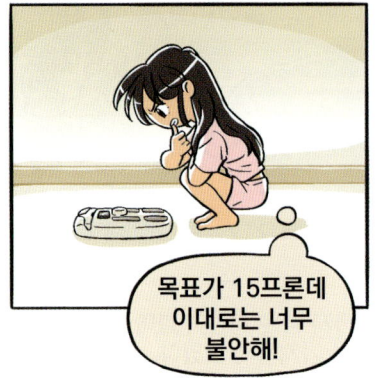

촬영일까지 28일 남았는데 체지방률 22프로라니…

저 이제 하루에 1000 칼로리만 먹을게요.

1000은 엄청 배고프실 텐데…

그 이상 줄이시면 큰일 납니다.

이제부터는 운동 강도 더 올리면서 빼시죠.

넵!

목표가 15프론데 이대로는 너무 불안해!

28일간 하루 천 칼로리만 먹기, 과연 가능할 것인가?

바프일기

0주 차
1주 차
2주 차
3주 차
4주 차
5주 차
6주 차
7주 차
8주 차
9주 차
10주 차
11주 차
12주 차
13주 차
14주 차
15주 차
16주 차
바프 이후

23화. 하루에 천 칼로리만 먹기

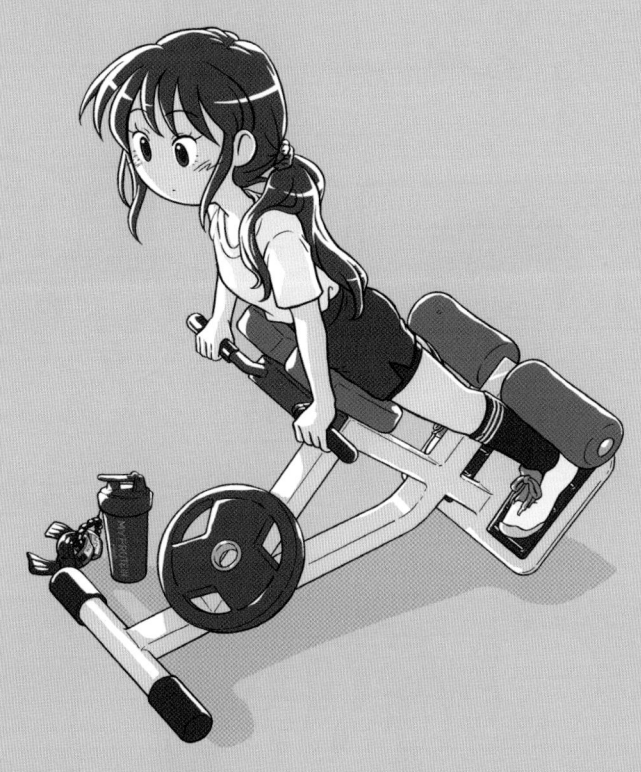

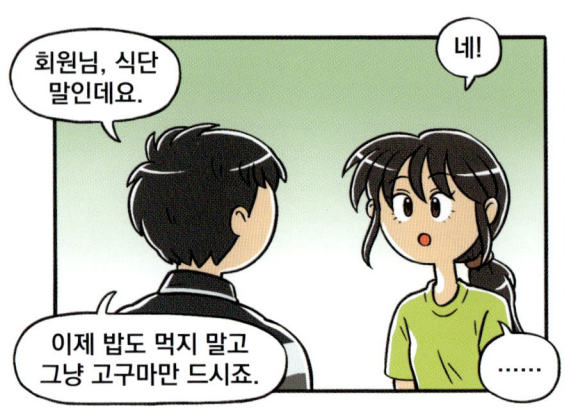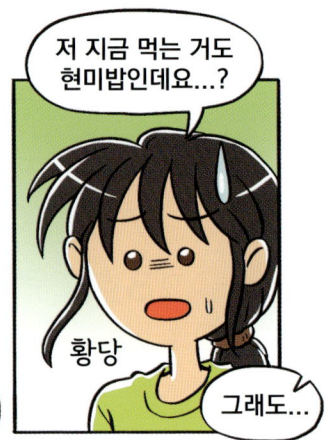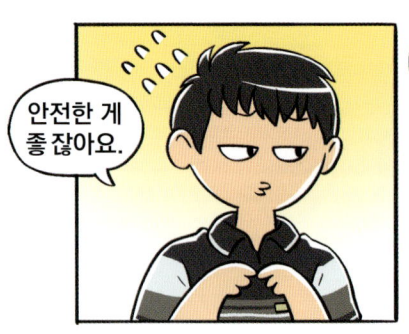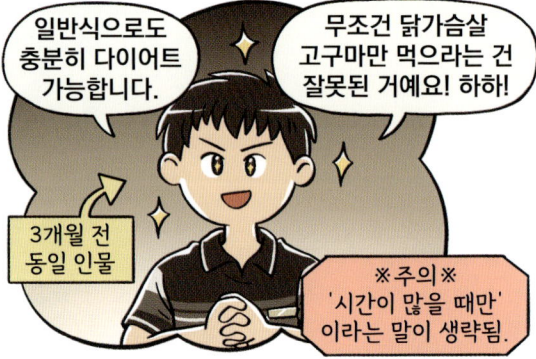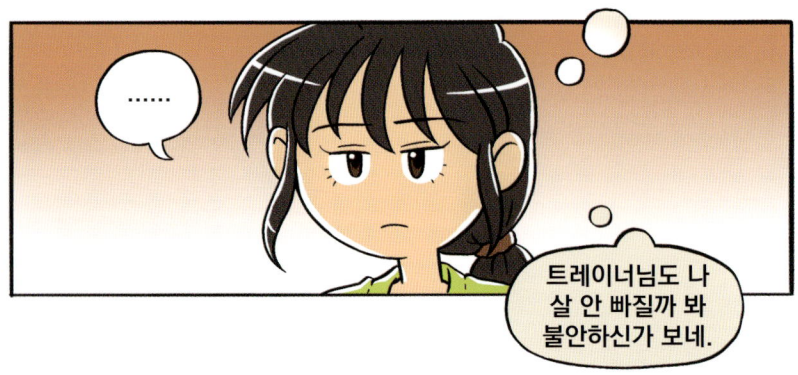

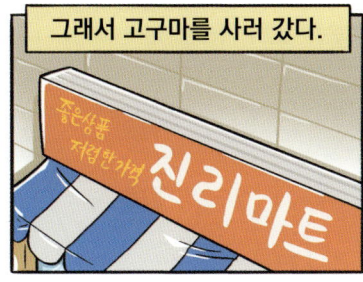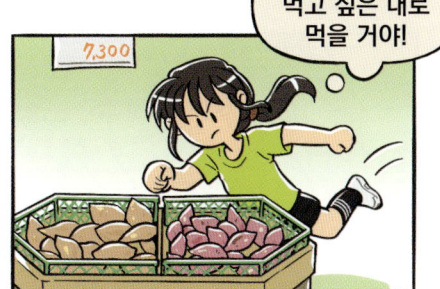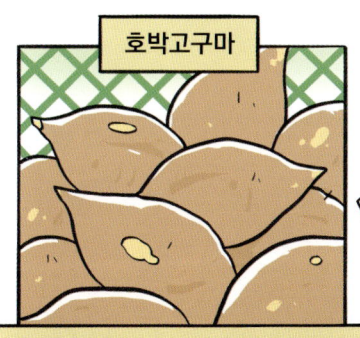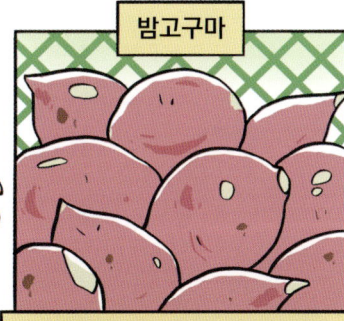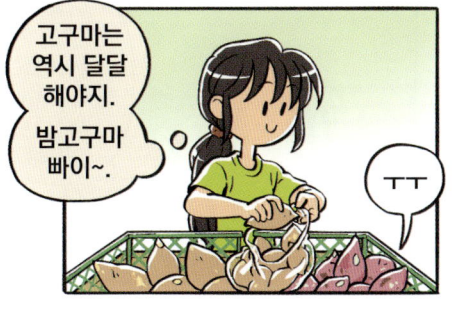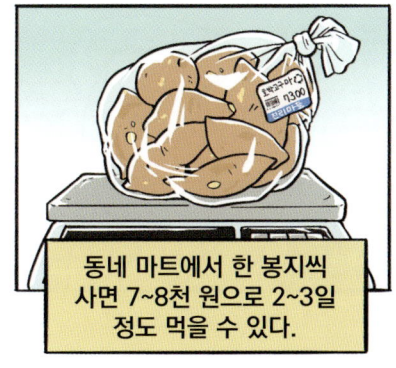

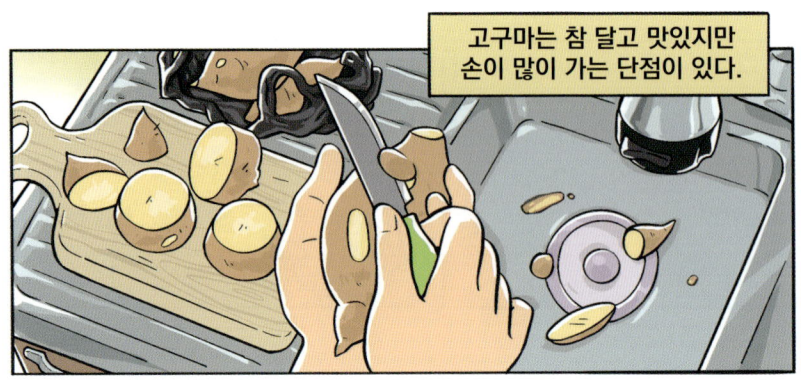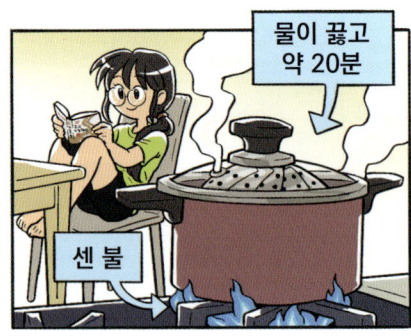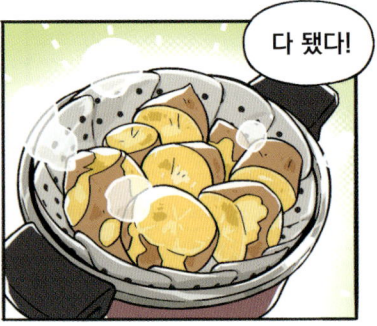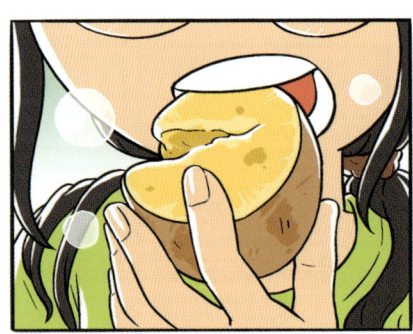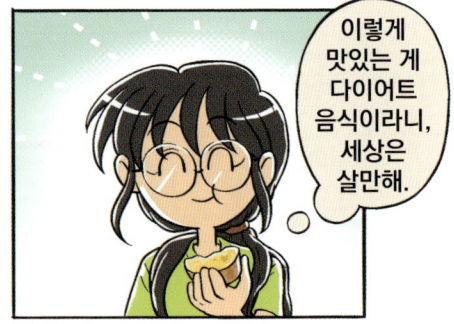

~천 칼로리 식단 전격 공개~

천 칼로리를 맞추기 위해 하루 식단은 이렇게 바뀌었다.

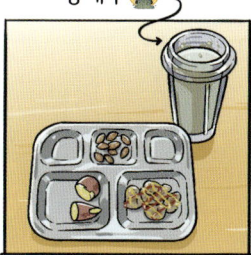

갈아만든 양배추🤮

〈아침〉
360 kcal
- 고구마 70g
- 닭가슴살 100g
- 아몬드 10g
- 무설탕 두유 210ml
- 양배추 150g

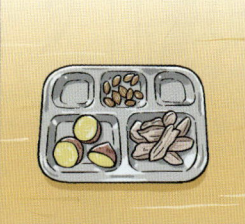

〈점심〉
330 kcal
- 고구마 110g
- 닭가슴살 100g
- 아몬드 10g

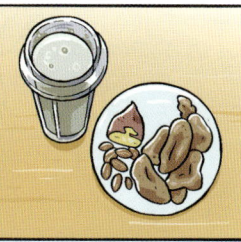

〈저녁〉
310 kcal
- 고구마 60g
- 닭가슴살 100g
- 아몬드 10g
- 무설탕 두유 210ml
- 양배추 150g

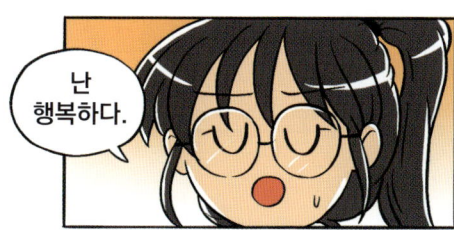

난 행복하다.

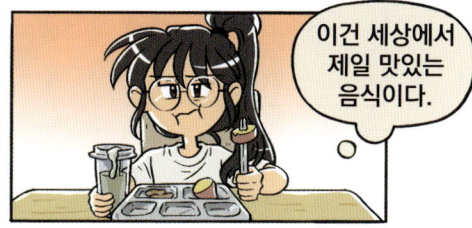

이건 세상에서 제일 맛있는 음식이다.

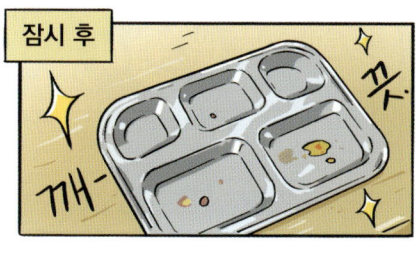

잠시 후

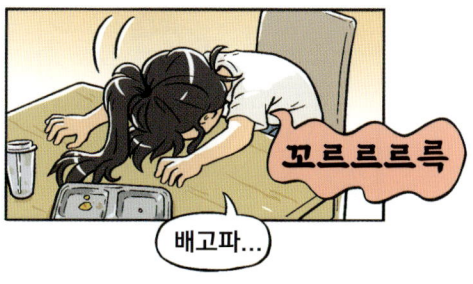

배고파...

꼬르르르륵

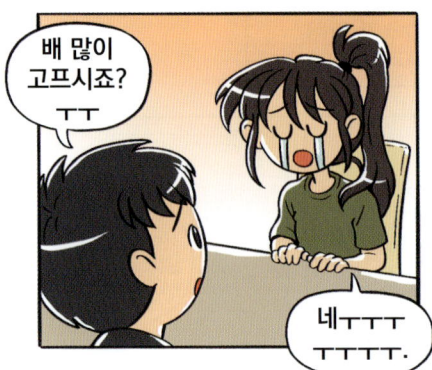
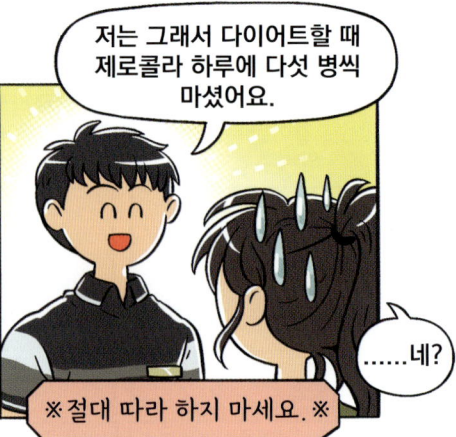
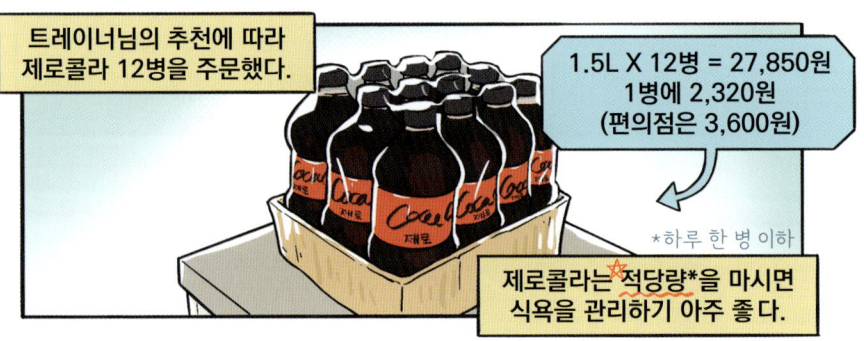
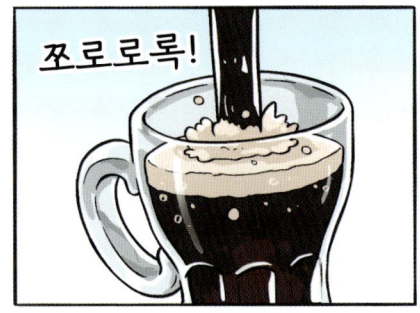
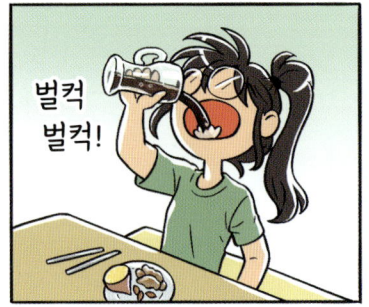

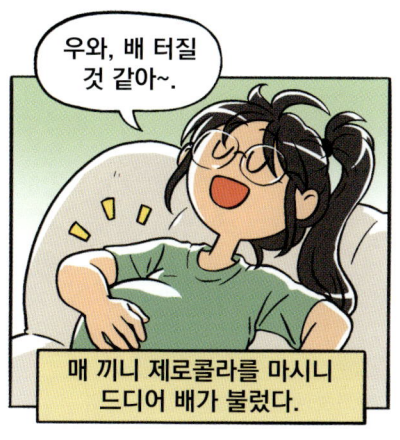
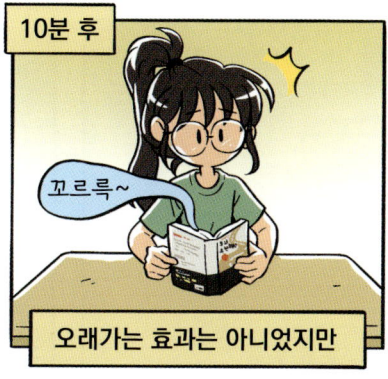
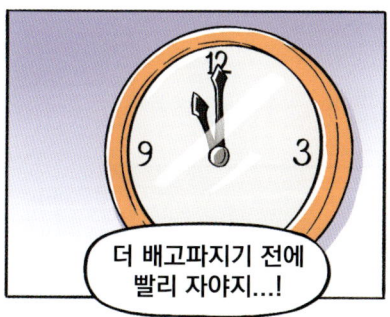
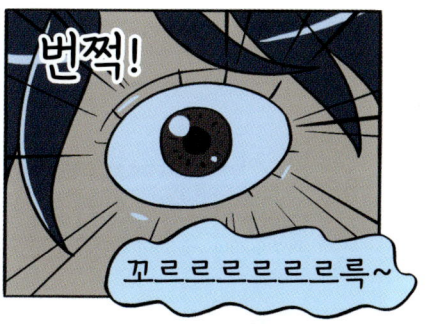
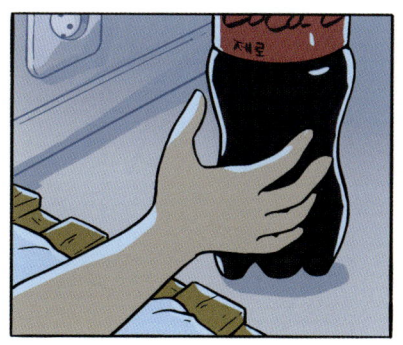
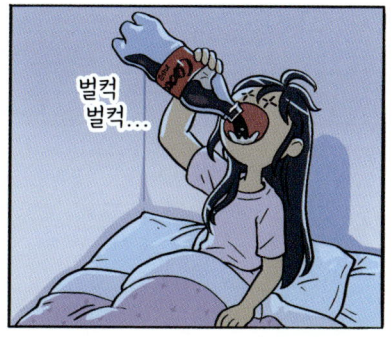

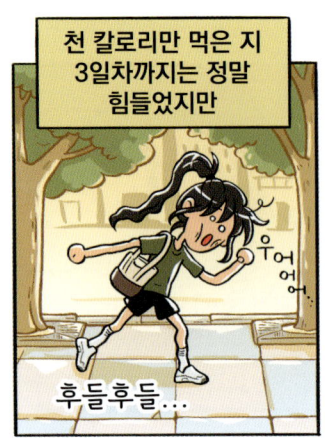
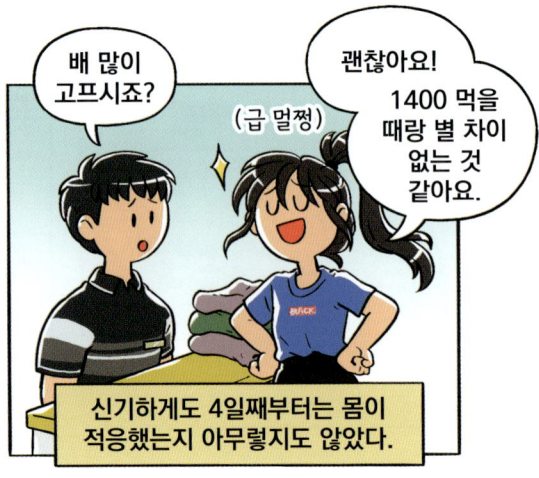
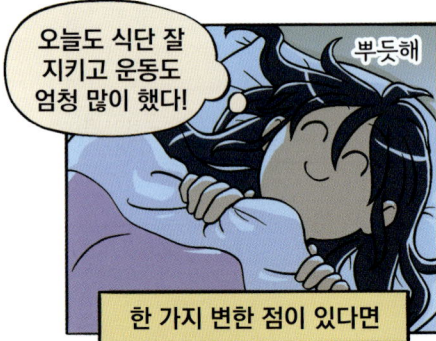
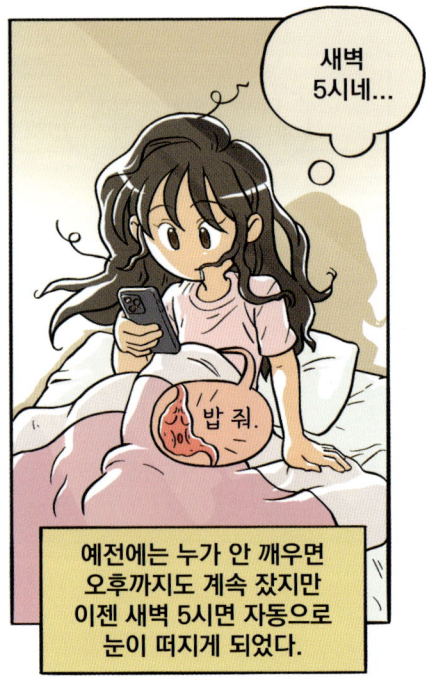
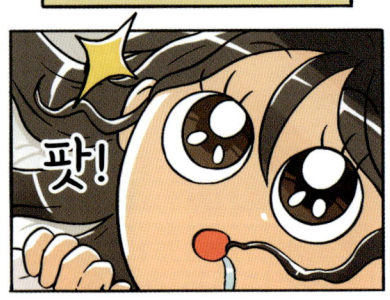

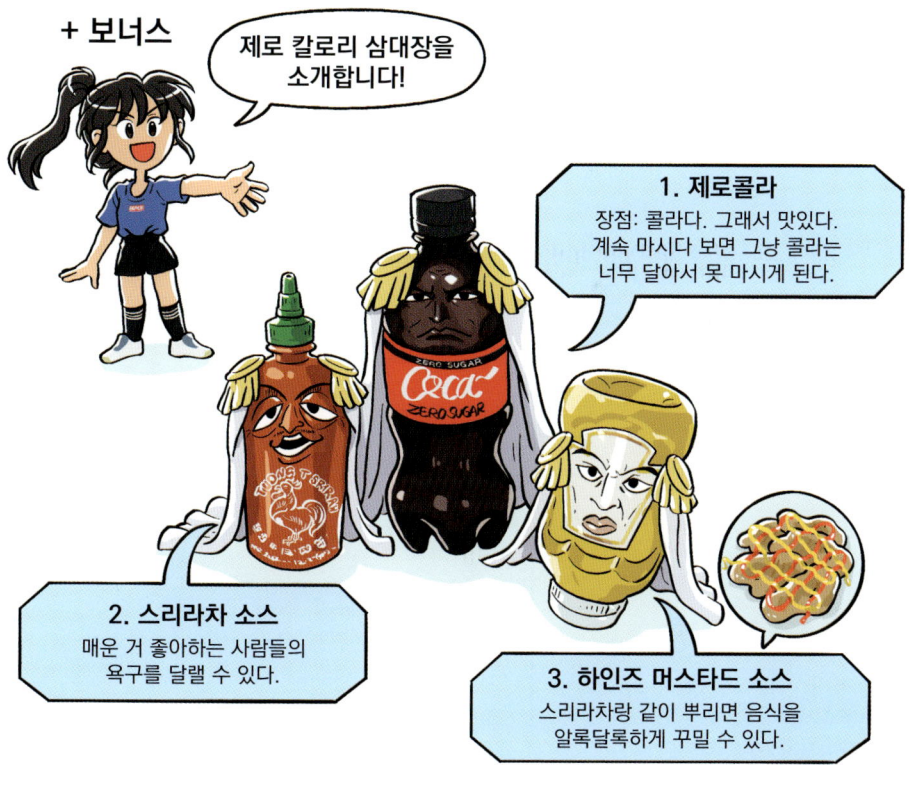

0주 차

1주 차

2주 차

3주 차

4주 차

5주 차

6주 차

7주 차

8주 차

9주 차

10주 차

11주 차

12주 차

13주 차

14주 차

15주 차

16주 차

바프 이후

24화. 촬영 컨셉을 잡자

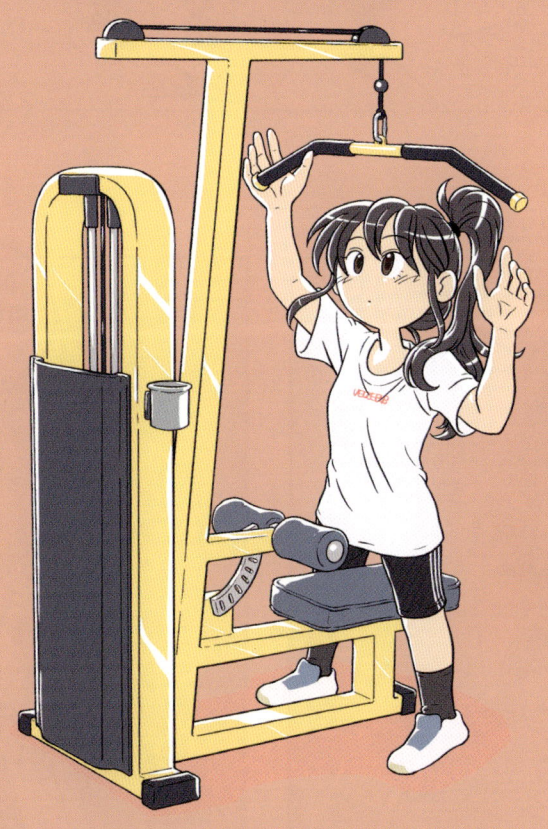

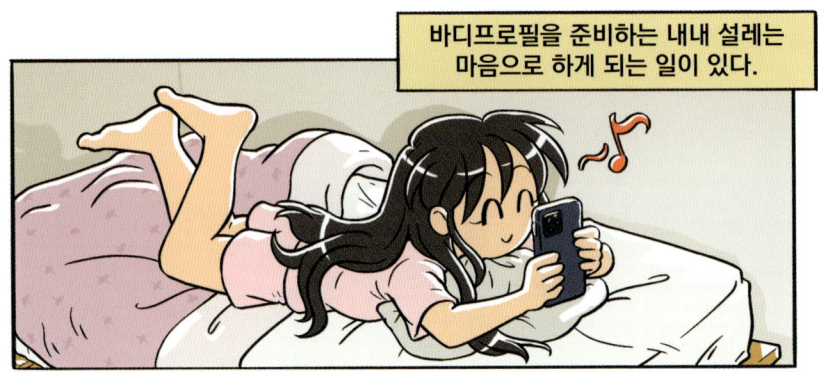
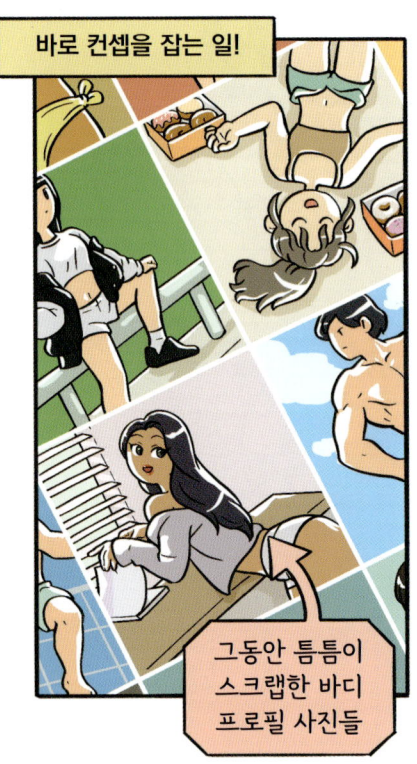
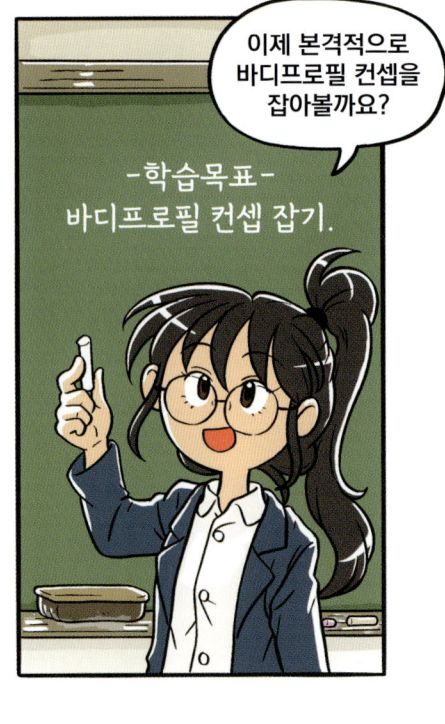

1. 컨셉별로 메인 컬러와 키워드를 선정한다.

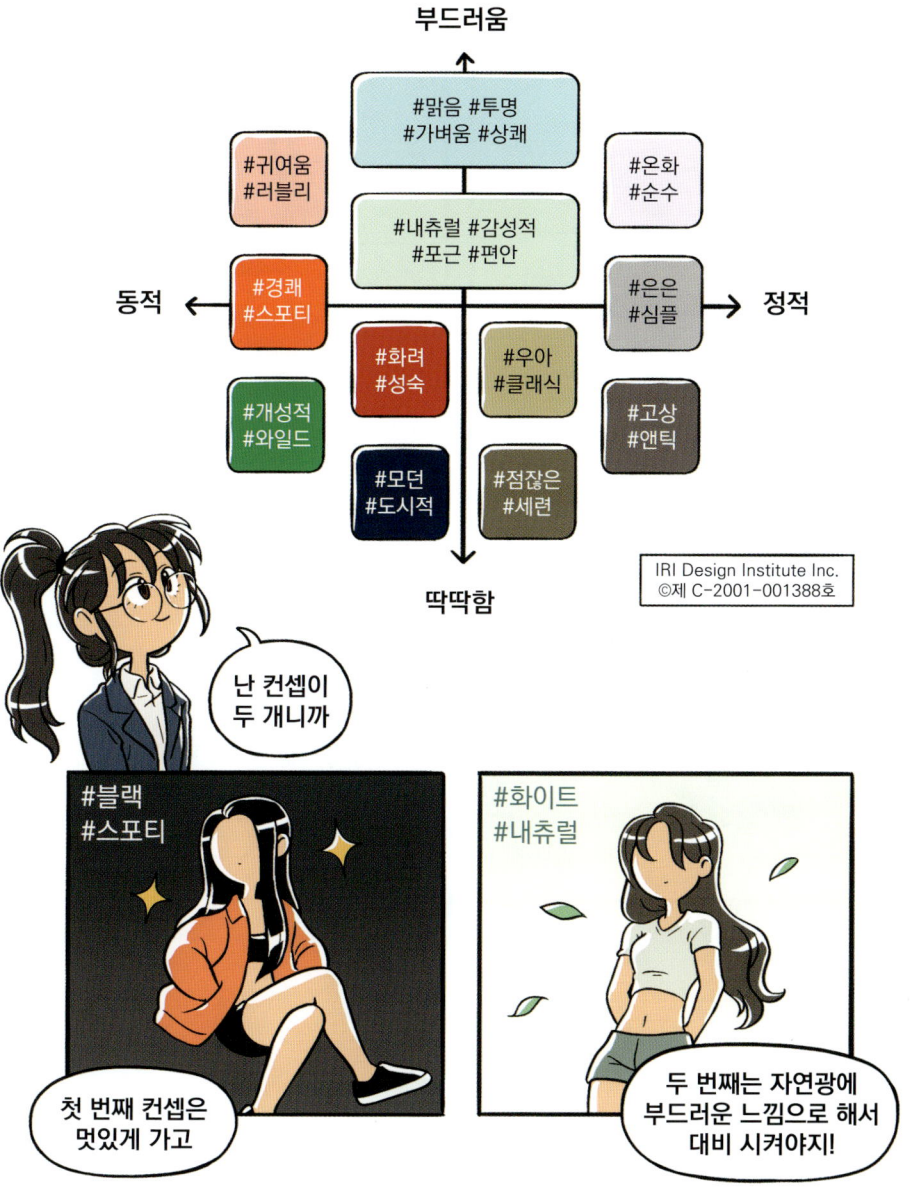

2. 키워드에 맞추어 의상과 소품을 선정한다.

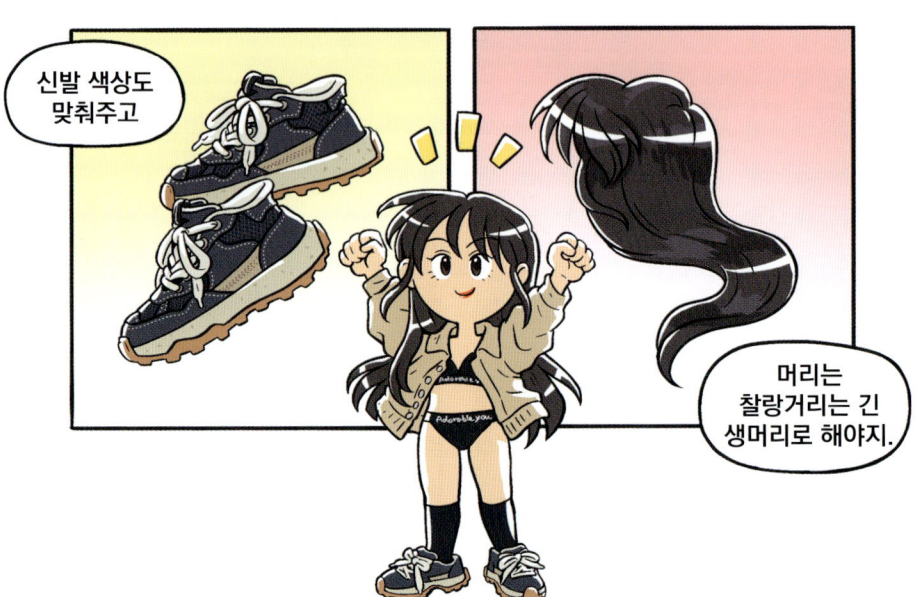

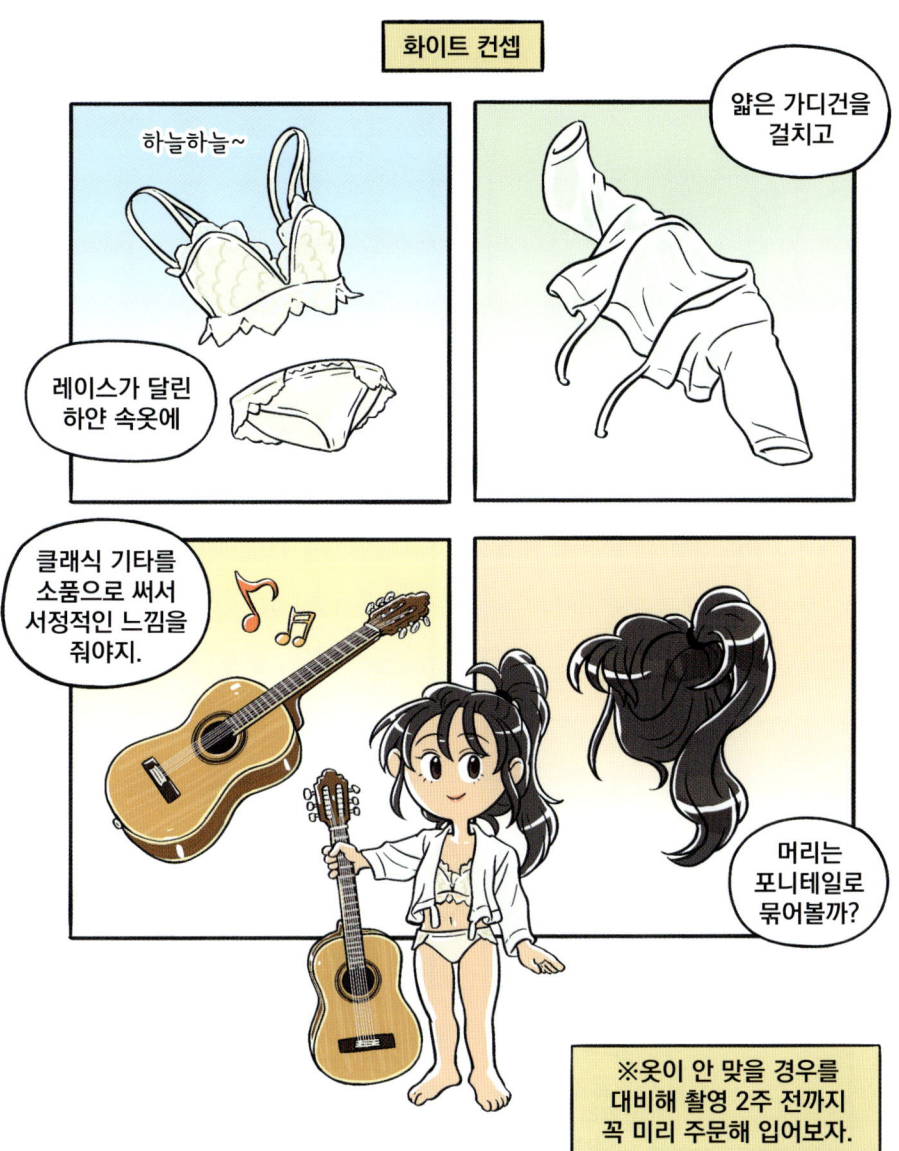

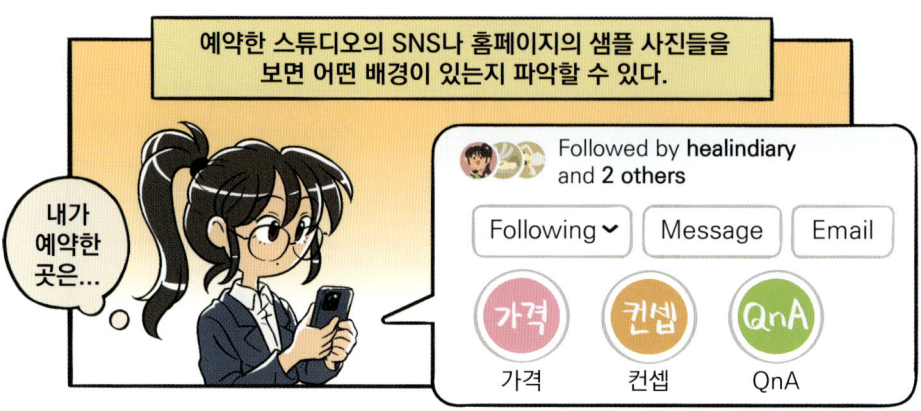

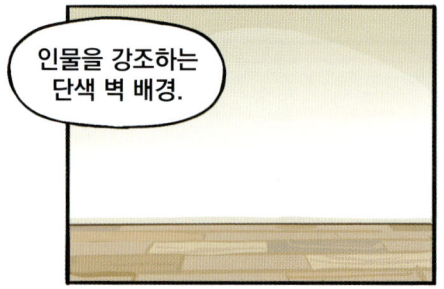

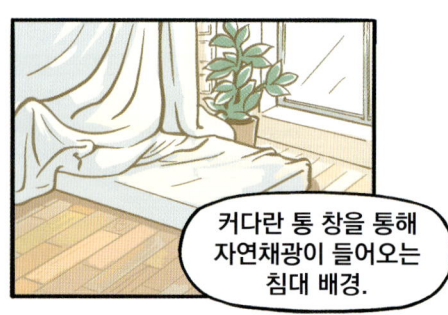

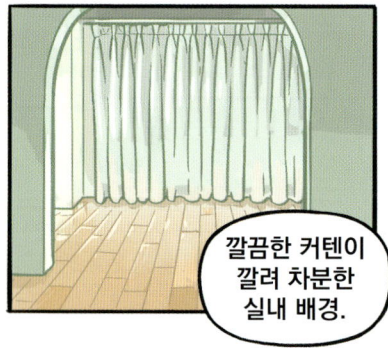

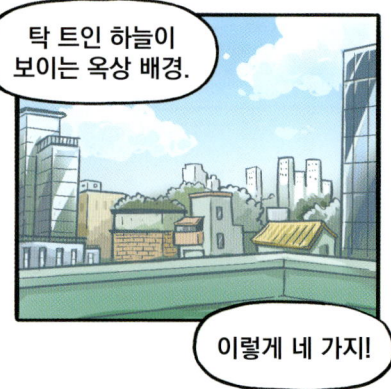

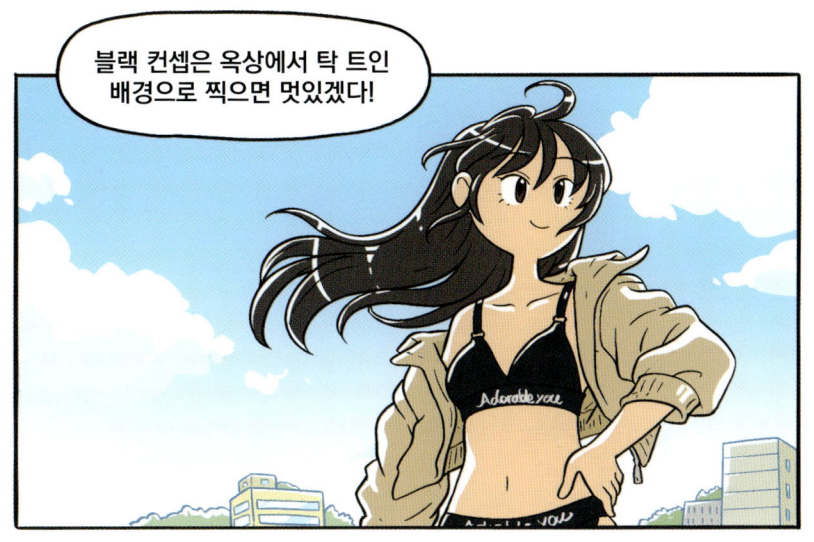
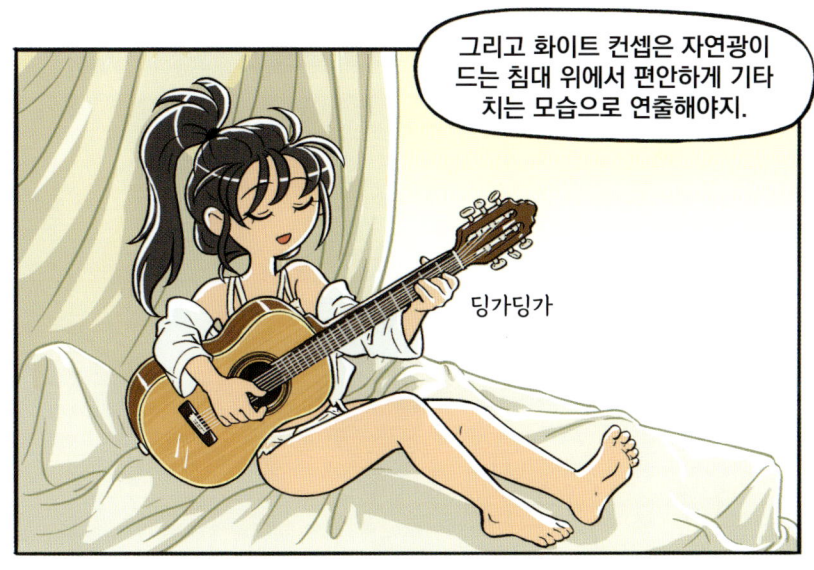

4. 키워드, 의상, 배경을 다양한 포즈로 담아서 시안 완성.

-첫 번째 시안, 블랙 스포티-

#야외 #옥상 #푸른하늘 #도시전경
#강한빛대비 #스포티 #긴생머리 #복근강조

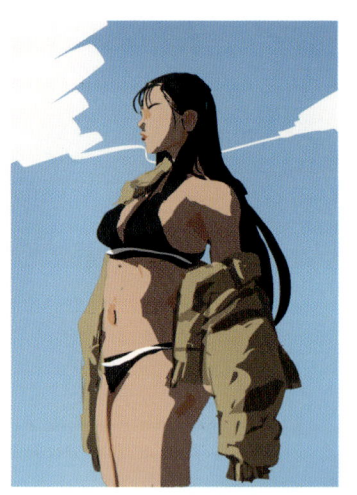
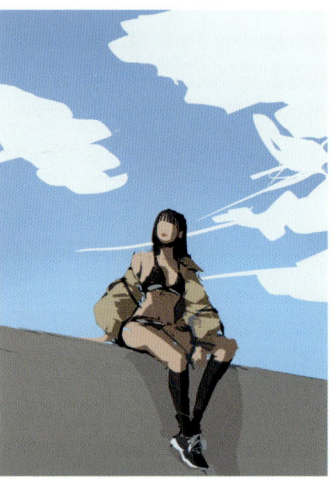
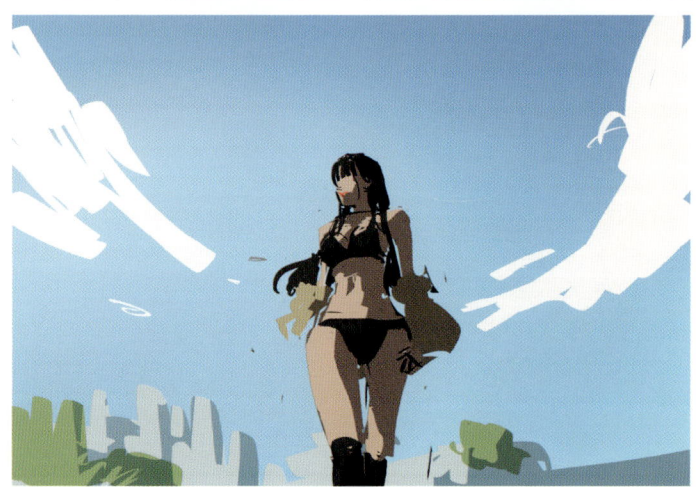

-두 번째 시안, 화이트 내츄럴-

#실내 #자연광 #침대 #편안함 #일상느낌
#클래식기타 #포니테일 #다리강조

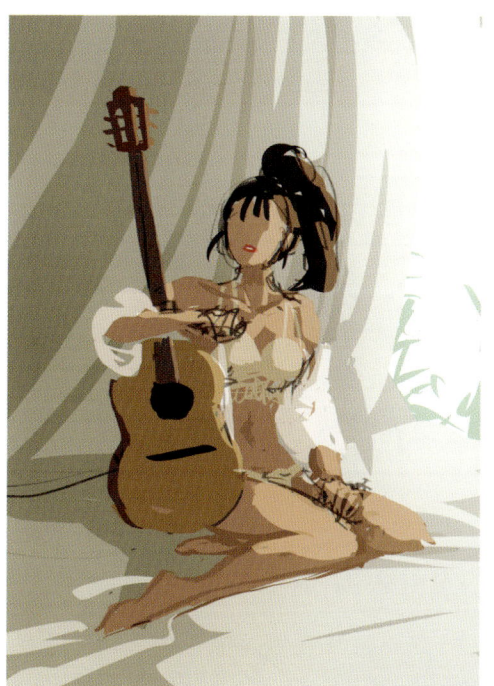
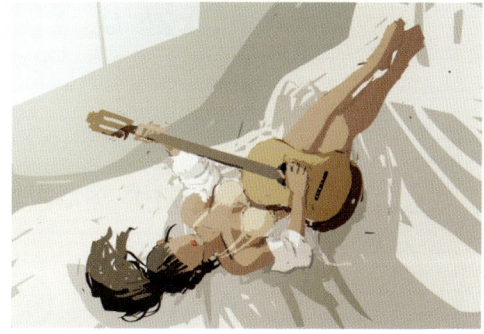
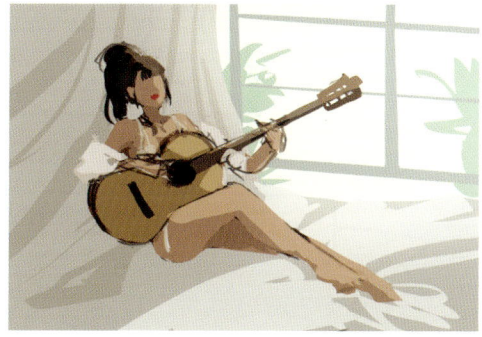

~한편, 14주 차의 다이어트 성과는?~

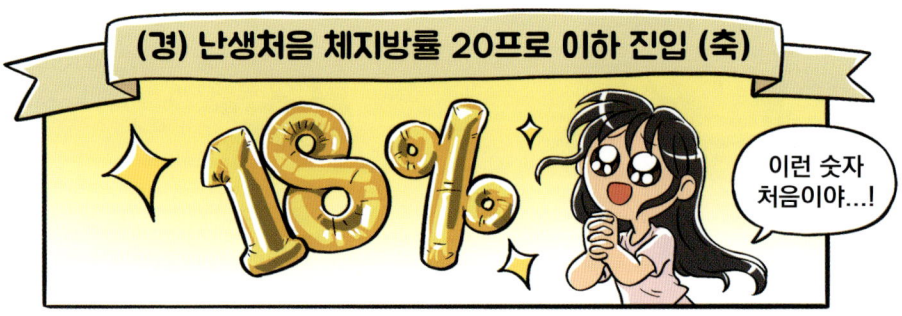

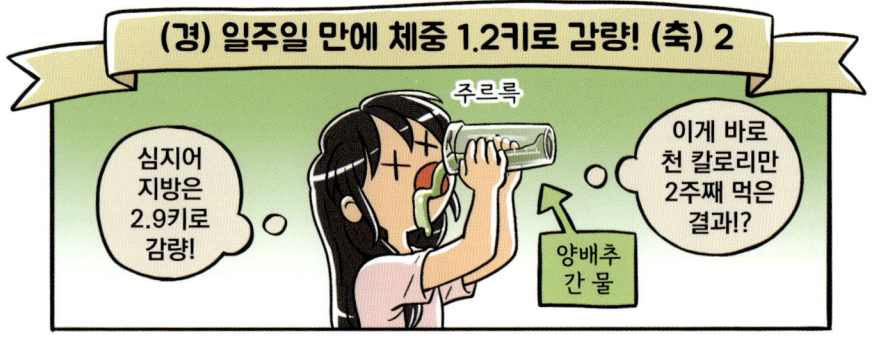

※주의※ 체중이 줄어들수록 인바디 정확도가 떨어지는 점은 감안해야 합니다.

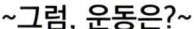
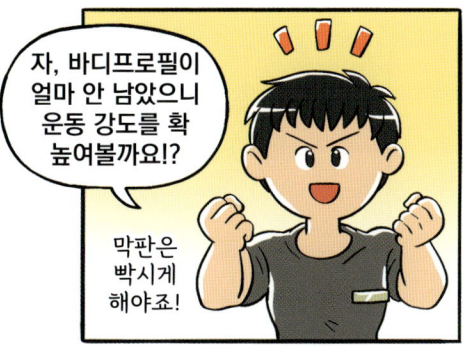
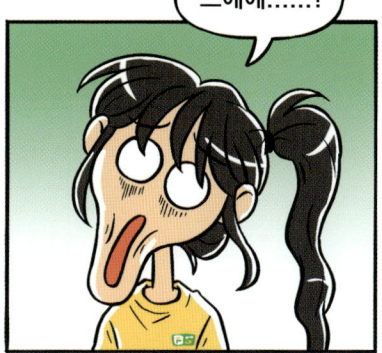
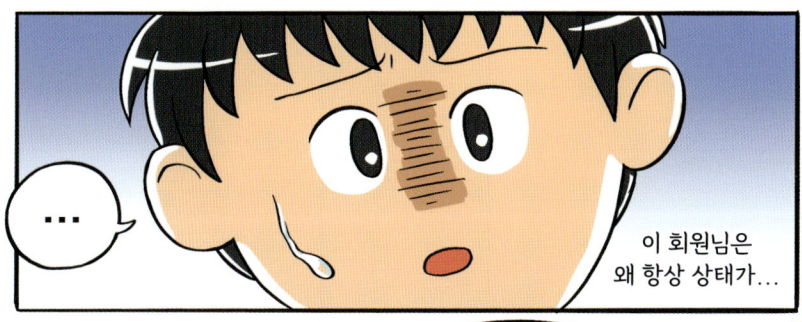
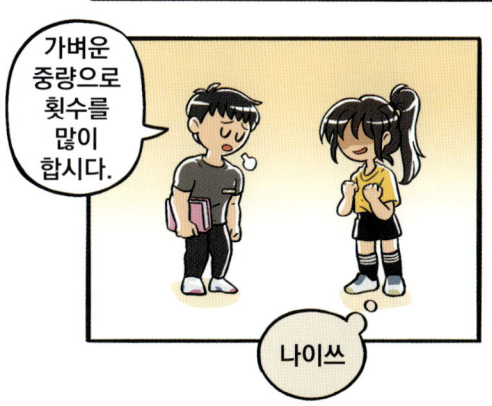
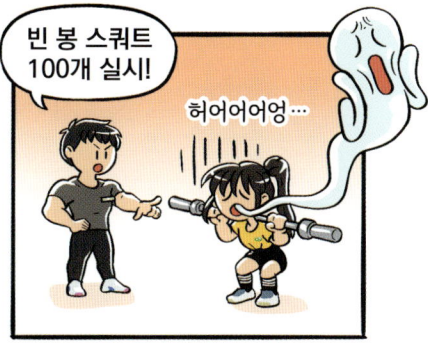

촬영일이 다가올수록 기운은 많이 빠졌지만 그만큼 강도를 낮추며 운동량을 유지했다.

0주 차

1주 차

2주 차

3주 차

4주 차

5주 차

6주 차

7주 차

8주 차

9주 차

10주 차

11주 차

12주 차

13주 차

14주 차

15주 차

16주 차

바프 이후

25화. 엄청난 식단, 슈퍼한 운동

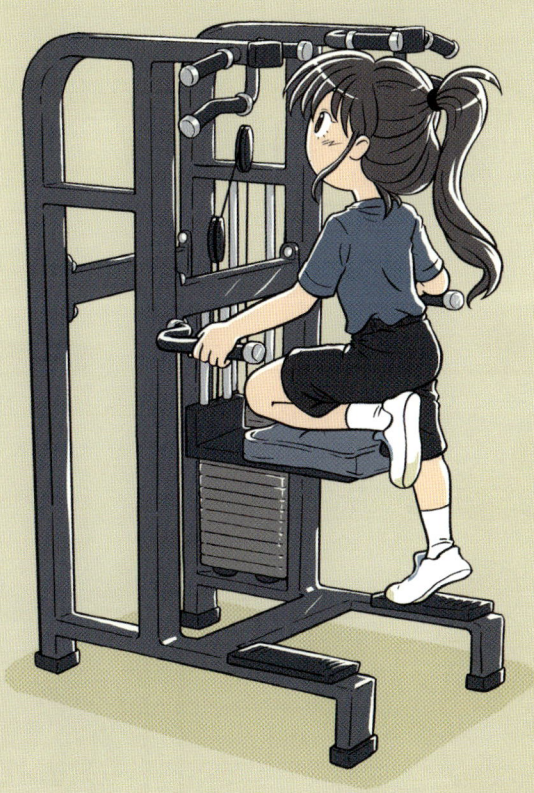

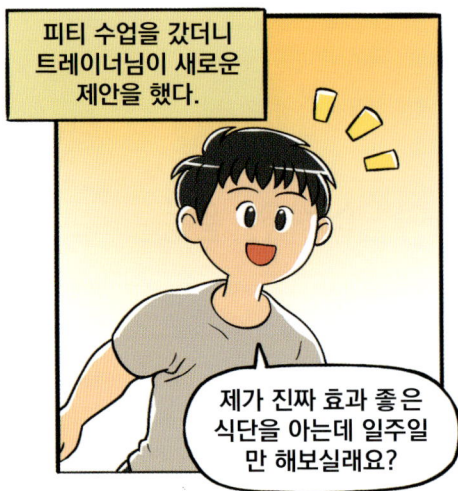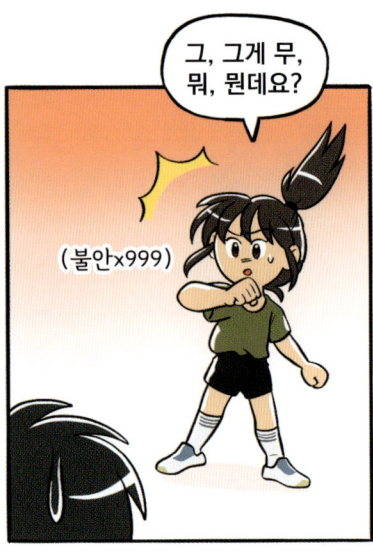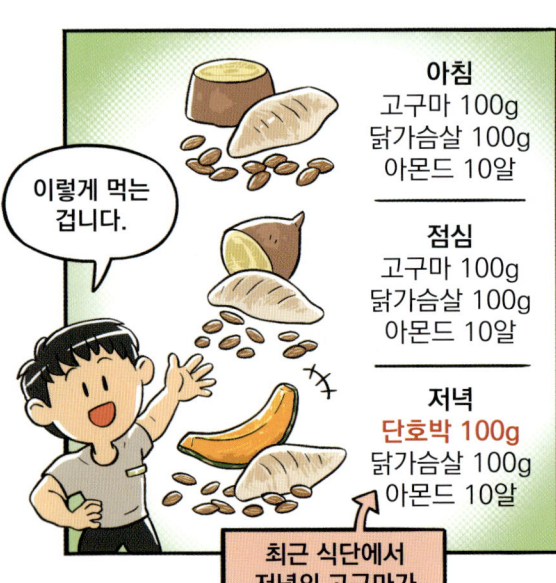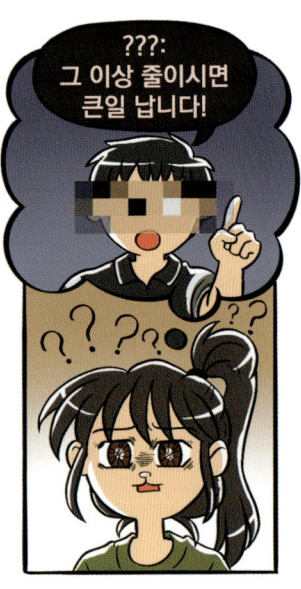

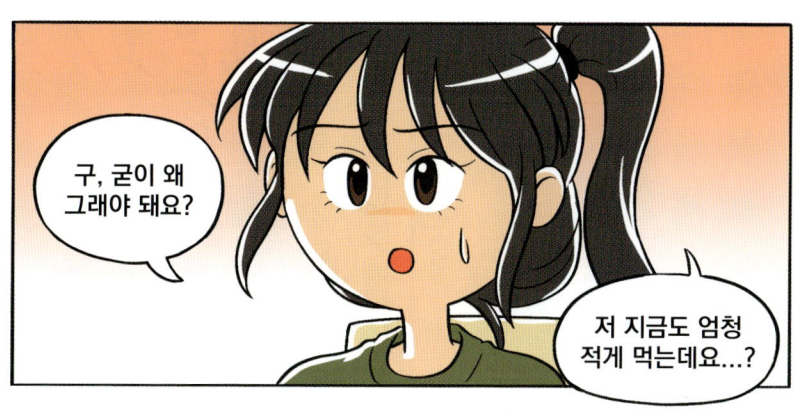

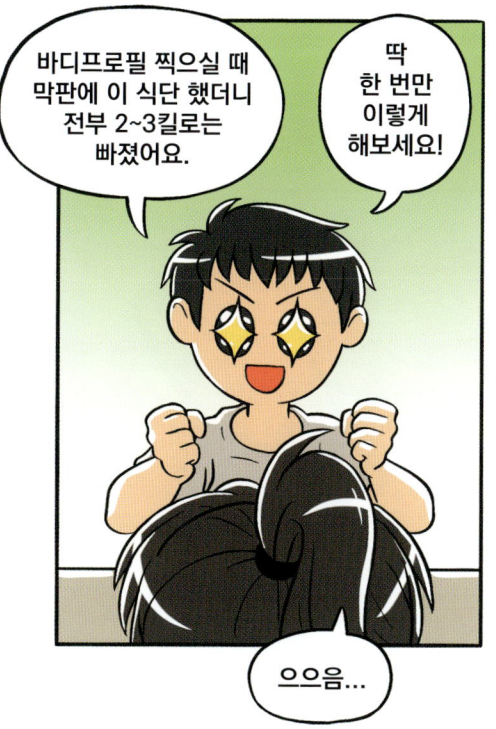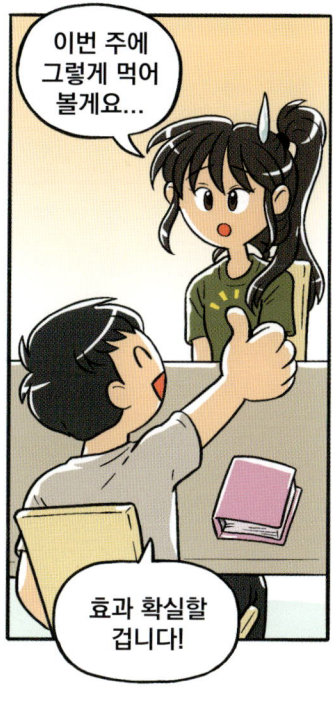

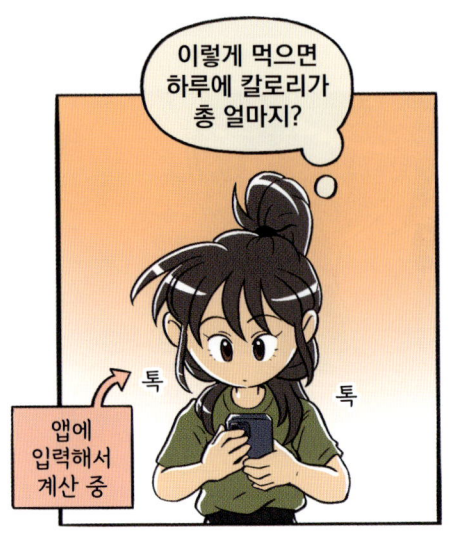
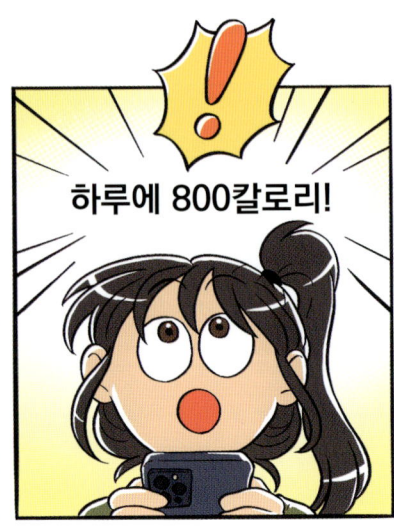
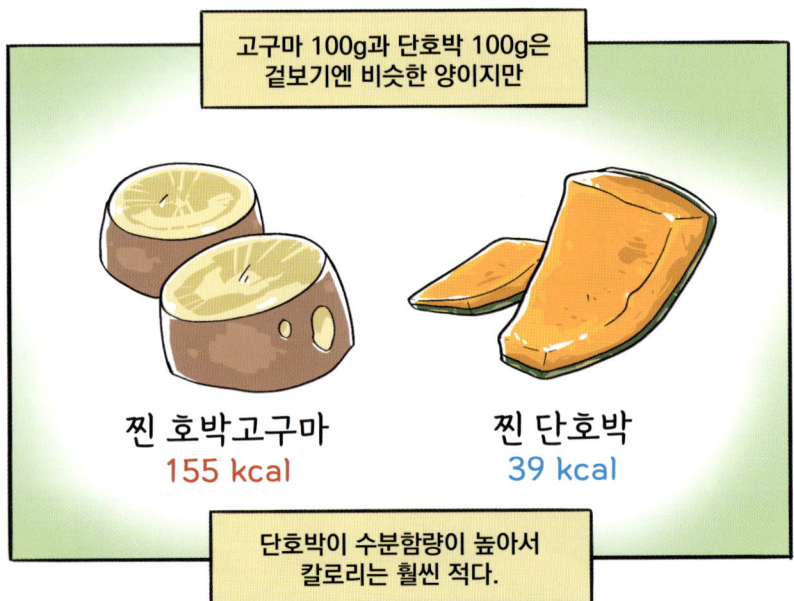

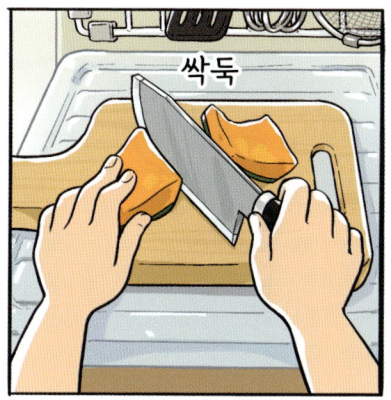
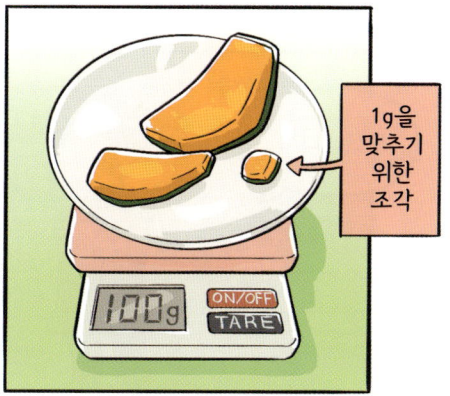
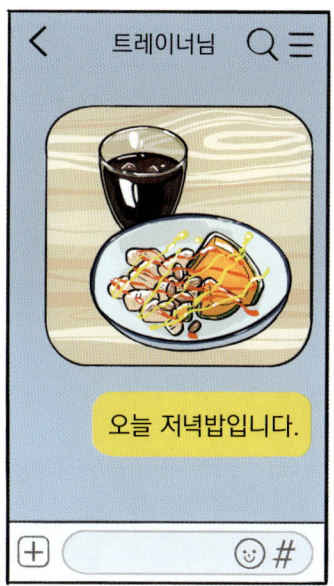
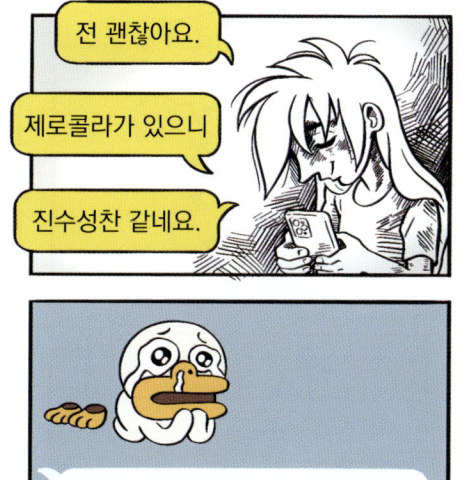

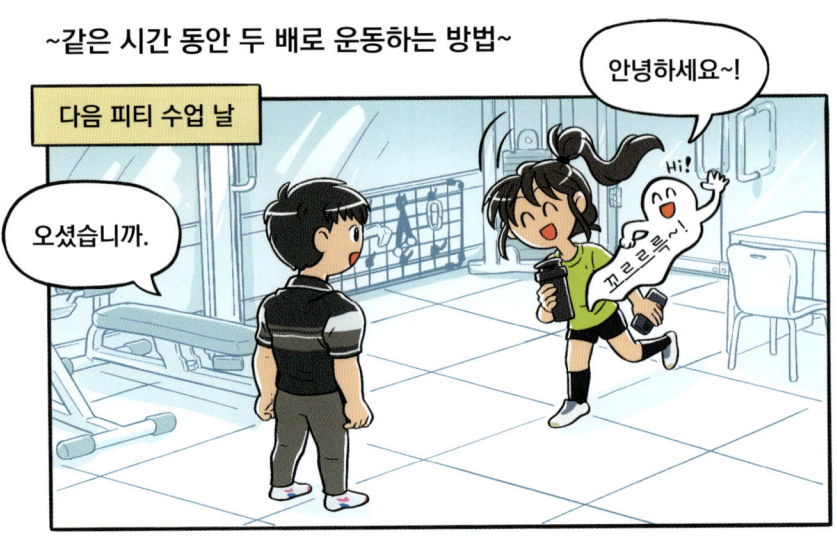
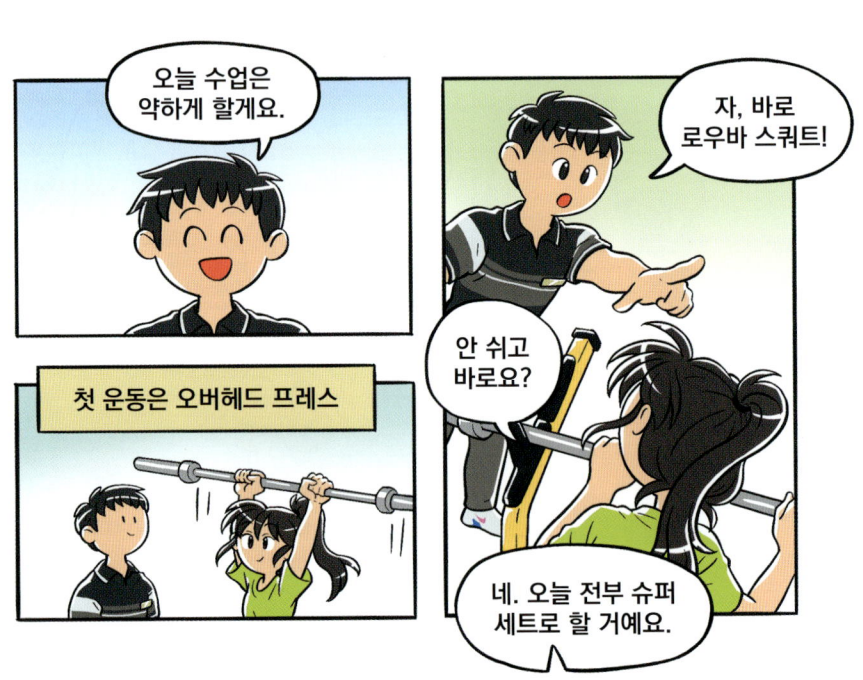

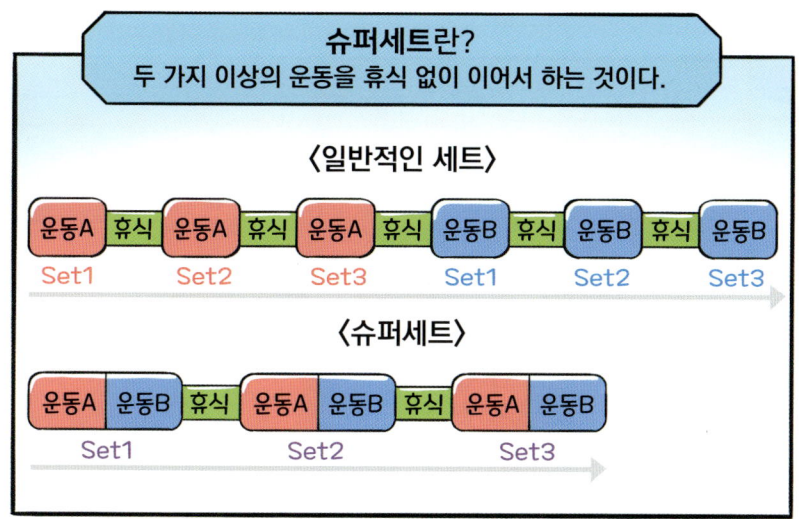

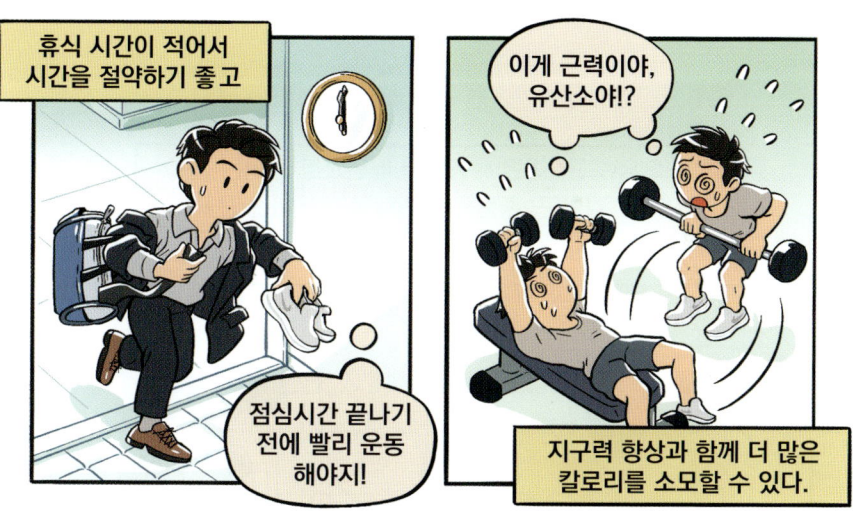

단, 슈퍼 세트는 중간 휴식이 없는 만큼 집중력이 떨어지기 쉽고 원래 가진 힘을 전부 쓰기 어렵다. 따라서, 중량을 높이고 싶다면 추천하지 않는다.

~슈퍼세트를 하는 세 가지 방법~

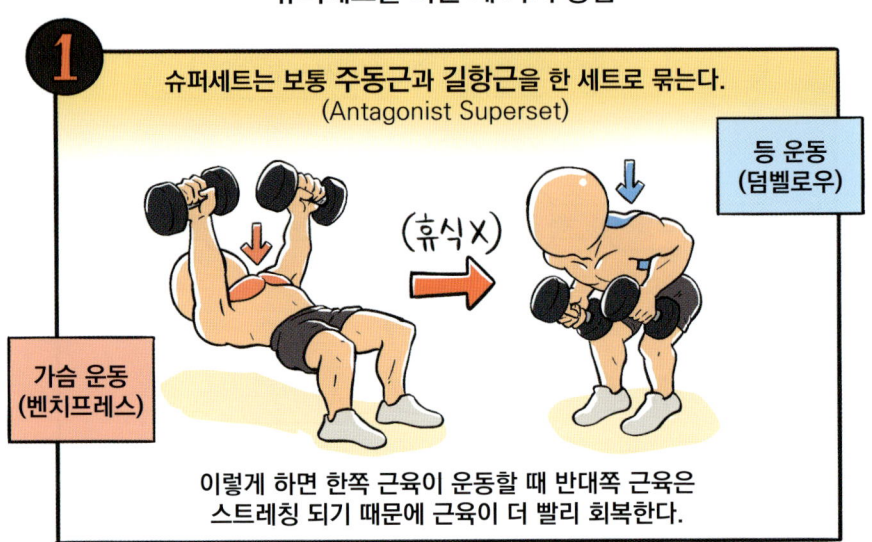

① 슈퍼세트는 보통 주동근과 길항근을 한 세트로 묶는다.
(Antagonist Superset)

가슴 운동 (벤치프레스) → (휴식X) → 등 운동 (덤벨로우)

이렇게 하면 한쪽 근육이 운동할 때 반대쪽 근육은 스트레칭 되기 때문에 근육이 더 빨리 회복한다.

> **Note**
> 📌 주동근: 어떤 운동에서 메인으로 쓰이는 근육
> 📌 길항근: 주동근에 반대로 작용하는 근육

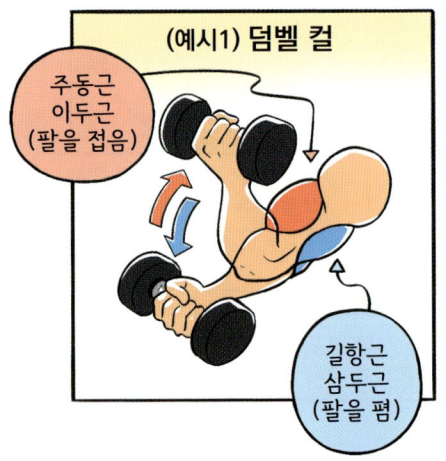

(예시1) 덤벨 컬
- 주동근 이두근 (팔을 접음)
- 길항근 삼두근 (팔을 폄)

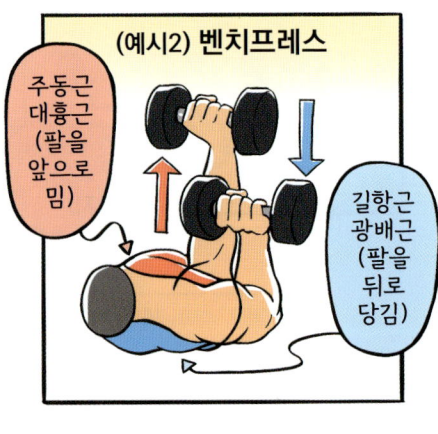

(예시2) 벤치프레스
- 주동근 대흉근 (팔을 앞으로 밈)
- 길항근 광배근 (팔을 뒤로 당김)

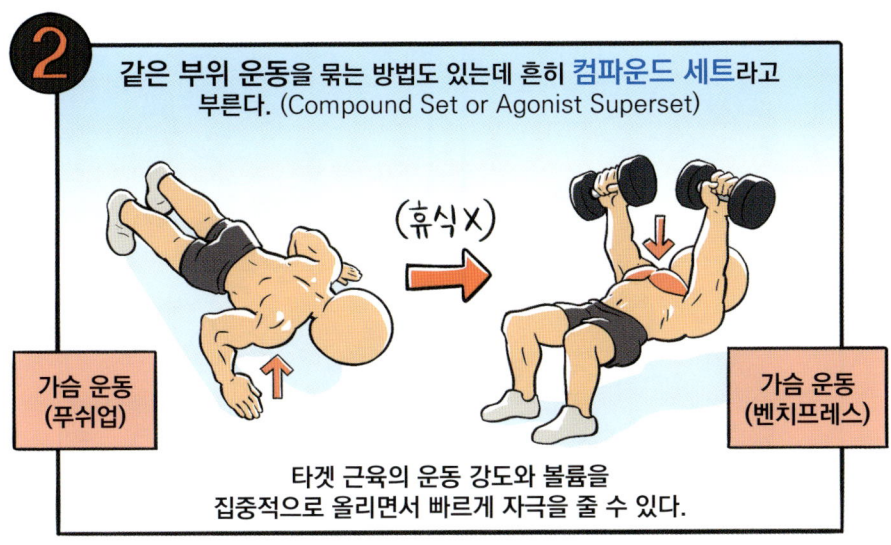

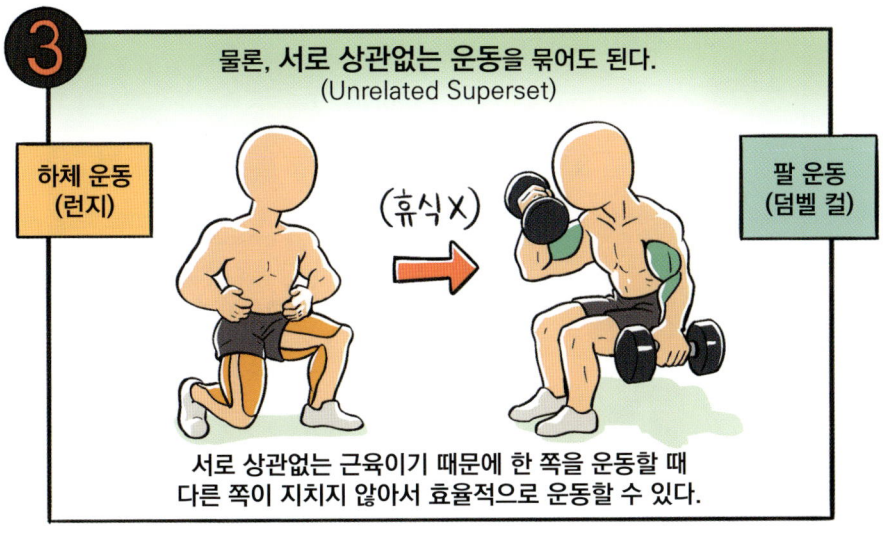

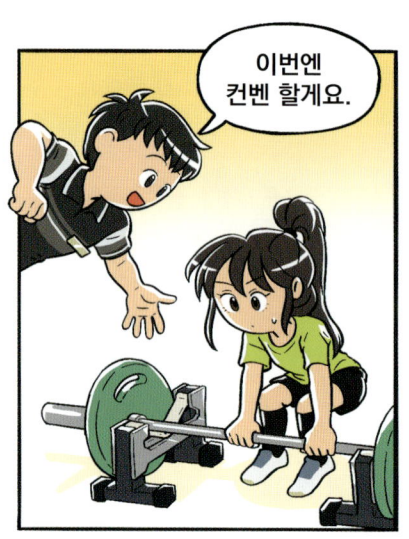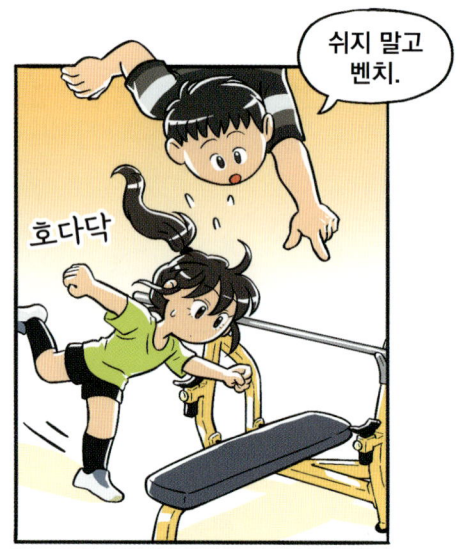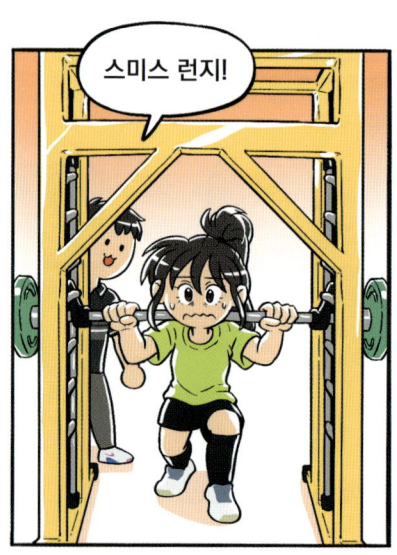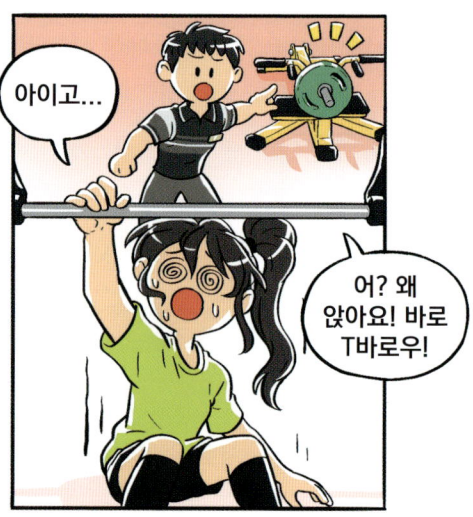

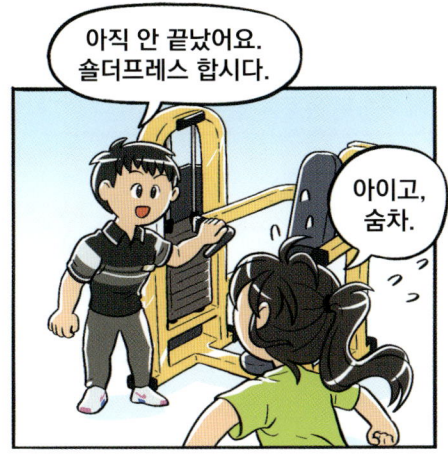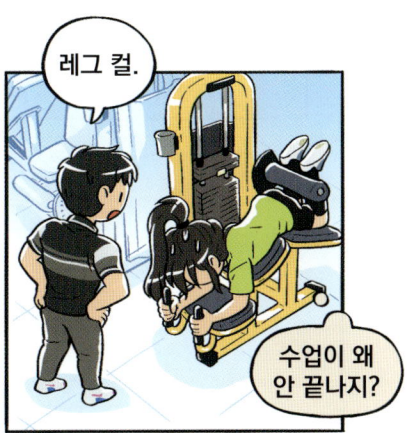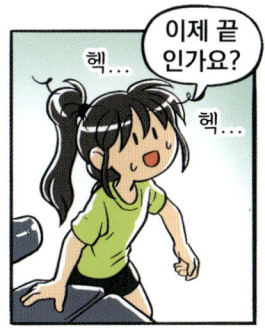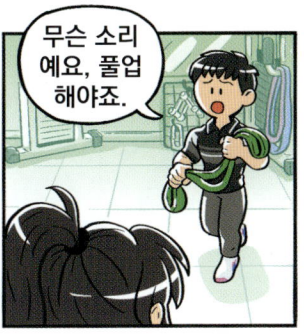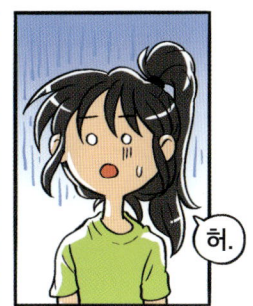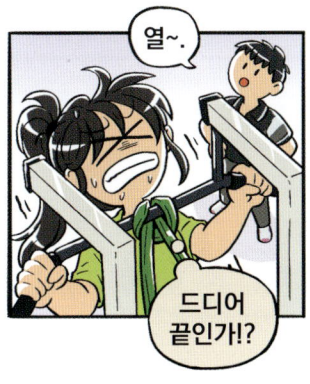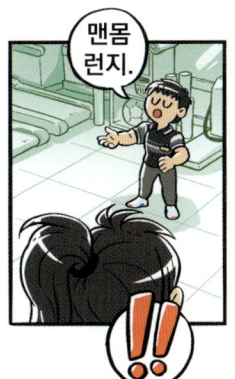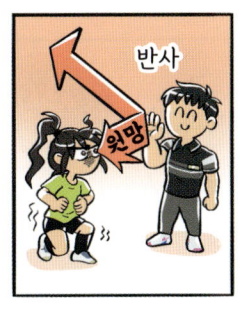

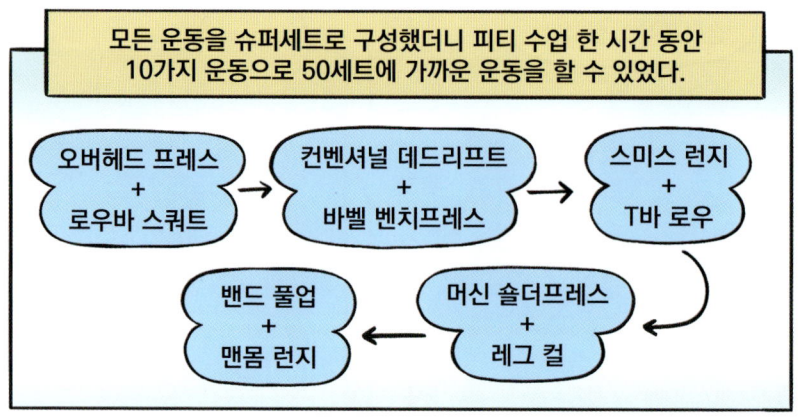

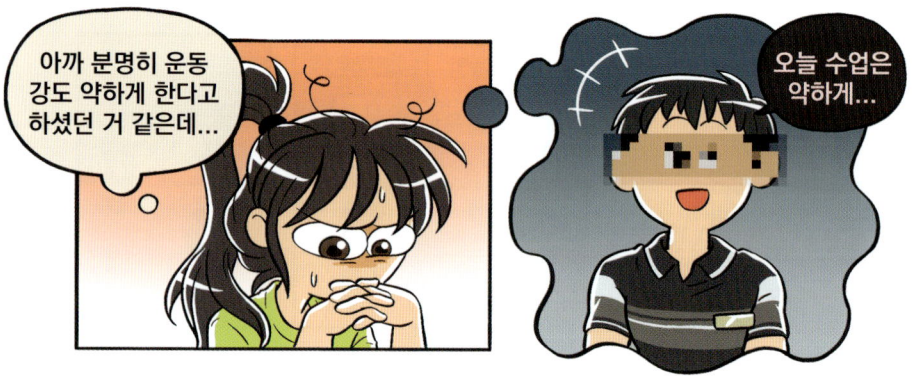

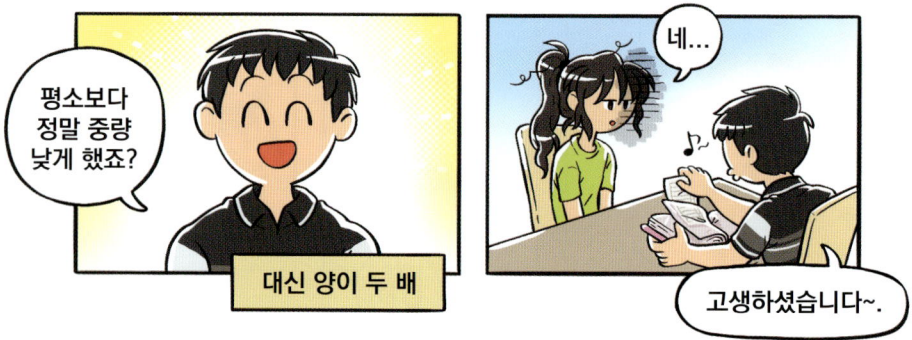

~촬영까지 일주일 남은 인바디 결과~

	14주차	15주차
체중	50.0 kg	49.4 (-0.6) kg
골격근량	22.2 kg	22.3 (+0.1) kg
체지방량	9.4 kg	8.8 (-0.6) kg
체지방률	18.8 %	17.8 (-1.0) %

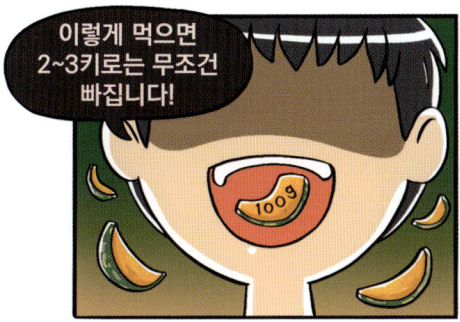

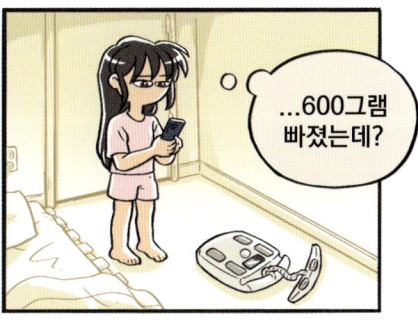

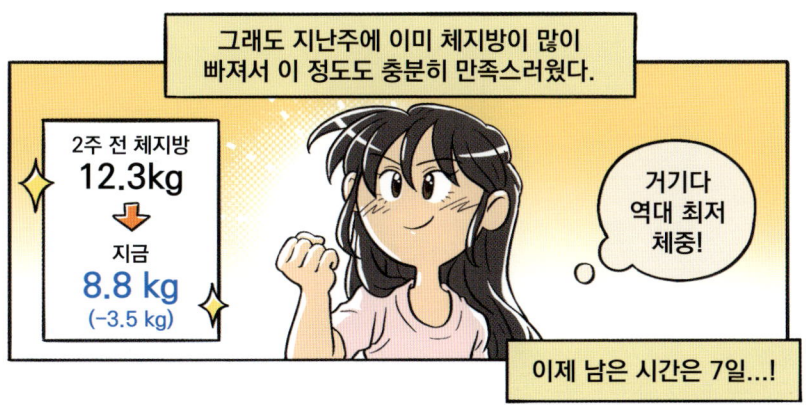

0주 차
1주 차
2주 차
3주 차
4주 차
5주 차
6주 차
7주 차
8주 차
9주 차
10주 차
11주 차
12주 차
13주 차
14주 차
15주 차
16주 차
바프 이후

26화. 바디프로필 D-1

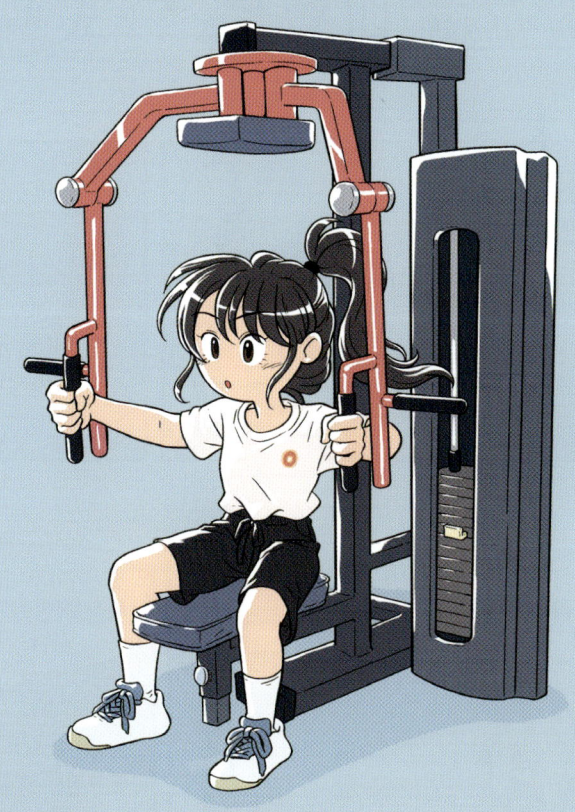

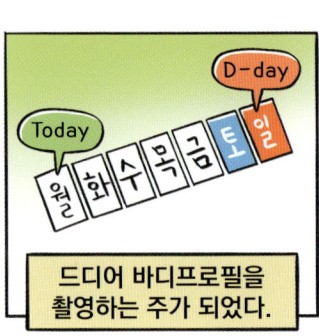
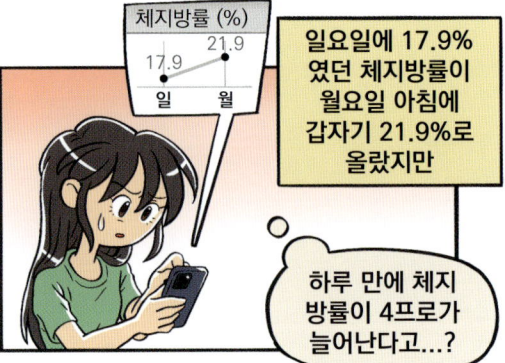

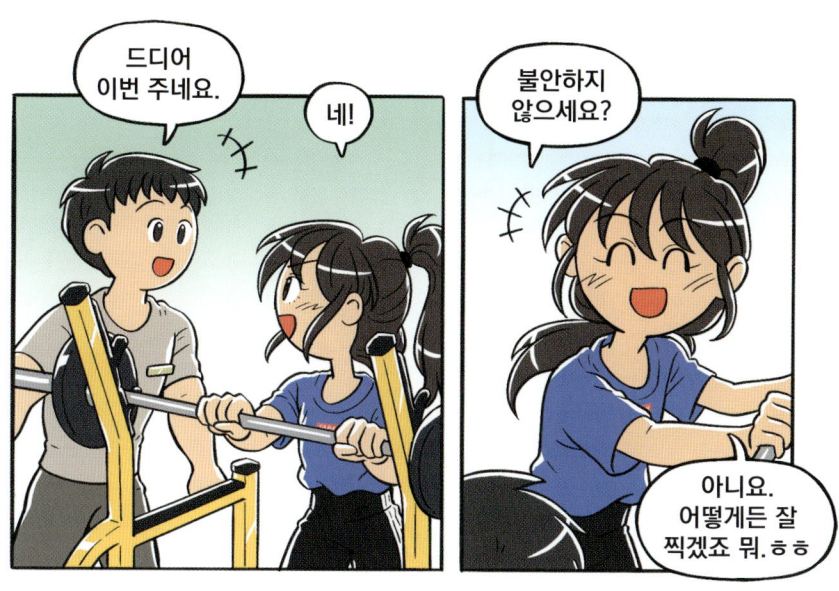
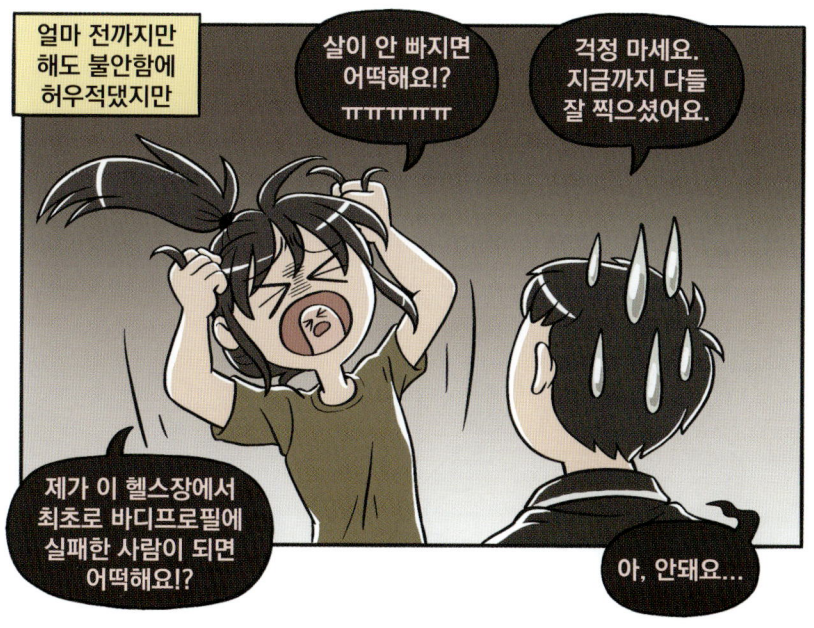

16주 차 | 26화. 바디프로필 D-1

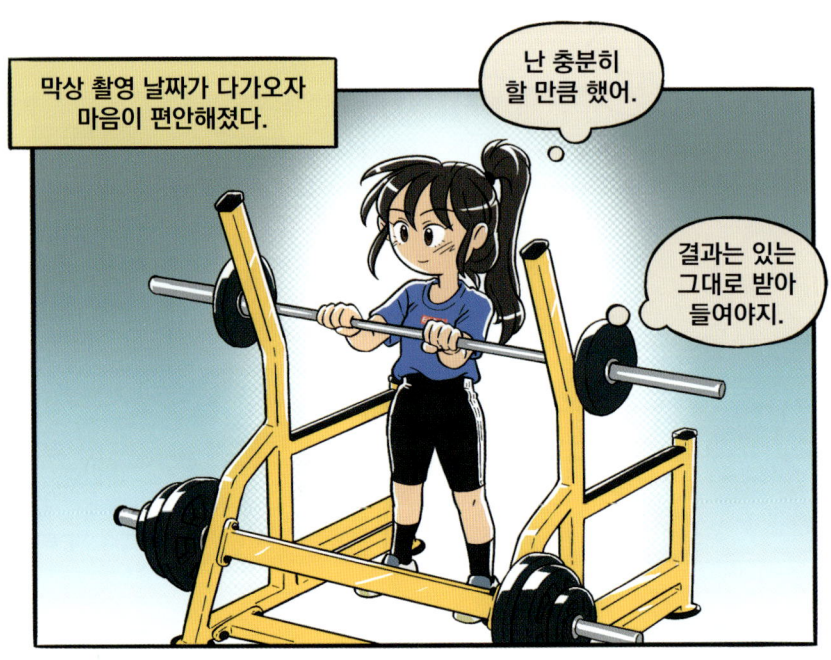
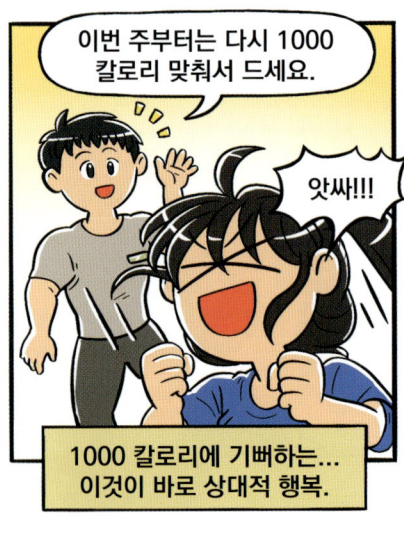
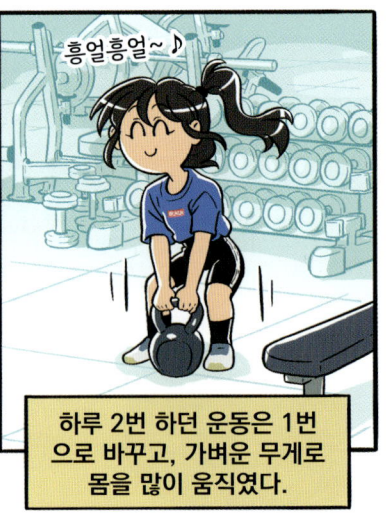

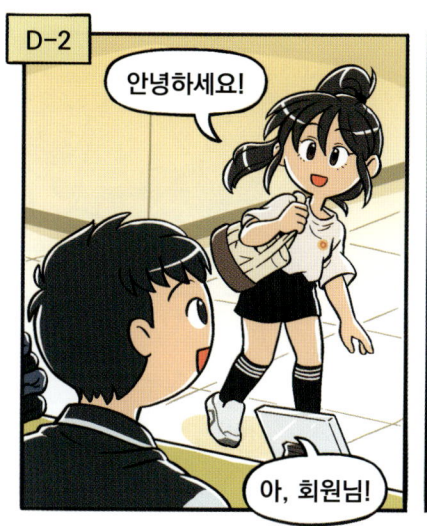
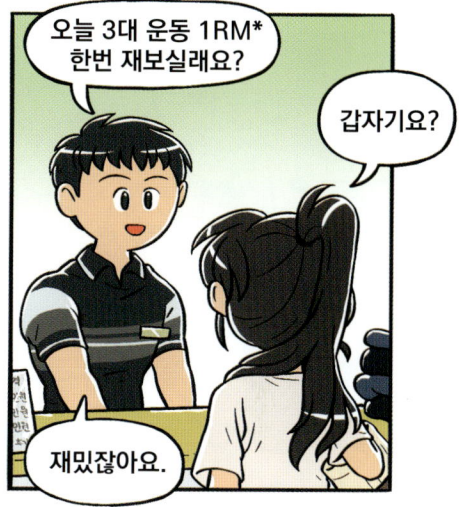
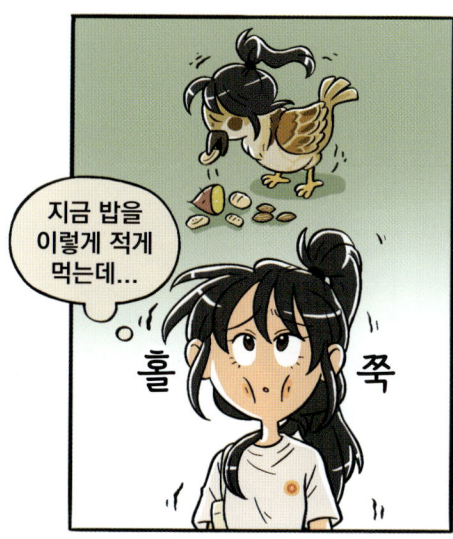
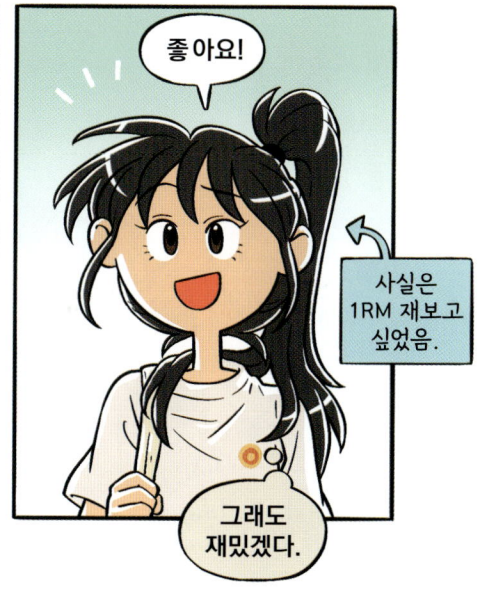

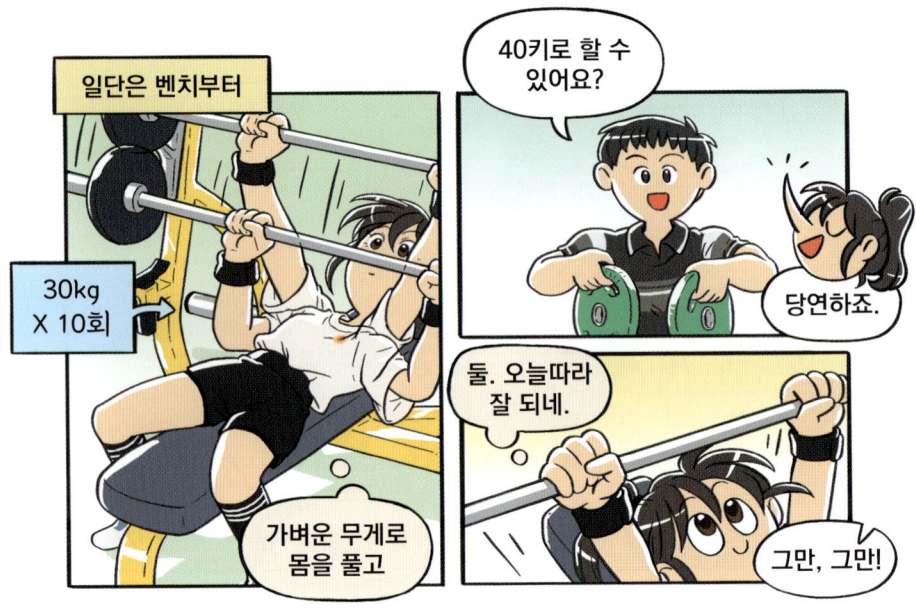
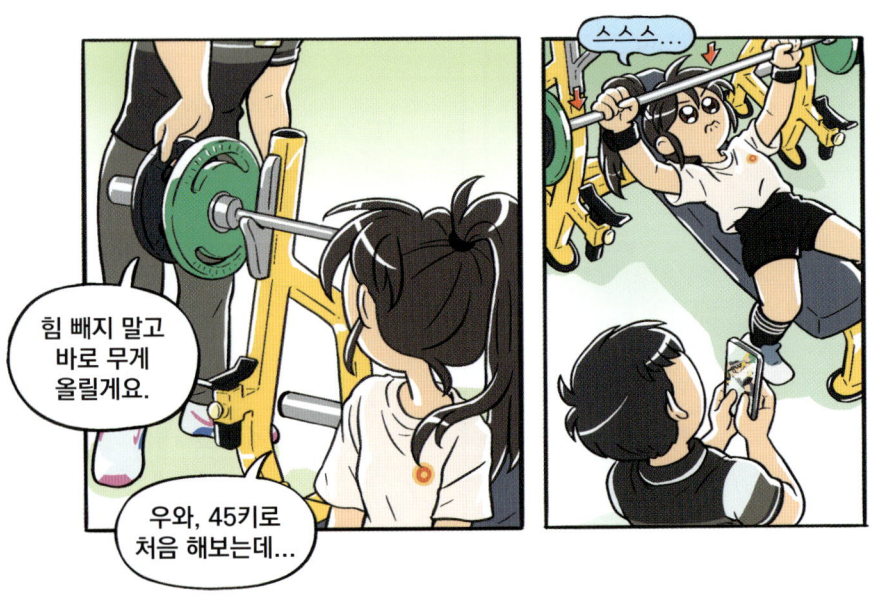

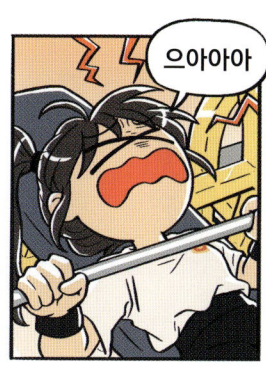
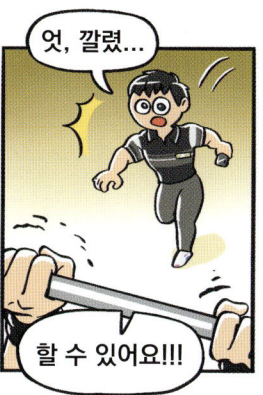
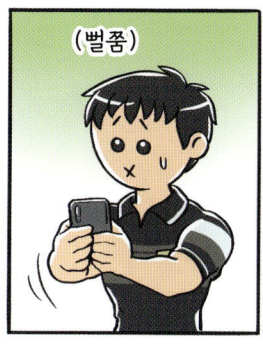
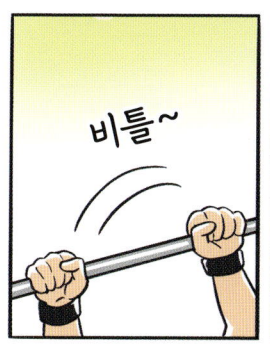
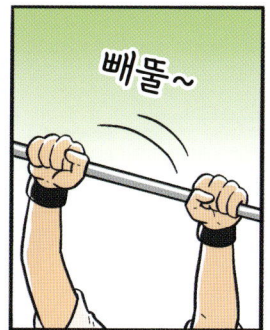
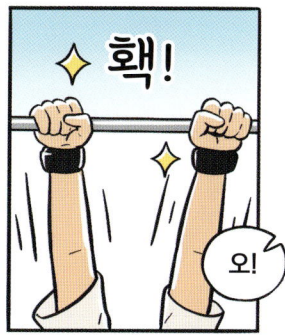
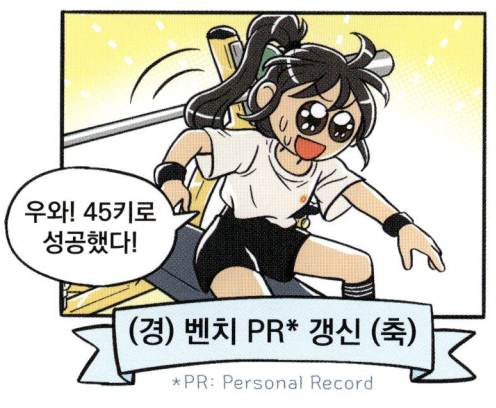
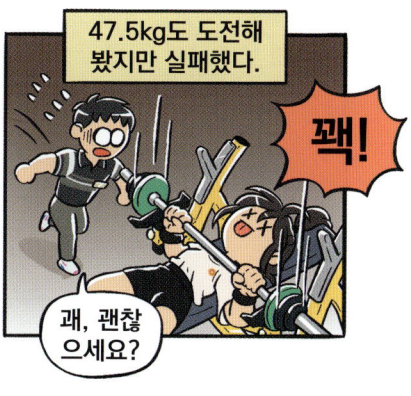

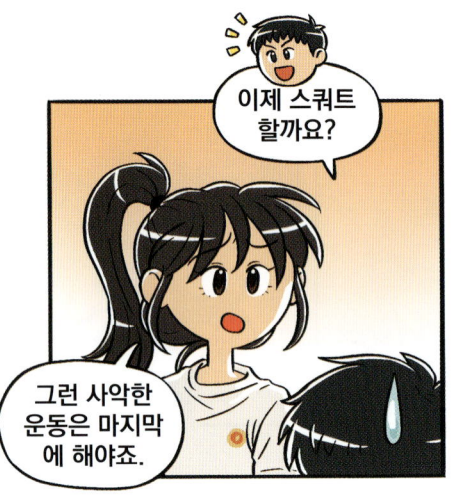
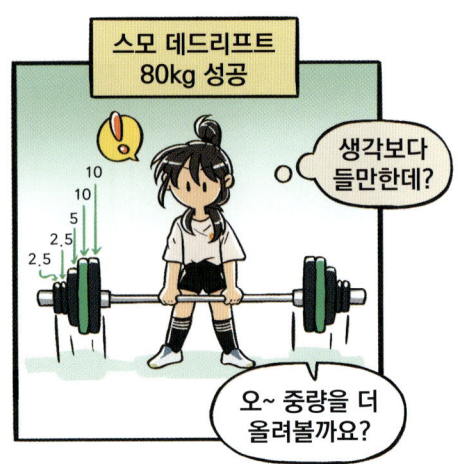
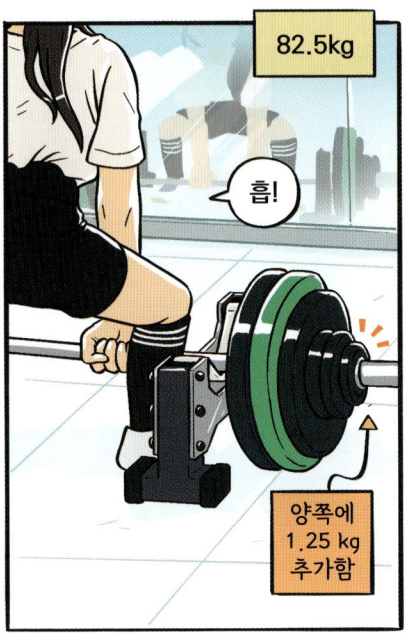
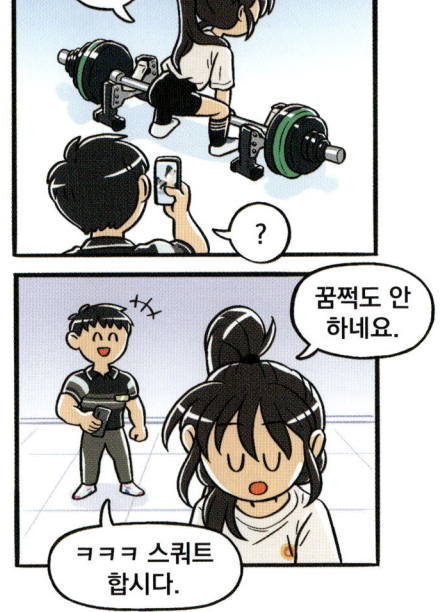

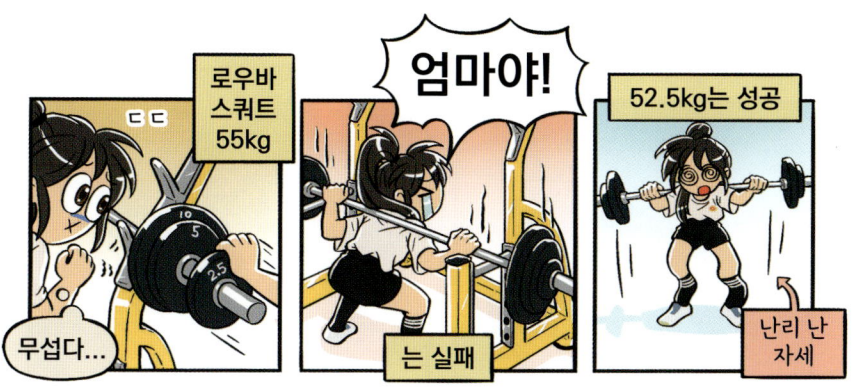

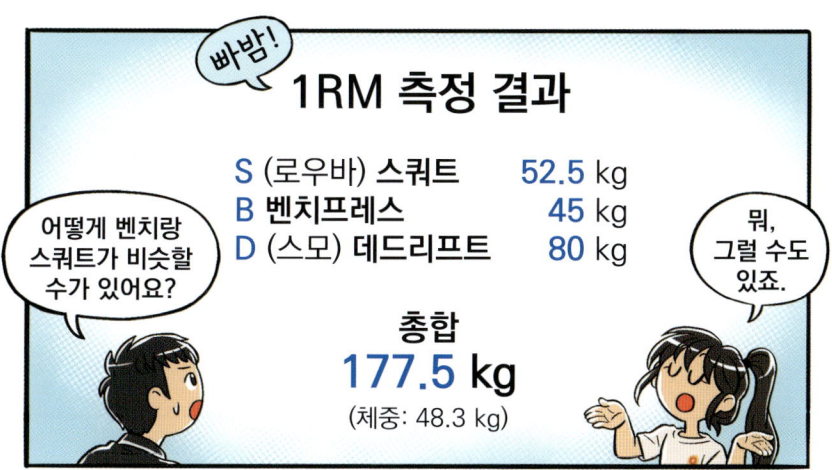

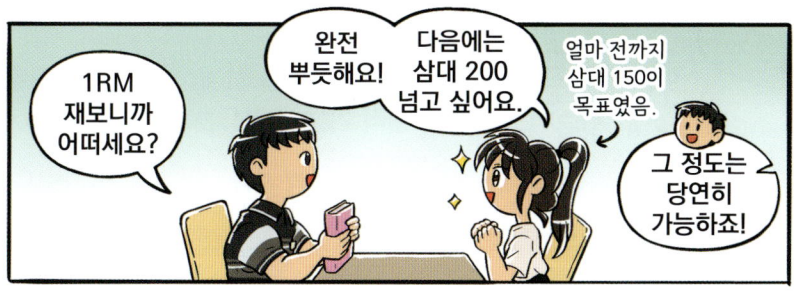

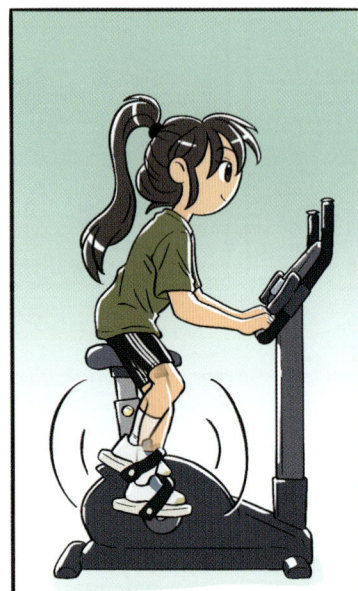
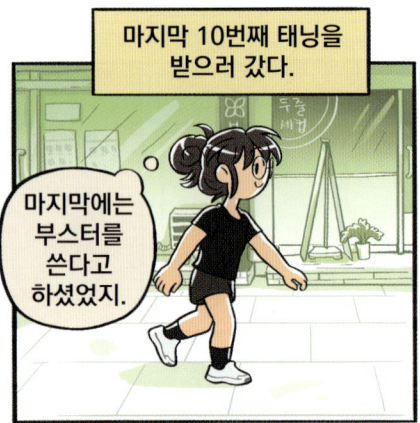
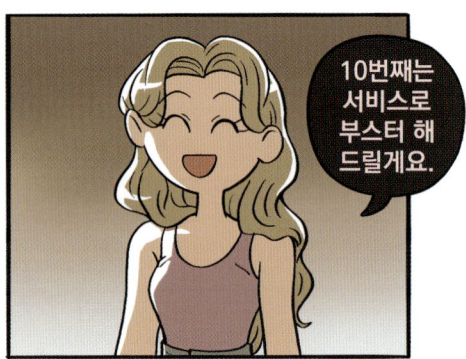

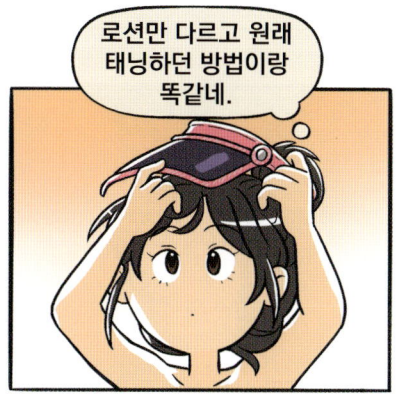
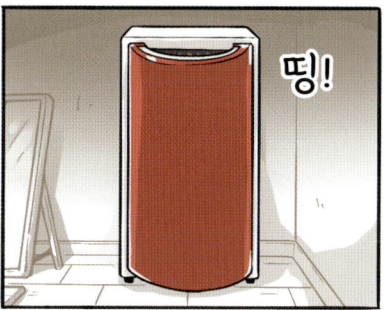
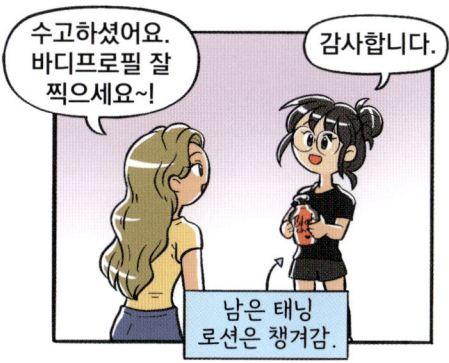
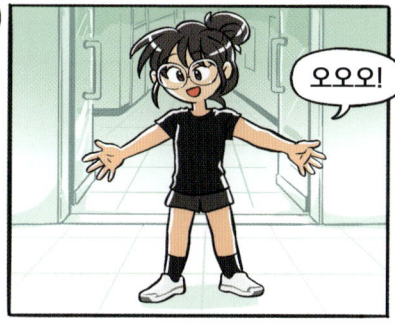
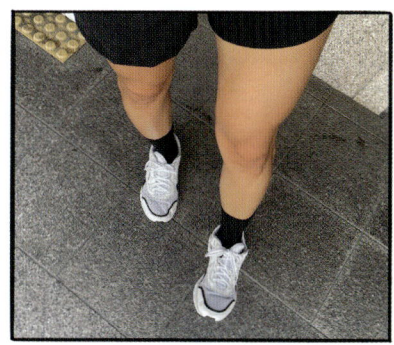
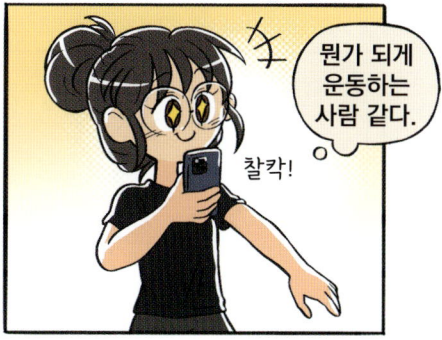

~바디프로필과 제모~

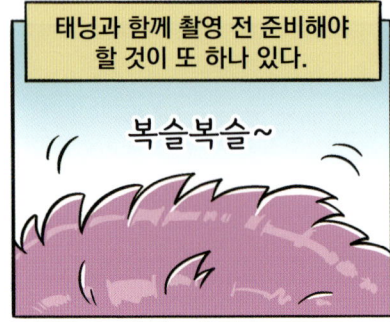
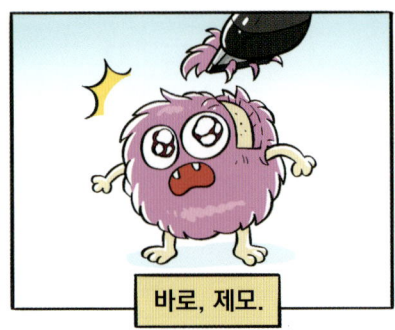
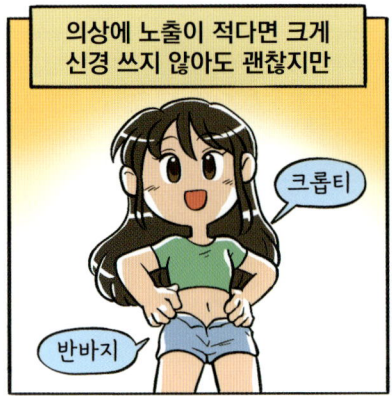
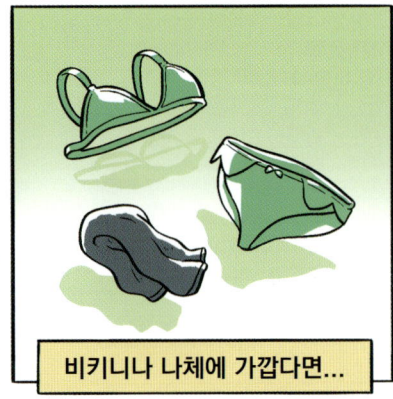
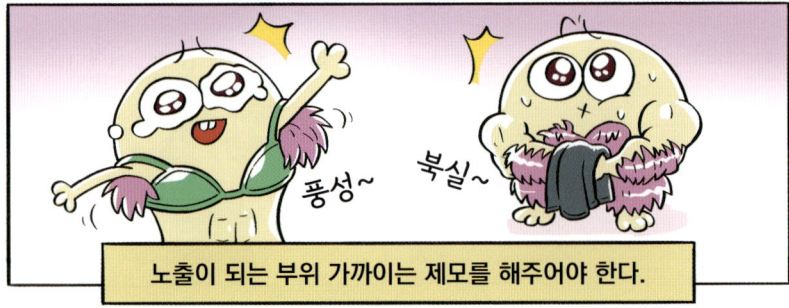

〈제모하는 방법〉

1. 왁싱

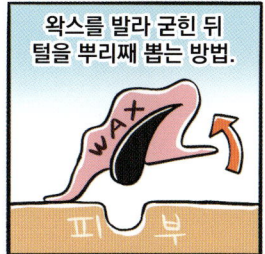
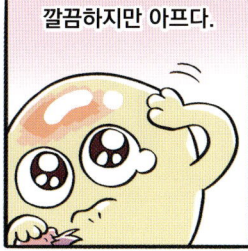
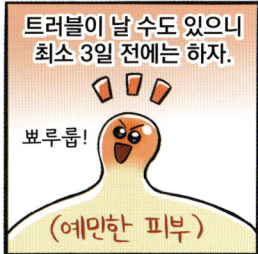

※ 털 방향대로 왁스를 바르고 반대로 떼기

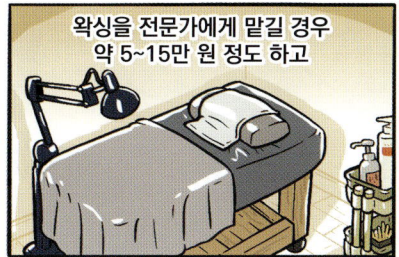
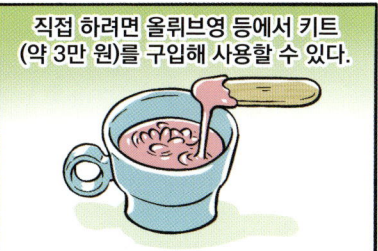

2. 면도

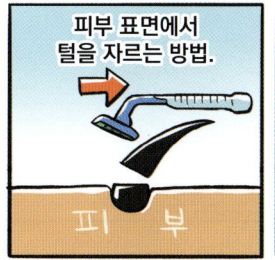
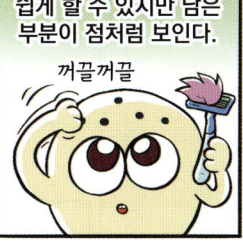
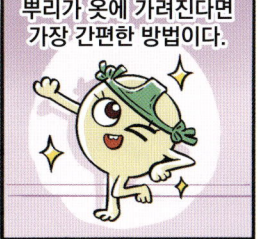

※ 털 방향대로 면도하기

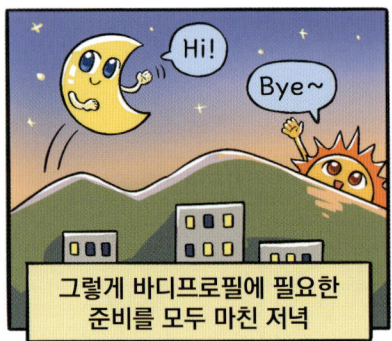
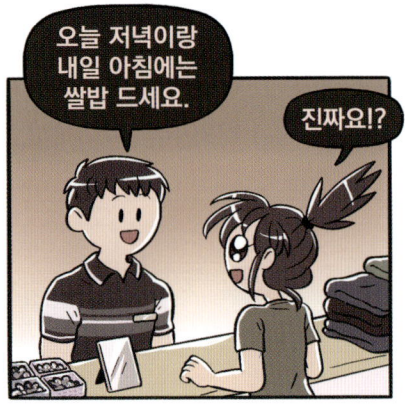
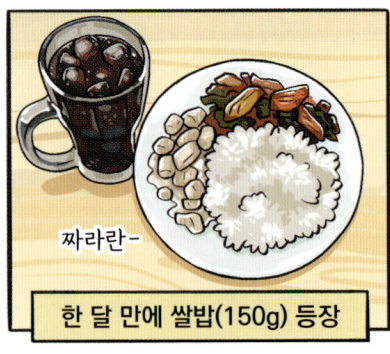
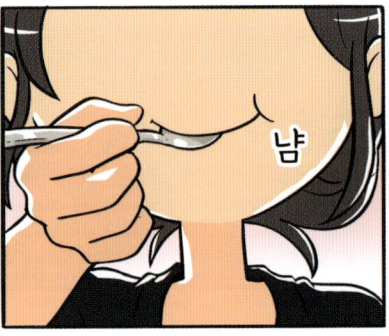
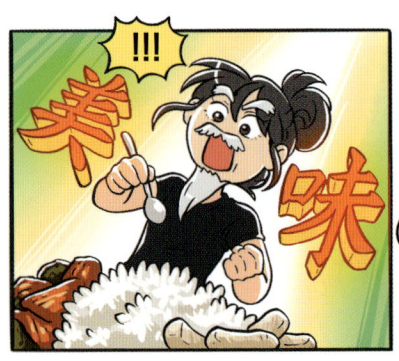
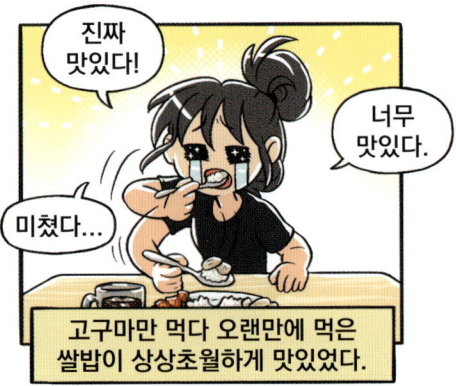

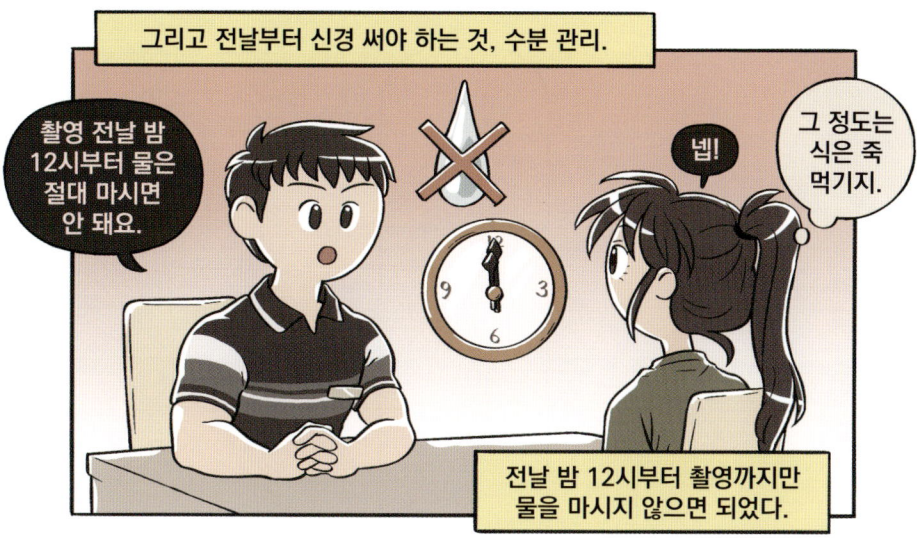

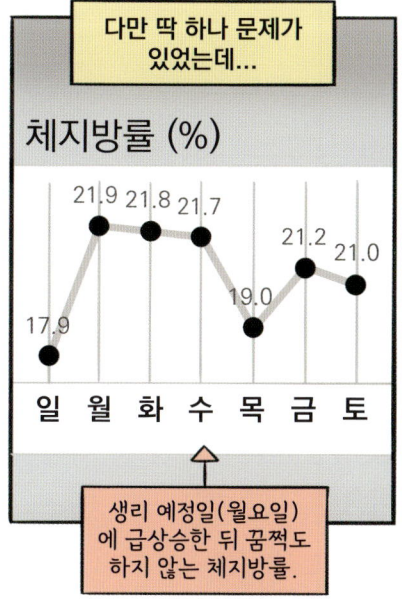
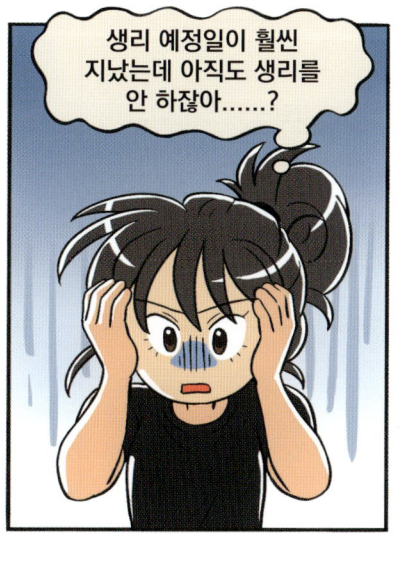

촬영은 바로 내일...! 😱

0주 차

1주 차

2주 차

3주 차

4주 차

5주 차

6주 차

7주 차

8주 차

9주 차

10주 차

11주 차

12주 차

13주 차

14주 차

15주 차

16주 차
▼
바프 이후

27화. 바디프로필 D-Day

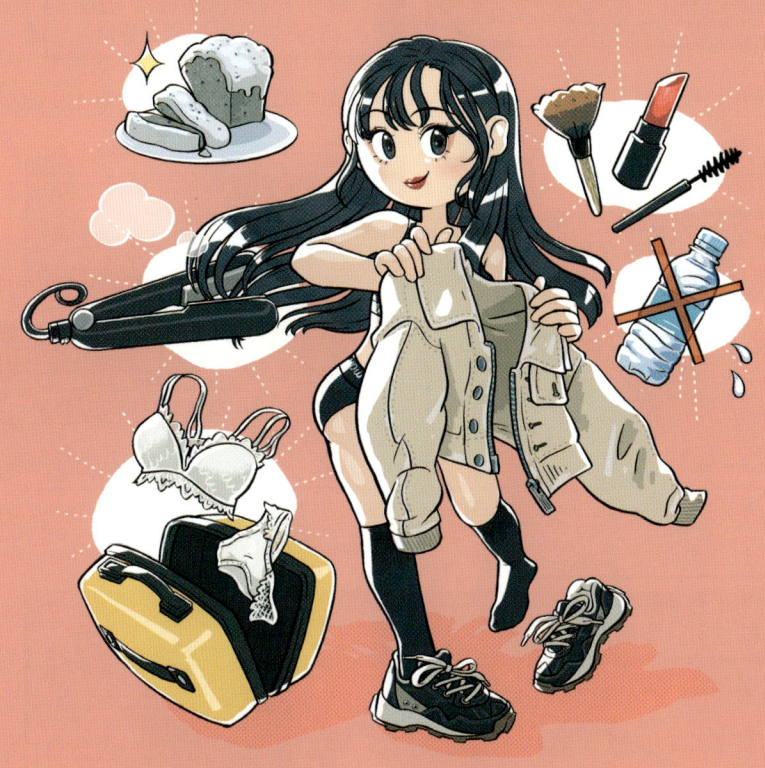

~드디어 맞이한 바디프로필 촬영일 아침~

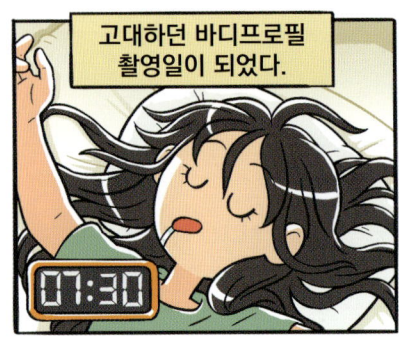

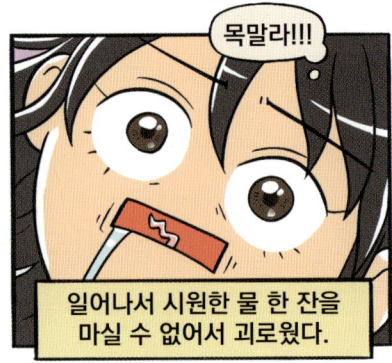

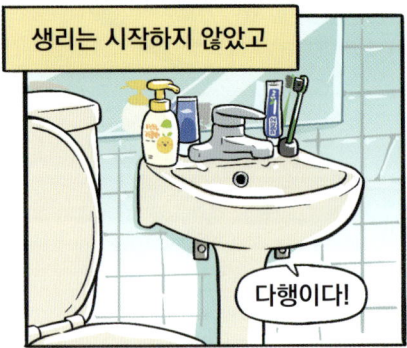

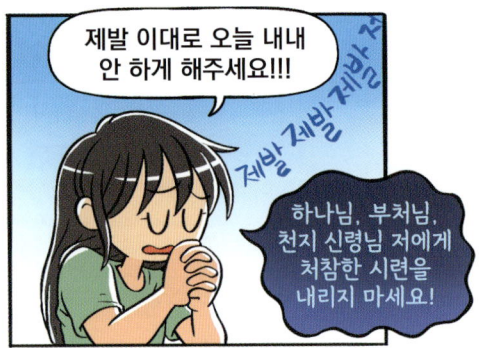

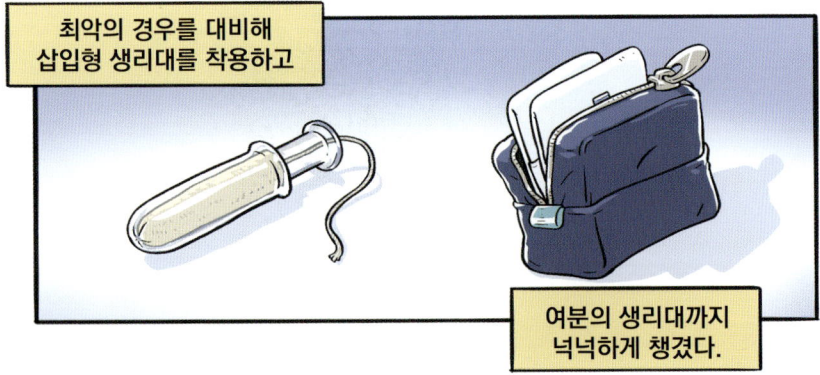

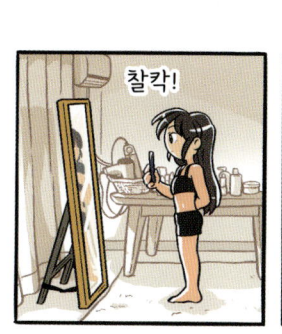
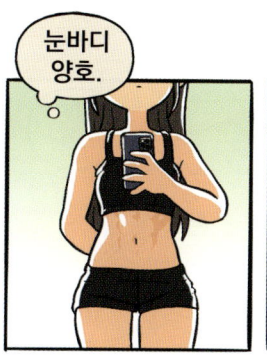
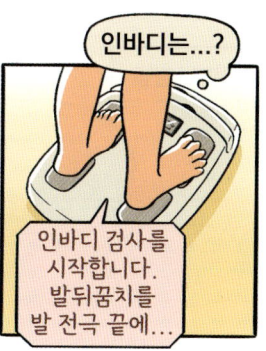

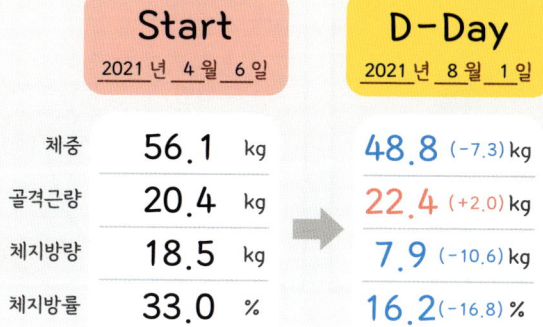

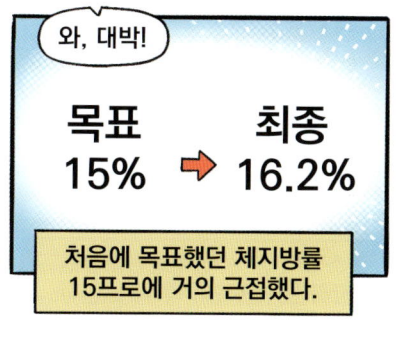
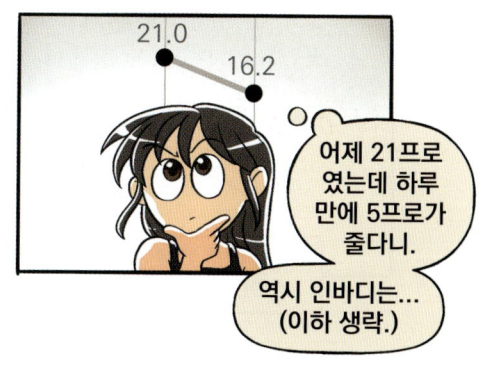

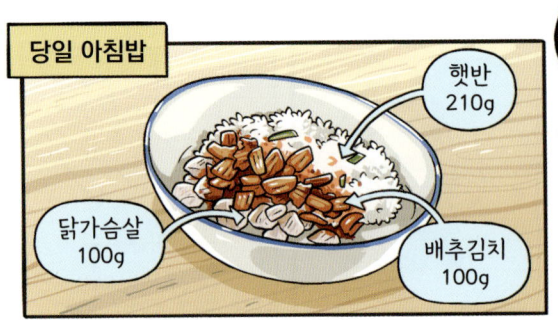
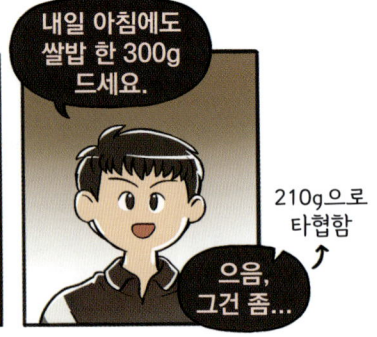
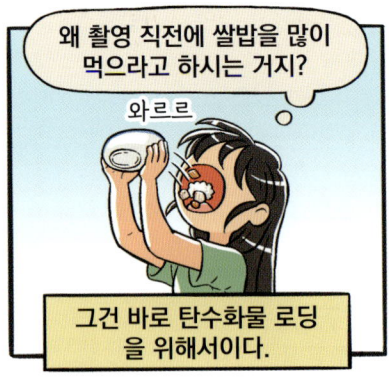
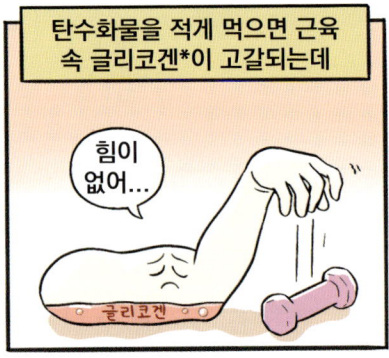
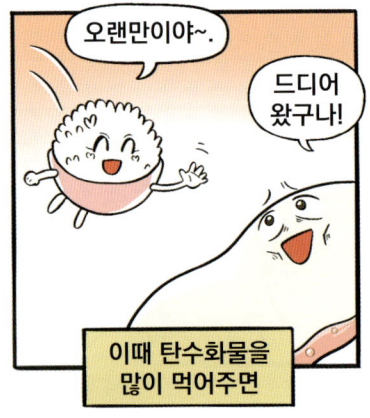
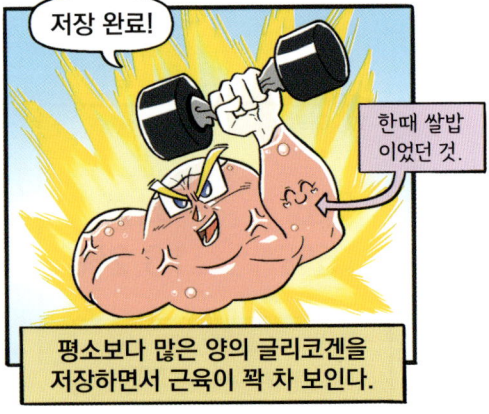

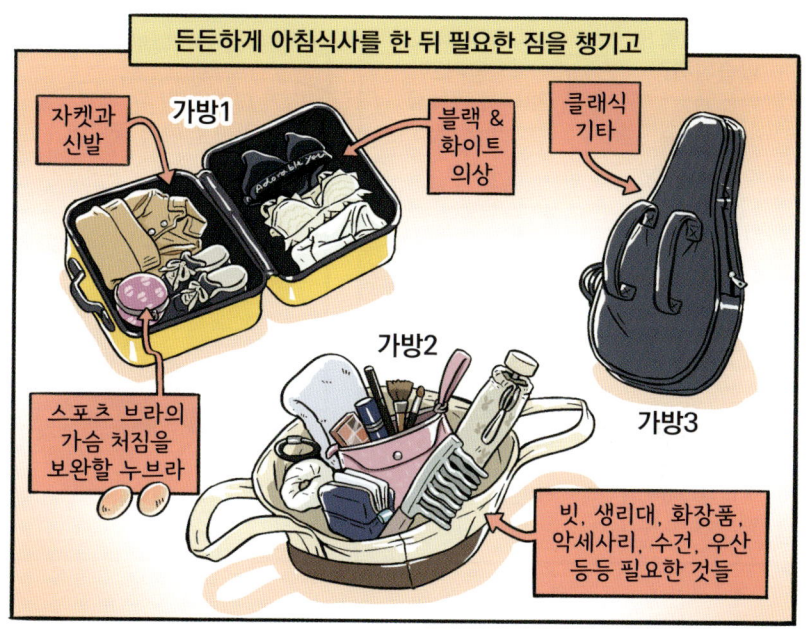

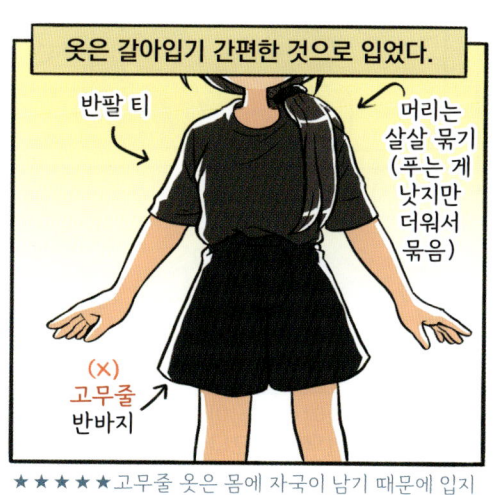

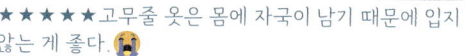

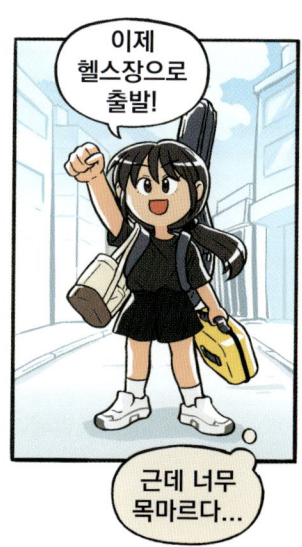

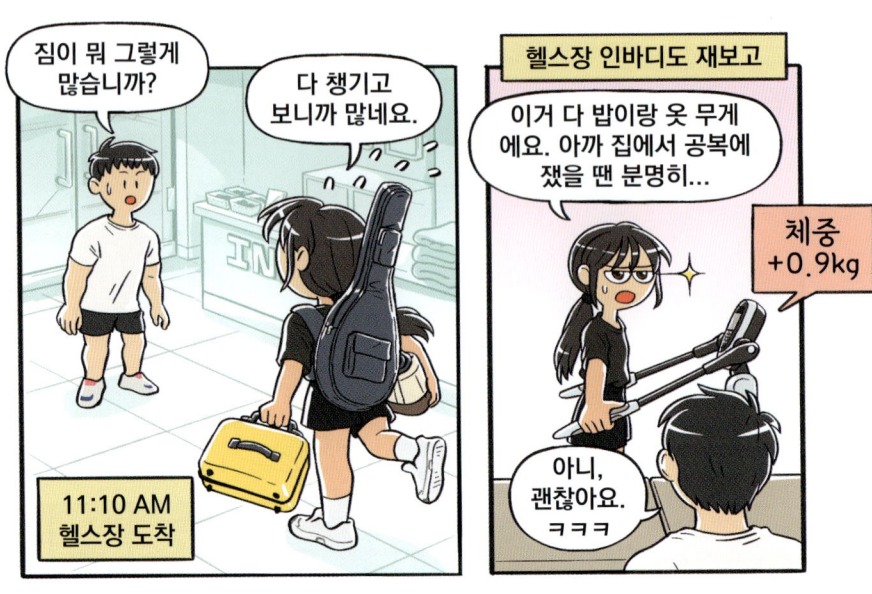
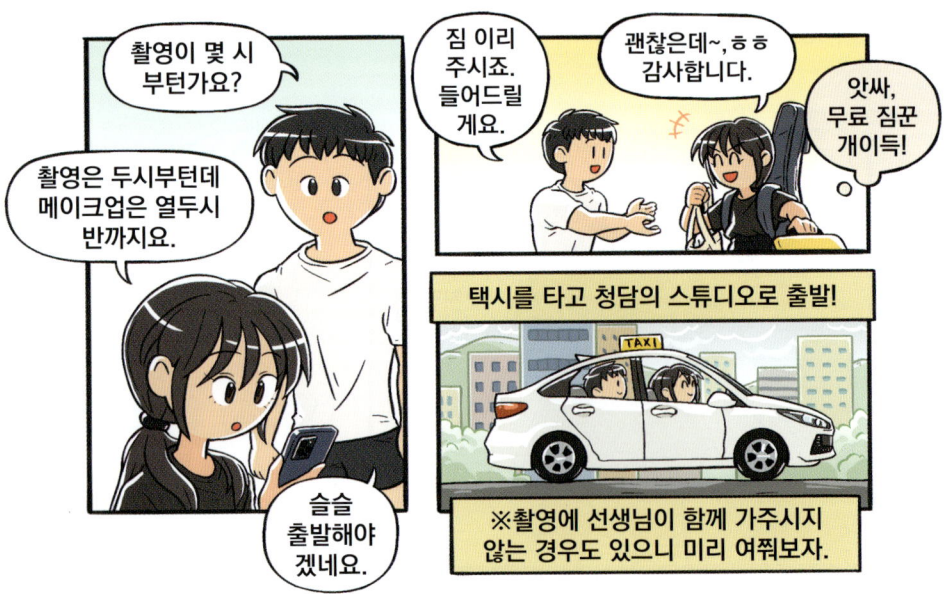

~촬영 전에 간식을!?~

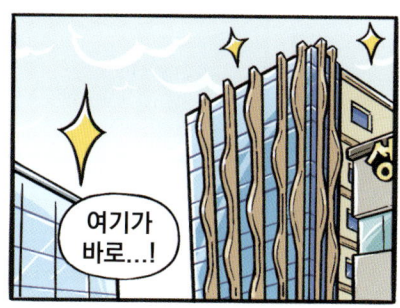

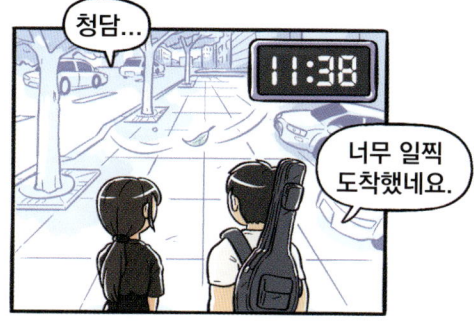

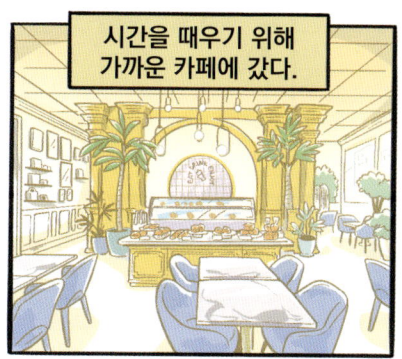

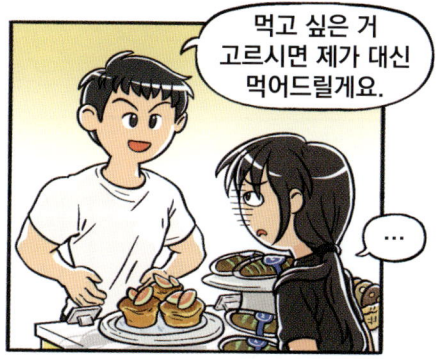

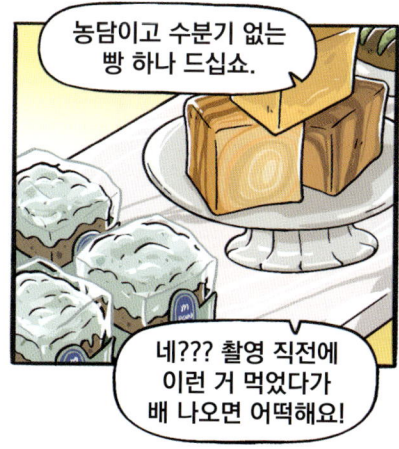

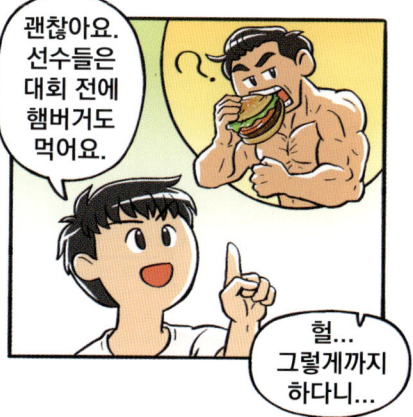

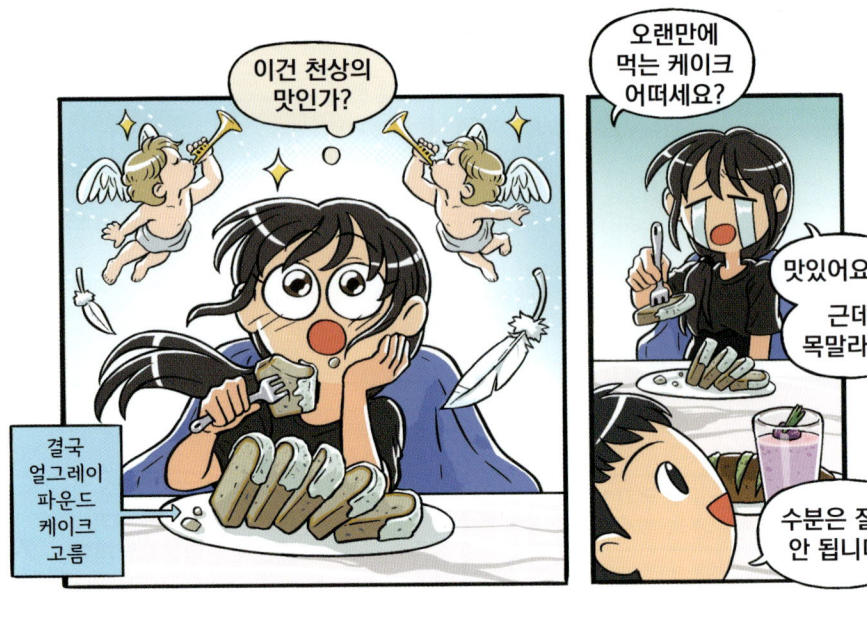
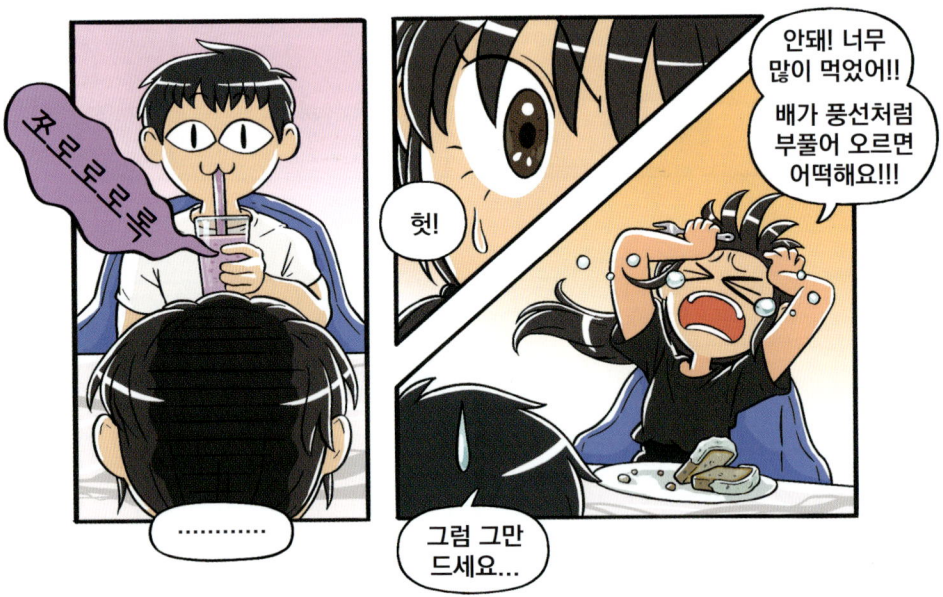

에너지도 보충했으니 메이크업하러 고고!

메이크업과 블랙 컨셉

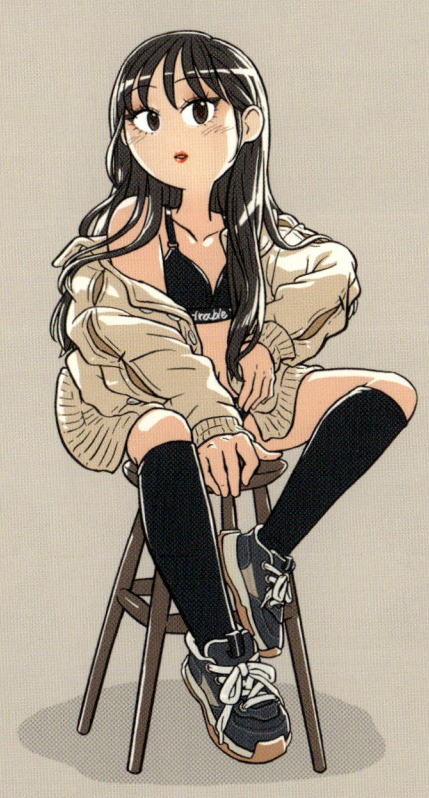

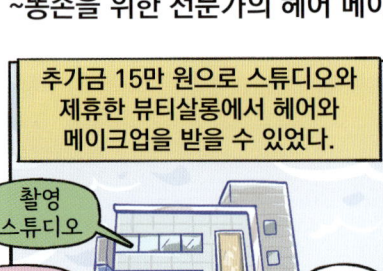
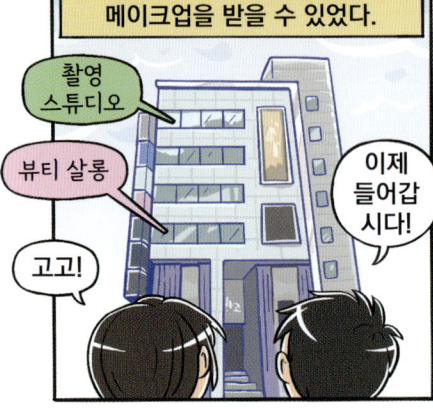
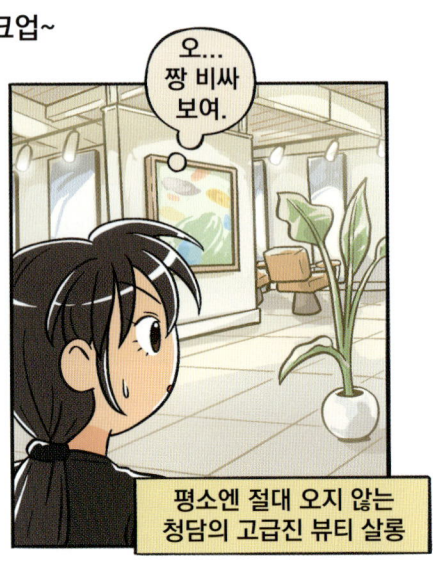
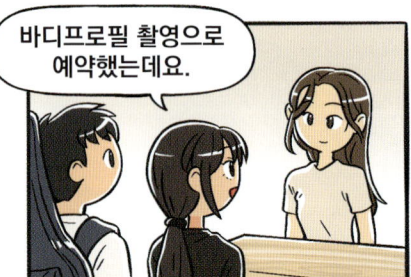
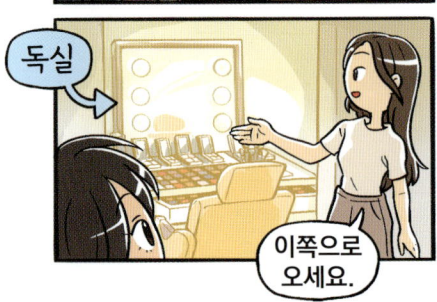
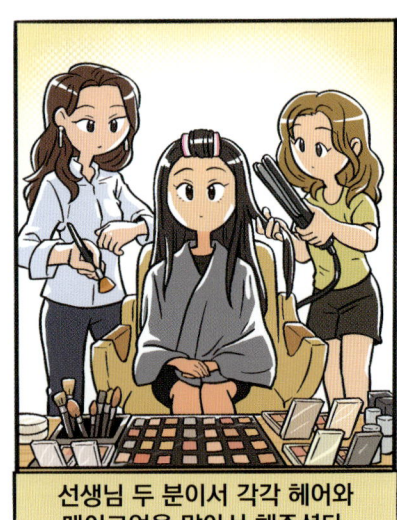

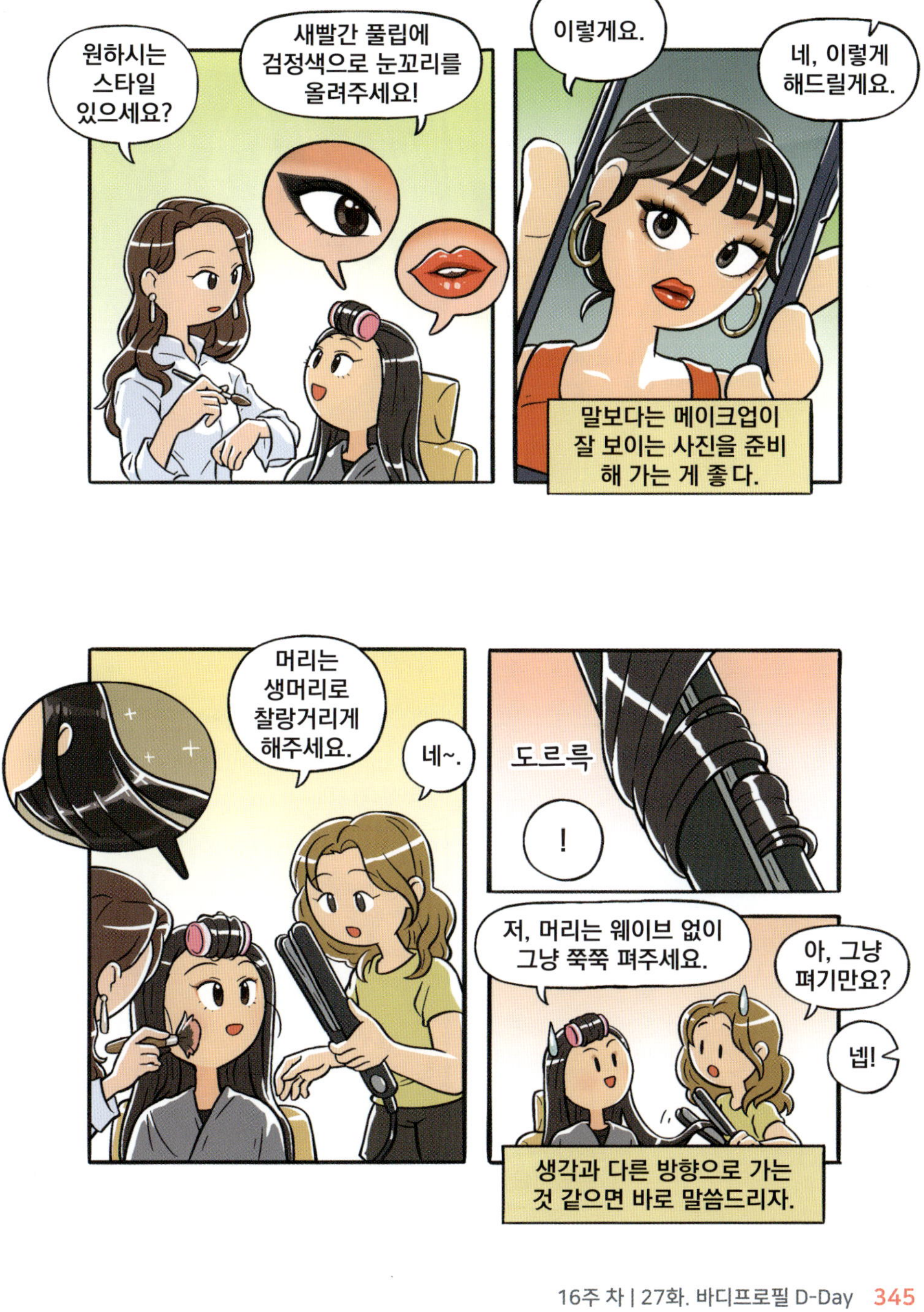

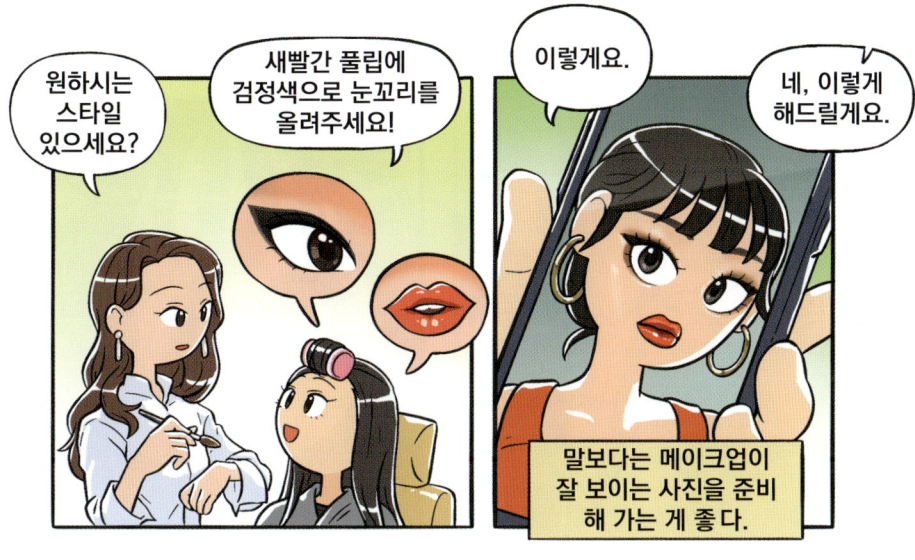

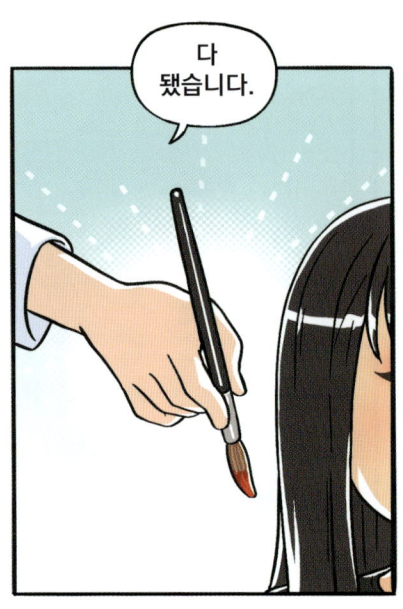
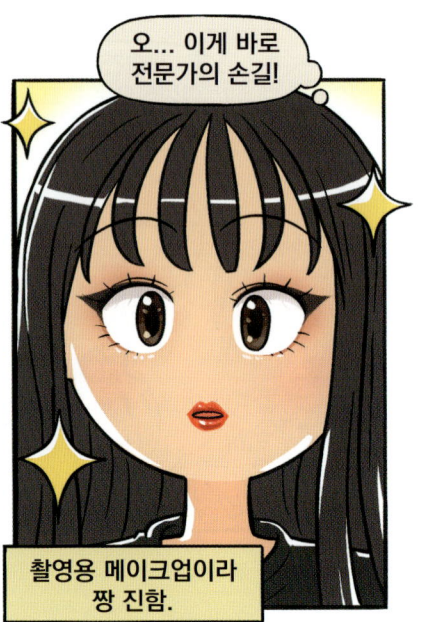
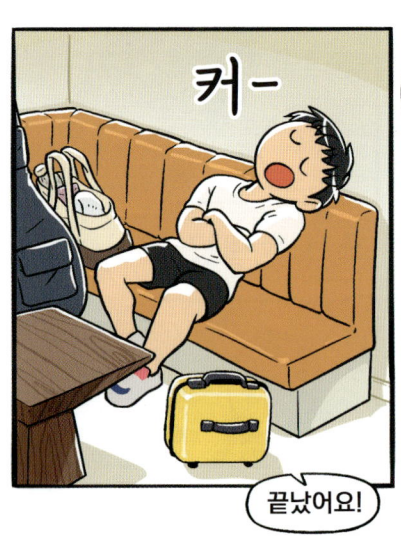
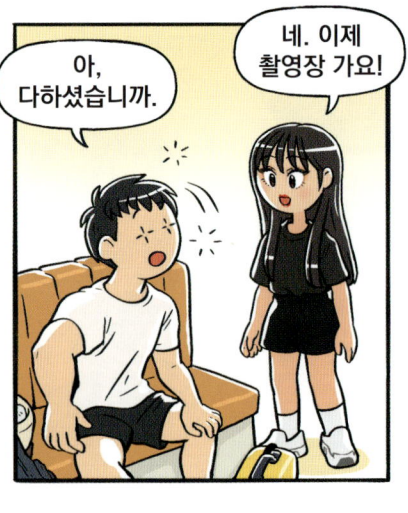

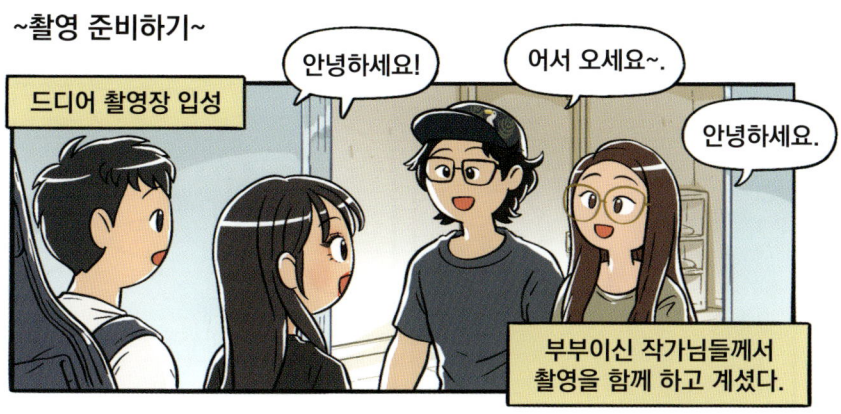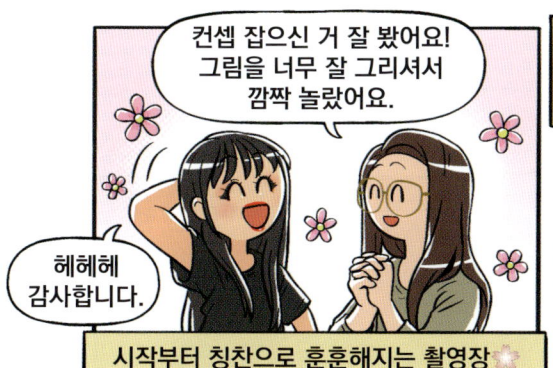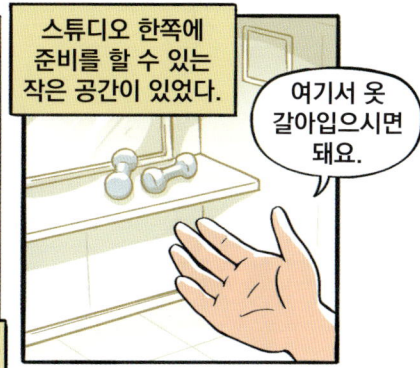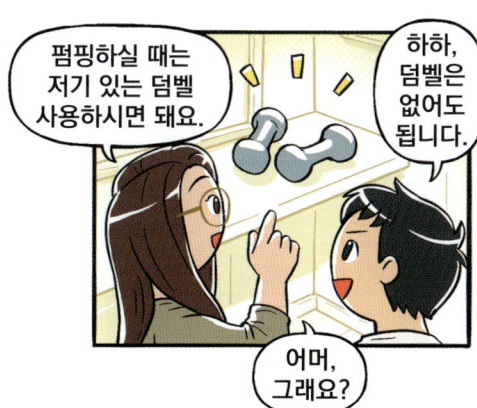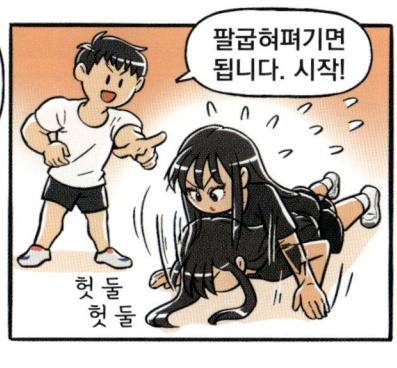

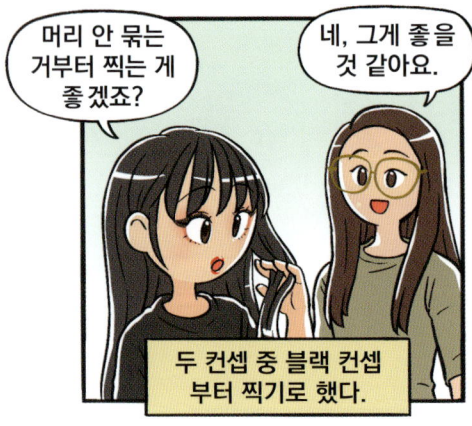
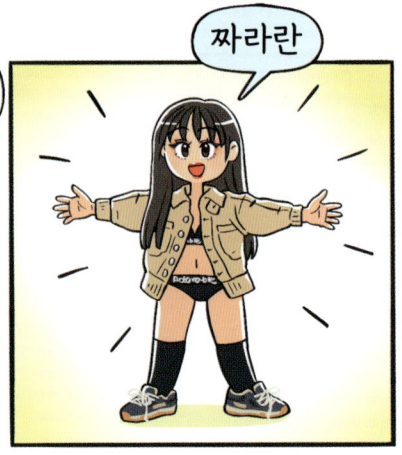
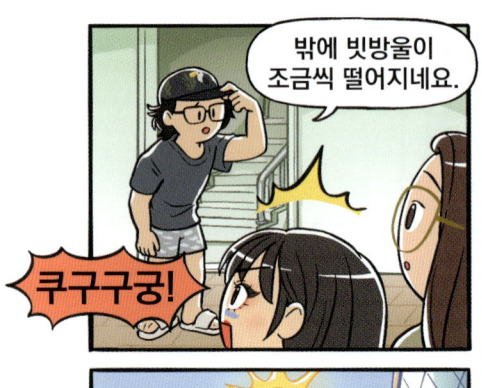
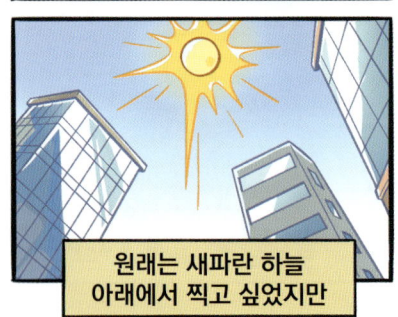
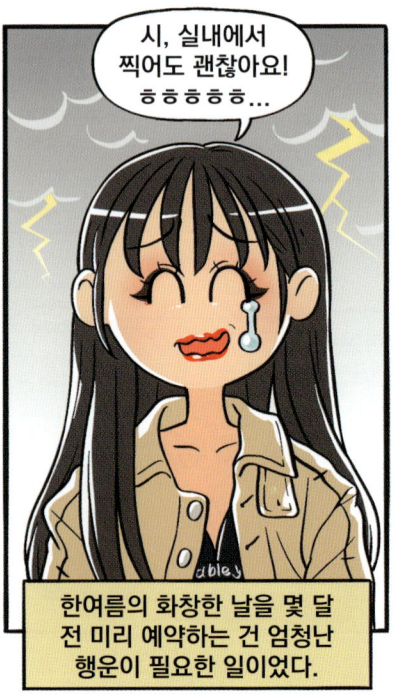

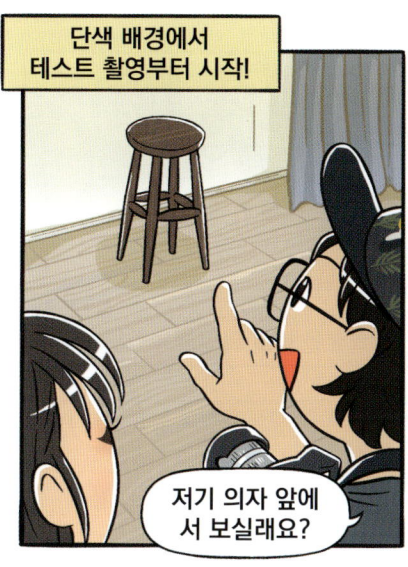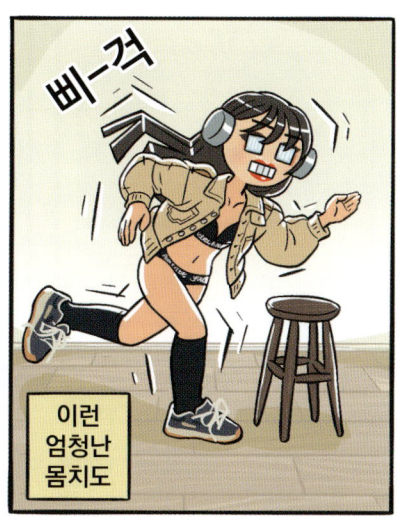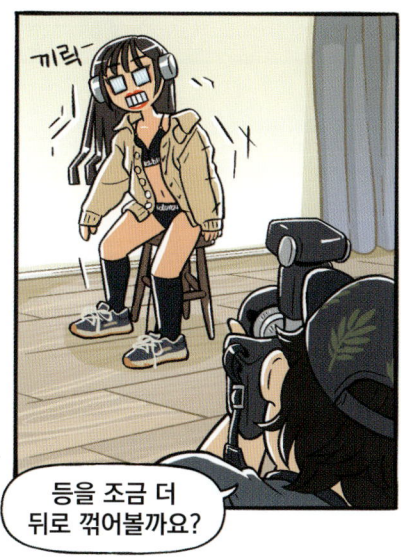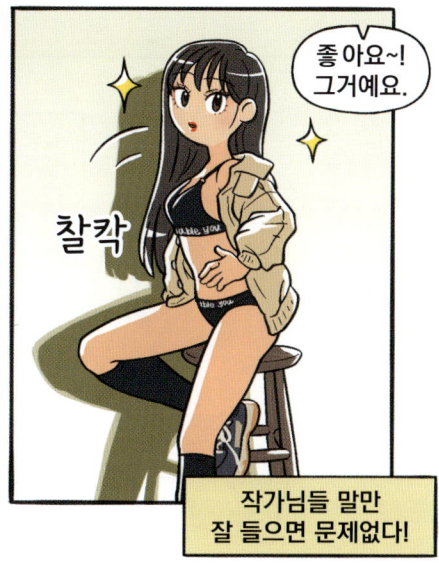

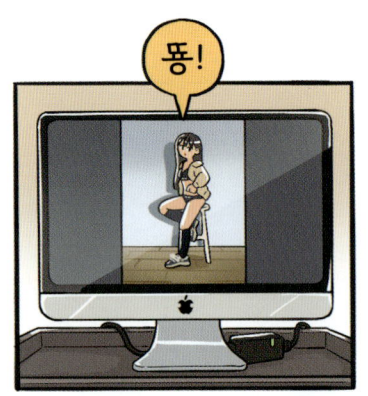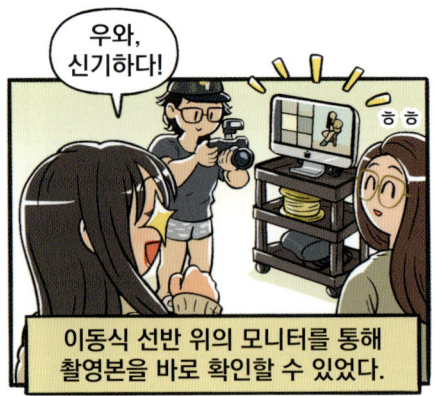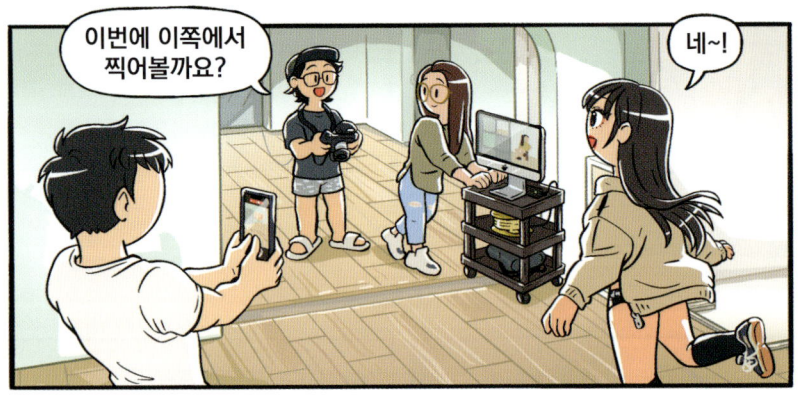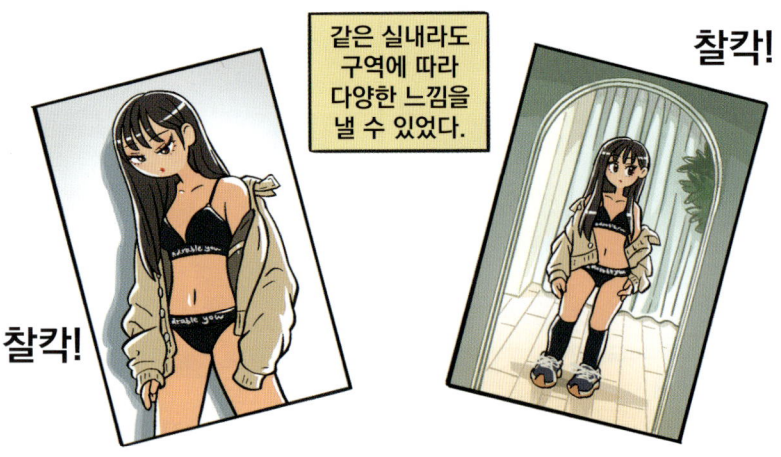

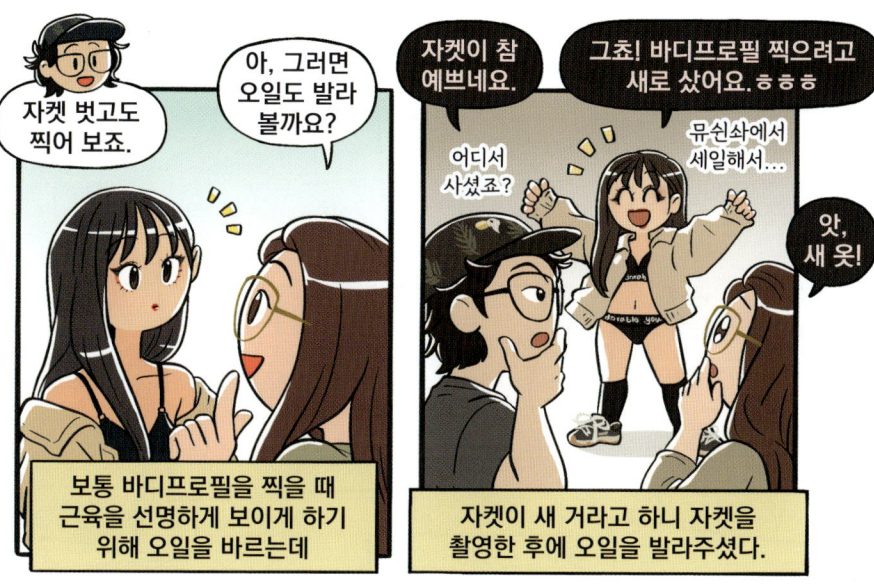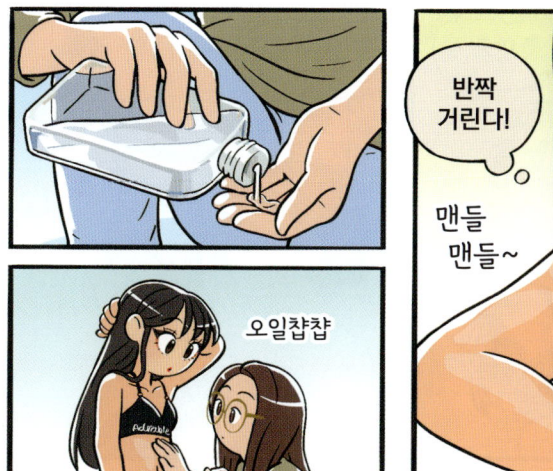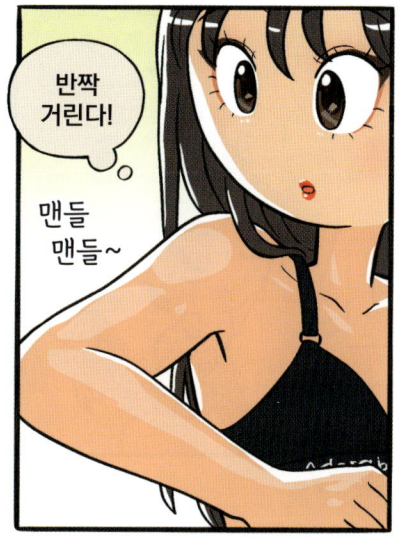

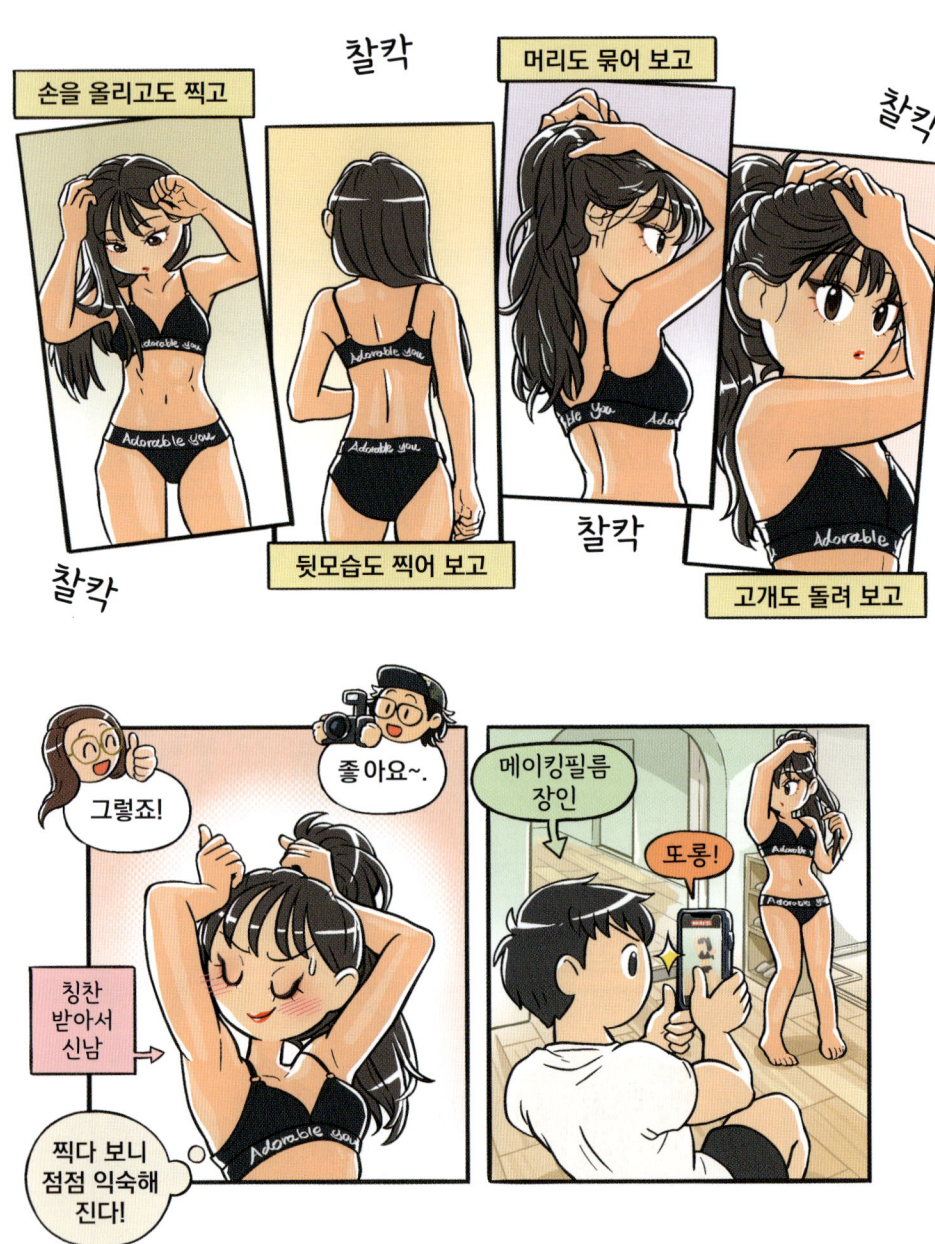

이렇게 다양한 샷 건지기 성공!

화이트 컨셉과 옥상 촬영

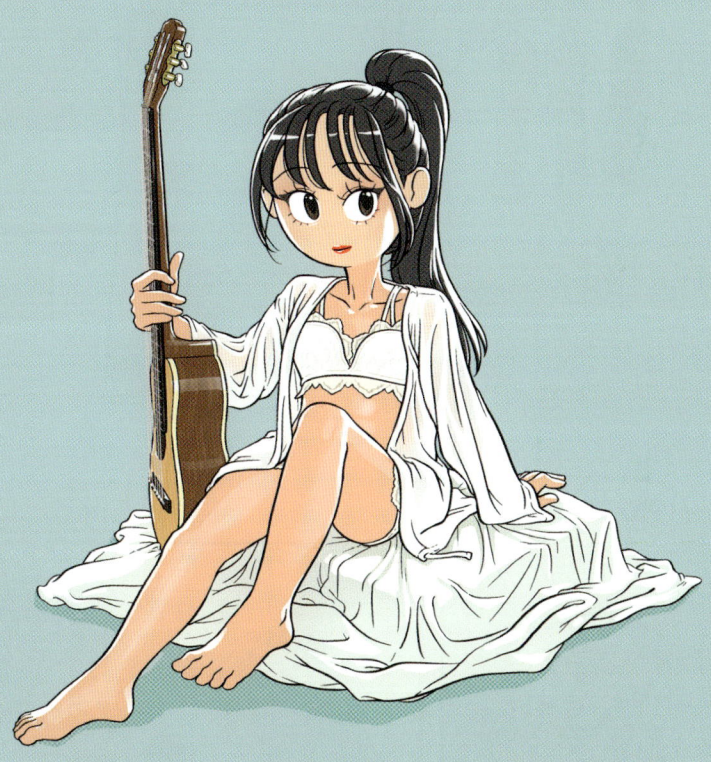

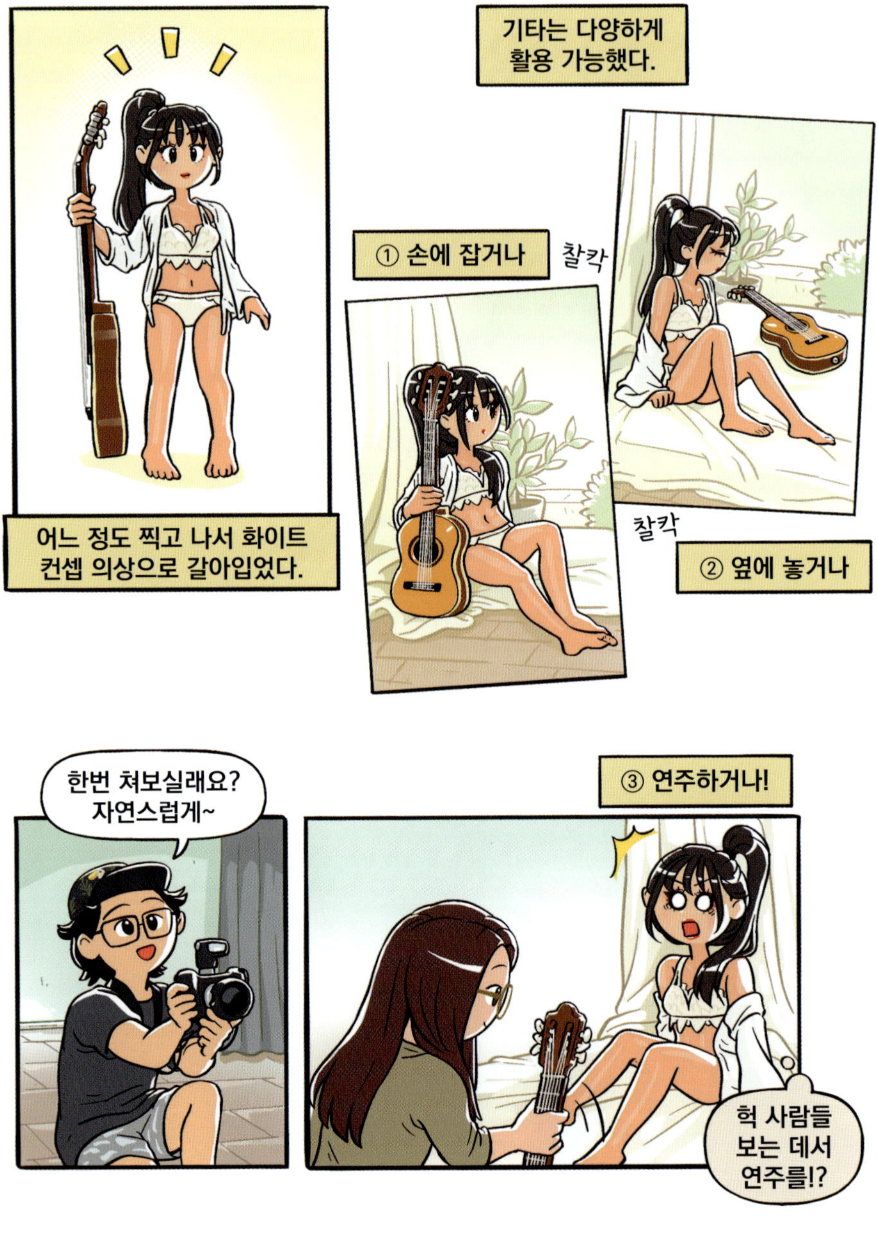

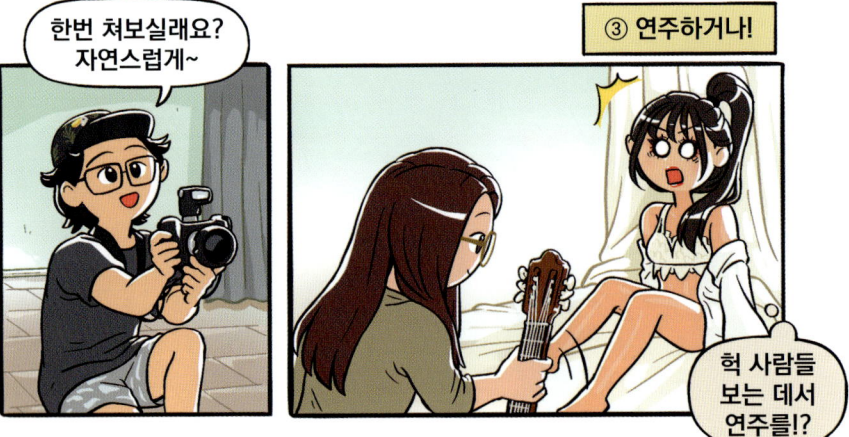

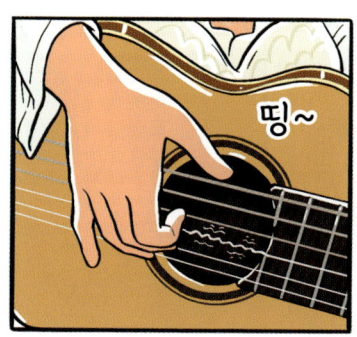
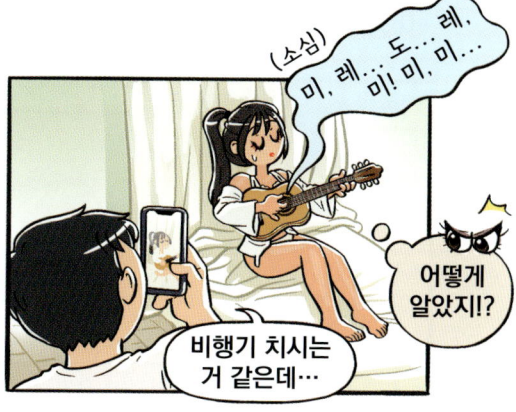
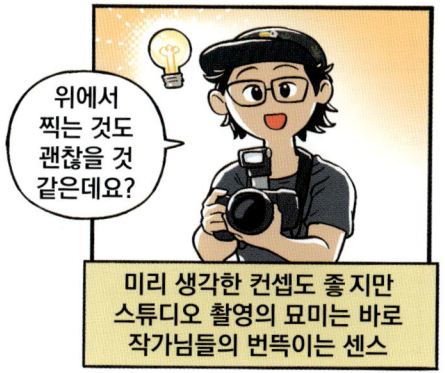
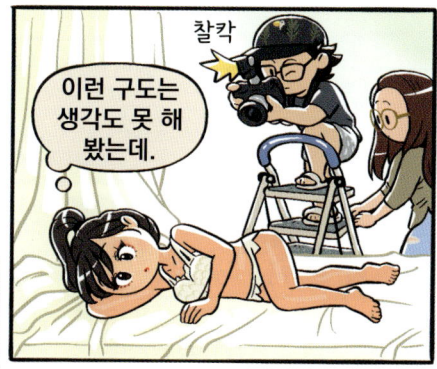
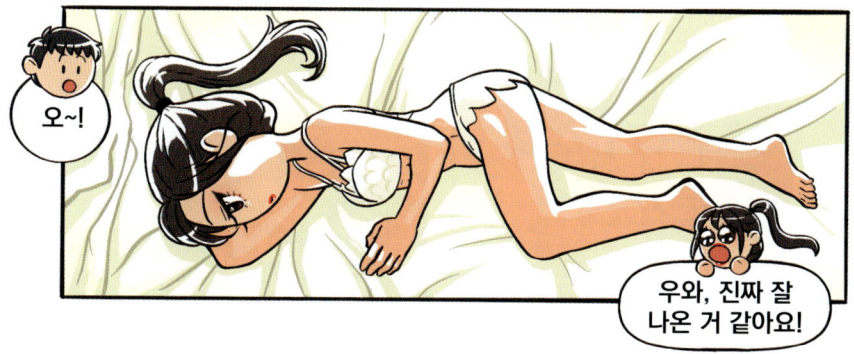

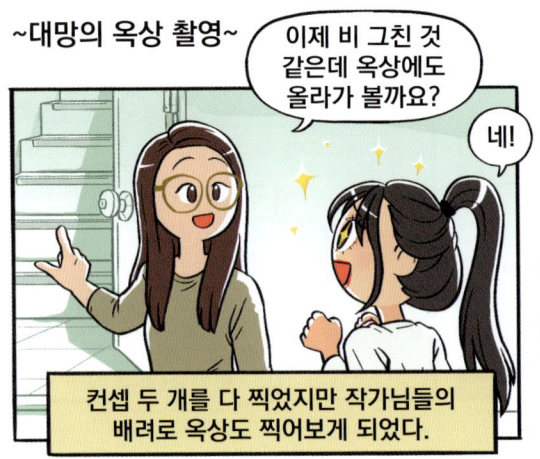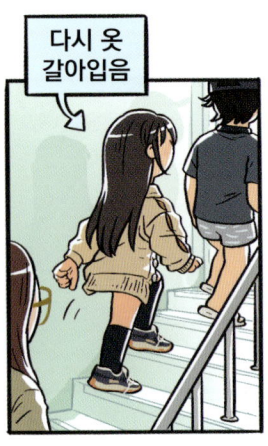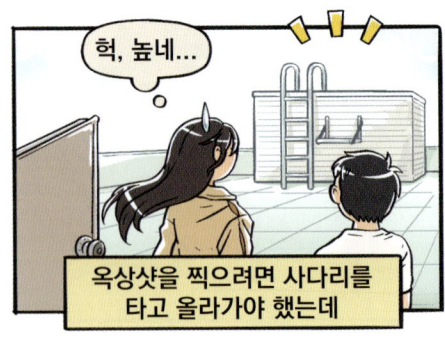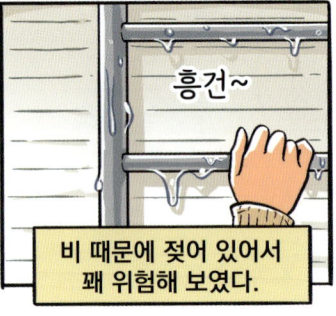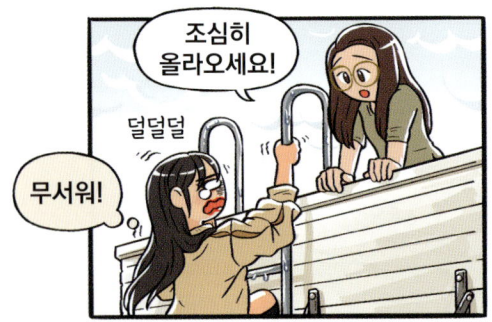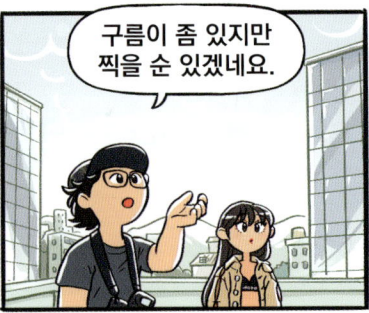

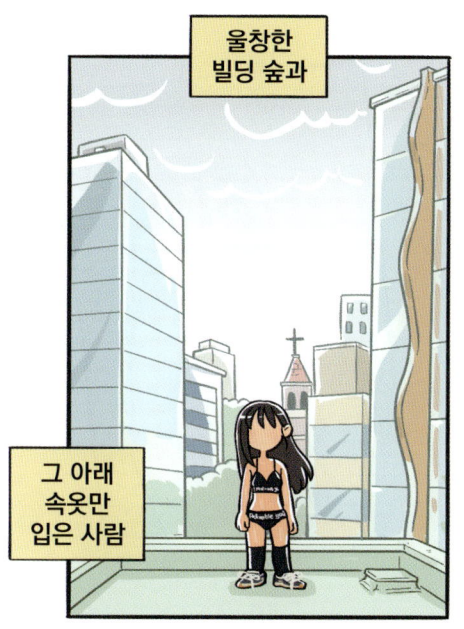
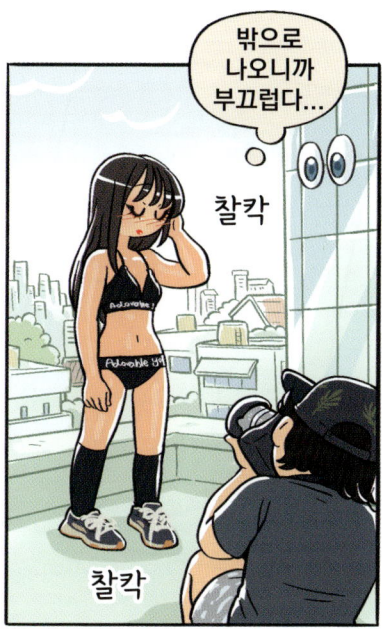
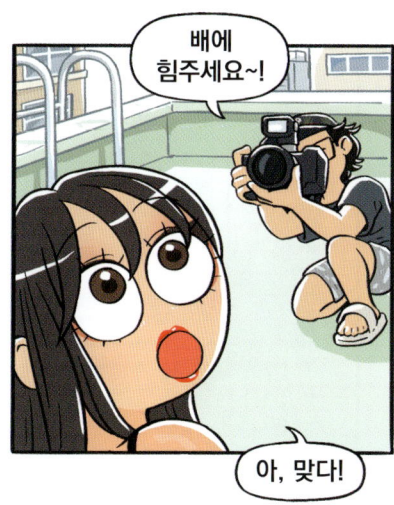
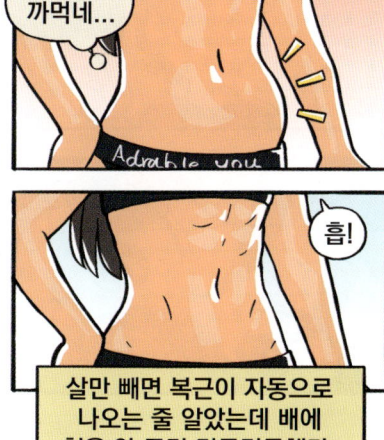

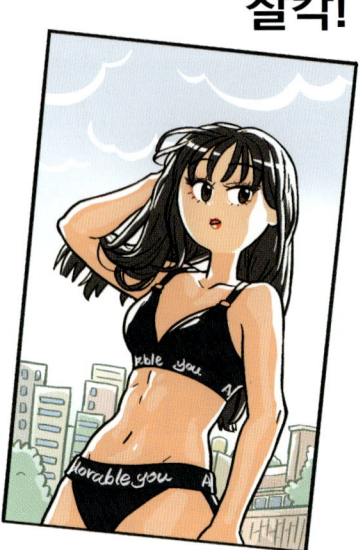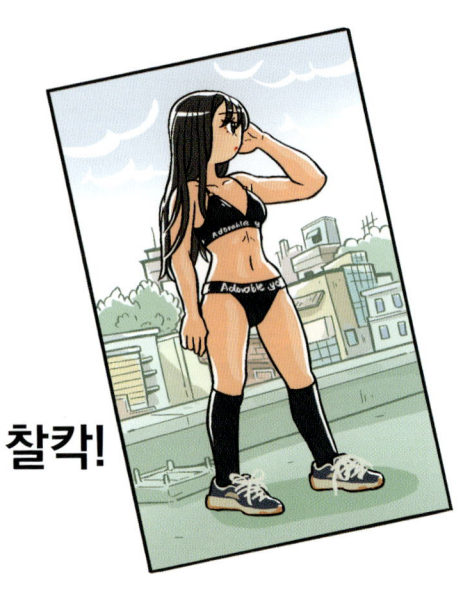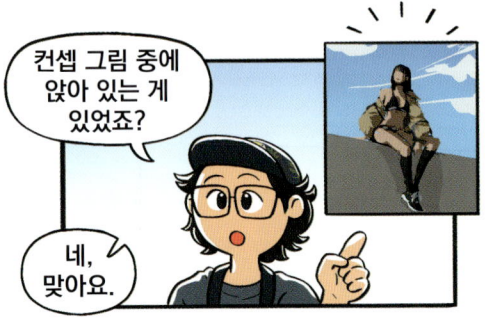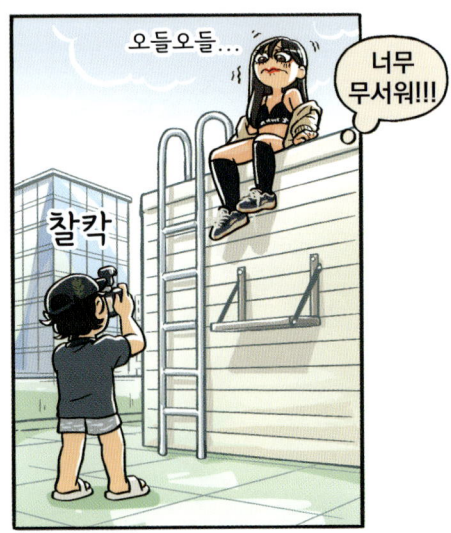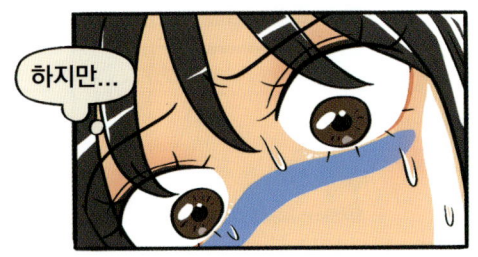

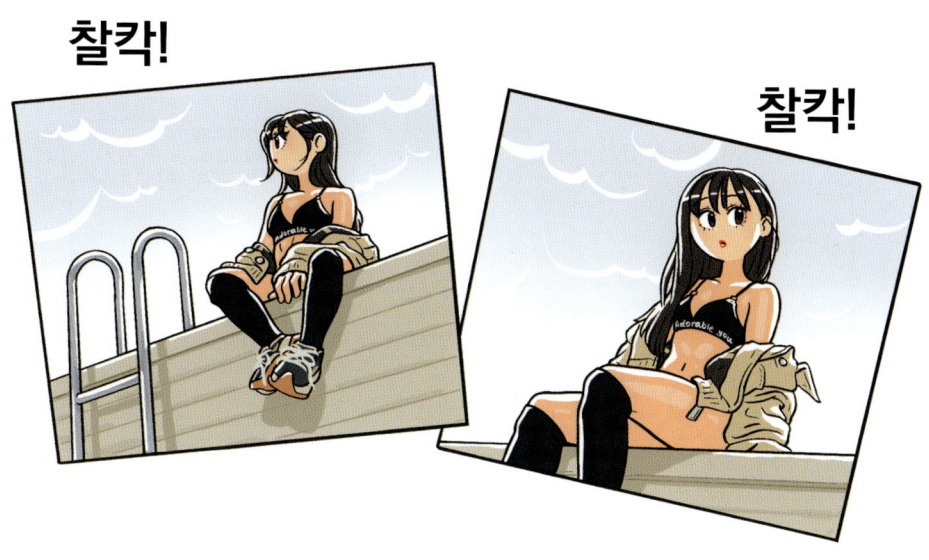
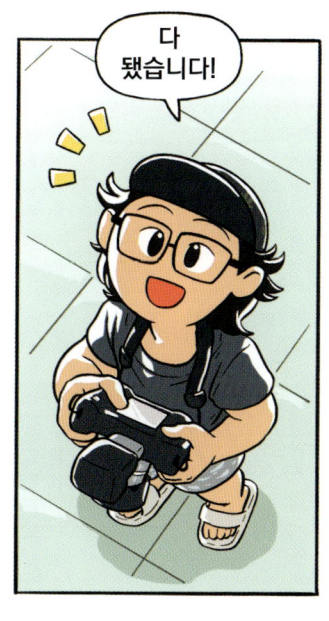
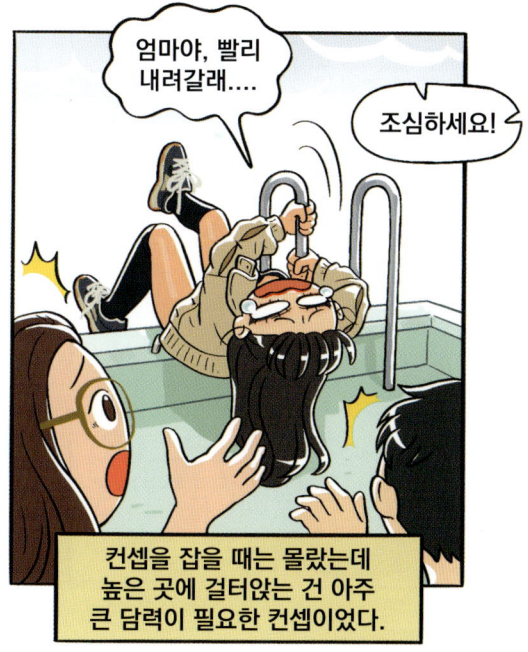

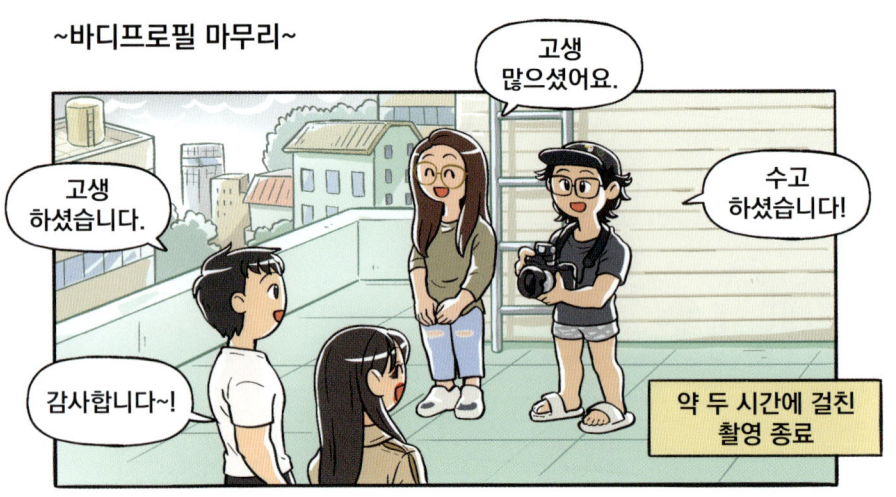
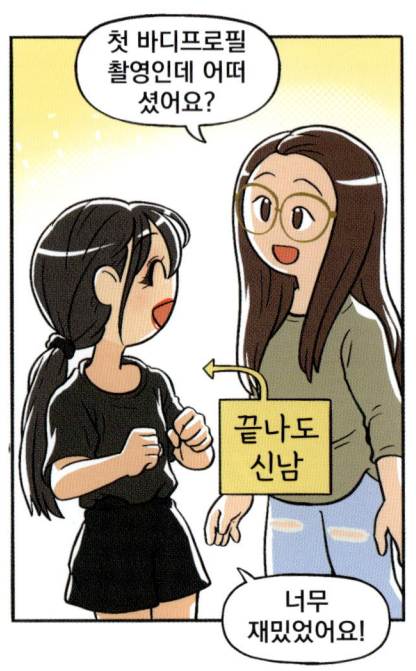
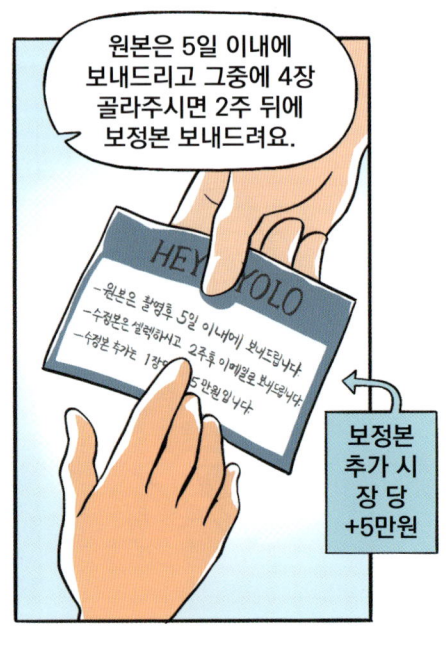

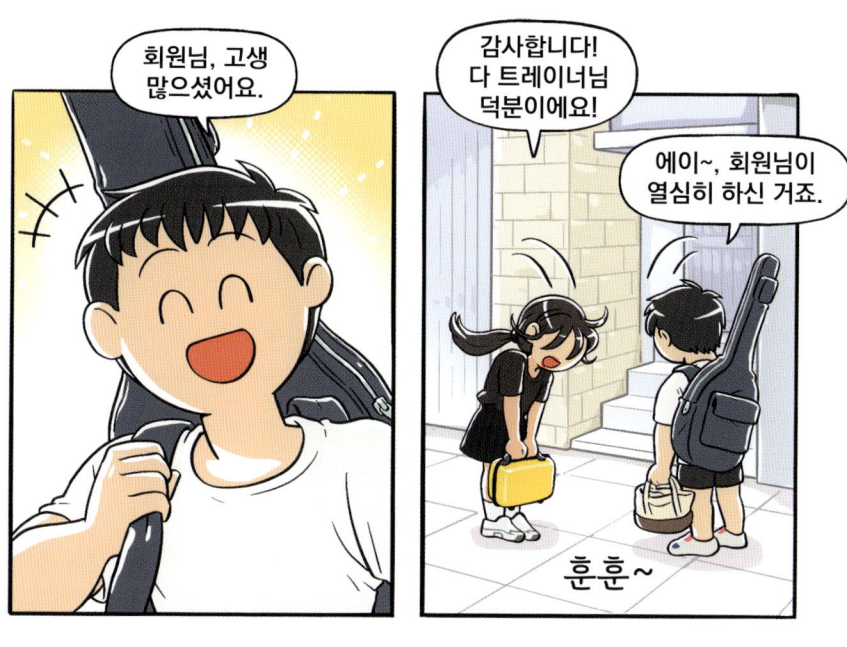
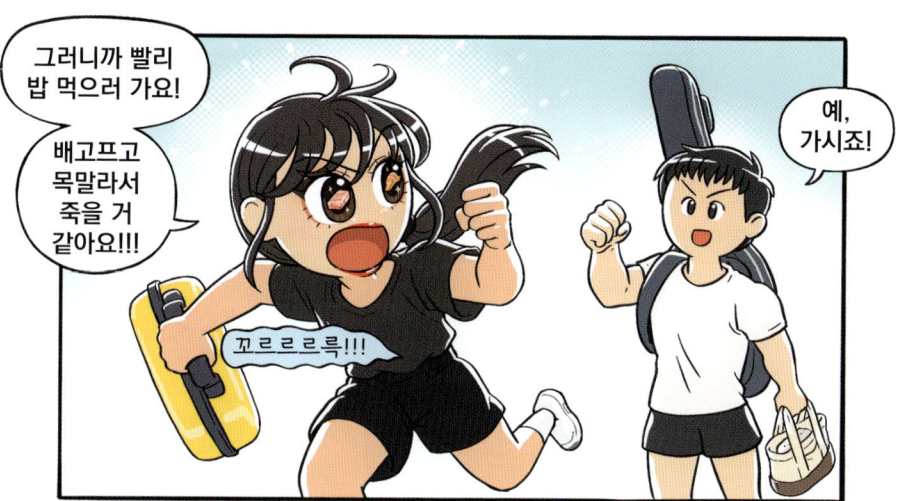

16주간의 바디프로필 도전은 이렇게 성공적으로 끝났다.

0주 차

1주 차

2주 차

3주 차

4주 차

5주 차

6주 차

7주 차

8주 차

9주 차

10주 차

11주 차

12주 차

13주 차

14주 차

15주 차

16주 차
▼
바프 이후

(단편) 바프 촬영 후의 디저트

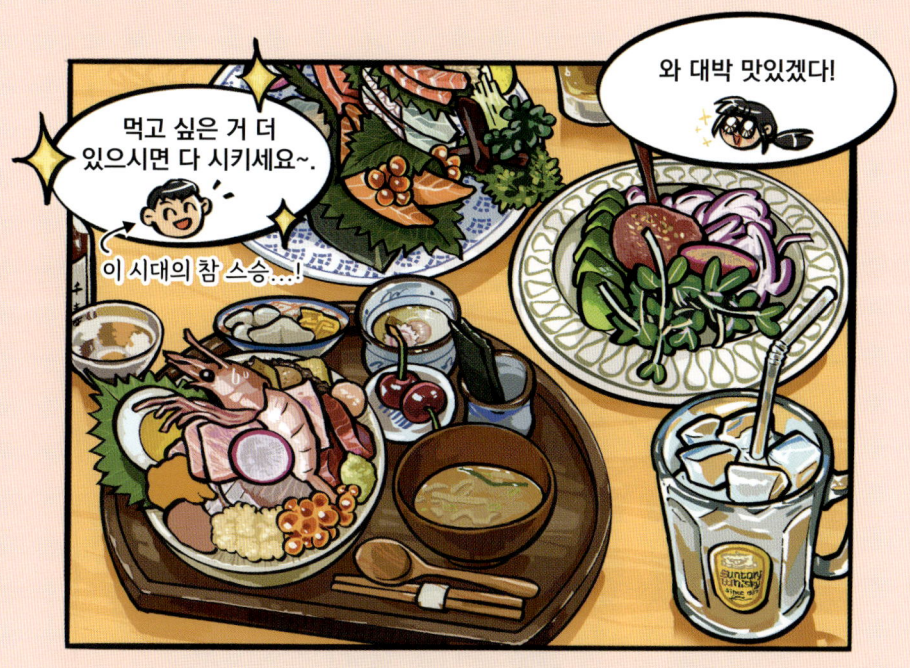

바디프로필 촬영 후에는 일식집에서 식사를 하였다.

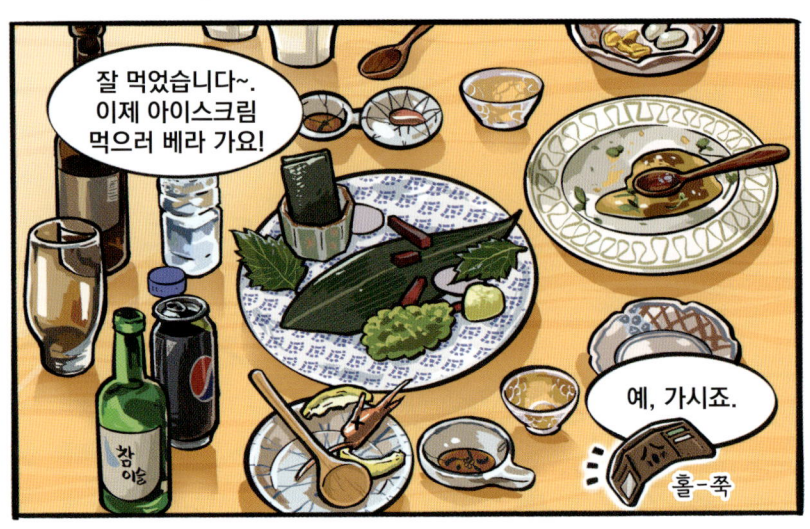
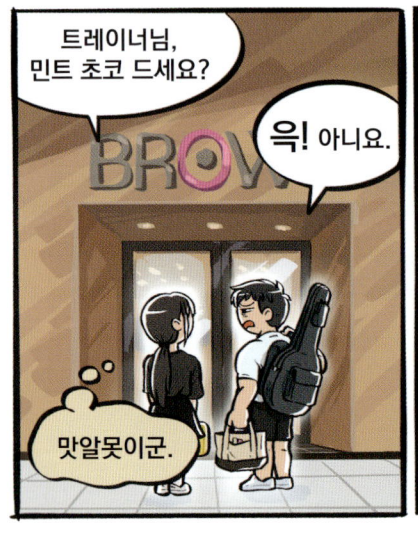
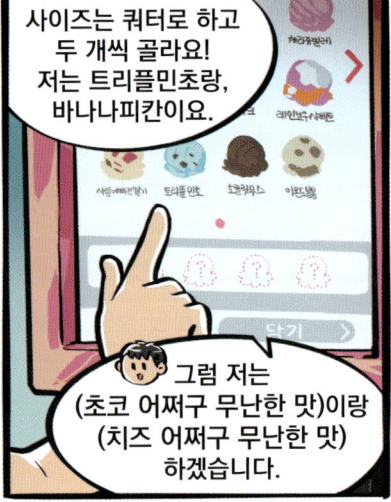

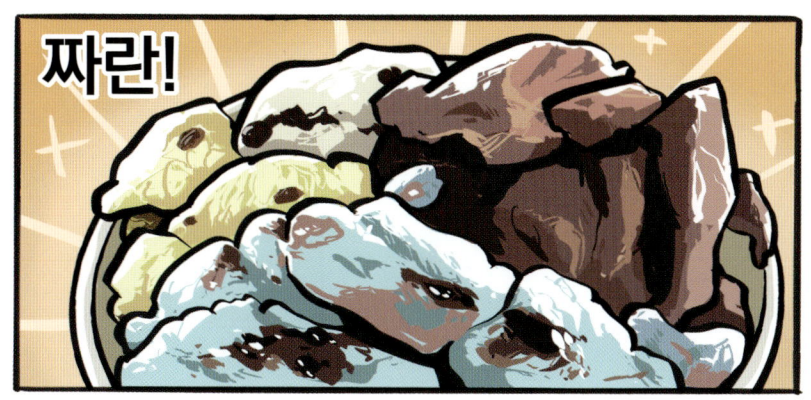

잠시 후…

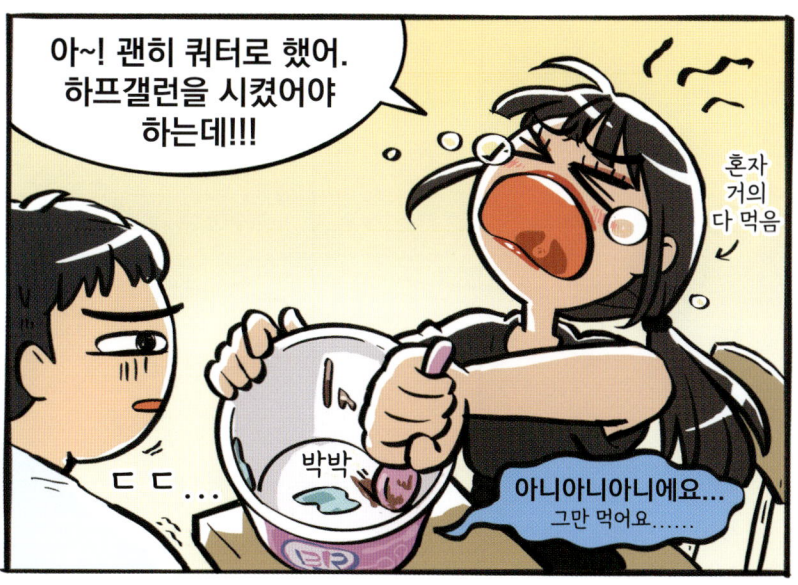

0주 차

1주 차

2주 차

3주 차

4주 차

5주 차

6주 차

7주 차

8주 차

9주 차

10주 차

11주 차

12주 차

13주 차

14주 차

15주 차

16주 차

바프 이후

에필로그

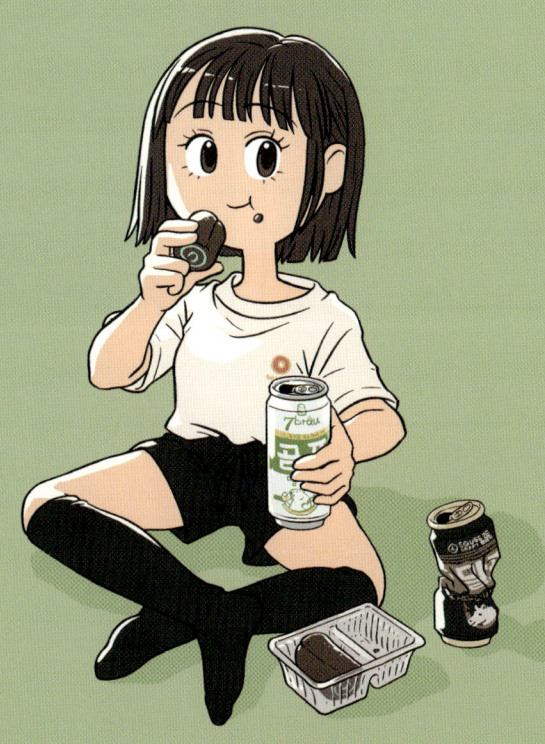

바프 후 먹부림

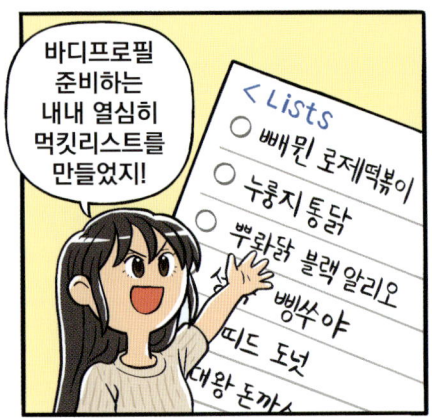

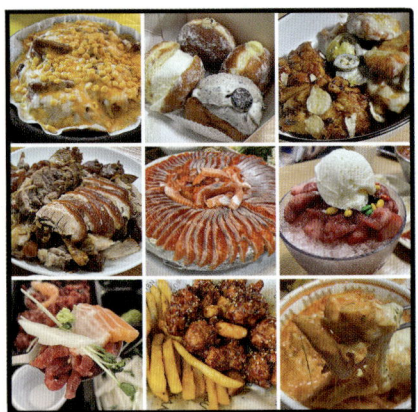

(약 한 달간 먹은 음식 중 일부)

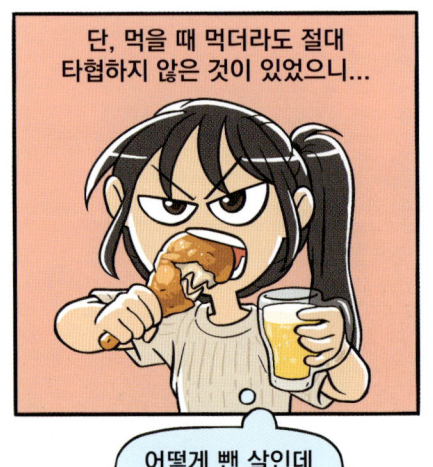

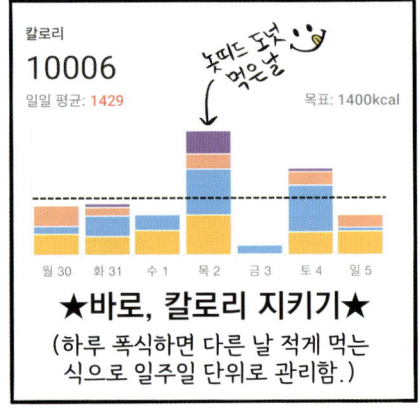

돌아온 생리

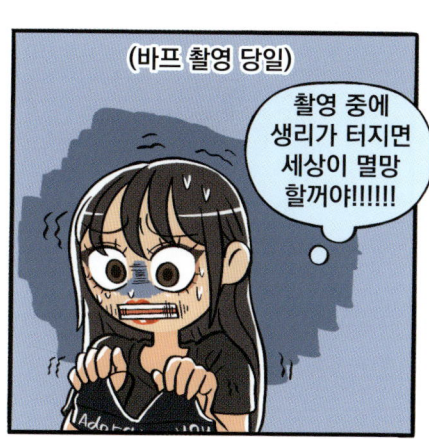
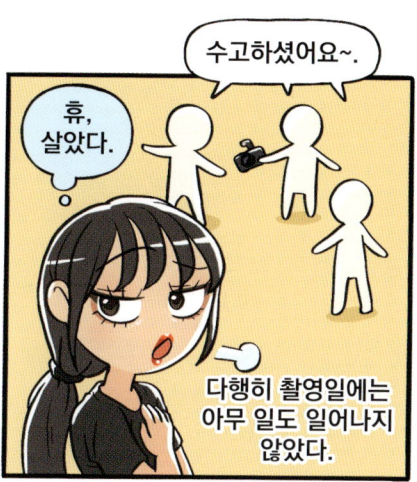
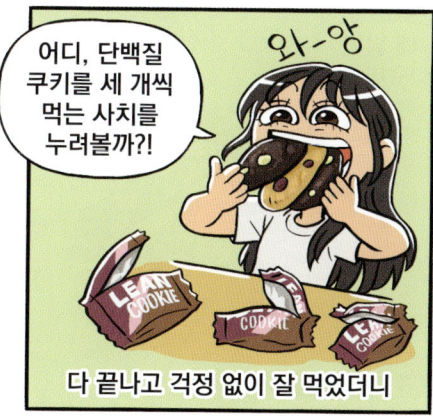
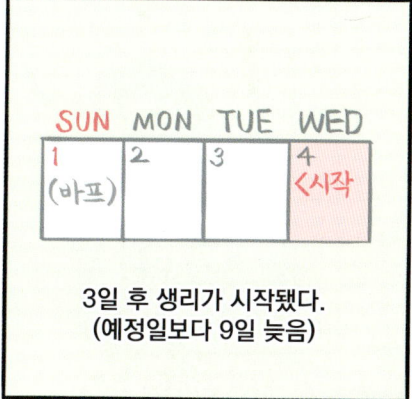

바프 후 운동

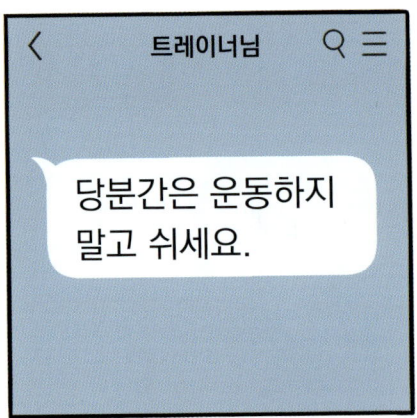
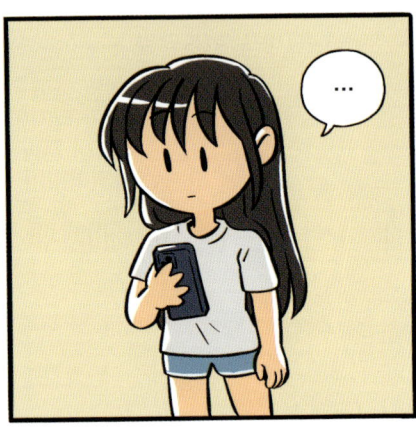
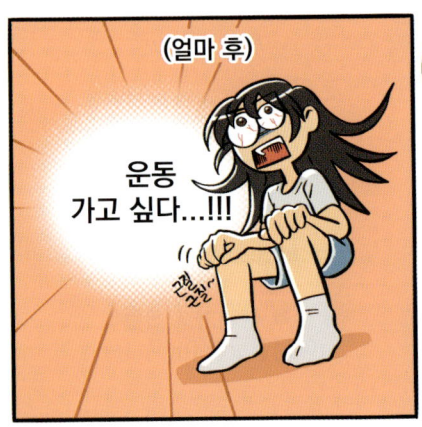
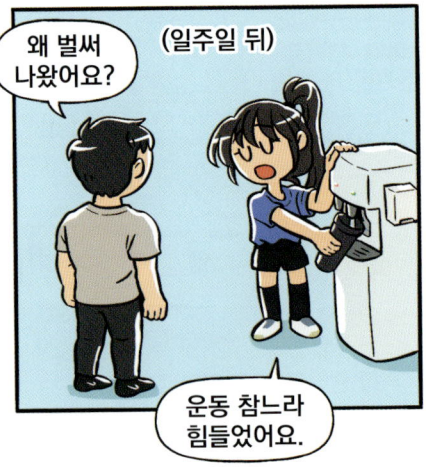

원본 셀렉

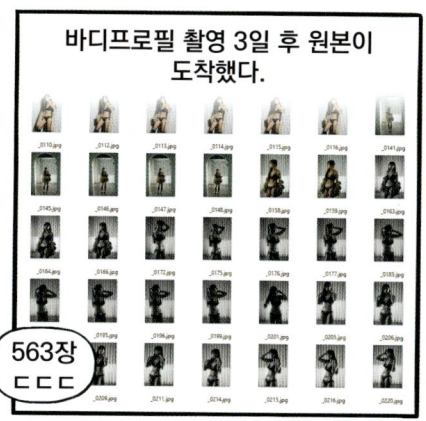

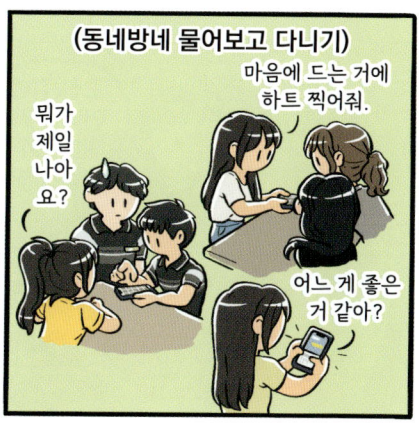

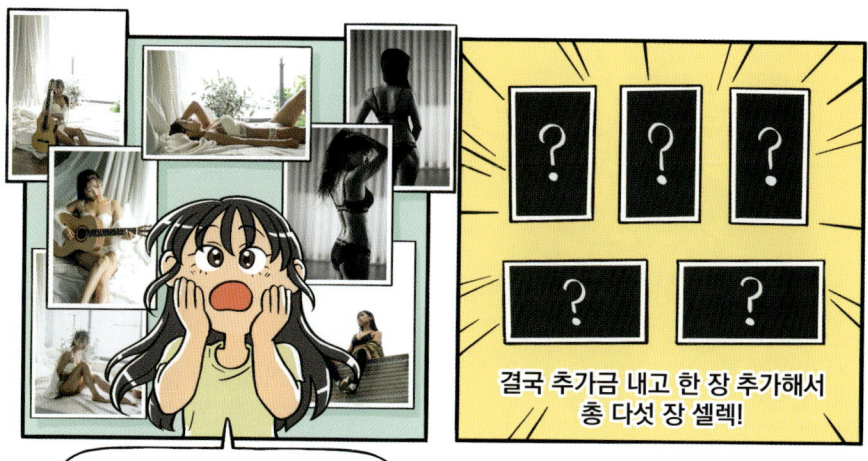

3주 후 인바디

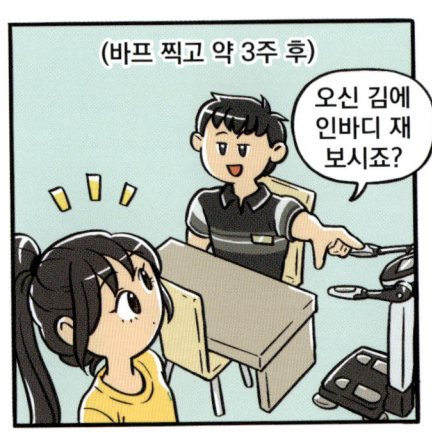

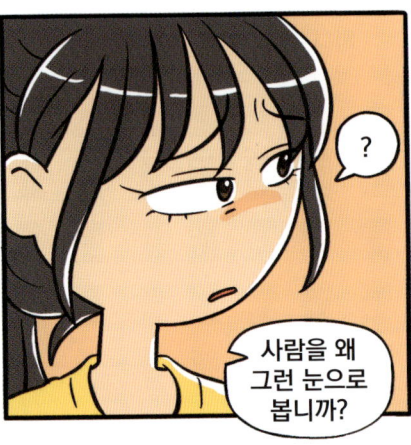

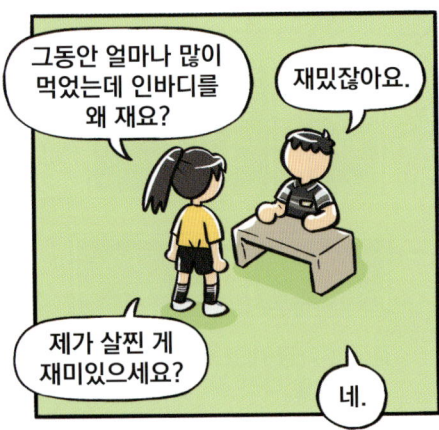

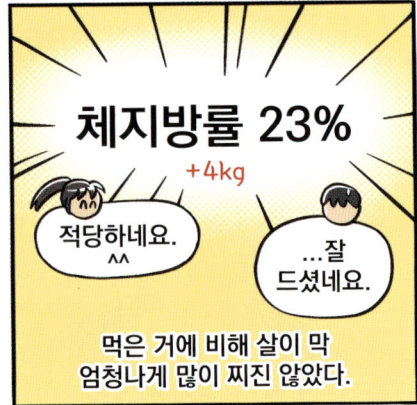

드디어 보정본 도착
(563장 중 살아남은 5장)

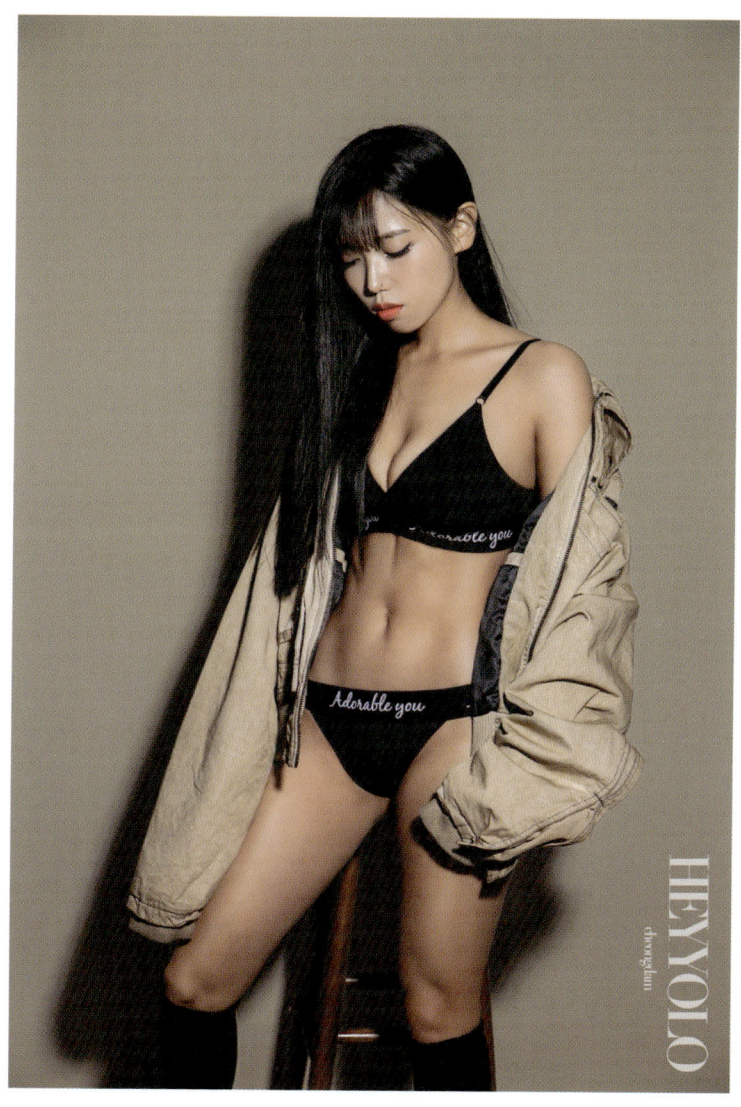

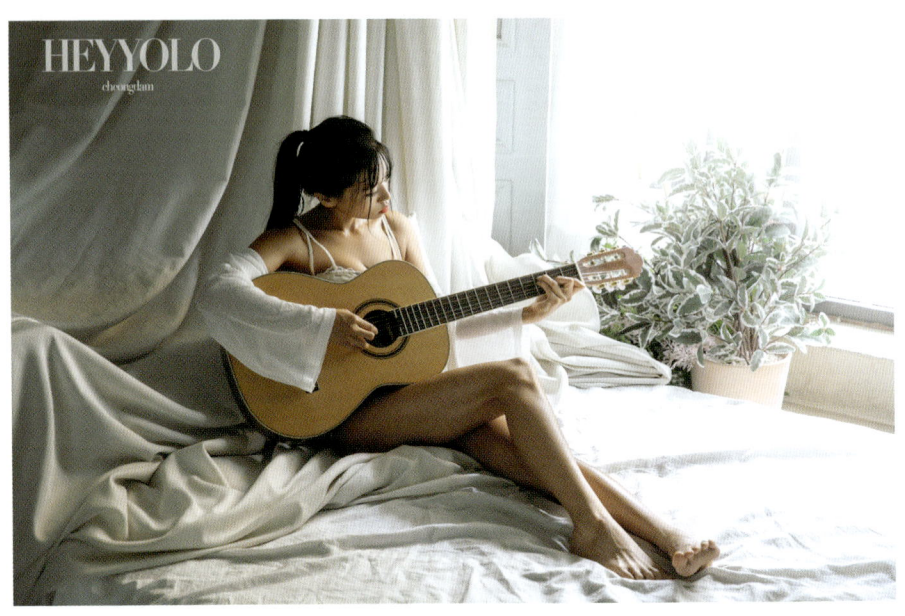
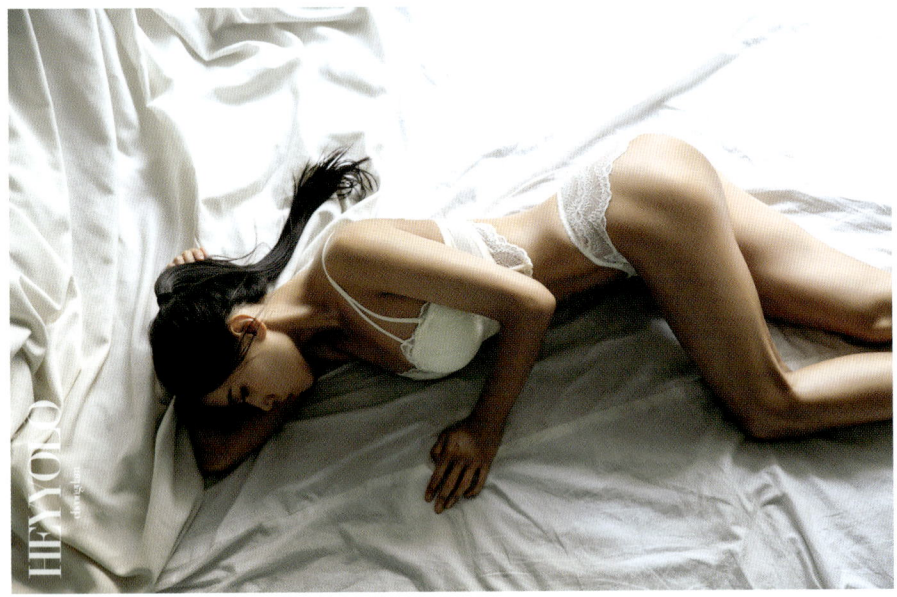

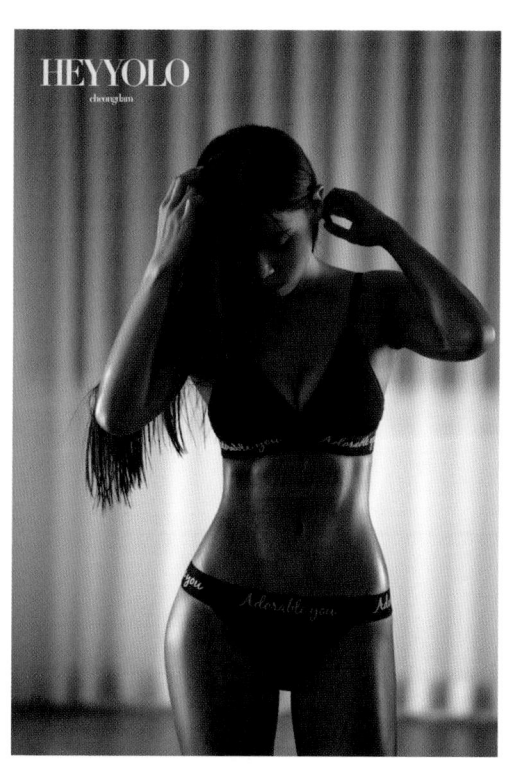
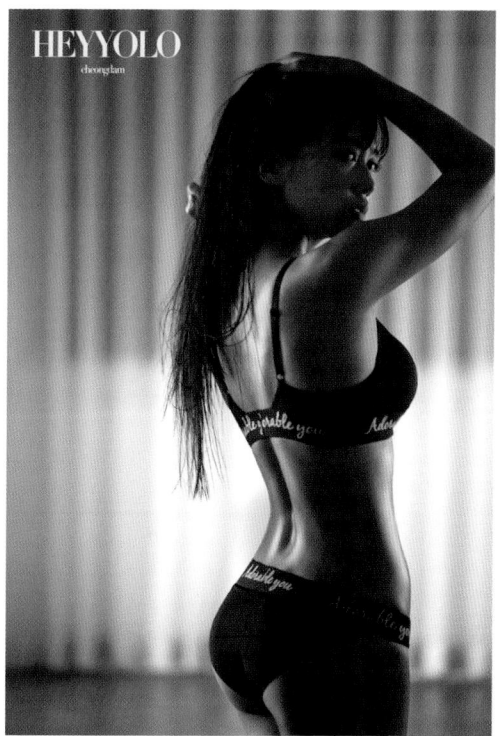

머리 자름

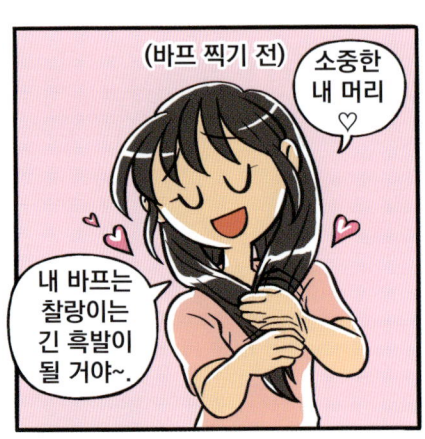
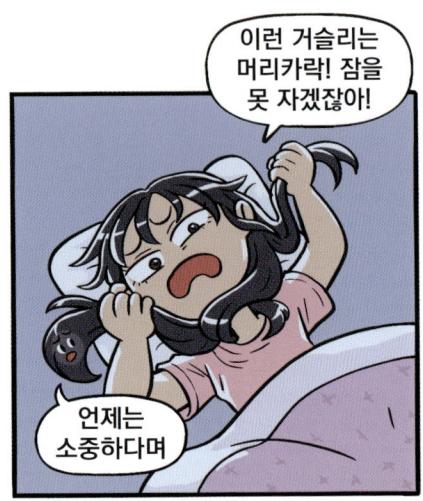
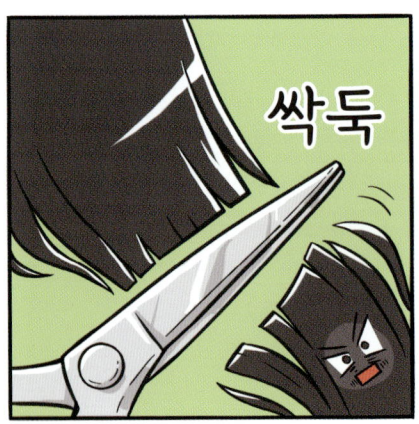
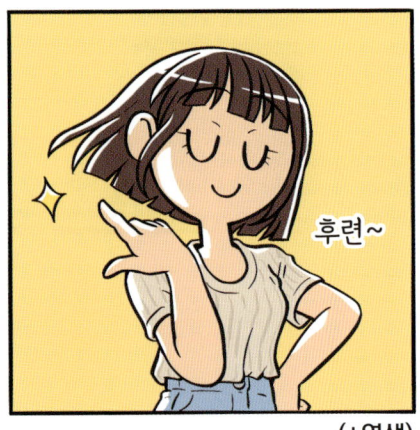

결국 퇴사

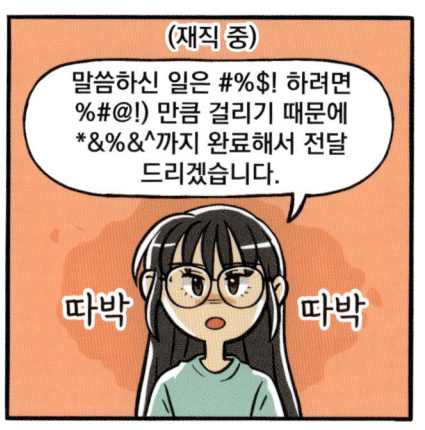

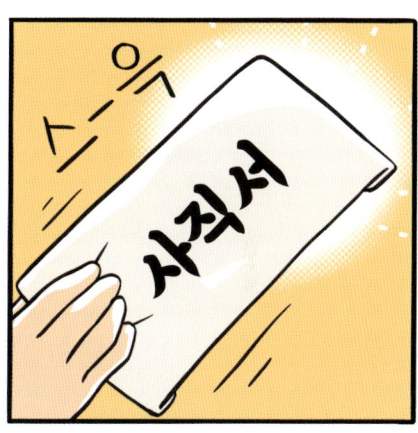

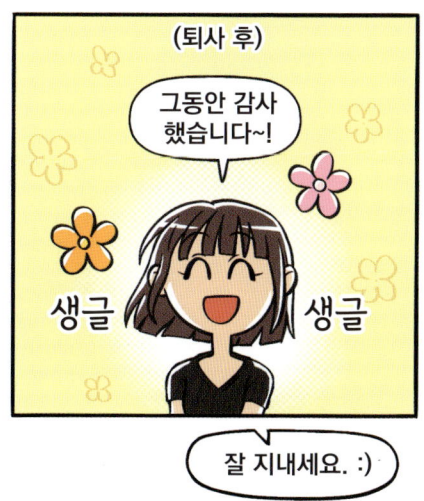

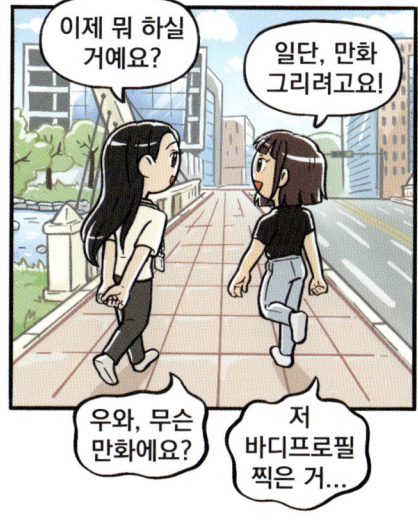

바프일기
fin.

부록

부록A. 바디프로필 촬영 현장
블랙 컨셉 (실내)

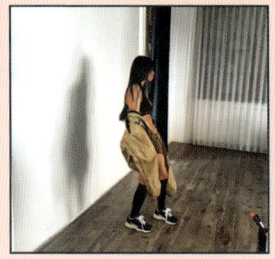 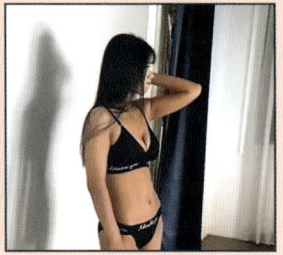 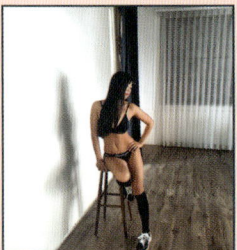

단색 벽 앞에서 테스트 촬영이 시작되었는데 어찌할 바를 몰라 흐느적거리고 있습니다.

(머쓱)
'포즈 그거 뭐 어떻게 잡는 건데?'

'일단 시키는 대로 하자.'

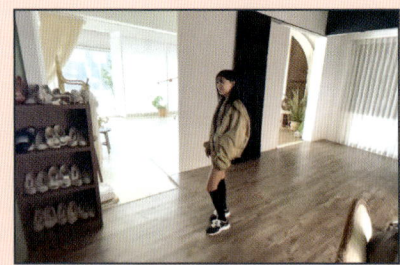 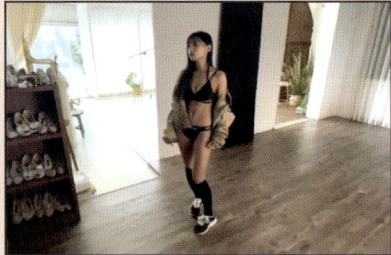

찍다 보니 금방 긴장이 풀렸어요.

이리저리 움직이며 나름대로 자세에 변화를 줘 봅니다.

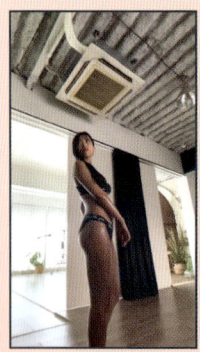 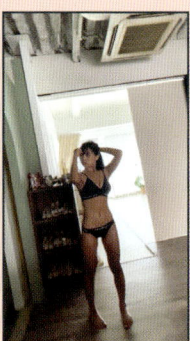 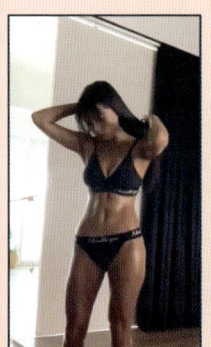 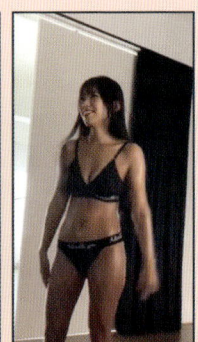

뒤로 돌기

머리 묶기

복근에 힘을 빡 줬다가

풀면 이렇게 됩니다.

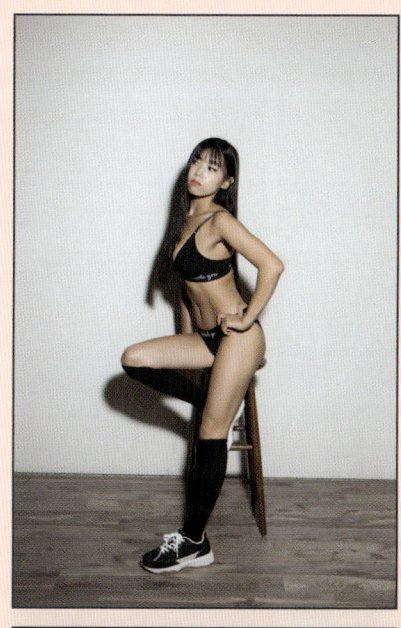
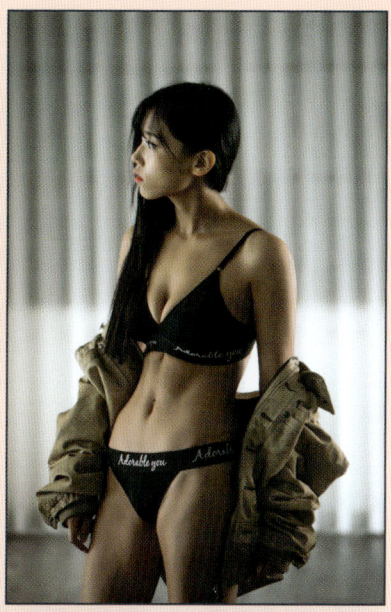
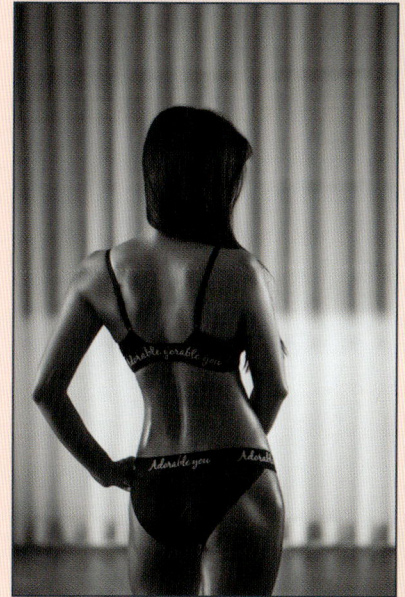
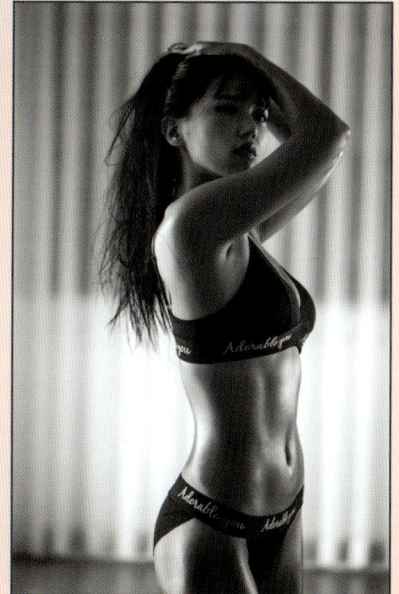

최종 선택은 받지 못했지만 이렇게 멋지고 다양한 사진들이 나왔습니다.

화이트 컨셉

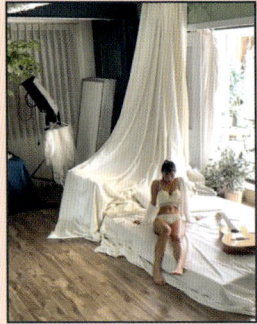

고대하던 자연광 듬뿍 화이트 컨셉

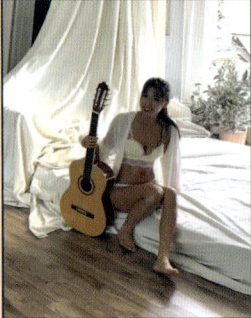

"스튜디오가 너무 예뻐요~."

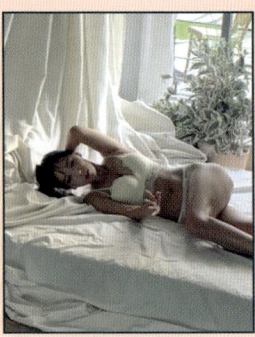

생각지 못한 눕샷에 허공을 헤매는 손.

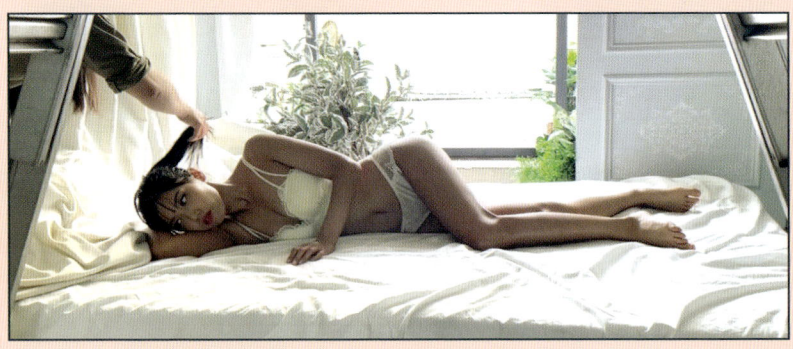

그때 작가님의 마법의 손이 나타나 머리카락을 예쁘게 정리해 주셨습니다.

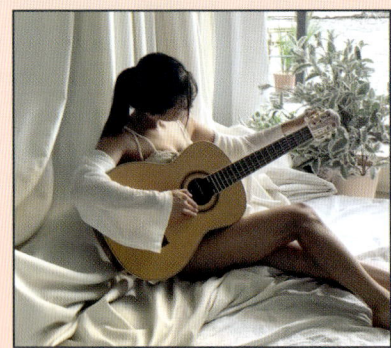

'리얼리티를 살려서 튜닝해야지...!'

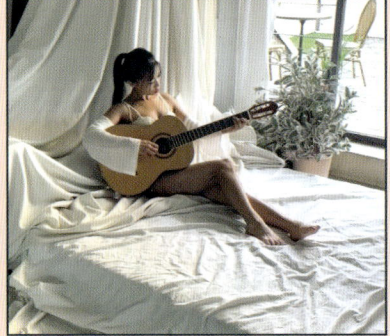

"튜닝 말고 연주해 주세요."
"네...ㅎ"

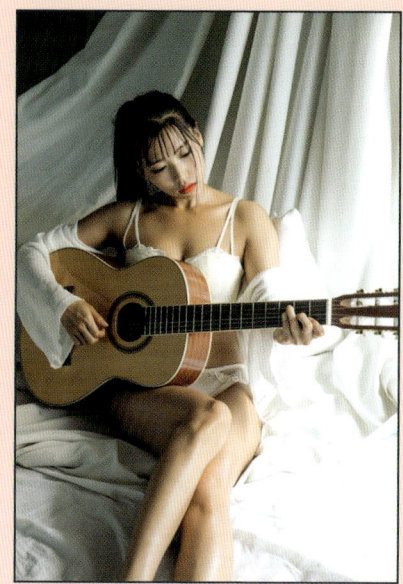
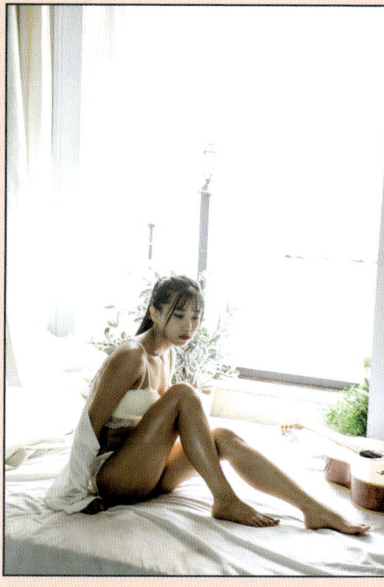

같은 배경이지만 구도와 포즈에 따라 분위기가 천차만별이 되는 것이 바로 자연광의 최고 장점입니다.

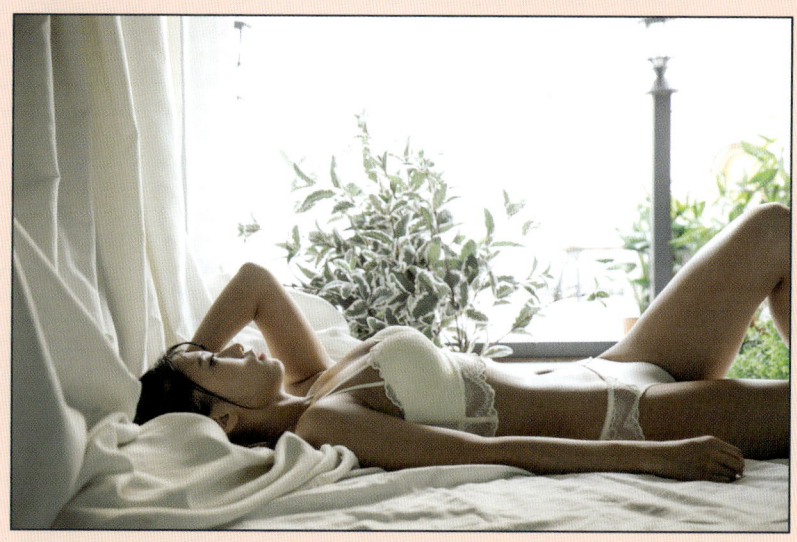

최종본으로 선택하지 않은 원본 사진들도 다시 꺼내보면 예전엔 못 보았던 매력을 새롭게 발견하게 됩니다.

부록A. 바디프로필 촬영 현장

블랙 컨셉 (옥상)

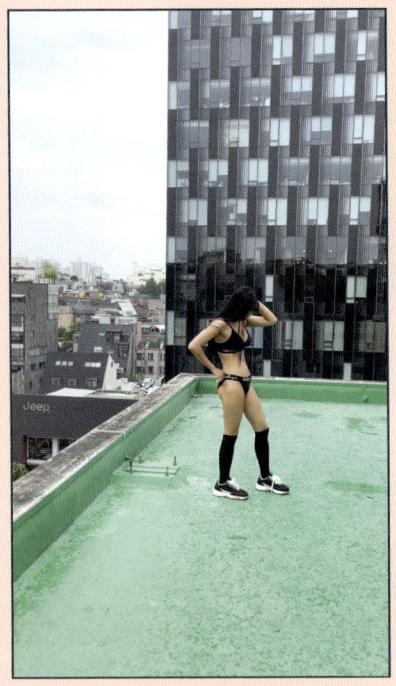

옥상 위로 나와서 자켓을 벗었더니 뭔가 민망해서 자세도 엉거주춤 해졌어요.

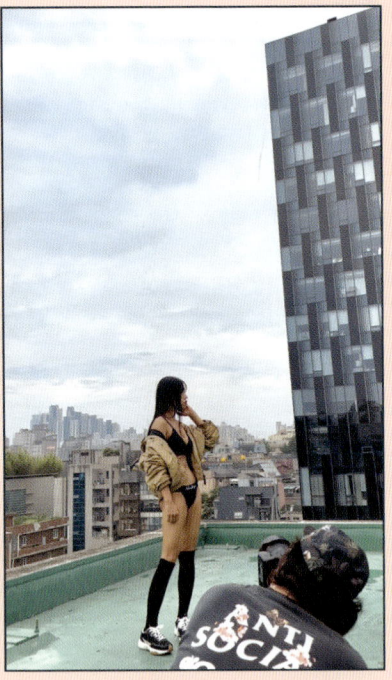

'역시 사람은 웃옷을 걸쳐야 해.'

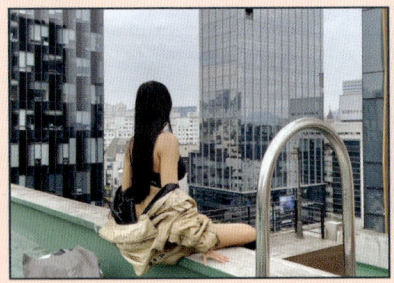

높은 곳에서 빌딩 숲을 내려다보는 기분은 정말

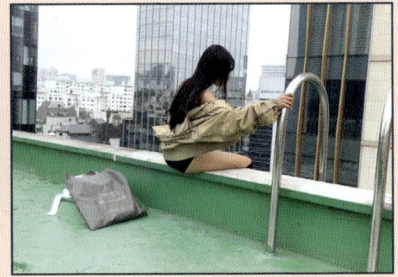

살이 떨려서 손잡이에 손이 절로 뻗어집니다.

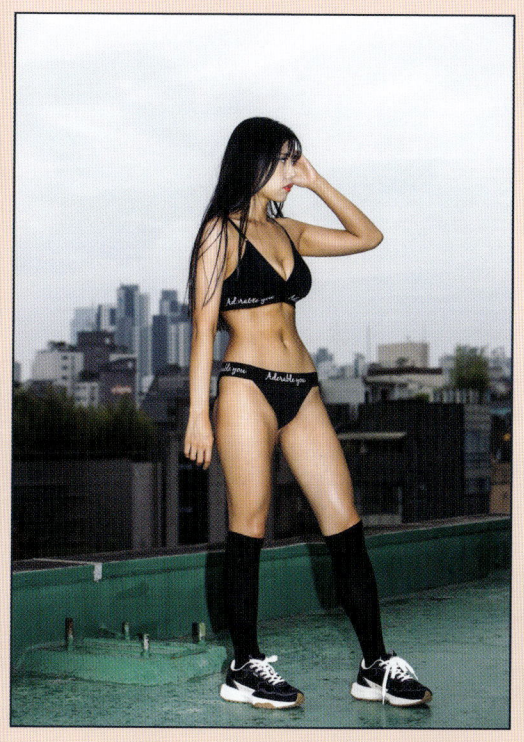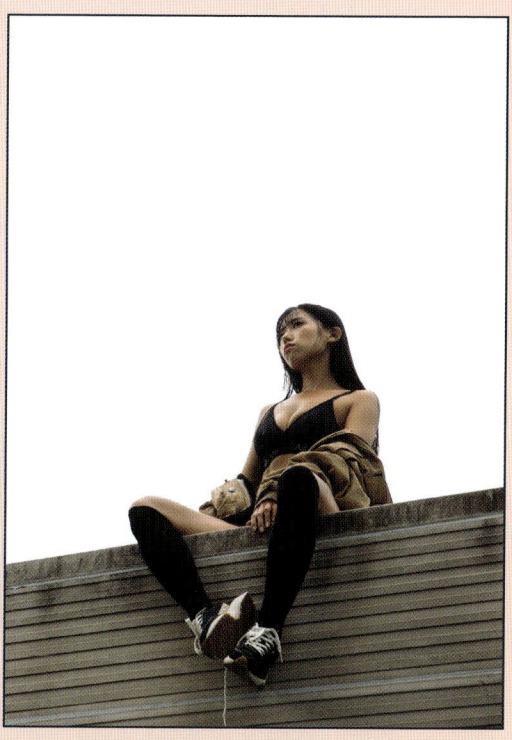

햇빛이 없어 아쉬웠던 옥상 샷입니다.
하지만 덕분에 흐린 날과 카메라 플래시가 합쳐진 독특한 느낌의 사진을 얻을 수 있었어요.

부록B. 체지방률에 따른 눈바디 변화 (신장: 163cm)

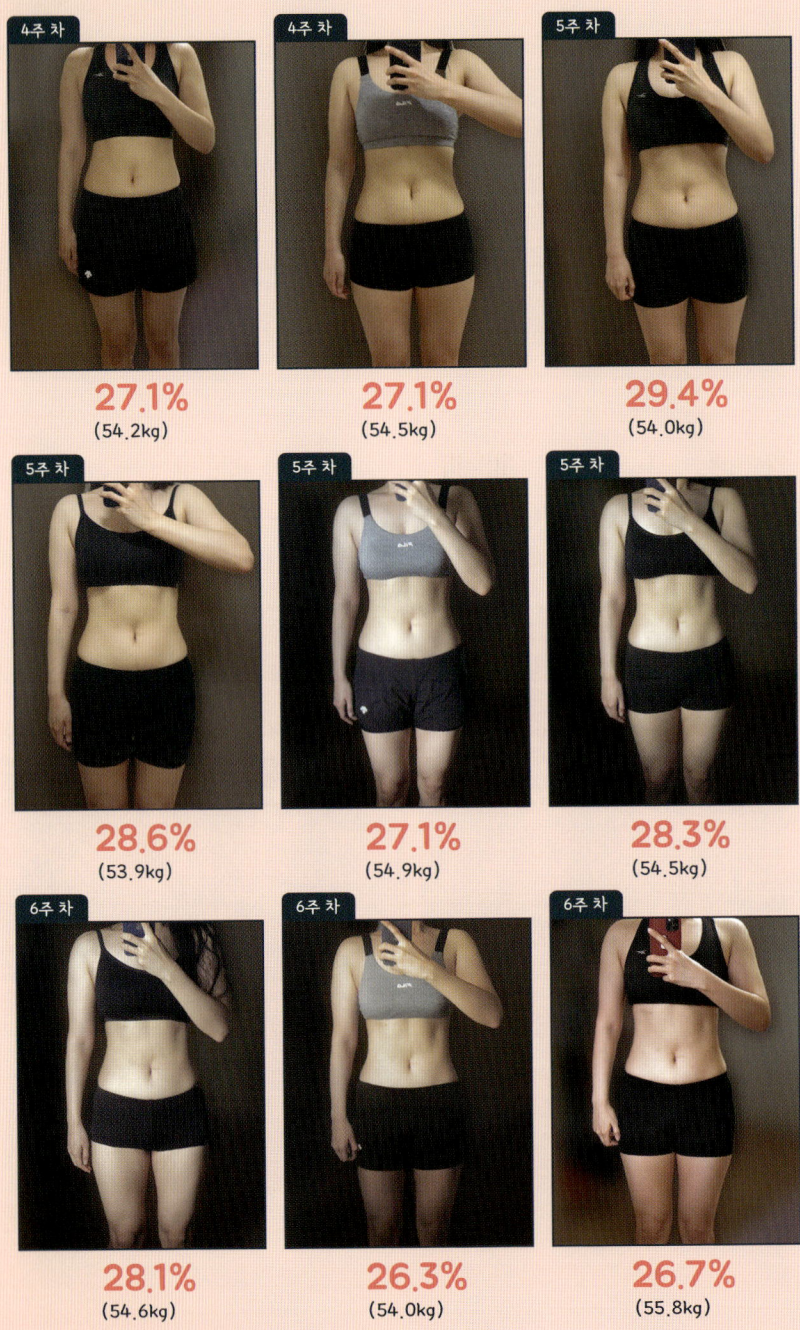

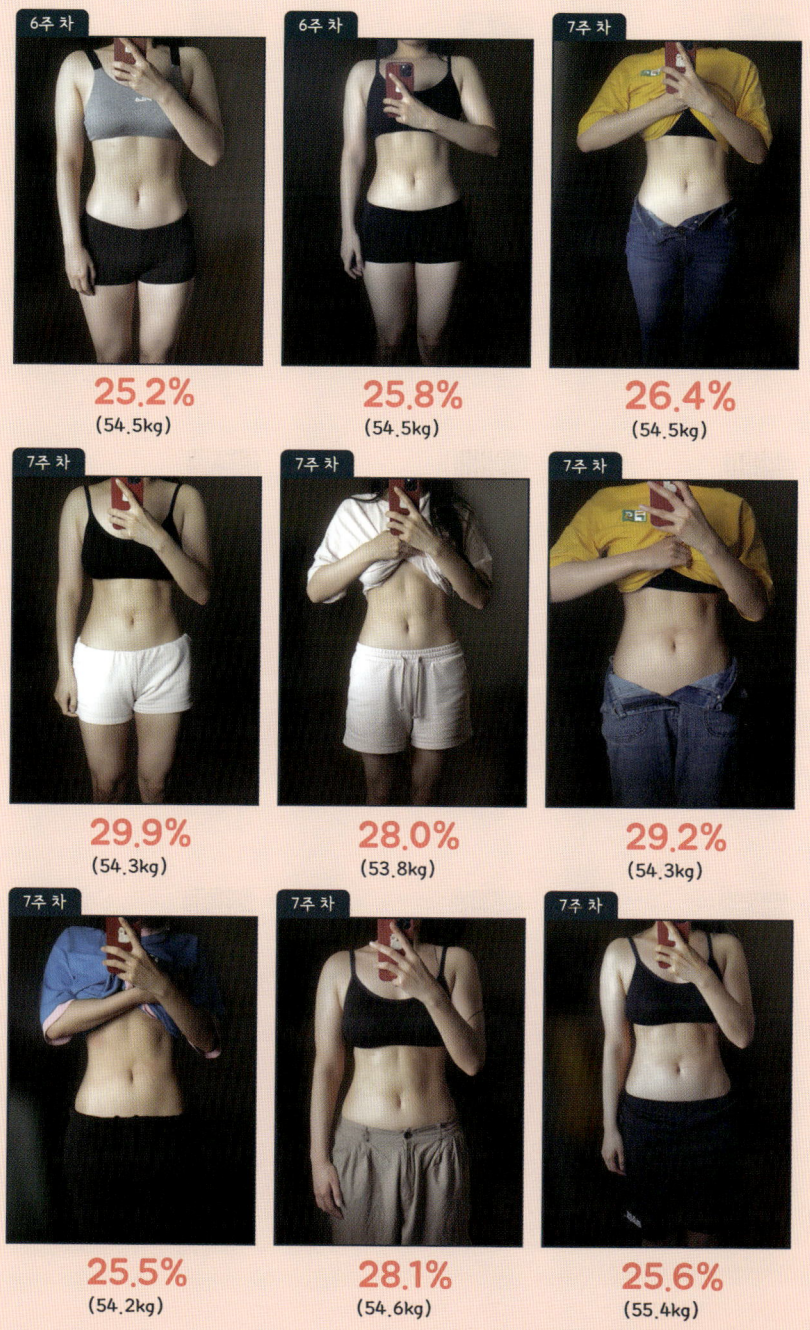

부록B. 체지방률에 따른 눈바디 변화 387

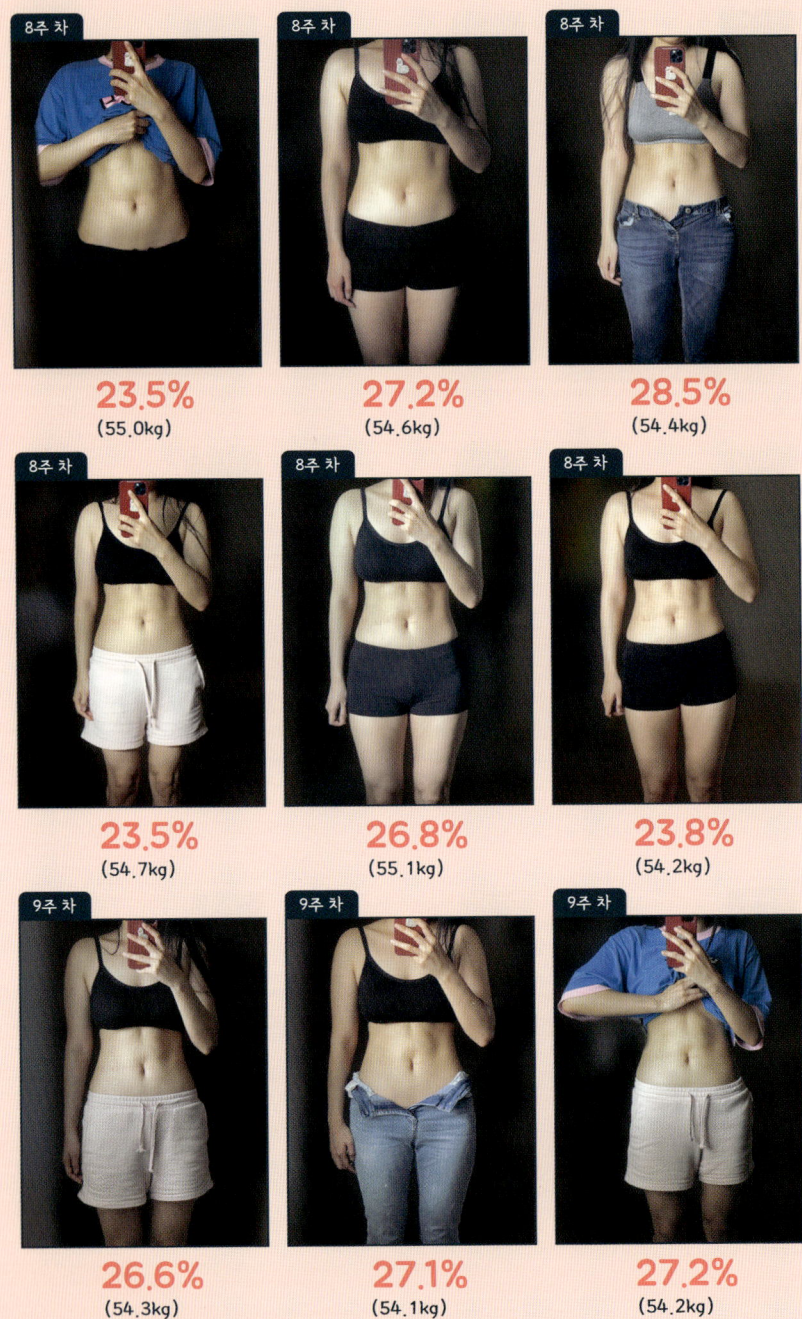

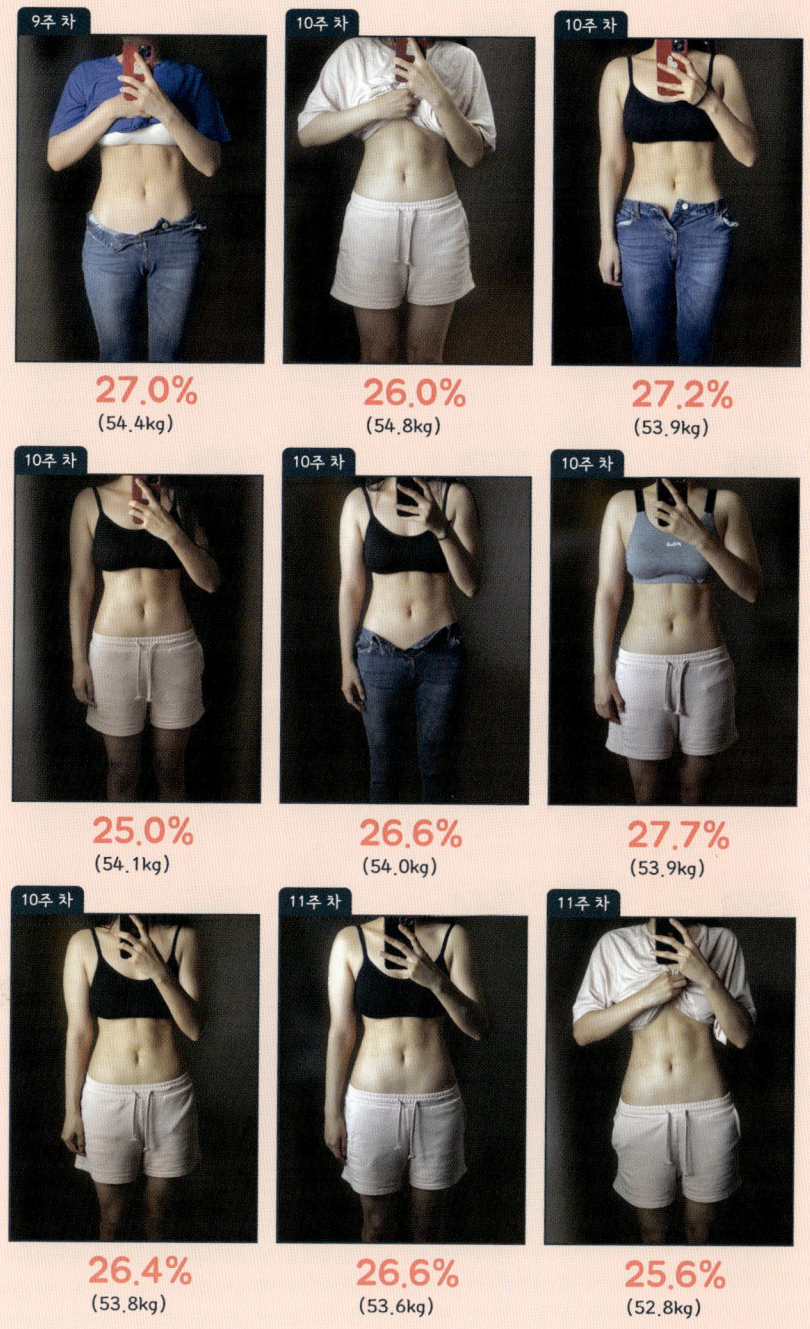

부록B. 체지방률에 따른 눈바디 변화

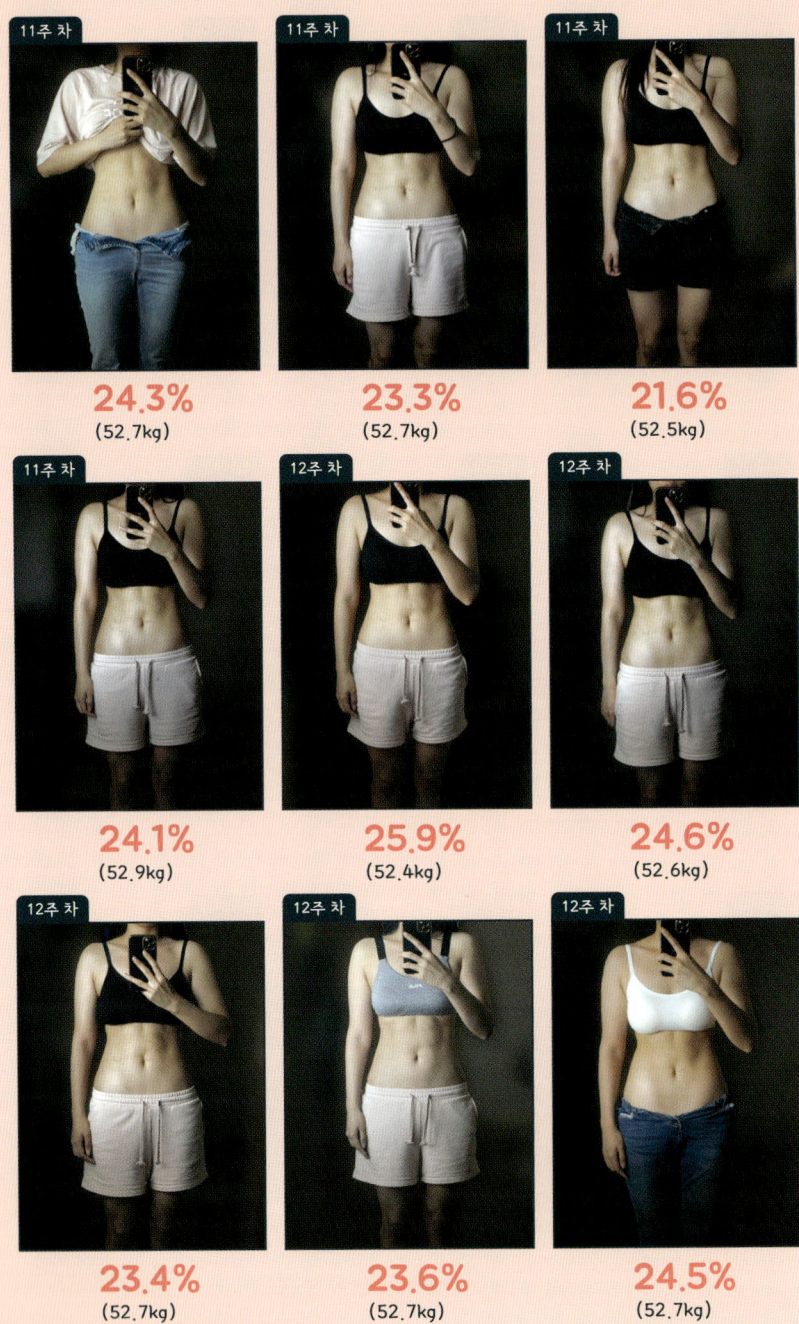

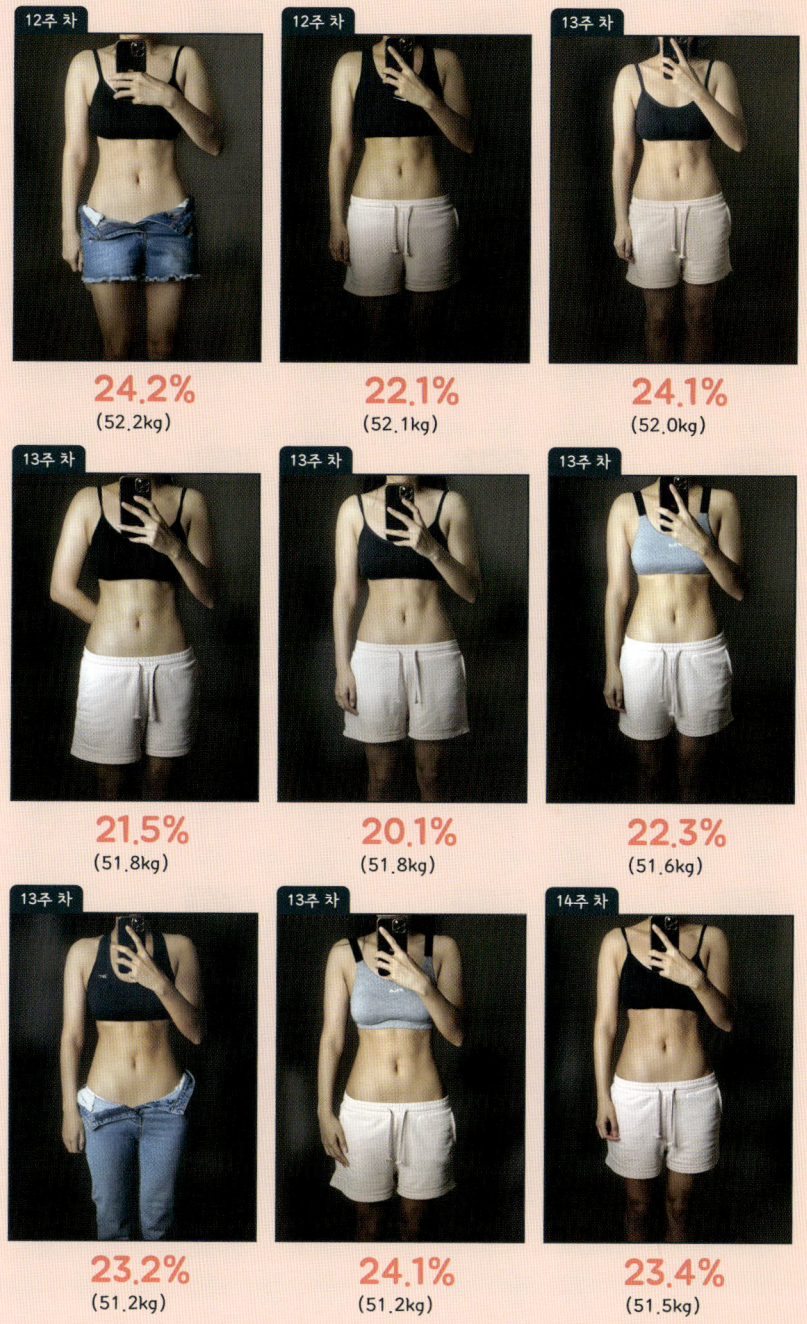

부록B. 체지방률에 따른 눈바디 변화

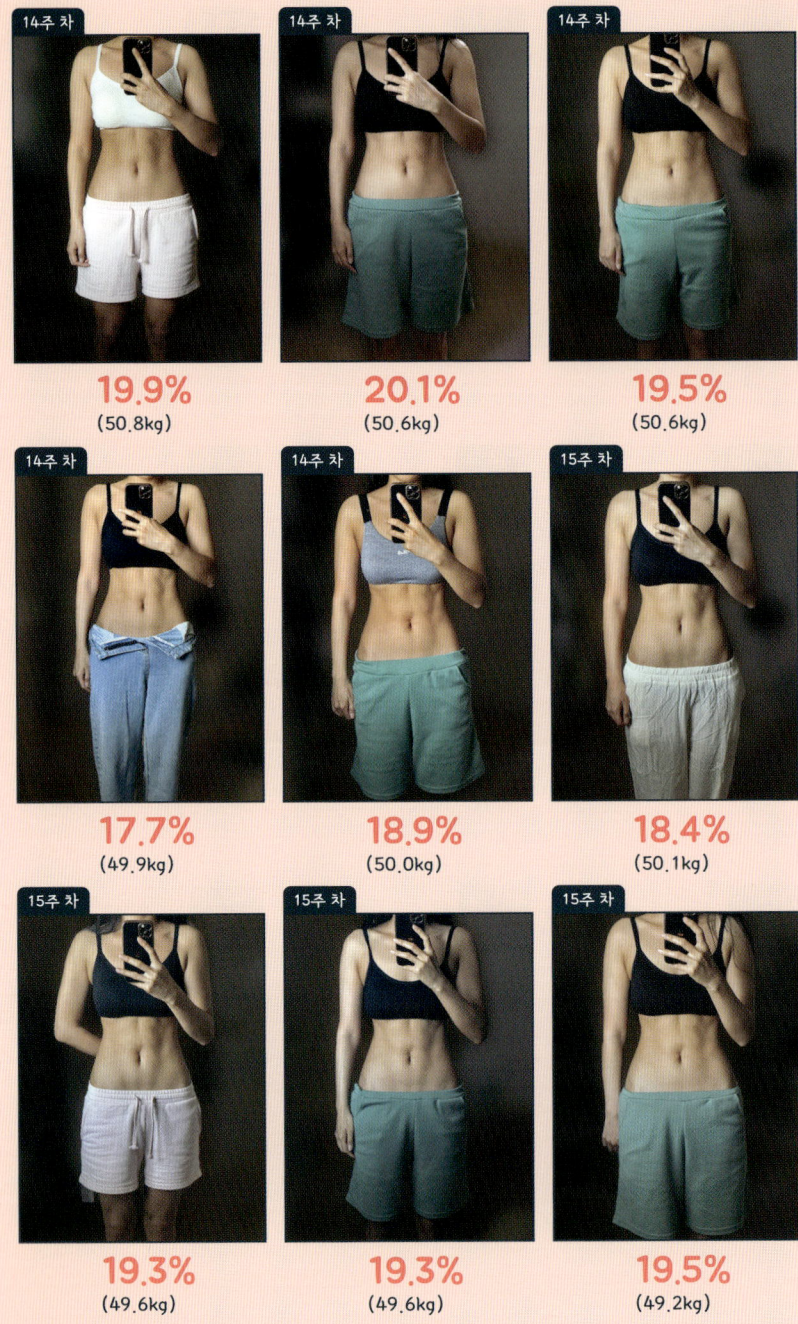

15주 차 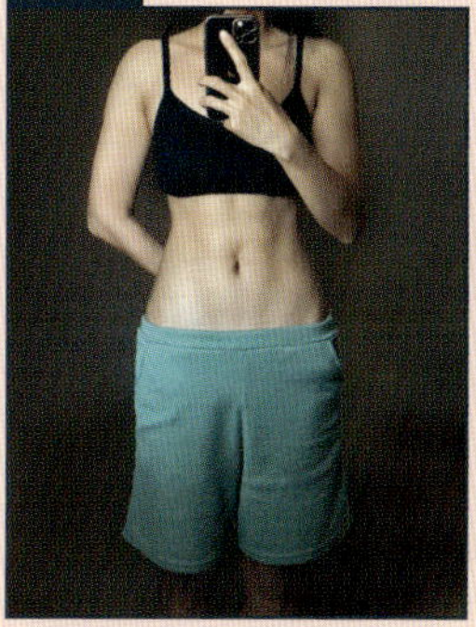
17.9%
(49.4kg)

16주 차 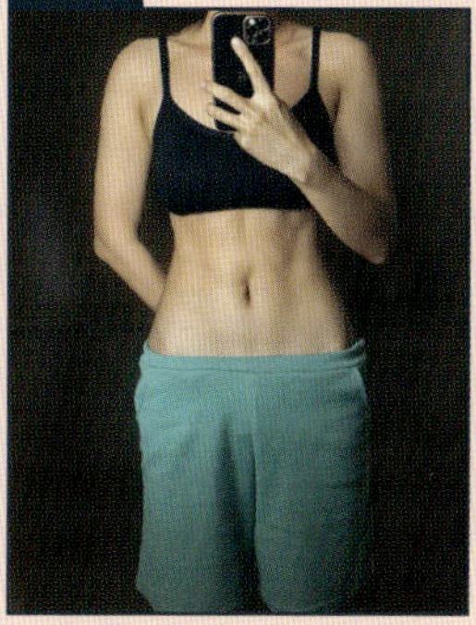
21.8%
(48.9kg)

16주 차 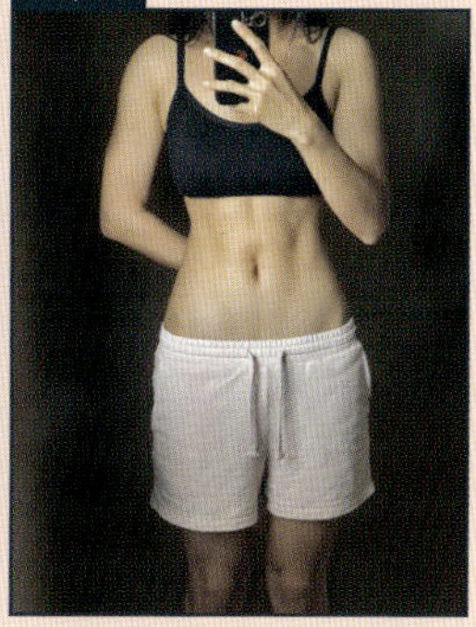
21.7%
(48.9kg)

16주 차 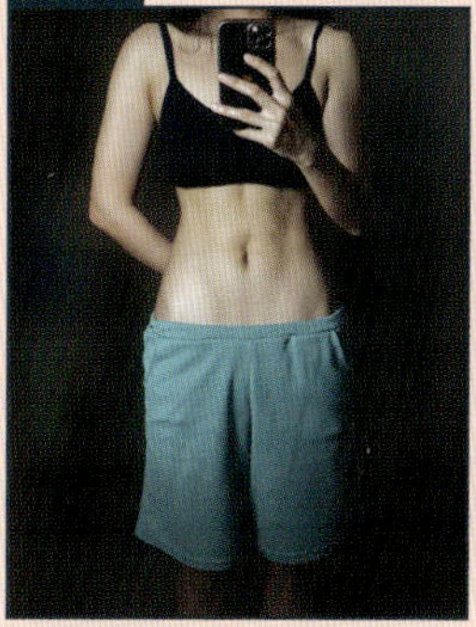
19.0%
(48.8kg)

16주 차 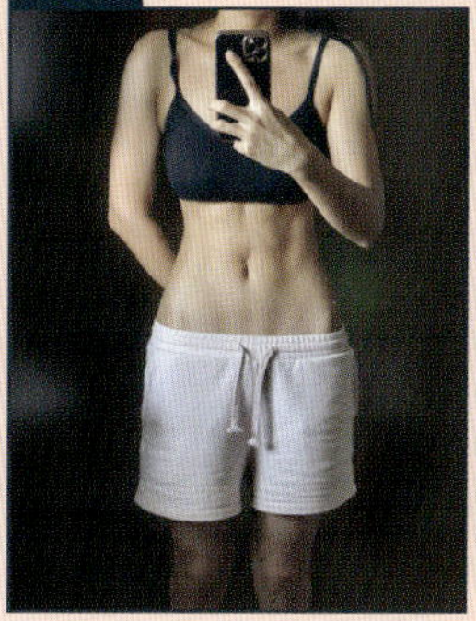
21.2%
(48.3kg)

16주 차 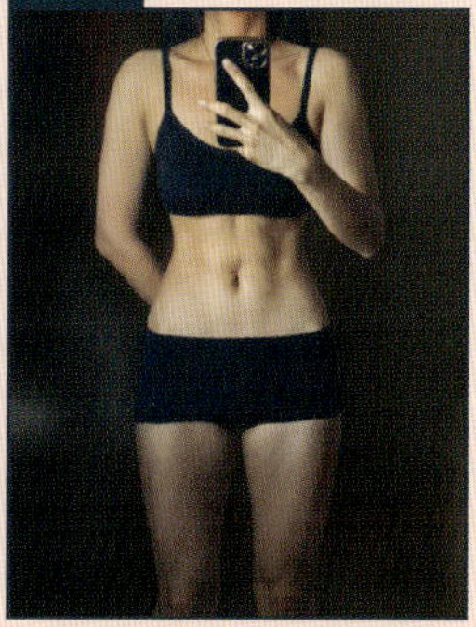
21.0%
(48.4kg)

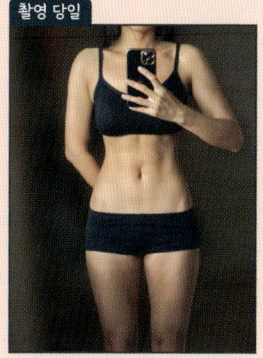

촬영 당일
16.2%
(48.8kg)

인바디 활용 시 유의 사항

인바디는 며칠 새에 3~4%씩 차이가 나기도 합니다. 기계가 전부 측정할 수 없는 인체의 변수가 너무 많기 때문입니다. 특히, 체지방률은 체지방이 전체 체중에서 차지하는 비율이기 때문에 체중이 낮아질수록 그 차이가 커집니다. 하지만 아무리 심해도 5~10%씩 차이 나는 경우는 거의 없습니다. 따라서, 인바디 수치는 대략적인 경향성을 보는 것이 좋습니다. 예를 들면, '5주 차에는 체지방률이 20% 후반대였는데 6주 차에는 20% 중반대가 되었다.'라는 식입니다. 저의 경우 7주 차에서 갑자기 체지방률이 다시 솟아오르는 결과를 보이는데, 하루만 그런 것이 아니라 일주일 내내 그런 결과가 이어졌기 때문에 다이어트 플랜의 조정이 필요합니다. 이럴 때는 기록한 식단 일기를 점검하며 몸이 느낄 수 있게 하루 섭취 칼로리를 줄이거나, 가공식품을 자연식 위주로 바꾸는 등의 변화를 주면 좋습니다.

(체성분 측정 모델: 인바디다이얼W (H20N))

부록C. 바디프로필 총 소요 비용

종류	항목	금액	종류별 합
운동	헬스장 피티 20회 (회원권 포함)	1,000,000 원	1,000,000 원
바디프로필 촬영	바디프로필 촬영 예약금	100,000 원	500,000 원
	바디프로필 촬영 잔금 (오픈 특가)	200,000 원	
	메이크업 & 헤어	150,000 원	
	보정본 1장 추가	50,000 원	
태닝	태닝 10회	80,000 원	240,000 원
	태닝 로션	160,000 원	
의상 구입	블랙 컨셉 속옷 세트	42,300 원	283,038 원
	블랙 컨셉 자켓	133,738 원	
	블랙 컨셉 신발	65,000 원	
	블랙 컨셉 누브라	12,800 원	
	화이트 컨셉 속옷 세트	20,300 원	
	화이트 컨셉 가디건	8,900 원	
교통	촬영 당일 왕복 택시비	34,300 원	34,300 원
총 합		2,057,338 원	

부록D. 다이어트와 운동에 유용한 앱

타임스탬프 - 인증샷 카메라 by Artify Inc.
식단 사진을 찍고 관리하기 편리한 앱입니다. 사진을 찍으면 시간과 날짜가 함께 표시되어서 한눈에 보기 좋습니다. 또, 앱으로 찍은 사진을 따로 앨범에 분류해 주어서 식단 사진만 모아보기 쉽습니다.

FatSecret의 칼로리 카운터 FatSecret
식단 기록을 위한 앱입니다. 하루 식사를 아침, 점심, 저녁, 간식으로 나눠 입력하면 칼로리와 탄단지 비율이 자동계산됩니다. 일주일 단위로 섭취량의 평균치와 그래프를 제공해 주어서 체계적으로 다이어트 진행 상황을 체크할 수 있습니다.

바디캘린더(BodyCalendar) by Wonpyo Hong
운동 기록에 최적화된 앱입니다. 근육 부위별로 다양한 운동이 등록되어 있습니다. 세트수, 횟수, 중량, 시간 등의 상세한 옵션을 기입할 수 있습니다. 운동별 중량 변화 그래프나 달력 등 다양한 운동 관리 도구를 제공합니다.

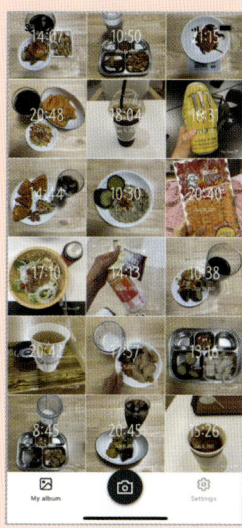
(타임스탬프)

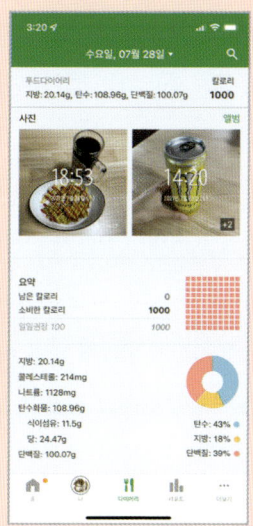
(FatSecret의 칼로리 카운터)

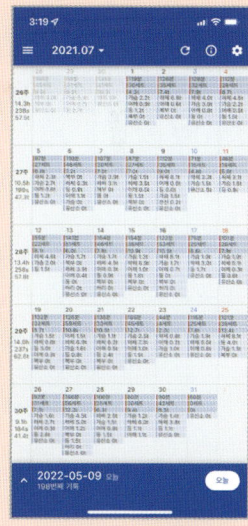
(바디캘린더)

마치며

만화로 함께한 바디프로필 여정은 어떠셨나요? 부디 즐겁고 유익한 시간이셨기를 바랍니다.

바디프로필이 유행하고 지인들의 성공담을 쉽게 볼 수 있게 되었지만 동시에 폭식이나 요요, 건강 문제 같은 부정적인 이야기도 들려옵니다. 그건 살을 너무 빠르게 빼려고 하거나, 영양균형을 생각하지 않고 무조건 적게 먹는 잘못된 식사를 하기 때문이 아닐까 생각합니다. 또는, 목표로 하는 몸이 체지방률이 아주 낮아서 근육이 선명해 보이는 몸이라면 신체가 필요로 하는 필수 지방이 부족해져서 건강에 무리가 올 수 있는 것도 사실입니다. 그래서 그런 선명한 근육은 평상시에는 유지하기 어렵다는 것을 이해하고 촬영을 준비할 때만 잠시 식단을 제한하고 촬영이 끝난 뒤에는 건강한 식단으로 돌아가는 것이 부작용을 줄일 수 있는 최선인 것 같습니다.

그렇게까지 해서 바디프로필을 찍어야 하는지 의문이 생길 수 있지만, '나도 이런 멋진 몸이 될 수 있다!'는 성취감이 크기 때문에 바디프로필의 인기가 사그라들지 않는 듯합니다. 또, 바프일기 웹툰에 댓글을 달아주신 한 독자님의 말씀을 빌리자면, 바디프로필처럼 어려운 목표에 성공한 경험이 앞으로 살아가며 다른 일에 도전할 때 큰 힘이 되어주기 때문에 자신감의 측면에서도 충분한 보상이 됩니다. 그렇기에 바디프로필은 한 번쯤은 도전해 볼 만한 좋은 목표라고 생각합니다.

저에게는 바디프로필 촬영뿐만 아니라 바프일기라는 웹툰을 연재하는 것도 큰 도전이었습니다. 바디프로필을 한창 준비하던 무렵 하루하루 달라지는 모습과 기분, 공부한 내용들을 그대로 흘려보내기에는 아깝다는 생각이 들었습니다. 이 경험을 하나로 모아서 다른 사람들에게 도움을 주면 좋겠다는 생각이 들었습니다. 그렇게 무작정 캐릭터를 디자인하고 프롤로그를 그려서 인스타그램에 업로드 했습니다. 이후 한화 한화 그려 나가면서 응원 댓글에 기분이 하늘을 날기도 하고, 어떻게 풀어나갈지 막막해서 의욕이 땅에 떨어지기를 반복했습니다. 하지만, 반드시 완결하겠다는 생각을 붙잡고 하루하루 할 수 있는 만큼을 그리다 보니 어느덧 무사히 완결하고 책으로 만드는 값진 경험을 할 수 있었습니다.

1년에 가까운 기간 연재하고 책으로 출판하기까지 많은 분들의 도움을 받았습니다. 헬린일기 인스타그램 계정과 네이버 웹툰 베스트 도전에서 많은 관심으로 연재를 계속할 힘이 되어주신 독자 여러분께 깊이 감사드립니다. 또, 바쁘다는 이유로 신경을 많이 못 쓰는데도 항상 지켜보며 응원해 주는 친구들과 지인분들께도 너무 감사한 마음을 전합니다. 그리고 제 인생 첫 바디프로필을 성공할 수 있도록 책임감 있게 운동을 지도해 주신 문수형 트레이너님께 감사드립니다. 마지막으로 너무 부족한 딸이고 동생인 저를 사랑으로 지켜보고 지지해 주는 엄마와 언니에게 사랑과 고마움을 전합니다.

이 책을 읽으시는 독자님께서도 바디프로필이든 또 다른 중요한 인생의 목표이든 하나씩 도전하고 성취하면서 스스로가 마음에 그린 자신의 모습을 만들어 나가시길 기원합니다.

후원자

@정따거!	김유운
100_su	김재양
5월 14일	김종희
Apricot	김채영
ballbear	김치호
Bengi	김해든
Coco	깅이
HeeM	꽃공유공원
HS	나와 김영문 님
jinibelle_	노진경
Mei	노혜원
NaNa	눈보라
OvO	다나
roccokjs	달개나리
sktgin	달물결
Sprirt	대자멍
Young.P	로똥맘
가온혜윰	루루나무
강승유	마리링
경태	메로나가글
고구실	메루메에
구지애	미림
권볼	민경섭
권야화	바람인형
권천재	박펑크
그러하다네	반짝반짝해
김동민	밥바라별
김민우	비엠비

살빼남	잡스런 바프생활
서병준	장강
세벽하늘	장대훈
손보경	장한비
솜사탕	정진호
송진희	조윤지
심재인	조은초
심효선	조인애이냉
썬샤인	지수
아이스츠	짱소
안정현	차슈
예라랑	채송화
오일공	천유하
우즈	최예빈
위즈업	캡틴쮸
유이네	태양이다
이고은	파라솔밑은해피해
이동엽	프리지아
이란	피스peace
이수빈	하형원
이승지	할수있다이인희
이안an	현경섭
이윤정	혜리
이은지	혜성같은생각
이은지	호현
임소연	홍린
잇프피 지현	화성한테 내 유골묻음
잠자는곰군0104	황창연

바프일기를 세상에 나오게 해주신 상기 112분 및 성함 수록을 희망하지 않으신 세 분까지
총 115분의 후원자님께 깊이 감사드립니다.

참고문헌

프레데릭 데라비에. 2006. New 근육운동가이드. 삼호미디어.

마크 리피토. 2019. 스타팅 스트렝스: 바벨훈련의 첫걸음. 대성의학사.

수피. 2019. 헬스의 정석 이론편. (주)한문화멀티미디어.

수피. 2016. 헬스의 정석 근력운동편. (주)한문화멀티미디어.

수피. 2018. 다이어트의 정석. (주)한문화멀티미디어.

Marc McLean. 2017. *Strength Training NOT Bodybuilding: How To Build Muscle & Burn Fat...Without Morphing Into A Bodybuilder*. Strength Training 101.

현대산. 2013. 스쿼트 동작의 다리 형태에 따른 역도선수들의 척추, 하지 근육의 활성도의 차이. 서울 : 한국체육대학교 대학원.

2001. I.R.I 배색 IMAGE SCALE ⓒ제 C-2001-001388호. IRI Design Institute Inc.